New

방사선사를 위한 **Re-AI**

보건법규

저자 | 정홍문

청구문화사

머 리 말

“뉴 방사선사를 위한 레알(Re-al) 보건법규”는 최신 기출문제를 통한 방사선사 면허 시험 경향을 분석하여 새롭게 작성하였다. "뉴 레(Re)드문 교수가 알(Al)려 주는 보건법규"는 20년간 기출문제를 심도 있게 분석하여 방사선사 보건법규 면허시험을 최단시간으로 공부하는 길라잡의 역할을 하고자 한다. 본 교재를 저자와 같이 공부하고 숙지한 수험생 중에는 방사선사 면허 국가고시에 수년간 전국수석과 차석을 다수 배출하였다. 따라서 이 책은 방사선사 국가고시를 준비하는 수험생에게 필독서임을 확신한다. 방사선사 국가고시 중 보건법규의 범위는 의료법, 의료기사법, 지역보건법이다. 이 3가지 법을 공부하는 방법과 국가고시 공략법을 이 책은 제공한다.

2025년 국내 보건법규의 변화로 인해 의료기사인 방사선사가 반드시 알아야 할 보건법의 변화가 발생되었다. 이로 인하여 수험생이 공부해야 할 의료법 및 의료기사법 지역보건 법 또한 법적개정이 다수 이루어졌다. 따라서 이 책은 2025년 2월 기준으로 최신의료법으로 적용하여 개편 하였다.이 책은 방사선사 수험생이 편하게 공부하기 위해 몇 가지 특징을 서술하고자 한다.

첫째, 수험생이 기존 기출문제의 중요도를 확인할 수 있게 법 조항 앞에 ★★★(별표)의 개수를 표시하여 ★(별표) 수가 많을수록 방사선사 시험 기출문제 빈도의 중요성을 제시하였다. 이는 2005년 부터 20년간 기출문제를 분석한 결과에 기반 하였다.

둘째, 각 법 조마다 핵심적으로 암기해야 할 핵심 키워드를 제시하여 수험자가 반드시 암기해야 할 핵심 암기단어를 제시하였다. (예시: 3년 이하의 징역 또는 3년 이하의 벌금 3/3으로 표식)

셋째, 각 법 조항마다 국가고시 기출문제 변형과 신규문제를 추가함으로 책을 보는 수험자가 국가고시 문항에 관한 문제 해결 능력을 높이고자 하였다.

넷째, 각각의 의료법, 의료기사법, 지역보건법 강의 후 반드시 숙지해야 할 핵심요약만을 따로 정리하여 편재하였다.

다섯째, 수험생들이 암기하거나 숙지하기 어려운 내용인 “각종 신고 사항”,“벌금 및 벌칙 사항”, “지역보건법 요약사항”을 따로 정리하여 수록하였다.

여섯째, 최신의 경향의 변형기출 문제를 수록하여 방사선사 국가고시 면허를 최종 점검하는데 도움을 주고자 하였다.

일곱째, 프리뷰를 통해 최신국가고시 방향과 이 책의 활용법에 관해 제시하였다.

이 책은 방사선사가 되고자 하는 예비 수험생들이 보건의료법규 시험에 우수한 성적을 거두기 위한 수험서 및 직업전문 서적이다. 모든 예비 방사선사를 위한 필독 서적이 되길 바라며 이 책을 기반으로 하여 수험자가 목표하는 방사선사 합격인 최종합격에 반석과 같은 중요 서적으로 자리 잡길 바란다.

집필에 많은 도움을 주신 청구문화사 이상태 대표님과 안상희 과장님께 감사를 드린다.

2025년 2월

저자 정 홍문

목 차

PREVIEW

PREVIEW

2024년 법규 최근 국가고시 경향 분석 (반드시 8개 이상 맞추어야함)

20문제 중 10문제 의료법
5문제 의료기사법
5문제 지역보건법
1교시 91번부터 110번까지

– 기출문제 –

1. [의료법]상 조산사의 임무로 옳은 것은?
   ① 간호사-의료와 보건지도
   ② 조산사-한방의료와 한방보건지도
   ③ 의사-신생아의 관한보건과 양호지도
   ④ 치과의사-치과 의료와 구강보건지도
   ⑤ 한의사-건강증진을 위한 활동

■ 해설 및 교재 활용 유형분석

이 책 교재 기출변형 확인 문제 의료인에 종별에 관한 내용과 일치한다. 난이도-하

자주 출제되는 문제이니 반드시 숙지!

기출변형 확인 문제

Q. [의료법]중 의료인과 그에 따른 업무가 옳게 조합되어 있는 것은?
① 의사: 한방 의료와 한방 보건지도
② 조산사: 조산과 신생아에 대한 보건과 양호지도
③ 치과의사: 의료와 보건지도
④ 간호사: 구강보건지도와 치과진료
⑤ 한의사: 의료기사의 지도

답: 2

- 기출문제 -

2. [의료법]상 의료인이나 의료개설자가 진료에 관한 기록을 보존해야하는 기간이 최소 10년인 것은?

① 처방전
② 환자명부
③ 간호기록부
④ 진료기록부
⑤ 검사내용과 소견기록

■ **해설 및 교재 활용 유형분석 난이도-중**
각종기록부의 보존연도는 빈번하게 출제되는 문제이니 숙지해야한다.

* [규칙]제15조(진료에 관한 기록의 보존) ① 의료인이나 의료기관 개설자는 법 제22조제2항에 따른 진료기록부등을 다음 각 호에 정하는 기간 동안 보존하여야 한다. 다만, 계속적인 진료를 위하여 필요한 경우에는 1회에 한정하여 다음 각 호에 정하는 기간의 범위에서 그 기간을 연장하여 보존할 수 있다.
1. 환자 명부: 5년
2. 진료기록부: 10년
3. 처방전: 2년
4. 수술기록: 10년
5. 검사내용 및 검사소견기록: 5년
6. 방사선 사진(영상물을 포함한다) 및 그 소견서: 5년

기출변형 확인 문제

Q. [의료법]에서 환자의 진료에 관한 기록과 보존 기간의 연결이 바르게 조합된 것은?

① 환자의 명부-3년 ② 간호기록부-10년 ③ 진료기록부-5년
④ 수술기록부-5년 ⑤ 진단서-3년

답: 5

Q. [의료법]에서 보기 중 보존연한이 가장 긴 것은?

① 환자의 명부 ② 처방전 ③ 방사선사진
④ 수술기록부 ⑤ 진단서

답: 4

– 기출문제 –

3. [의료법]상 의료기관의 휴업 및 폐업하려면 누구에게 신고해야 하는가?

① 관할 시장 · 군수 · 구청장　② 관할 시 · 도지사　③ 보건복지부장관
④ 행정안전부장관　⑤ 대통령

■ **해설 및 교재 활용 유형분석 난이도-중**

의료기관의 휴 · 폐업시 관할 시장 · 군수 · 구청장에게 신고한다. 개설시는 의원급은 관할 시장 · 군수 · 구청장, 병원급은 시 · 도지사의 허가이다.

Q. [의료법]에서 의료기관장은 휴 · 폐업시 누구에게 신고해야 하는가?

① 시장 · 군수 · 구청장　② 시 · 도지사　③ 대통령
④ 관할 보건소장　⑤ 보건지소장

답: 1

– 기출문제 –

4. [의료법]상 의료기관에서 감염관리위원회를 설치해야하는 최소병상 수는?

① 100　② 200　③ 300　④ 400　⑤ 500

■ **해설 및 교재 활용 유형분석 난이도-중**

이 교재의 기출 문제 변형에서 다루었다.

★★★ [규칙]제43조(감염관리위원회 및 감염관리실의 설치 등) ① 법 제47조제1항에서 "보건복지부령으로 정하는 일정 규모 이상의 병원급 의료기관"이란 100개 이상의 병상을 갖춘 병원급 의료기관을 말한다.

Q. [의료법]에서 각종 병원급의 감염관리위원회 설치의 병상수의 최소 몇 개 이상인가?

① 100　② 150　③ 300　④ 450　⑤ 500

답: 1

-「의료법 신규확인문제」

– 기출문제 –

5. [의료법]상 의료기관의 개설허가를 위해 시 · 도지사에게 개설허가 신청서를 제출해야 하는 의료기관으로 보기 중 옳은 것은?

① 의원 ② 조산원 ③ 한의원
④ 치과의원 ⑤ 요양병원

■ 해설 및 교재 활용 유형분석 난이도-중
기출문제 변형과 완벽하게 일치

암기 Keyword

✎ **의원개설은 시장 · 군수 · 구청장 신고, 병원개설은 시 · 도지사 허가**

기출변형 확인 문제

Q. [의료법]에서 병원급의 의료기관을 개설하고자 하는 자는 누구에게 허가받아야 하는가?

① 보건복지부장관 ② 국립의료원장 ③ 시 · 도지사
④ 시장 · 군수 · 구청장 ⑤ 보건소장

답: 3

– 기출문제 –

6. [의료법]상 신의료기술의 안전성과 유효성을 평가해야 하는 사람으로 보기 중 옳은 것은?

① 의사 ② 보건소장 ③ 시장 · 군수 · 구청장
④ 시 · 도지사 ⑤ 보건복지부장관

■ 해설 및 교재 활용 유형분석 난이도-중
교재정리 요약본에서 기출 – 강의시간에 강조한 내용

암기 Keyword

✎ **신의료기술평가 – 보건복지부소속 – 안전성, 유효성**

기출변형 확인 문제

Q. [의료법]에서 신의료기술평가위원회의 설치자는?

① 시장 ② 대통령 ③ 보건복지부장관 ④ 구청장 ⑤ 보건소장

답: 3

- 기출문제 -

7. [의료법]상 의료광고를 심의를 할 수 있는 내용은?

① 객관적인 사실을 과장하는 내용의 광고
② 다른 의료인등을 비방하는 내용의 광고
③ [의료법]에 따른 의료기관 인증을 표시한 광고
④ 심학한 부작용 등 중요한 정보를 누락하는 광고
⑤ 치료효과를 오인하게 할 우려가 있는 내용의 광고

■ **해설 및 교재 활용 유형분석 난이도-상**
의료광고는 반드시 광고를 할 수 있는 내용과 할 수 없는 내용을 숙지해야 한다.

*** **제56조(의료광고의 금지 등)** ① 의료기관 개설자, 의료기관의 장 또는 의료인(이하 "의료인등"이라 한다)이 아닌 자는 의료에 관한 광고(의료인등이 신문 · 잡지 · 음성 · 음향 · 영상 · 인터넷 · 인쇄물 · 간판, 그 밖의 방법에 의하여 의료행위, 의료기관 및 의료인등에 대한 정보를 소비자에게 나타내거나 알리는 행위를 말한다. 이하 "의료광고"라 한다)를 하지 못한다. 〈개정 2018.3.27.〉
② 의료인등은 다음 각 호의 어느 하나에 해당하는 의료광고를 하지 못한다. 〈개정 2009.1.30., 2016.5.29., 2018.3.27.〉

1. 제53조에 따른 평가를 받지 아니한 신의료기술에 관한 광고
2. 환자에 관한 치료경험담 등 소비자로 하여금 치료 효과를 오인하게 할 우려가 있는 내용의 광고
3. 거짓된 내용을 표시하는 광고
4. 다른 의료인등의 기능 또는 진료 방법과 비교하는 내용의 광고
5. 다른 의료인등을 비방하는 내용의 광고
6. 수술 장면 등 직접적인 시술행위를 노출하는 내용의 광고

- 기출문제 -

8. [의료법]상 의료기관의 인증에서 인증유효기간은?

① 1년 ② 2년 ③ 3년 ④ 4년 ⑤ 5년

■ 해설 및 교재 활용 유형분석 난이도-하
기출변형 문제에 제시

암기 Keyword

의료기관의 인증 - 보건복지부장관 4년마다, 인증유효기간 4년, 조건부 1년 유효기간

기출변형 확인 문제

Q. [의료법]에서 의료기관의 인증기간은?

① 1년 ② 2년 ③ 4년 ④ 5년 ⑤6년

답: 3

- 기출문제 -

9. [의료법]상 의료법인의 자격정지 사유에 해당하는 것은?

① 면허를 대여한자
② 면허의 조건을 이행하지 않은 자
③ 마약 · 대마 · 향정신성의약품에 중독된 자
④ 거짓이나 부정한 방법으로 국가시험에 합격한 자
⑤ 의료인의 품위를 심하게 손상한 자

■ 해설 및 교재 활용 유형분석 난이도-중
난이도가 쉬운 기출변형 문제

★★★ **제66조(자격정지 등)** ① 보건복지부장관은 의료인이 다음 각 호의 어느 하나에 해당하면(제65조제1항제2호의2에 해당하는 경우는 제외한다) 1년의 범위에서 면허자격을 정지시킬 수 있다. 이 경우 의료기술과 관련한 판단이 필요한 사항에 관하여는 관계 전문가의 의견을 들어 결정할 수 있다. 〈개정 2008.2.29., 2009.12.31., 2010.1.18., 2010.5.27., 2011.4.7., 2011.8.4., 2016.5.29., 2016.12.20., 2019.4.23., 2019.8.27., 2023.5.19.〉

1. 의료인의 품위를 심하게 손상시키는 행위를 한 때
2. 의료기관 개설자가 될 수 없는 자에게 고용되어 의료행위를 한 때

기출변형 확인 문제

Q. 의료인의 자격정지에 사항에 해당하는 것으로 옳은 것은?

① 면허증을 대여한 경우
② 전공의 선발조건으로 금품을 받는 경우 (품위손상)
③ 면허의 조건 이행을 무시한 경우
④ 초과야간당직
⑤ 응급환자를 돌보지 않은 경우

해설 의료인은 품위손상에 해당하는 경우 (전공의의 금품수수) 자격정지가 될 수 있다(윤리위원회 심의).

답: 2

- 기출문제 -

10. [의료법]상 의료기관 개설자가 특수의료장비에 관한 품질검사관리를 부적합하고 판정받은 특수 경우 벌칙으로 옳은 것은?

① 100만원과태료
② 200만원과태료
③ 300만원과태료
④ 1년이하의 징역또는 1천만원이하의 벌금
⑤ 3년이하의 징역 또는 3천만원 이하의 벌금

■ 해설 및 교재 활용 유형분석 난이도-중
교재에서 강조해왔던 전형적인 예상 기출문제

*** **제38조(특수의료장비의 설치 · 운영)** ① 의료기관은 보건의료 시책상 적정한 설치와 활용이 필요하여 보건복지부장관이 정하여 고시하는 의료장비(이하 "특수의료장비"라 한다)를 설치 · 운영하려면 보건복지부령으로 정하는 바에 따라 시장 · 군수 · 구청장에게 등록하여야 하며, 보건복지부령으로 정하는 설치인정기준에 맞게 설치 · 운영하여야 한다. 〈개정 2008.2.29., 2010.1.18., 2012.2.1.〉

③ 의료기관의 개설자나 관리자는 제2항에 따른 품질관리검사에서 부적합하다고 판정받은 특수의료장비를 사용하여서는 아니 된다. **부적합위반시(3년 이하의 징역 또는 3천만원 이하의 벌금)**

기출변형 확인 문제

Q. [의료법]에서 의료기관 개설자가 특수의료장비에 관한 품질검사관리를 부적합하고 판정받은 특수 경우 벌칙은?

① 벌금100만원 이하
② 벌금200만원 이하
③ 과태료300만원 이하
④ 1년 이하의 징역 또는 1천만원이하 벌금
⑤ 3년 이하의 징역 또는 3천만원이하 벌금

답: 3

– 기출문제 –

11. [의료기사 등에 관한 법률]상 의료기사의 종별의 업무에 관하여 옳게 연결된 것은?

① 임상병리사-보철물의 제작, 수리 또는 가공
② 치과위생사-각종 화학적 또는 생리학적 검사
③ 방사선사-방사선 등 관련 기기의 취급 또는 관리
④ 작업치료사-신체의 교정 및 재활을 위한 물리 요법적 치료
⑤ 물리치료사-신체적 · 정신적 기능 장애를 회복시키기 위한 작업요법적 치료

■ **해설 및 교재 활용 유형분석 난이도-하**
교재에서 강조해왔던 전형적인 예상 기출문제, 의료기사 6종류와 임무는 반드시 암기해야 한다.

기출변형 확인 문제

Q. 의료기사 등의 업무와 내용의 연결로 옳은 것은?

① 방사선사- 전리와 비전리 방사선의 취급
② 임상병리사- 혈액의 제작
③ 안경사- 콘텍트렌즈의 조제
④ 치과위생사- 치과보철물 제작
⑤ 물리치료사- 도수치료를 위한 수술

답: 1

– 기출문제 –

12. [의료기사 등에 관한 법률]상 의료기사등의 결격사유에 해당되지 않는 사람은?

① 피성년후견인
② 피한정후견인
③ 마약류 중독자
④ 전문의가 의료기사로 적합하다고 인정하는 정신질환자
⑤ 의료법 위반으로 금고이상의 실형을 선고받고 집행이 끝나지 아니한 사람

■ 해설 및 교재 활용 유형분석 난이도-하

★★★★★ **제5조(결격사유)** 다음 각 호의 어느 하나에 해당하는 사람에 대하여는 의료기사등의 면허를 하지 아니한다. 〈개정 1999.2.8., 2001.12.19., 2007.10.17., 2007.12.14., 2011.11.22., 2013.6.4., 2017.9.19., 2017.12.19.〉

1. 「정신건강증진 및 정신질환자 복지서비스 지원에 관한 법률」 제3조제1호에 따른 정신질환자. 다만, 전문의가 의료기사등으로서 적합하다고 인정하는 사람의 경우에는 그러하지 아니하다.
2. 「마약류 관리에 관한 법률」에 따른 마약류 중독자
3. 피성년후견인, 피한정후견인
4. 이 법 또는 「형법」 중 제234조, 제269조, 제270조제2항부터 제4항까지, 제317조제1항, 「보건범죄 단속에 관한 특별조치법」, 「지역보건법」, 「국민건강증진법」, 「후천성면역결핍증 예방법」, 「의료법」, 「응급의료에 관한 법률」, 「시체해부 및 보존에 관한 법률」, 「혈액관리법」, 「마약류 관리에 관한 법률」, 「모자보건법」 또는 「국민건강보험법」을 위반하여 금고 이상의 실형을 선고받고 그 집행이 끝나지 아니하거나 면제되지 아니한 사람

평리문제

Q. 의료기사 등의 결격사유에 해당하는 것으로 옳은 것은?

① 금고이상의 형을 선고받고 형이 확정되지 아니한 자
② 피성년후견인
③ 파산 선고를 받은 자
④ 미성년자
⑤ 게임 중독자

답:2

결격사유는 의료법과 의료기사법이 일치하기 때문에 반드시숙지해야한다.

- 기출문제 -

13. [의료기사 등에 관한 법률]상 의료기사등의 면허증을 발급해 주는 사람은?

① 보건소장　② 시장 · 군수 · 구청장　③ 시 · 도지사
④ 보건복지부장관　⑤ 대통령

■ 해설 및 교재 활용 유형분석 난이도-하
교재에서 중요하게 다루었던 문제

암기 Keyword

의료기사의 면허부여권자-보건복지부장관

기출변형 확인 문제

Q. [의료기사법]에서 의료기사법의 면허 부여권자는?

① 보건소장　② 대통령　③ 보건복지부장관　④ 시장　⑤ 도지사

답: 3

- 기출문제 -

14. [의료기사 등에 관한 법률]상 의료기사등은 최초로 면허를 받은 후부터 몇 년마다 실태와 취업상황을 신고해야 하는가?

① 1년　② 3년　③ 5년　④ 7년　⑤ 9년

■ 해설 및 교재 활용 유형분석 난이도-중
의료기사법 문제. 난이도가 있던 문제. 정지사유와 취소(결격)사유를 구분할 줄 알아야 한다.

*** **제11조(실태 등의 신고)** ① 의료기사등은 대통령령으로 정하는 바에 따라 최초로 면허를 받은 후부터 3년마다 그 실태와 취업상황을 보건복지부장관에게 신고하여야 한다.

기출변형 확인 문제

Q. [의료기사법]에서 의료기사법에서 실태신고는 보건복지부장관에게 몇 년마다 하는가?

① 6개월　② 1년　③ 2년　④ 3년　⑤ 4년

답: 4

- 기출문제 -

15. [의료기사 등에 관한 법률]상 실태와 취업상황을 허위로 신고한 사람의 처벌은?

① 100만원과태료　　② 400만원과태료
③ 800만원과태료　　④ 1년이하의 징역또는 1천만원이하의 벌금
⑤ 2년이하의 징역 또는 2천만원 이하의 벌금

■ 해설 및 교재 활용 유형분석 난이도-상

이 문제는 내 수업을 듣는 학생이라면 100% 맞을 수 있는 문제
교재에서는 암기해야 할 핵심 키워드로 제시하였다.

암기 Keyword

의료기사등의 실태신고 - 보건복지부장관 - 3년마다 위반시: 100만원 이하의 과태료

- 기출문제 -

16. [지역보건법]상 시장 · 군수 · 구청장이 지역사회 건강실태 조사를 실시하는 주기는?

① 보건소장　　② 대통령　　③ 시장 · 군수 · 구청장
④ 보건복지부장관　　⑤ 행정안전부장관

■ 해설 및 교재 활용 유형분석 난이도-하

★★ **제4조(지역사회 건강실태조사)** ① 질병관리청장과 특별자치시장 · 특별자치도지사 · 시장 · 군수 · 구청장(구청장은 자치구의 구청장을 말하며, 이하 "시장 · 군수 · 구청장"이라 한다)은 지역주민의 건강 상태 및 건강 문제의 원인 등을 파악하기 위하여 매년 지역사회 건강실태조사를 실시하여야 한다. 〈개정 2023.3.28.〉

암기 Keyword

지역사회의 건강실태조사는 매년 한다.

기출변형 확인 문제

Q. [지역보건법]에서 지역사회 건강실태 조사는 몇 년마다 이루어지는가?

① 매년　　② 2년　　③ 4년　　④ 5년　　⑤ 6년

답: 1

- 기출문제 -

17. [지역보건법]상 전문인력의 적정배치를 위해 지역보건 의료기관 간에 전문인력의 교류를 할 수 있는 사람은?

① 보건소장
② 시 · 도지사
③ 질병관리청장
④ 보건복지부장관
⑤ 행정안전부장관

■ **해설 및 교재 활용 유형분석 난이도-중**

★ **제16조(전문인력의 적정 배치 등)** ① 지역보건의료기관에는 기관의 장과 해당 기관의 기능을 수행하는 데 필요한 면허 · 자격 또는 전문지식을 가진 인력(이하 "전문인력"이라 한다)을 두어야 한다.

② 시 · 도지사(특별자치시장 · 특별자치도지사를 포함한다)는 지역보건의료기관의 전문인력을 적정하게 배치하기 위하여 필요한 경우 「지방공무원법」 제30조의2제2항에 따라 지역보건의료기관 간에 전문인력의 교류를 할 수 있다.

암기 Keyword

전문인력의 교류 및 교육시행권자 - 시 · 도지사, 반면 전문인력 교류 권고자는 보건복지부장관

기출변형 확인 문제

Q. [지역보건법]에서 전문인력의 교류 및 시행자는?

① 보건복지부장관 ② 도지사 ③ 구청장
④ 보건소장 ⑤ 보건지소장

답: 2

– 기출문제 –

18. [지역보건법]상 보건소를 추가로 설치하려는 경우에 해당 지방자치단체장은 누구와 미리 협의해야 하는가?

① 보건소장　② 질병관리청장　③ 보건복지부장관
④ 식품의약품안전처장　⑤ 건강보험심사평가원장

■ 해설 및 교재 활용 유형분석 난이도-중

★★★★ **제10조(보건소의 설치)** ① 지역주민의 건강을 증진하고 질병을 예방·관리하기 위하여 시·군·구에 1개소의 보건소(보건의료원을 포함한다. 이하 같다)를 설치한다. 다만, 시·군·구의 인구가 30만 명을 초과하는 등 지역주민의 보건의료를 위하여 특별히 필요하다고 인정되는 경우에는 대통령령으로 정하는 기준에 따라 해당 지방자치단체의 조례로 보건소를 추가로 설치할 수 있다. 〈개정 2021.8.17.〉

★★ [영]제8조(보건소의 설치) ① 법 제10조제1항 단서에 따라 보건소를 추가로 설치할 수 있는 경우는 다음 각 호의 어느 하나에 해당하는 경우로 한다. 〈개정 2022.8.9.〉

1. 해당 시·군·구의 인구가 30만명을 초과하는 경우
2. 해당 시·군·구의 「보건의료기본법」에 따른 보건의료기관 현황 등 보건의료 여건과 아동·여성·노인·장애인 등 보건의료 취약계층의 보건의료 수요 등을 고려하여 보건소를 추가로 설치할 필요가 있다고 인정되는 경우

② 법 제10조제1항 단서 및 이 조 제1항에 따라 보건소를 추가로 설치하려는 경우에는 「지방자치법 시행령」 제73조에 따른다. 이 경우 해당 지방자치단체의 장은 보건복지부장관과 미리 협의해야 한다.

기출변형 확인 문제

Q. [지역보건법]에서 보건소를 추가 설치하려는 경우에 지방자치단체장이 누구와 협의 하여야 하는가?

① 보건복지부장관　② 도지사　③ 구청장
④ 보건소장　⑤ 보건지소장

답: 1

– 기출문제 –

19. [지역보건법]상 괄호 안에 들어갈 내용으로 옳은 것은?

의료기관이 의료기관 외의 장소에서 지역주민의 다수를 대상으로 건강검진등을 하려는 경우에는 건강검진등을 하려는 지역을 관할하는 (   )에게 신고해야한다.

① 보건소장 ② 경찰서장 ③ 시 · 도지사
④ 보건복지부장관 ⑤ 시장 · 군수 · 구청장

■ 해설 및 교재 활용 유형분석 난이도-중

** **제23조(건강검진 등의 신고)** ①「의료법」 제27조제1항 각 호의 어느 하나에 해당하는 사람이 지역주민 다수를 대상으로 건강검진 또는 순회 진료 등 주민의 건강에 영향을 미치는 행위(이하 "건강검진등"이라 한다)를 하려는 경우에는 보건복지부령으로 정하는 바에 따라 건강검진등을 하려는 지역을 관할하는 보건소장에게 신고하여야 한다.

암기 Keyword

건강검진신고(순회진료)-관할보건소장에게 신고

기출변형 확인 문제

Q. [지역보건법]에서 지역주민의 순회진료나 건강검진 시 신고는 누구에게 하는가?

① 시장 · 군수 · 구청장 ② 시.도지사 ③ 보건소장
④ 대통령 ⑤ 보건지소장

답: 3

– 기출문제 –

20. [지역보건법]상 의료기관이 거짓으로 신고하고 의료기관외의 장소에서 지역주민 다수를 대상으로 건강검진을 했을 때의 처벌은?

① 300만원의 과태료
② 1년이하의 징역 또는 1천만원이하의 벌금
③ 2년이하의 징역 또는 2천만원이하의 벌금
④ 3년이하의 징역 또는 3천만원이하의 벌금
⑤ 4년이하의 징역 또는 4천만원이하의 벌금

■ **해설 및 교재 활용 유형분석 난이도-상**

벌칙-과태료 : 제34조-300만원이하의 과태료

** **제23조(건강검진 등의 신고)** ①「의료법」 제27조제1항 각 호의 어느 하나에 해당하는 사람이 지역주민 다수를 대상으로 건강검진 또는 순회 진료 등 주민의 건강에 영향을 미치는 행위(이하 "건강검진등"이라 한다)를 하려는 경우에는 보건복지부령으로 정하는 바에 따라 건강검진등을 하려는 지역을 관할하는 보건소장에게 신고하여야 한다.

암기 Keyword

건강검진신고(순회진료)-관할보건소장에게 신고/위반 시 과태료 300만원

총평

최근 국가고시 의료법규의 난이도는 평탄하게 출제되고 있다. 의료법규의 국가고시에서 고득점을 원하는 경우 교수자의 도움을 받아 공부하면 더욱더 높은 점수를 얻을 수 있다. 그러나 독학인 경우에도 이 교재만으로 의료법규 국가고시 만점이 가능하니 반복학습을 통해 여러 번 다독하여 숙지하길 바란다.

자아!~ 국시합격과 법규 만점을 향해 출발해 봅시다.

Ⅰ. 의료법

1. 의료법 전문(총칙)
2. 의료법 요약
3. 의료법 필수 핵심정리
4. 의료법 문제

1. 의료법 전문

제1장 총 칙

*** **제1조(목적)** 이 법은 모든 국민이 수준 높은 의료 혜택을 받을 수 있도록 국민의료에 필요한 사항을 규정함으로써 국민의 건강을 보호하고 증진하는 데에 목적이 있다.

[영]제1조(목적) 이 영은 「의료법」에서 위임된 사항과 그 시행에 필요한 사항을 규정함을 목적으로 한다.

[규칙]제1조(목적) 이 규칙은 「의료법」 및 같은 법 시행령에서 위임된 사항과 그 시행에 필요한 사항을 규정함을 목적으로 한다. 〈개정 2015.5.29.〉

암기 Keyword

의료법의 목적 : **국민의 수준 높은 의료 혜택, 국민의 건강을 보호하고 증진**

기출변형 확인 문제

Q. [의료법]중 의료법의 목적으로 옳은 것은?

① 의료기사와 보건소장의 업무를 규정
② 의료인의 사명과 의료기사의 권리를 보호하기 위해
③ 질병을 예방하여 국민건강을 증진시키기 위해
④ 국민의 생명을 보호하고 병원의 경영을 증진하기 위해
⑤ 국민의 건강을 보호·증진하며 국민의료에 필요한 사항을 규정하기 위해

답: 5

*** **제2조(의료인)** ①이 법에서 "의료인"이란 보건복지부장관의 면허를 받은 의사·치과의사·한의사·조산사 및 「간호법」에 따른 간호사(이하 "간호사"라 한다)를 말한다. 〈개정 2008.2.29., 2010.1.18., 2024.9.20.〉

② 의료인은 종별에 따라 다음 각 호의 임무를 수행하여 국민보건 향상을 이루고 국민의 건강한 생활 확보에 이바지할 사명을 가진다. 〈개정 2015.12.29., 2019.4.23., 2024.9.20.〉

1. 의사는 의료와 보건지도를 임무로 한다.
2. 치과의사는 치과 의료와 구강 보건지도를 임무로 한다.
3. 한의사는 한방 의료와 한방 보건지도를 임무로 한다.
4. 조산사는 조산(助産)과 임산부 및 신생아에 대한 보건과 양호지도를 임무로 한다.
5. 간호사는 「간호법」 제12조의 업무를 임무로 한다.

가. 삭제 〈2024. 9. 20.〉
나. 삭제 〈2024. 9. 20.〉
다. 삭제 〈2024. 9. 20.〉
라. 삭제 〈2024. 9. 20.〉
[시행일: 2025. 6. 21.] 제2조

[영]제2조(간호사의 보건활동) 「의료법」(이하 "법"이라 한다) 제2조제2항제5호다목에서 "대통령령으로 정하는 보건활동"이란 다음의 보건활동을 말한다. 〈개정 2009.4.20., 2011.2.14., 2016. 9.29., 2016.12.27., 2018.3.6.〉

1. 「농어촌 등 보건의료를 위한 특별조치법」 제19조에 따라 보건진료 전담공무원으로서 하는 보건활동
2. 「모자보건법」 제10조제1항에 따른 모자보건전문가가 행하는 모자보건 활동
3. 「결핵예방법」 제18조에 따른 보건활동
4. 그 밖의 법령에 따라 간호사의 보건활동으로 정한 업무

암기 Keyword

의료인의 종별 임무를 반드시 암기, 간호사만이 **조산사가 될 수 있음** (면허2개 소유)

기출변형 확인 문제

Q. 보기 중 [의료법상] 의료인의 종류 수는 얼마인가?

① 3종류 ② 4종류 ③ 5종류 ④ 6종류 ⑤ 7종류

답: 3

기출변형 확인 문제

Q. [의료법]중 의료인과 그에 따른 업무가 옳게 조합되어 있는 것은?

① 의사: 한방 의료와 한방 보건지도
② 조산사: 조산과 신생아에 대한 보건과 양호지도
③ 치과의사: 의료와 보건지도
④ 간호사: 구강보건지도와 치과진료
⑤ 한의사: 의료기사의 지도

답: 2

★★ **제3조(의료기관)** ① 이 법에서 "의료기관"이란 의료인이 공중(公衆) 또는 특정 다수인을 위하여 의료·조산의 업(이하 "의료업"이라 한다)을 하는 곳을 말한다.

② 의료기관은 다음 각 호와 같이 구분한다. 〈개정 2009.1.30., 2011.6.7., 2016.5.29., 2019.4.23., 2020.3.4.〉

1. 의원급 의료기관: 의사, 치과의사 또는 한의사가 주로 외래환자를 대상으로 각각 그 의료행위를 하는 의료기관으로서 그 종류는 다음 각 목과 같다.
   가. 의원
   나. 치과의원
   다. 한의원
2. 조산원: 조산사가 조산과 임산부 및 신생아를 대상으로 보건활동과 교육·상담을 하는 의료기관을 말한다.
3. 병원급 의료기관: 의사, 치과의사 또는 한의사가 주로 입원환자를 대상으로 의료행위를 하는 의료기관으로서 그 종류는 다음 각 목과 같다.
   가. 병원
   나. 치과병원
   다. 한방병원
   라. 요양병원(「장애인복지법」 제58조제1항제4호에 따른 의료재활시설로서 제3조의2의 요건을 갖춘 의료기관을 포함한다. 이하 같다)
   마. 정신병원
   바. 종합병원

③ 보건복지부장관은 보건의료정책에 필요하다고 인정하는 경우에는 제2항제1호부터 제3호까지의 규정에 따른 의료기관의 종류별 표준업무를 정하여 고시할 수 있다. 〈개정 2009.1.30., 2010.1.18.〉

④ 삭제 〈2009.1.30.〉

⑤ 삭제 〈2009.1.30.〉

⑥ 삭제 〈2009.1.30.〉

⑦ 삭제 〈2009.1.30.〉

⑧ 삭제 〈2009.1.30.〉

암기 Keyword

의료기관의 종별은 총10개 종별로 나누어져 있다. **숫자10암기! - 최신(정신병원의 추가)**

기출변형 확인 문제

Q. [의료법] 중 의료법에서 정한 의료기관은 무엇인가?

① 약국 ② 요양병원 ③ 산후조리원 ④ 접골원 ⑤ 침술원

답: 2

기출변형 확인 문제

Q. [의료법] 중 의료법에서 정한 의료기관의 종류는 몇 개인가?

① 8개 ② 10개 ③ 12개 ④ 14개 ⑤ 16개

답: 2

★★★★ **제3조의2(병원등)** 병원ㆍ치과병원ㆍ한방병원 및 요양병원(이하 "병원등"이라 한다)은 30개 이상의 병상(병원ㆍ한방병원만 해당한다) 또는 요양병상(요양병원만 해당하며, 장기입원이 필요한 환자를 대상으로 의료행위를 하기 위하여 설치한 병상을 말한다)을 갖추어야 한다.
[본조신설 2009.1.30]

기출변형 확인 문제

Q. [의료법]에서 다음 중 요양병원에서 진료할 수 있는 의료인은 누구인가?

① 약사 ② 조산사 ③ 한의사 ④ 간호사 ⑤ 침사

답: 3

기출변형 확인 문제

Q. [의료법]에서 다음 중 병원의 개념은 병상 수 몇 개 이상인가?

① 10개 ② 20개 ③ 30개 ④ 50개 ⑤ 100개

답: 3

★★★ **제3조의3(종합병원)** ① 종합병원은 다음 각 호의 요건을 갖추어야 한다. 〈개정 2011.8.4〉

1. 100개 이상의 병상을 갖출 것
2. 100병상 이상 300병상 이하인 경우에는 내과ㆍ외과ㆍ소아청소년과ㆍ산부인과 중 3개 진료과목, 영상의학과, 마취통증의학과와 진단검사의학과 또는 병리과를 포함한 7개 이상의 진료과목을 갖추고 각 진료과목마다 전속하는 전문의를 둘 것
3. 300병상을 초과하는 경우에는 내과, 외과, 소아청소년과, 산부인과, 영상의학과, 마취통증의학과, 진단검사의학과 또는 병리과, 정신건강의학과 및 치과를 포함한 9개 이상의 진료과목을 갖추고 각 진료과목마다 전속하는 전문의를 둘 것

② 종합병원은 제1항제2호 또는 제3호에 따른 진료과목(이하 이 항에서 "필수진료과목"이라 한다) 외에 필요하면 추가로 진료과목을 설치·운영할 수 있다. 이 경우 필수진료과목 외의 진료과목에 대하여는 해당 의료기관에 전속하지 아니한 전문의를 둘 수 있다.
[본조신설 2009.1.30]

암기 Keyword

의원(외래환자), 병원(30병상이상), 종합병원(100병상이상) - 300기준 초과 숫자 9암기, 미만 숫자, 300병상 미만 7암기.

기출변형 확인 문제

Q. [의료법]에서 다음 중 종합병원의 병상 수는 몇 개 이상인가?

① 10개 ② 20개 ③ 30개 ④ 50개 ⑤ 100개

답: 5

** **제3조의4(상급종합병원 지정)** ① 보건복지부장관은 다음 각 호의 요건을 갖춘 종합병원 중에서 중증질환에 대하여 난이도가 높은 의료행위를 전문적으로 하는 종합병원을 상급종합병원으로 지정할 수 있다. 〈개정 2010.1.18〉

1. 보건복지부령으로 정하는 20개 이상의 진료과목을 갖추고 각 진료과목마다 전속하는 전문의를 둘 것
2. 제77조제1항에 따라 전문의가 되려는 자를 수련시키는 기관일 것
3. 보건복지부령으로 정하는 인력·시설·장비 등을 갖출 것
4. 질병군별 환자구성 비율이 보건복지부령으로 정하는 기준에 해당할 것

② 보건복지부장관은 제1항에 따른 지정을 하는 경우 제1항 각 호의 사항 및 전문성 등에 대하여 평가를 실시하여야 한다. 〈개정 2010.1.18〉
③ 보건복지부장관은 제1항에 따라 상급종합병원으로 지정받은 종합병원에 대하여 3년마다 제2항에 따른 평가를 실시하여 재지정하거나 지정을 취소할 수 있다. 〈개정 2010.1.18〉
④ 보건복지부장관은 제2항 및 제3항에 따른 평가업무를 관계 전문기관 또는 단체에 위탁할 수 있다. 〈개정 2010.1.18〉
⑤ 상급종합병원 지정·재지정의 기준·절차 및 평가업무의 위탁 절차 등에 관하여 필요한 사항은 보건복지부령으로 정한다. 〈개정 2010.1.18.〉
[본조신설 2009.1.30]

기출변형 확인 문제

Q. [의료법]중 300병상 초과인 종합병원에서 반드시 설치해야 하는 진료과목 수는 몇 개인가?

① 5개 과목 ② 8개 과목 ③ 9개 과목 ④ 10개 과목 ⑤ 12개 과목

답: 3

기출변형 확인 문제

Q. [의료법]중 300병상 초과인 종합병원에서 반드시 설치해야 하는 진료과목은?

① 혈액내과 ② 흉부외과 ③ 마취통증의학과 ④ 신경정신과 ⑤ 재활의학과

답: 3

* **제3조의5(전문병원 지정)** ① 보건복지부장관은 병원급 의료기관 중에서 특정 진료과목이나 특정 질환 등에 대하여 난이도가 높은 의료행위를 하는 병원을 전문병원으로 지정할 수 있다. 〈개정 2010.1.18.〉

② 제1항에 따른 전문병원은 다음 각 호의 요건을 갖추어야 한다. 〈개정 2010.1.18., 2024.12.20.〉

1. 특정 질환별·진료과목별 환자의 구성비율 등이 보건복지부령으로 정하는 기준에 해당할 것
2. 보건복지부령으로 정하는 수 이상의 진료과목을 갖추고 각 진료과목마다 전속하는 전문의를 둘 것
3. 최근 3년간 해당 의료기관 또는 그 개설자가 제64조제1항에 따른 3개월 이상의 의료업 정지나 개설 허가의 취소 또는 폐쇄 명령을 받은 사실이 없을 것

③ 보건복지부장관은 제1항에 따라 전문병원으로 지정하는 경우 제2항 각 호의 사항 및 진료의 난이도 등에 대하여 평가를 실시하여야 한다. 〈개정 2010.1.18.〉

④ 보건복지부장관은 제1항에 따라 전문병원으로 지정받은 의료기관에 대하여 3년마다 제3항에 따른 평가를 실시하여 전문병원으로 재지정할 수 있다. 〈개정 2010.1.18., 2015.1.28.〉

⑤ 보건복지부장관은 제1항 또는 제4항에 따라 지정받거나 재지정받은 전문병원이 다음 각 호의 어느 하나에 해당하는 경우에는 그 지정 또는 재지정을 취소할 수 있다. 다만, 제1호에 해당하는 경우에는 그 지정 또는 재지정을 취소하여야 한다. 〈신설 2015.1.28., 2024.12.20.〉

1. 거짓이나 그 밖의 부정한 방법으로 지정 또는 재지정을 받은 경우
2. 지정 또는 재지정의 취소를 원하는 경우
3. 제2항제1호 또는 제2호의 요건에 해당하지 아니하여 제63조에 따른 시정명령을 받고 이를 이행하지 아니한 경우

4. 제64조제1항에 따라 의료업이 3개월 이상 정지되거나 개설 허가의 취소 또는 폐쇄 명령을 받은 경우
5. 전문병원에 소속된 의료인, 의료기관 개설자 또는 종사자가 제27조제1항 또는 제5항을 위반하여 전문병원 지정을 계속 유지하는 것이 부적절하다고 인정되는 경우

⑥ 보건복지부장관은 제3항 및 제4항에 따른 평가업무를 관계 전문기관 또는 단체에 위탁할 수 있다. 〈개정 2010.1.18., 2015.1.28.〉

⑦ 전문병원 지정·재지정의 기준·절차 및 평가업무의 위탁 절차 등에 관하여 필요한 사항은 보건복지부령으로 정한다. 〈개정 2010.1.18., 2015.1.28.〉

[본조신설 2009.1.30.]

[시행일: 2025.6.21.] 제3조의5

암기 Keyword

상급병원-중증질환(종합병원을 지정), 전문병원-특정질환 둘 다 지정과 평가는 3년마다

기출변형 확인 문제

Q. [의료법]중 상급병원의 지정요건으로 옳은 것은?

① 200병상 이상의 병상을 구비할 것
② 30개 이상의 진료과목을 갖추고 각 진료과목마다 전속하는 전문의를 둘 것
③ 일반의사 수련 의료기관일 것
④ 보건복지부령으로 정하는 인력·시설·장비 등을 갖출 것
⑤ 질병군별 환자구성 비율이 대통령령으로 정하는 기준에 해당할 것

답: 4

기출변형 확인 문제

Q. [의료법] 중 전문병원은 몇 년 마다 평가를 받는가?

① 1년 ② 2년 ③ 3년
④ 4년 ⑤ 보건복지부장관의 명령마다

답: 3

기출변형 확인 문제

Q. [의료법] 중 상급병원의 지정자는 누구인가?

① 시.군.구청장 ② 질병관리청장 ③ 대통령
④ 보건복지부장관 ⑤ 보건소장

답: 4

제2장 의료인

제1절 자격과 면허

★ **제4조(의료인과 의료기관의 장의 의무)** ① 의료인과 의료기관의 장은 의료의 질을 높이고 의료관련감염(의료기관 내에서 환자, 환자의 보호자, 의료인 또는 의료기관 종사자 등에게 발생하는 감염을 말한다. 이하 같다)을 예방하며 의료기술을 발전시키는 등 환자에게 최선의 의료서비스를 제공하기 위하여 노력하여야 한다. 〈개정 2012.2.1., 2020.3.4.〉 - 의료관련감염의 예방의 강조

② 의료인은 다른 의료인 또는 의료법인 등의 명의로 의료기관을 개설하거나 운영할 수 없다. 〈신설 2012.2.1., 2019.8.27.〉

③ 의료기관의 장은 「보건의료기본법」 제6조 · 제12조 및 제13조에 따른 환자의 권리 등 보건복지부령으로 정하는 사항을 환자가 쉽게 볼 수 있도록 의료기관 내에 게시하여야 한다. 이 경우 게시 방법, 게시 장소 등 게시에 필요한 사항은 보건복지부령으로 정한다. 〈신설 2012.2.1.〉 **(위반시-100만원 이하의 과태료)**

④ 삭제 〈2020.3.4.〉

⑤ 의료기관의 장은 환자와 보호자가 의료행위를 하는 사람의 신분을 알 수 있도록 의료인, 제27조제1항 각 호 외의 부분 단서에 따라 의료행위를 하는 같은 항 제3호에 따른 학생, 「간호법」 제2조제3호에 따른 간호조무사(이하 "간호조무사"라 한다) 및 「의료기사 등에 관한 법률」 제2조에 따른 의료기사에게 의료기관 내에서 대통령령으로 정하는 바에 따라 명찰을 달도록 지시 · 감독하여야 한다. 다만, 응급의료상황, 수술실 내인 경우, 의료행위를 하지 아니할 때, 그 밖에 대통령령으로 정하는 경우에는 명찰을 달지 아니하도록 할 수 있다. 〈신설 2016.5.29., 2024.9.20.〉 (위반시-100만원 이하의 과태료)

⑥ 의료인은 일회용 의료기기(한 번 사용할 목적으로 제작되거나 한 번의 의료행위에서 한 환자에게 사용하여야 하는 의료기기로서 보건복지부령으로 정하는 의료기기를 말한다. 이하 같다)를 한 번 사용한 후 다시 사용하여서는 아니 된다. 〈신설 2016.5.29., 2020.3.4.〉

[시행일: 2025.6.21.] 제4조

암기 Keyword

의료기관장의 의무는 의료관련**감염예방**

[영]제2조의2(명찰의 표시 내용 등) ① 법 제4조제5항 본문에 따라 의료행위를 하는 사람의 신분을 알 수 있도록 명찰을 달도록 하는 경우에는 다음 각 호의 구분에 따른다.
1. 명찰의 표시 내용: 다음 각 목의 구분에 따른 사항을 포함할 것
가. 의료인: 의료인의 종류별 명칭 및 성명. 다만, 법 제77조제1항에 따른 전문의의 경우에는 전문과목별 명칭 및 성명을 표시할 수 있다.
나. 법 제27조제1항제3호에 따른 학생: 학생의 전공분야 명칭 및 성명
다. 법 제80조에 따른 간호조무사: 간호조무사의 명칭 및 성명
라. 「의료기사 등에 관한 법률」 제2조에 따른 의료기사: 의료기사의 종류별 명칭 및 성명
2. 명찰의 표시 방법: 의복에 표시 또는 부착하거나 목에 거는 방식 그 밖에 이에 준하는 방식으로 표시할 것
3. 명찰의 제작 방법: 인쇄, 각인(刻印), 부착, 자수(刺繡) 또는 이에 준하는 방법으로 만들 것
4. 명찰의 규격 및 색상: 명찰의 표시 내용을 분명하게 알 수 있도록 할 것
② 제1항에 따른 명찰의 표시 내용, 표시 방법, 제작 방법 및 명찰의 규격ㆍ색상 등에 필요한 세부 사항은 보건복지부장관이 정하여 고시한다.
③ 법 제4조제5항 단서에서 "대통령령으로 정하는 경우"란 다음 각 호의 어느 하나에 해당하는 시설 내에 있는 경우를 말한다.
1. 격리병실
2. 무균치료실
3. 제1호 또는 제2호와 유사한 시설로서 보건복지부장관이 병원감염 예방에 필요하다고 인정하여 고시하는 시설
[본조신설 2017.2.28.]

[규칙]제1조의2(입원 환자의 방문 기준) 의료기관의 장은 법 제4조제1항에 따라 입원 환자를 보호하고 의료관련감염(의료기관 내에서 환자, 환자의 보호자, 의료인 또는 의료기관 종사자 등에게 발생하는 감염을 말한다. 이하 같다)을 예방하기 위하여 필요하다고 인정하는 경우에는 외부인의 입원 환자에 대한 방문 기준을 별도로 마련하여 운영할 수 있다. 〈개정 2022.9.14.〉
[본조신설 2016.10.6.]
[종전 제1조의2는 제1조의3으로 이동 〈2016.10.6.〉]

[규칙]제1조의3(환자의 권리 등의 게시) ① 「의료법」(이하 "법"이라 한다) 제4조제3항 전단에서 "「보건의료기본법」 제6조ㆍ제12조 및 제13조에 따른 환자의 권리 등 보건복지부령으로 정하는 사항"이란 별표 1과 같다.
② 의료기관의 장은 법 제4조제3항 후단에 따라 제1항에 따른 사항을 접수창구나 대기실

등 환자 또는 환자의 보호자가 쉽게 볼 수 있는 장소에 게시하여야 한다.
[본조신설 2012.8.2.]
[제1조의2에서 이동 〈2016.10.6.〉]

제4조의2(간호 · 간병통합서비스 제공 등) ① 간호 · 간병통합서비스란 보건복지부령으로 정하는 입원 환자를 대상으로 보호자 등이 상주하지 아니하고 간호사, 간호조무사 및 그 밖에 간병지원인력(이하 이 조에서 "간호 · 간병통합서비스 제공인력"이라 한다)에 의하여 포괄적으로 제공되는 입원서비스를 말한다. 〈개정 2024.9.20.〉
② 보건복지부령으로 정하는 병원급 의료기관은 간호 · 간병통합서비스를 제공할 수 있도록 노력하여야 한다.
③ 제2항에 따라 간호 · 간병통합서비스를 제공하는 병원급 의료기관(이하 이 조에서 "간호 · 간병통합서비스 제공기관"이라 한다)은 보건복지부령으로 정하는 인력, 시설, 운영 등의 기준을 준수하여야 한다.
④ 「공공보건의료에 관한 법률」 제2조제3호에 따른 공공보건의료기관 중 보건복지부령으로 정하는 병원급 의료기관은 간호 · 간병통합서비스를 제공하여야 한다. 이 경우 국가 및 지방자치단체는 필요한 비용의 전부 또는 일부를 지원할 수 있다.
⑤ 간호 · 간병통합서비스 제공기관은 보호자 등의 입원실 내 상주를 제한하고 환자 병문안에 관한 기준을 마련하는 등 안전관리를 위하여 노력하여야 한다.
⑥ 간호 · 간병통합서비스 제공기관은 간호 · 간병통합서비스 제공인력의 근무환경 및 처우 개선을 위하여 필요한 지원을 하여야 한다.
⑦ 국가 및 지방자치단체는 간호 · 간병통합서비스의 제공 · 확대, 간호 · 간병통합서비스 제공인력의 원활한 수급 및 근무환경 개선을 위하여 필요한 시책을 수립하고 그에 따른 지원을 하여야 한다.
[본조신설 2015.12.29.]
[시행일: 2025.6.21.] 제4조의2

[규칙]제1조의4(간호 · 간병통합서비스의 제공 환자 및 제공 기관) ① 법 제4조의2제1항에서 "보건복지부령으로 정하는 입원 환자"란 다음 각 호의 어느 하나에 해당하는 입원 환자를 말한다.

1. 환자에 대한 진료 성격이나 질병 특성상 보호자 등의 간병을 제한할 필요가 있는 입원 환자
2. 환자의 생활 여건이나 경제 상황 등에 비추어 보호자 등의 간병이 현저히 곤란하다고 인정되는 입원 환자
3. 그 밖에 환자에 대한 의료관리상 의사 · 치과의사 또는 한의사가 간호 · 간병통합서비스

가 필요하다고 인정하는 입원 환자

② 법 제4조의2제2항에서 "보건복지부령으로 정하는 병원급 의료기관"이란 병원, 치과병원, 한방병원 및 종합병원을 말한다.

③ 법 제4조의2제3항에서 "보건복지부령으로 정하는 인력, 시설, 운영 등의 기준"이란 별표 1의2에 따른 기준을 말한다.

④ 법 제4조의2제4항 전단에서 "보건복지부령으로 정하는 병원급 의료기관"이란 병원, 치과병원, 한방병원 및 종합병원을 말한다. 다만, 다음 각 호의 어느 하나에 해당하는 의료기관은 제외한다.

1. 「군보건의료에 관한 법률」 제2조제4호에 따른 군보건의료기관
2. 「치료감호법」 제16조의2제1항제2호에 따라 법무부장관이 지정하는 국립정신의료기관

[본조신설 2016.10.6.]

[규칙]제1조의5(간호 · 간병통합서비스의 제공 절차) ① 법 제4조의2에 따라 간호 · 간병통합서비스를 제공받으려는 경우에는 간호 · 간병통합서비스에 대한 의사 · 치과의사 또는 한의사의 의견서 및 환자의 동의서(환자가 동의할 수 없는 불가피한 사유가 있는 경우에는 보호자의 동의서를 말한다)를 첨부하여 의료기관의 장에게 신청하여야 한다.

② 제1항에도 불구하고 의료기관의 장은 입원 환자에 대한 진료 및 관리의 특성상 간호 · 간병통합서비스가 특히 필요하다고 인정하는 경우에는 입원 환자의 동의(환자가 동의할 수 없는 불가피한 사유가 있는 경우에는 보호자의 동의를 말한다)를 받아 간호 · 간병통합서비스를 제공할 수 있다.

③ 법 제4조의2제3항에 따른 간호 · 간병통합서비스 제공기관의 장은 같은 조 제2항에 따라 간호 · 간병통합서비스를 제공하는 경우에는 신체 · 인지기능의 장애가 심하거나 질환의 중증도가 높은 입원환자 등이 우선적으로 간호 · 간병통합서비스를 제공받을 수 있도록 해야 한다. 〈신설 2024.12.27.〉

④ 제1항부터 제3항까지에 따른 간호 · 간병통합서비스의 제공 절차 및 방법 등에 필요한 세부 사항은 보건복지부장관이 정하여 고시한다. 〈개정 2024.12.27.〉

[본조신설 2016.10.6.]

* **제4조의3(의료인의 면허 대여 금지 등)** ① 의료인은 제5조(의사 · 치과의사 및 한의사를 말한다), 제6조(조산사를 말한다) 및 「간호법」 제4조(간호사를 말한다)에 따라 받은 면허를 다른 사람에게 대여하여서는 아니 된다. 〈개정 2024.9.20.〉

② 누구든지 제5조, 제6조 및 「간호법」 제4조에 따라 받은 면허를 대여받아서는 아니 되며, 면허 대여를 알선하여서도 아니 된다. 〈개정 2024.9.20.〉

[본조신설 2020.3.4.]
[시행일: 2025.6.21.] 제4조의3

기출변형 확인 문제

Q. [의료법] 중 의료인이 면허를 대여했을 경우 벌칙은?

① 1년이하의 징역 또는 1천만원이하의 벌금
② 2년이하의 징역 또는 2천만원이하의 벌금
③ 3년이하의 징역 또는 3천만원이하의 벌금
④ 4년이하의 징역 또는 4천만원이하의 벌금
⑤ 5년이하의 징역 또는 5천만원이하의 벌금

답: 5

**** 제5조(의사 · 치과의사 및 한의사 면허)** ① 의사 · 치과의사 또는 한의사가 되려는 자는 다음 각 호의 어느 하나에 해당하는 자격을 가진 자로서 제9조에 따른 의사 · 치과의사 또는 한의사 국가시험에 합격한 후 보건복지부장관의 면허를 받아야 한다. 〈개정 2010.1.18., 2012.2.1., 2019.8.27.〉

1. 「고등교육법」 제11조의2에 따른 인정기관(이하 "평가인증기구"라 한다)의 인증(이하 "평가인증기구의 인증"이라 한다)을 받은 의학 · 치의학 또는 한의학을 전공하는 대학을 졸업하고 의학사 · 치의학사 또는 한의학사 학위를 받은 자
2. 평가인증기구의 인증을 받은 의학 · 치의학 또는 한의학을 전공하는 전문대학원을 졸업하고 석사학위 또는 박사학위를 받은 자
3. 외국의 제1호나 제2호에 해당하는 학교(보건복지부장관이 정하여 고시하는 인정기준에 해당하는 학교를 말한다)를 졸업하고 외국의 의사 · 치과의사 또는 한의사 면허를 받은 자로서 제9조에 따른 예비시험에 합격한 자

② 평가인증기구의 인증을 받은 의학 · 치의학 또는 한의학을 전공하는 대학 또는 전문대학원을 6개월 이내에 졸업하고 해당 학위를 받을 것으로 예정된 자는 제1항제1호 및 제2호의 자격을 가진 자로 본다. 다만, 그 졸업예정시기에 졸업하고 해당 학위를 받아야 면허를 받을 수 있다. 〈개정 2012.2.1.〉

③ 제1항에도 불구하고 입학 당시 평가인증기구의 인증을 받은 의학 · 치의학 또는 한의학을 전공하는 대학 또는 전문대학원에 입학한 사람으로서 그 대학 또는 전문대학원을 졸업하고 해당 학위를 받은 사람은 같은 항 제1호 및 제2호의 자격을 가진 사람으로 본다. 〈신설 2012.2.1.〉

[전문개정 2008.10.14.]

암기 Keyword

의료인 및 의료기사는 모두 보건복지부장관에 면허를 받는다.

제6조(조산사 면허) 조산사가 되려는 자는 다음 각 호의 어느 하나에 해당하는 자로서 제9조에 따른 조산사 국가시험에 합격한 후 보건복지부장관의 면허를 받아야 한다. 〈개정 2008.2.29, 2010.1.18〉

1. 간호사 면허를 가지고 보건복지부장관이 인정하는 의료기관에서 1년간 조산 수습과정을 마친 자
2. 보건복지부장관이 인정하는 외국의 조산사 면허를 받은 자

암기 Keyword

의료인의 면허수여자(조산사포함) - **보건복지부장관**

기출변형 확인 문제

Q. [의료법]중 의료인은 누구로부터 면허를 부여받는가?

① 보건복지부장관 ② 대통령 ③ 보건복지부차관
④ 보건소장 ⑤ 시·도지사

답: 1

[규칙]제3조(조산에 관한 수습의료기관 및 수습생정원) ① 법 제6조제1호에 따른 조산(助産) 수습의료기관으로 보건복지부장관의 인정을 받을 수 있는 의료기관은 「전문의의 수련 및 자격인정 등에 관한 규정」에 따른 산부인과 수련병원 및 소아청소년과 수련병원으로 한다. 〈개정 2010.3.19., 2012.8.2., 2023.9.22.〉

② 제1항에 따라 수습의료기관으로 인정받으려는 자는 별지 제1호서식의 조산 수습의료기관 인정신청서에 다음 각 호의 서류를 첨부하여 보건복지부장관에게 제출하여야 한다. 〈개정 2010.3.19.〉

1. 수습생 모집계획서 및 수습계획서와 수습과정의 개요를 적은 서류
2. 신청일이 속하는 달의 전달부터 소급하여 1년간의 월별 분만 실적을 적은 서류

③ 삭제 〈2023.9.22.〉

④ 삭제 〈2023.9.22.〉

⑤ 삭제 〈2023.9.22.〉

[규칙]제3조의2(재사용이 금지되는 일회용 의료기기) 법 제4조제6항에서 "보건복지부령으로 정하는 의료기기"란 다음 각 호의 의료기기를 말한다.

1. 사람의 신체에 의약품, 혈액, 지방 등을 투여·채취하기 위하여 사용하는 주사침, 주사기, 수액용기와 연결줄 등을 포함하는 수액세트
2. 제1호에 준하는 의료기기로서 감염 또는 손상의 위험이 매우 높아 보건복지부장관이 재사용을 금지할 필요가 있다고 인정하는 의료기기

[본조신설 2020.9.4.]

기출변형 확인 문제

Q. [의료법] 중 의료인 중 면허를 2개를 소지한 종별은?

① 의사 ② 간호사 ③ 조산사 ④ 치과의사 ⑤ 한의사

답: 3

기출변형 확인 문제

Q. [의료법] 중 보기 중 의료기사를 지도 감독할 수 없는 자는?

① 의사 ② 내과전문의 ③ 치과의사 ④ 한의사 ⑤ 구강외과의사

답: 4

제7조 삭제 〈2024.9.20.〉
[시행일: 2025.6.21.] 제7조

★★★★★ **제8조(결격사유 등)** 다음 각 호의 어느 하나에 해당하는 자는 의료인이 될 수 없다. 다만, 간호사에 대하여는 「간호법」에서 정하는 바에 따른다. 〈개정 2007.10.17., 2018.3.27., 2018.8.14., 2020.4.7., 2023.5.19., 2024.9.20.〉

1. 「정신건강증진 및 정신질환자 복지서비스 지원에 관한 법률」 제3조제1호에 따른 정신질환자. 다만, 전문의가 의료인으로서 적합하다고 인정하는 사람은 그러하지 아니하다.
2. 마약·대마·향정신성의약품 중독자
3. 피성년후견인·피한정후견인
4. 금고 이상의 실형을 선고받고 그 집행이 끝나거나 그 집행을 받지 아니하기로 확정된 후 5년이 지나지 아니한 자
5. 금고 이상의 형의 집행유예를 선고받고 그 유예기간이 지난 후 2년이 지나지 아니한 자

6. 금고 이상의 형의 선고유예를 받고 그 유예기간 중에 있는 자
[시행일: 2025.6.21.] 제8조

암기 Keyword

결격사유는 거의 매년출제 8조 반드시 암기! 피성년후견인, 피한정후견인

기출변형 확인 문제

Q. [의료법] 중 의료인의 결격 사유가 아닌 것은?

① 피성년후견인 ② 피한정후견인
③ 정신질환자 ④ 정신과 전문의가 의료인 직무 가능하다고한 정신질환자
⑤ 금고 이상의 형의 선고유예를 받고 그 유예기간 중에 있는 자

답: 4

기출변형 확인 문제

Q. [의료법] 중 [의료법]상 의료인이 될 수 있는 자는?

① 마약 중독자 ② 피한정후견인
③ 대마 중독자 ④ 피성년후견인
⑤ 금고 이상의 형의 집행유예를 선고받고 그 유예기간이 지난 후 2년이 경과한 자

답: 5

용어정리

피성년후견인- 질병, 장애, 노령, 그 밖의 사유로 인한 정신적 제약으로 사무를 처리할 능력이 지속적으로 결여된 사람으로서 가정법원으로부터 성년후견개시의 심판을 받은 사람

피한정후견인- 가정법원으로부터 한정후견개시의 심판을 받은 사람으로서 종전의 한정치산자(限定治産者)에 해당함

제9조(국가시험 등) ① 의사ㆍ치과의사ㆍ한의사 또는 조산사 국가시험과 의사ㆍ치과의사ㆍ한의사 예비시험(이하 "국가시험등"이라 한다)은 매년 보건복지부장관이 시행한다. 〈개정 2008.2.29., 2010.1.18., 2024.9.20.〉
② 보건복지부장관은 국가시험등의 관리를 대통령령으로 정하는 바에 따라 「한국보건의료인국가시험원법」에 따른 한국보건의료인국가시험원에 맡길 수 있다. 〈개정 2008.2.29., 2010.1.18., 2015.6.22.〉
③ 보건복지부장관은 제2항에 따라 국가시험등의 관리를 맡긴 때에는 그 관리에 필요한 예산을 보조할 수 있다. 〈개정 2008.2.29., 2010.1.18.〉

> ④ 국가시험등에 필요한 사항은 대통령령으로 정한다.
> [시행일: 2025.6.21.] 제9조

[영]제3조(국가시험등의 범위) ① 법 제9조제1항에 따른 의사 · 치과의사 · 한의사 · 조산사(助産師) 또는 간호사 국가시험(이하 "국가시험"이라 한다)은 각각 의학 · 치의학 · 한방의학 · 조산학 · 간호학 및 보건의약 관계 법규에 관하여 의사 · 치과의사 · 한의사 · 조산사 또는 간호사로서 갖추어야 할 지식과 기능에 관하여 행한다.

② 법 제9조제1항에 따른 의사 · 치과의사 · 한의사 예비시험(이하 "예비시험"이라 한다)은 법 제5조제1항제3호에 해당하는 자격을 가진 자가 제1항에 따른 국가시험에 응시하는 데에 필요한 지식과 기능에 관하여 실시하되, 1차 시험과 2차 시험으로 구분하여 실시한다. 〈개정 2009.4.20〉

③ 예비시험에 합격한 자는 다음 회의 국가시험부터 그 예비시험(1차 시험과 2차 시험을 포함한다)을 면제한다.

[영]제4조(국가시험등의 시행 및 공고 등) ① 보건복지부장관은 매년 1회 이상 국가시험과 예비시험(이하 "국가시험등"이라 한다)을 시행하여야 한다. 〈개정 2008.2.29, 2010.3.15〉

② 보건복지부장관은 국가시험등의 관리에 관한 업무를 「한국보건의료인국가시험원법」에 따른 한국보건의료인국가시험원(이하 "국가시험등관리기관"이라 한다)이 시행하도록 한다. 〈개정 2015.12.22.〉

★★ ③ 국가시험등관리기관의 장은 국가시험등을 실시하려면 미리 보건복지부장관의 승인을 받아 시험 일시, 시험 장소, 시험과목, 응시원서 제출기간, 그 밖에 시험의 실시에 관하여 필요한 사항을 <u>시험 실시 90일 전까지 공고</u>하여야 한다. 다만, <u>시험장소는 지역별 응시인원이 확정된 후 시험 실시 30일 전까지 공고</u>할 수 있다. 〈개정 2008.2.29, 2010.3.15., 2012.5.1.〉

④ 제3항에도 불구하고 국가시험등관리기관의 장은 국민의 건강 보호를 위하여 긴급하게 의료인력을 충원할 필요가 있다고 보건복지부장관이 인정하는 경우에는 제3항에 따른 공고기간을 단축할 수 있다. 〈신설 2021.1.12.〉

[영]제5조(시험과목 등) 국가시험등의 시험과목, 시험방법, 합격자 결정방법, 그 밖에 시험에 관하여 필요한 사항은 보건복지부령으로 정한다. 〈개정 2008.2.29., 2010.3.15〉

[규칙]제2조(시험과목 · 시험방법 등) 「의료법 시행령」(이하 "영"이라 한다) 제5조에 따른 의사 · 치과의사 · 한의사 · 조산사(助産師) 또는 간호사 국가시험(이하 "국가시험"이라 한다)의 시험과

목, 시험방법 및 합격자 결정방법은 별표 1의3과 같고, 의사·치과의사·한의사 예비시험(이하 "예비시험"이라 한다)의 시험과목, 시험방법 및 합격자 결정방법은 별표 2와 같다. 〈개정 2012.8.2., 2016.10.6.〉

[영]제6조(시험위원) 국가시험등관리기관의 장은 국가시험등을 실시할 때마다 시험과목별로 전문지식을 갖춘 자 중에서 시험위원을 위촉한다.

[영]제7조(국가시험등의 응시 및 합격자 발표) ① 국가시험등에 응시하려는 자는 국가시험등관리기관의 장이 정하는 응시원서를 국가시험등관리기관의 장에게 제출하여야 한다.
② 국가시험등관리기관의 장은 국가시험등의 합격자를 결정하여 발표한다.

[영]제9조(관계기관 등에의 협조요청) 국가시험등관리기관의 장은 국가시험등의 관리 업무를 원활하게 수행하기 위하여 필요한 경우에는 국가·지방자치단체 또는 관계 기관·단체에 시험 장소 및 시험 감독의 지원 등 필요한 협조를 요청할 수 있다.

암기 Keyword

의료면허시험 **매년시행**, 시험에 관한사항 **90일전**, 응시인원확정 후 시험장소 **30일전**

기출변형 확인 문제

Q. [의료법] 중 의료인의 국가면허 시험 중 응시인원이 확정된 후 시험 장소는 시험일시 며칠 전에 공고할 수 있는가?

① 14일 전 ② 30일 전 ③ 60일 전 ④ 90일 전 ⑤ 100일 전

답: 2

*** **제10조(응시자격 제한 등)** ① 제8조 각 호의 어느 하나에 해당하는 자는 국가시험등에 응시할 수 없다. 〈개정 2009.1.30.〉
② 부정한 방법으로 국가시험등에 응시한 자나 국가시험등에 관하여 부정행위를 한 자는 그 수험을 정지시키거나 합격을 무효로 한다.
③ 보건복지부장관은 제2항에 따라 수험이 정지되거나 합격이 무효가 된 사람에 대하여 처분의 사유와 위반 정도 등을 고려하여 대통령령으로 정하는 바에 따라 그 다음에 치러지는 이 법에 따른 국가시험등의 응시를 3회의 범위에서 제한할 수 있다. 〈개정 2016.12.20.〉

[영]제9조의2(국가시험등 응시제한) 법 제10조제3항에 따른 국가시험등의 응시제한 기준은 별표 1과 같다.
[본조신설 2017.6.20.]

암기 Keyword

의료인 응시자격 제한 **최대 3회 – 시행령 별표1 예시에 따른 암기필요**
– 손짓 · 발짓 1회, 통신장비이용 2회, 대리시험 3회 각각 제한

기출변형 확인 문제

Q. [의료법] 중 의료인의 부정행위시 최대제한 횟수는?

① 1회 ② 2회 ③ 3회 ④ 4회 ⑤ 5회

답: 3

기출변형 확인 문제

Q. [의료법] 중 의료인의 손짓 발짓 부정행위시 최대제한 횟수는?

① 1회 ② 2회 ③ 3회 ④ 4회 ⑤ 5회

답: 1

★★★ **제11조(면허 조건과 등록)** ① 보건복지부장관은 보건의료 시책에 필요하다고 인정하면 제5조 및 제6조에 따른 면허를 내줄 때 3년 이내의 기간을 정하여 특정 지역이나 특정 업무에 종사할 것을 면허의 조건으로 붙일 수 있다. 〈개정 2008.2.29., 2010.1.18., 2024.9.20.〉
② 보건복지부장관은 제5조 및 제6조에 따른 면허를 내줄 때에는 그 면허에 관한 사항을 등록대장에 등록하고 면허증을 내주어야 한다. 〈개정 2008.2.29., 2010.1.18., 2024.9.20.〉
③ 제2항의 등록대장은 의사 · 치과의사 · 한의사 · 조산사를 구분하여 따로 작성 · 비치하여야 한다. 〈개정 2024.9.20.〉
④ 면허등록과 면허증에 필요한 사항은 보건복지부령으로 정한다. 〈개정 2008.2.29., 2010.1.18.〉
[시행일: 2025.6.21.] 제11조

암기 Keyword

면허조건 부과자 – 보건복지부장관, 보건의료시책상, 3년이내

[영]제8조(면허증 발급) ① 국가시험에 합격한 자는 합격자 발표 후 보건복지부령으로 정하는 서류를 첨부하여 보건복지부장관에게 면허증 발급을 신청하여야 한다. 〈개정 2008.2.29, 2010.3.15〉

② 제1항에 따라 면허증 발급을 신청한 자에게는 그 종류별로 보건복지부령으로 정하는 바에 따라 면허증을 발급한다. 〈개정 2008.2.29., 2010.3.15.〉

[규칙]제4조(면허증 발급) ① 영 제8조제1항에서 "보건복지부령으로 정하는 서류"란 다음 각 호의 서류를 말한다. 〈개정 2008.9.5., 2009.4.29., 2010.3.19., 2016.12.30.〉

1. 다음 각 목의 구분에 따른 서류. 다만, 법률 제8366호 의료법 전부개정법률 부칙 제9조에 해당하는 자는 이를 증명할 수 있는 서류를 추가하여 제출하여야 한다.
   가. 법 제5조제1항제1호 또는 제2호에 해당하는 자: 의학사·치과의학사·한의학사의 학위증 사본 또는 의학·치의학·한의학전문대학원의 석사학위증이나 박사학위증 사본
   나. 법 제5조제1항제3호에 해당하는 자: 의학사·치과의학사·한의학사의 학위증 사본 또는 의학·치의학·한의학전문대학원의 석사학위증이나 박사학위증 사본과 그 면허증 사본
   다. 법 제6조제1호에 해당하는 자: 조산수습과정 이수증명서
   라. 법 제6조제2호에 해당하는 자: 면허증 사본
   마. 법 제7조제1호에 해당하는 자: 졸업증명서
   바. 법 제7조제2호에 해당하는 자: 졸업증명서와 그 면허증 사본
2. 법 제8조제1호 본문에 해당하는 자가 아님을 증명하는 의사의 진단서 또는 법 제8조제1호 단서에 해당하는 자임을 증명하는 전문의의 진단서
3. 법 제8조제2호에 해당하는 자가 아님을 증명하는 의사의 진단서
4. 응시원서의 사진과 같은 사진(가로 3.5센티미터, 세로 4.5센티미터) 2장

② 보건복지부장관은 영 제8조제2항에 따라 면허증 발급을 신청한 자에게 그 종류에 따라 별지 제2호서식의 면허증을 발급한다. 〈개정 2010.3.19.〉

** ③ 제2항에 따른 면허증은 영 제8조제1항에 따른 면허증 발급을 신청한 날부터 14일 이내에 발급하여야 한다. 다만, 법 제5조제1항제3호 및 법 제7조제2호에 해당하는 자의 경우에는 외국에서 면허를 받은 사실 등에 대한 조회가 끝난 날부터 14일 이내에 면허증을 발급한다. 〈개정 2009.4.29.〉

④ 영 제4조제2항에 따라 보건복지부장관이 시험관리능력이 있다고 인정하여 지정·고시하는 관계 전문기관(이하 "국가시험등관리기관"이라 한다)의 장은 법 제9조에 따른 국가시험등(이하 "국가시험등"이라 한다)을 실시하면 합격자 발표를 한 후 그 합격자에 대한 다음 각 호의 사항을 보건복지부장관에게 보고하여야 한다. 〈개정 2010.3.19.〉

1. 성명, 성별 및 주민등록번호
2. 출신 학교 및 졸업 연월일

3. 합격번호 및 합격 연월일
4. 국적(외국인만 해당한다)

암기 Keyword

면허조회가 끝난 날 부터 14일 이내의 면허증 발급

[영]제10조(면허의 조건) ① 법 제11조제1항에서 "특정 지역"이란 보건복지부장관이 정하는 보건의료 취약지를 말하고, "특정 업무"란 국·공립 보건의료기관의 업무와 국·공·사립 보건의학연구기관의 기초의학 분야에 속하는 업무를 말한다. 〈개정 2008.2.29., 2010.3.15.〉

② 법 제11조제1항에 따라 특정 지역이나 특정 업무에 종사하는 의료인에게는 예산의 범위에서 수당을 지급한다.

③ 법 제11조제1항에 따른 면허 조건의 이행 방법과 종사명령의 절차 등에 관하여 필요한 사항은 보건복지부령으로 정한다. 〈개정 2008.2.29., 2010.3.15.〉

[규칙]제5조(면허등록대장 등) ① 법 제11조제2항에 따른 등록대장은 별지 제3호서식의 면허등록대장에 따른다.

② 의료인은 제1항의 등록대장의 기재 사항이나 면허증의 기재 사항이 변경될 때에는 등록대장의 기재 사항 정정이나 면허증 갱신을 신청하여야 한다.

③ 제2항에 따라 등록대장의 기재 사항 정정 등을 신청하려는 자는 별지 제4호서식의 면허등록대장 정정(면허증 갱신) 신청서에 다음 각 호의 서류를 첨부하여 보건복지부장관에게 제출하여야 한다. 〈개정 2010.3.19., 2016.12.30.〉

1. 면허증
2. 사진(신청 전 6개월 이내에 모자 등을 쓰지 않고 촬영한 천연색 상반신 정면사진으로 가로 3.5센티미터, 세로 4.5센티미터의 사진을 말한다) 2장(면허증 갱신을 신청하는 경우에만 첨부한다)
3. 변경 사실을 증명할 수 있는 서류

[규칙]제6조(면허증의 재발급) ① 의료인이 면허증을 잃어버렸거나 면허증이 헐어 못쓰게 되어 재발급 받으려는 경우에는 별지 제5호서식의 신청서(전자문서로 된 신청서를 포함한다)에 다음 각 호의 서류를 첨부하여 보건복지부장관에게 제출하여야 한다. 〈개정 2010.3.19., 2016.12.30.〉

1. 면허증이 헐어 못쓰게 된 경우에는 그 면허증
2. 사진(신청 전 6개월 이내에 모자 등을 쓰지 않고 촬영한 천연색 상반신 정면사진으로

가로 3.5센티미터, 세로 4.5센티미터의 사진을 말한다) 2장

② 법 제65조제2항에 따라 취소된 면허를 재발급받으려는 자는 별지 제5호서식의 신청서에 면허취소의 원인이 된 사유가 소멸하거나 개전의 정이 현저하다고 인정될 수 있는 서류와 사진(신청 전 6개월 이내에 모자 등을 쓰지 않고 촬영한 천연색 상반신 정면사진으로 가로 3.5센티미터, 세로 4.5센티미터의 사진을 말한다) 2장을 첨부하여 특별시장 · 광역시장 · 특별자치시장 · 도지사 또는 특별자치도지사(이하 "시 · 도지사"라 한다)를 거쳐 보건복지부장관에게 제출해야 한다. 〈개정 2010.3.19., 2016.12.30., 2020.9.4.〉

[규칙]제7조(수수료 등) ① 의료인의 면허에 관한 수수료는 다음 각 호와 같다. 〈개정 2013.4.17.〉

1. 면허증 발급 수수료 : 2천원
2. 면허증의 갱신 또는 재발급 수수료 : 2천원
3. 등록증명 수수료 : 500원(정보통신망을 이용하여 발급받는 경우 무료)

② 제4조에 따라 면허증을 발급하는 경우에는 제1항제1호의 수수료를 징수하지 아니한다.

③ 국가시험등에 응시하려는 자는 법 제85조제1항에 따라 국가시험등관리기관의 장이 보건복지부장관의 승인을 받아 결정한 수수료를 현금으로 내야 한다. 이 경우 수수료의 금액 및 납부방법 등은 영 제4조제3항에 따라 국가시험등관리기관의 장이 공고한다. 〈개정 2010.3.19.〉

④ 제1항의 수수료는 면허관청이 보건복지부장관인 경우에는 수입인지로 내고, 시 · 도지사인 경우에는 해당 지방자치단체의 수입증지로 내야 한다. 〈개정 2010.3.19.〉

⑤ 제1항 및 제3항에 따른 수수료는 정보통신망을 이용하여 전자화폐나 전자결제 등의 방법으로 낼 수 있다. 〈개정 2024.9.26.〉

⑥ 국가시험등관리기관의 장은 국가시험등에 응시하려는 자가 다음 각 호의 어느 하나에 해당하는 경우에는 제3항에 따른 수수료의 전부 또는 일부를 반환해야 한다. 〈신설 2024.9.26.〉

1. 수수료를 과오납(過誤納)한 경우
2. 국가시험등관리기관의 귀책사유로 시험에 응시하지 못한 경우
3. 시험시행일 5일 전까지 응시원서의 접수를 취소하는 경우
4. 본인의 사고 또는 질병으로 입원(시험시행일이 입원기간에 포함되는 경우로 한정한다)하여 시험에 응시하지 못한 경우
5. 「감염병의 예방 및 관리에 관한 법률」에 따른 진찰 · 치료 · 입원 또는 격리(시험시행일이 진찰 · 치료 · 입원 또는 격리 기간에 포함되는 경우로 한정한다) 처분을 받아 시험에 응시하지 못한 경우
6. 본인이 사망하거나 다음 각 목의 사람이 시험시행일 7일 전부터 시험시행일까지의 기간에 사망하여 시험에 응시하지 못한 경우

가. 응시하려는 자의 배우자
나. 응시하려는 자 본인 및 배우자의 자녀
다. 응시하려는 자 본인 및 배우자의 부모
라. 응시하려는 자 본인 및 배우자의 조부모·외조부모
마. 응시하려는 자 본인 및 배우자의 형제자매

⑦ 제6항에 따른 수수료의 반환 기준, 방법 및 절차 등에 관한 세부사항은 국가시험등관리기관의 장이 정한다. 〈신설 2024.9.26.〉

암기 Keyword

면허의 재발급자는 보건복지부장관, 면허의 취소시 반드시 면허증 회수

기출변형 확인 문제

Q. [의료법]중 면허의 조건에 대한 설명으로 틀린 내용은?

① 보건의료시책상 필요하다고 인정될 때 보건복지부장관이 시행한다.
② 면허를 내줄 때 5년 이내의 기간을 정하여 종사할 것을 면허의 조건으로 추가할 수 있다.
③ 특정업무라 함은 국·공립의 보건의료기관의 업무를 말한다.
④ 사립의 보건의학연구기관의 기초의학분야에 속하는 업무도 특정업무로 분류될 수 있다.
⑤ 특정지역은 보건복지부 장관의 지정에 따라 보건의료 취약지도 속한다.

답: 2

기출변형 확인 문제

Q. [의료법]중 면허의 발급에 특정 조건을 붙일 경우 가능한 연수는?

① 1년 ② 3년 ③ 5년 ④ 7년 ⑤ 9년

답: 2

[규칙]제8조 (삭제) 〈2015.1.2.〉

** **제12조(의료기술 등에 대한 보호)** ① 의료인이 하는 의료·조산·간호 등 의료기술의 시행(이하 "의료행위"라 한다)에 대하여는 이 법이나 다른 법령에 따로 규정된 경우 외에는 누구든지 간섭하지 못한다.

② 누구든지 의료기관의 의료용 시설·기재·약품, 그 밖의 기물 등을 파괴·손상하거나 의료기관을 점거하여 진료를 방해하여서는 아니 되며, 이를 교사하거나 방조하여서는 아니 된다.

③ 누구든지 의료행위가 이루어지는 장소에서 의료행위를 행하는 의료인, 간호조무사 및

「의료기사 등에 관한 법률」 제2조에 따른 의료기사 또는 의료행위를 받는 사람을 폭행·협박하여서는 아니 된다. 〈신설 2016.5.29., 2024.9.20.〉
[시행일: 2025.6.21.] 제12조

7년 이하의 징역 또는 1천만원 이상 7천만원 이하의 벌금에 처하고, 중상해에 이르게 한 경우에는 3년 이상 10년 이하의 징역에 처하며, 사망에 이르게 한 경우에는 무기 또는 5년 이상의 징역에 처한다.

암기 Keyword

의료기술 등에 보호 - 의료인의 권리

기출변형 확인 문제

Q. [의료법]중 의료기사 또는 의료행위를 받는 사람을 폭행·협박의 경우 벌칙은?

① 3년 이하의 징역 또는 3천만원이하의 벌금
② 4년 이하의 징역 또는 4천만원이하의 벌금
③ 5년 이하의 징역 또는 5천만원이하의 벌금
④ 6년 이하의 징역 또는 6천만원이하의 벌금
⑤ 7년 이하의 징역 또는 1천만원이상 7천만원이하의 벌금

답: 5

제13조(의료기재 압류 금지) 의료인의 의료 업무에 필요한 기구·약품, 그 밖의 재료는 압류하지 못한다.

제14조(기구 등 우선공급) ① 의료인은 의료행위에 필요한 기구·약품, 그 밖의 시설 및 재료를 우선적으로 공급받을 권리가 있다.
② 의료인은 제1항의 권리에 부수(附隨)되는 물품, 노력, 교통수단에 대하여서도 제1항과 같은 권리가 있다.

암기 Keyword

13조,14조 의료인의 권리 - 교통제공우선, 의료기자재 보호등
권리와 의무는 반드시 분리해서 암기!

제15조(진료거부 금지 등) ① 의료인 또는 의료기관 개설자는 진료나 조산 요청을 받으면 정당한 사유 없이 거부하지 못한다. 〈개정 2016.12.20.〉
② 의료인은 응급환자에게 「응급의료에 관한 법률」에서 정하는 바에 따라 최선의 처치를 하여야 한다. 위반시-(1년 이하의 징역 또는 1천만원 이하의 벌금)

암기 Keyword

15조는 의료인의 의무 - 진료거부금지, 각종진료기록부기재

기출변형 확인 문제

Q. [의료법]중 보기 중 의료인의 의무에 해당하는 일은?

① 수술기구압류보호 ② 진료거부금지 ③ 긴급 시 교통공급우선
④ 의약품압류금지 ⑤ 진료시 의료행위의 간섭금지

답: 2

기출변형 확인 문제

Q. [의료법]중 보기 중 의료인의 권리에 해당하는 일은?

① 진료거부금지 ② 수술기구압류보호 ③ 진료기록부의 기재
④ 수술기록부의 기재 ⑤ 야간근무

답: 2

참고

응급의료에 관한 법률 [시행 2019.1.15.] [법률 제16252호, 2019.1.15., 일부개정]

제2조 (정의) 이 법에서 사용하는 용어의 뜻은 다음과 같다. 〈개정 2015.1.28.〉

1. "응급환자"란 질병, 분만, 각종 사고 및 재해로 인한 부상이나 그 밖의 위급한 상태로 인하여 즉시 필요한 응급처치를 받지 아니하면 생명을 보존할 수 없거나 심신에 중대한 위해(危害)가 발생할 가능성이 있는 환자 또는 이에 준하는 사람으로서 보건복지부령으로 정하는 사람을 말한다.
2. "응급의료"란 응급환자가 발생한 때부터 생명의 위험에서 회복되거나 심신상의 중대한 위해가 제거되기까지의 과정에서 응급환자를 위하여 하는 상담 · 구조(救助) · 이송 · 응급처치 및 진료 등의 조치를 말한다.
3. "응급처치"란 응급의료행위의 하나로서 응급환자의 기도를 확보하고 심장박동의 회복, 그 밖에 생명의 위험이나 증상의 현저한 악화를 방지하기 위하여 긴급히 필요로 하는 처치를 말한다.
4. "응급의료종사자"란 관계 법령에서 정하는 바에 따라 취득한 면허 또는 자격의 범위에서 응급환자에 대한 응급의료를 제공하는 의료인과 응급구조사를 말한다.
5. "응급의료기관"이란 「의료법」 제3조에 따른 의료기관 중에서 이 법에 따라 지정된 중앙응급의료센터, 권역응급의료센터, 전문응급의료센터, 지역응급의료센터 및 지역응급의료기관을 말한다.
6. "구급차등"이란 응급환자의 이송 등 응급의료의 목적에 이용되는 자동차, 선박 및 항공기 등의 이송수단을 말한다.
7. "응급의료기관등"이란 응급의료기관, 구급차등의 운용자 및 응급의료지원센터를 말한다.
8. "응급환자이송업"이란 구급차등을 이용하여 응급환자 등을 이송하는 업(業)을 말한다.

[전문개정 2011.8.4]

제6조 (응급의료의 거부금지 등) ① 응급의료기관등에서 근무하는 응급의료종사자는 응급환자를 항상 진료할 수 있도록 응급의료업무에 성실히 종사하여야 한다.

② 응급의료종사자는 업무 중에 응급의료를 요청받거나 응급환자를 발견하면 즉시 응급의료를 하여야 하며 정당한 사유 없이 이를 거부하거나 기피하지 못한다.

[전문개정 2011.8.4.]

제60조 (벌칙) ③ 다음 각 호의 어느 하나에 해당하는 사람은 3년 이하의 징역 또는 3천만원 이하의 벌금에 처한다. 〈개정 2015.1.28., 2016.5.29., 2019.1.15.〉

1. 제6조제2항을 위반하여 응급의료를 거부 또는 기피한 응급의료종사자

★ **제16조(세탁물 처리)** ① 의료기관에서 나오는 세탁물은 의료인·의료기관 또는 특별자치시장·특별자치도지사·시장·군수·구청장(자치구의 구청장을 말한다. 이하 같다)에게 신고한 자가 아니면 처리할 수 없다. 〈개정 2015.1.28.〉 **위반시(500만원 이하의 벌금)**
② 제1항에 따라 세탁물을 처리하는 자는 보건복지부령으로 정하는 바에 따라 위생적으로 보관 · 운반 · 처리하여야 한다. 〈개정 2008.2.29, 2010.1.18.〉 **위반시(500만원 이하의 벌금)**
③ 의료기관의 개설자와 제1항에 따라 의료기관세탁물처리업 신고를 한 자(이하 이 조에서 "세탁물처리업자"라 한다)는 제1항에 따른 세탁물의 처리업무에 종사하는 사람에게 보건복지부령으로 정하는 바에 따라 감염 예방에 관한 교육을 실시하고 그 결과를 기록하고 유지하여야 한다. 〈신설 2015.1.28.〉 **교육미실시시 위반시(300만원 이하의 과태료), 교육서류 미보관시(100만원 이하의 과태료)**
④ 세탁물처리업자가 보건복지부령으로 정하는 신고사항을 변경하거나 그 영업의 휴업(1개월 이상의 휴업을 말한다) · 폐업 또는 재개업을 하려는 경우에는 보건복지부령으로 정하는 바에 따라 특별자치시장 · 특별자치도지사 · 시장 · 군수 · 구청장에게 신고하여야 한다. 〈신설 2015.1.28.〉 **위반시(100만원 이하의 과태료)**
⑤ 제1항에 따른 세탁물을 처리하는 자의 시설 · 장비 기준, 신고 절차 및 지도 · 감독, 그 밖에 관리에 필요한 사항은 보건복지부령으로 정한다. 〈개정 2008.2.29., 2010.1.18., 2015.1.28.〉

암기 Keyword

세탁물처리 신고 - 의료인, 의료기관, 시장 · 군수 · 구청장에게 신고한 자

기출변형 확인 문제

Q. [의료법] 중 의료기관에서 나오는 세탁물 처리 시 누구에게 신고해야 하는가?

① 대통령 ② 보건지소장 ③ 보건소장 ④ 질병관리청장 ⑤ 구청장

답: 5

출변형 확인 문제

Q. [의료법] 중 의료기관에서 나오는 세탁물 처리를 신고하지 않은 경우 벌칙은?

① 1년 이하 1천만원 이하의 벌금
② 500만원의 이하의 벌금
③ 300만원 이하의벌금
④ 100만원 이하의 벌금
⑤ 100만원 이하의 과태료

답: 2

★★ 제17조(진단서 등) ① 의료업에 종사하고 직접 진찰하거나 검안(檢案)한 의사[이하 이 항에서는 검안서에 한하여 검시(檢屍)업무를 담당하는 국가기관에 종사하는 의사를 포함한다], 치과의사, 한의사가 아니면 진단서·검안서·증명서를 작성하여 환자(환자가 사망하거나 의식이 없는 경우에는 직계존속·비속, 배우자 또는 배우자의 직계존속을 말하며, 환자가 사망하거나 의식이 없는 경우로서 환자의 직계존속·비속, 배우자 및 배우자의 직계존속이 모두 없는 경우에는 형제자매를 말한다) 또는 「형사소송법」 제222조제1항에 따라 검시(檢屍)를 하는 지방검찰청검사(검안서에 한한다)에게 교부하지 못한다. 다만, 진료 중이던 환자가 최종 진료 시부터 48시간 이내에 사망한 경우에는 다시 진료하지 아니하더라도 진단서나 증명서를 내줄 수 있으며, 환자 또는 사망자를 직접 진찰하거나 검안한 의사·치과의사 또는 한의사가 부득이한 사유로 진단서·검안서 또는 증명서를 내줄 수 없으면 같은 의료기관에 종사하는 다른 의사·치과의사 또는 한의사가 환자의 진료기록부 등에 따라 내줄 수 있다. 〈개정 2009.1.30., 2016.5.29., 2019.8.27.〉
위반시(1년 이하의 징역 또는 1천만원 이하의 벌금)
② 의료업에 종사하고 직접 조산한 의사·한의사 또는 조산사가 아니면 출생·사망 또는 사산 증명서를 내주지 못한다. 다만, 직접 조산한 의사·한의사 또는 조산사가 부득이한 사유로 증명서를 내줄 수 없으면 같은 의료기관에 종사하는 다른 의사·한의사 또는 조산사가 진료기록부 등에 따라 증명서를 내줄 수 있다. **위반시(1년 이하의 징역 또는 1천만원 이하의 벌금)**
③ 의사·치과의사 또는 한의사는 자신이 진찰하거나 검안한 자에 대한 진단서·검안서 또는 증명서 교부를 요구받은 때에는 정당한 사유 없이 거부하지 못한다. **위반시(500만원 이하의 벌금)**
④ 의사·한의사 또는 조산사는 자신이 조산(助産)한 것에 대한 출생·사망 또는 사산 증명서 교부를 요구받은 때에는 정당한 사유 없이 거부하지 못한다. **위반시(500만원 이하의 벌금)**
⑤ 제1항부터 제4항까지의 규정에 따른 진단서, 증명서의 서식·기재사항, 그 밖에 필요한 사항은 보건복지부령으로 정한다. 〈신설 2007.7.27, 2008.2.29, 2010.1.18〉

[영제10조의2(대리수령자의 범위) 법 제17조의2 제2항 각 호 외의 부분에서 "환자의 직계존속·비속, 배우자 및 배우자의 직계존속, 형제자매 또는 「노인복지법」 제34조에 따른 노인의료복지시설에서 근무하는 사람 등 대통령령으로 정하는 사람"이란 다음 각 호의 사람을 말한다. 〈개정 2022.8.2.〉
1. 환자의 직계존속·비속 및 직계비속의 배우자
2. 환자의 배우자 및 배우자의 직계존속

3. 환자의 형제자매
4. 「노인복지법」 제34조에 따른 노인의료복지시설에서 근무하는 사람
4의2. 「장애인복지법」 제58조제1항제1호의 장애인 거주시설에서 근무하는 사람
5. 그 밖에 환자의 계속적인 진료를 위해 필요한 경우로서 보건복지부장관이 인정하는 사람

[본조신설 2020.2.25.]
[종전 제10조의2는 제10조의3으로 이동 〈2020.2.25.〉]

제17조의2(처방전) ① 의료업에 종사하고 직접 진찰한 의사, 치과의사 또는 한의사가 아니면 처방전[의사나 치과의사가 「전자서명법」에 따른 전자서명이 기재된 전자문서 형태로 작성한 처방전(이하 "전자처방전"이라 한다)을 포함한다. 이하 같다]을 작성하여 환자에게 교부하거나 발송(전자처방전에 한정한다. 이하 이 조에서 같다)하지 못하며, 의사, 치과의사 또는 한의사에게 직접 진찰을 받은 환자가 아니면 누구든지 그 의사, 치과의사 또는 한의사가 작성한 처방전을 수령하지 못한다.
② 제1항에도 불구하고 의사, 치과의사 또는 한의사는 다음 각 호의 어느 하나에 해당하는 경우로서 해당 환자 및 의약품에 대한 안전성을 인정하는 경우에는 환자의 직계존속·비속, 배우자 및 배우자의 직계존속, 형제자매 또는 「노인복지법」 제34조에 따른 노인의료복지시설에서 근무하는 사람 등 대통령령으로 정하는 사람(이하 이 조에서 "대리수령자"라 한다)에게 처방전을 교부하거나 발송할 수 있으며 대리수령자는 환자를 대리하여 그 처방전을 수령할 수 있다.
1. 환자의 의식이 없는 경우
2. 환자의 거동이 현저히 곤란하고 동일한 상병(傷病)에 대하여 장기간 동일한 처방이 이루어지는 경우

③ 처방전의 발급 방법·절차 등에 필요한 사항은 보건복지부령으로 정한다.
[본조신설 2019.8.27.]

암기 Keyword

환자의 직계존속·비속, 배우자 및 배우자의 직계존속 그리고 최종 진료시 48시간 이내에는 다시 진료를 하지 않아도 진단서교부가능

기출변형 확인 문제

Q. [의료법]중 의사가 최종 진료 시 몇 시간 이내에 다시진료를 하지 않아도 교부가 가능한가?

① 12시간 ② 24시간 ③ 48시간 ④ 56시간 ⑤ 70시간

답: 3

기출변형 확인 문제

Q. [의료법]에서 다음 보기 중 진단서 및 검안서를 발급할 수 있는 사람은 누구인가?

① 치과의사 ② 간호사 ③ 약사 ④ 조산사 ⑤ 의무기록사

답: 1

[규칙]제9조(진단서의 기재 사항) ① 법 제17조제1항에 따라 의사·치과의사 또는 한의사가 발급하는 진단서에는 별지 제5호의2서식에 따라 다음 각 호의 사항을 적고 서명날인하여야 한다. 〈개정 2012. 4. 27., 2015. 12. 23., 2024. 7. 18.〉

1. 환자의 성명, 주민등록번호 및 주소. 다만, 환자가 「위기 임신 및 보호출산 지원과 아동보호에 관한 특별법」 제2조제3호에 따른 비식별화된 가명(이하 "가명"이라 한다) 또는 「사회보장급여의 이용·제공 및 수급권자 발굴에 관한 법률」 제7조의2제1항에 따른 전산관리번호(이하 "전산관리번호"라 한다)를 부여받은 경우에는 성명 대신 가명을 적거나 주민등록번호 대신 전산관리번호를 적을 수 있고, 주소를 적지 않을 수 있다.
2. 병명 및 「통계법」 제22조제1항 전단에 따른 한국표준질병·사인 분류에 따른 질병분류기호(이하 "질병분류기호"라 한다)
3. 발병 연월일 및 진단 연월일
4. 치료 내용 및 향후 치료에 대한 소견
5. 입원·퇴원 연월일
6. 의료기관의 명칭·주소, 진찰한 의사·치과의사 또는 한의사(부득이한 사유로 다른 의사 등이 발급하는 경우에는 발급한 의사 등을 말한다)의 성명·면허자격·면허번호

② 질병의 원인이 상해(傷害)로 인한 것인 경우에는 별지 제5호의3서식에 따라 제1항 각 호의 사항 외에 다음 각 호의 사항을 적어야 한다. 〈개정 2012. 4. 27., 2015. 12. 23.〉

1. 상해의 원인 또는 추정되는 상해의 원인
2. 상해의 부위 및 정도
3. 입원의 필요 여부
4. 외과적 수술 여부
5. 합병증의 발생 가능 여부
6. 통상 활동의 가능 여부
7. 식사의 가능 여부
8. 상해에 대한 소견
9. 치료기간

③ 제1항의 병명 기재는 「통계법」 제22조제1항 전단에 따라 고시된 한국표준질병·사인 분류에 따른다.

④ 진단서에는 연도별로 그 종류에 따라 일련번호를 붙이고 진단서를 발급한 경우에는 그

부본(副本)을 갖추어 두어야 한다.

[시행일: 2024.7.18.] 제9조의 개정규정 중 「사회보장급여의 이용 · 제공 및 수급권자 발굴에 관한 법률」 제7조의2제1항제1호부터 제3호까지에 따른 전산관리번호와 관련된 부분

★ **[규칙]제10조(사망진단서 등)** 법 제17조제1항에 따라 의사 · 치과의사 또는 한의사가 발급하는 사망진단서 또는 시체검안서는 별지 제6호서식에 따른다. 〈개정 2015.12.23.〉

암기 Keyword

사망진단서발급 - 의사, 치과의사, 한의사

기출변형 확인 문제

Q. [의료법]에서 보기 의료인 중 사망진단서등 발급 가능자가 아닌 자는?

① 치과의사 ② 한의사 ③ 전문의 ④ 조산사 ⑤ 의사

답: 4

★ **[규칙]제11조(출생증명서, 사산 또는 사태증명서)** 법 제17조제2항에 따라 의사 · 한의사 또는 조산사가 발급하는 출생증명서는 별지 제7호서식에 따르고, 사산(死産) 또는 사태(死胎) 증명서는 별지 제8호서식에 따른다. 〈개정 2015.12.23.〉

제11조의2(처방전의 대리수령 방법) ① 법 제17조의2제2항에 따른 대리수령자(이하 "대리수령자"라 한다)가 처방전을 수령하려는 때에는 의사, 치과의사 또는 한의사에게 별지 제8호의2서식의 처방전 대리수령 신청서를 제출해야 한다. 이 경우 다음 각 호의 서류를 함께 제시해야 한다. 〈개정 2022.9.14.〉

1. 대리수령자의 신분증(주민등록증, 여권, 운전면허증, 그 밖에 공공기관에서 발행한 본인임을 확인할 수 있는 신분증을 말한다. 이하 같다) 또는 그 사본
2. 환자와의 관계를 증명할 수 있는 다음 각 목의 구분에 따른 서류
   가. 영 제10조의2제1호부터 제3호까지의 규정에 해당하는 사람: 가족관계증명서, 주민등록표 등본 등 친족관계임을 확인할 수 있는 서류
   나. 영 제10조의2제4호에 해당하는 사람: 「노인복지법」 제34조에 따른 노인의료복지시설에서 발급한 재직증명서
   다. 영 제10조의2제4호의2에 해당하는 사람: 「장애인복지법」 제58조제1항제1호의 장애인 거주시설에서 발급한 재직증명서
3. 환자의 신분증 또는 그 사본. 다만, 「주민등록법」 제24조제1항에 따른 주민등록증이 발

급되지 않은 만 17세 미만의 환자는 제외한다.
② 의사, 치과의사 또는 한의사는 제1항에 따라 제출받은 처방전 대리수령 신청서를 제출받은 날부터 1년간 보관해야 한다.
[본조신설 2020.2.28.]

암기 Keyword

출생증명서, 사산 또는 사태증명서 - 의사, 한의사, 조산사 - 치과의사제외!

★ **제18조(처방전 작성과 교부)** ① 의사나 치과의사는 환자에게 의약품을 투여할 필요가 있다고 인정하면 「약사법」에 따라 자신이 직접 의약품을 조제할 수 있는 경우가 아니면 보건복지부령으로 정하는 바에 따라 처방전을 작성하여 환자에게 내주거나 발송(전자처방전만 해당된다)하여야 한다. 〈개정 2008.2.29., 2010.1.18.〉
② 제1항에 따른 처방전의 서식, 기재사항, 보존, 그 밖에 필요한 사항은 보건복지부령으로 정한다. 〈개정 2008.2.29., 2010.1.18.〉
③ 누구든지 정당한 사유 없이 전자처방전에 저장된 개인정보를 탐지하거나 누출·변조 또는 훼손하여서는 아니 된다. **위반시(5년 이하의 징역 또는 5천만원 이하의 벌금)**
④ 제1항에 따라 처방전을 발행한 의사 또는 치과의사(처방전을 발행한 한의사를 포함한다)는 처방전에 따라 의약품을 조제하는 약사 또는 한약사가 「약사법」 제26조제2항에 따라 문의한 때 즉시 이에 응하여야 한다. 다만, 다음 각 호의 어느 하나에 해당하는 사유로 약사 또는 한약사의 문의에 응할 수 없는 경우 사유가 종료된 때 즉시 이에 응하여야 한다. 〈신설 2007.7.27.〉 **위반시(500만원 이하의 벌금)**
1. 「응급의료에 관한 법률」 제2조제1호에 따른 응급환자를 진료 중인 경우
2. 환자를 수술 또는 처치 중인 경우
3. 그 밖에 약사의 문의에 응할 수 없는 정당한 사유가 있는 경우

⑤ 의사, 치과의사 또는 한의사가 「약사법」에 따라 자신이 직접 의약품을 조제하여 환자에게 그 의약품을 내어주는 경우에는 그 약제의 용기 또는 포장에 환자의 이름, 용법 및 용량, 그 밖에 보건복지부령으로 정하는 사항을 적어야 한다. 다만, 급박한 응급의료 상황 등 환자의 진료 상황이나 의약품의 성질상 그 약제의 용기 또는 포장에 적는 것이 어려운 경우로서 보건복지부령으로 정하는 경우에는 그러하지 아니하다. 〈신설 2016.5.29.〉

[규칙]제12조(처방전의 기재 사항 등) ① 법 제18조에 따라 의사나 치과의사는 환자에게 처방전을 발급하는 경우에는 별지 제9호서식의 처방전에 다음 각 호의 사항을 적은 후 서명(「전자서명법」에 따른 전자서명을 포함한다)하거나 도장을 찍어야 한다. 다만, 제3호의 사항은 환자가 요구한 경우에는 적지 않는다. 〈개정 2015.1.2., 2015.12.23., 2016.10.6., 2017.3.7., 2021.6.30., 2024.7.18.〉

1. 환자의 성명 및 주민등록번호. 다만, 환자가 가명 또는 전산관리번호를 부여받은 경우에는 성명 대신 가명을 적거나 주민등록번호 대신 및 전산관리번호를 적을 수 있다.
2. 의료기관의 명칭, 전화번호 및 팩스번호
3. 질병분류기호
4. 의료인의 성명 · 면허종류 및 번호
5. 처방 의약품의 명칭(일반명칭, 제품명이나 「약사법」 제51조에 따른 대한민국약전에서 정한 명칭을 말한다) · 분량 · 용법 및 용량
6. 처방전 발급 연월일 및 사용기간
7. 의약품 조제시 참고 사항
8. 「국민건강보험법 시행령」 별표 2에 따라 건강보험 가입자 또는 피부양자가 요양급여 비용의 일부를 부담하는 행위 · 약제 및 치료재료에 대하여 보건복지부장관이 정하여 고시하는 본인부담 구분기호
9. 「의료급여법 시행령」 별표 1 및 「의료급여법 시행규칙」 별표 1의2에 따라 수급자가 의료급여 비용의 전부 또는 일부를 부담하는 행위 · 약제 및 치료재료에 대하여 보건복지부장관이 정하여 고시하는 본인부담 구분기호

② 의사나 치과의사는 환자에게 처방전 2부를 발급하여야 한다. 다만, 환자가 그 처방전을 추가로 발급하여 줄 것을 요구하는 경우에는 환자가 원하는 약국으로 팩스 · 컴퓨터통신 등을 이용하여 송부할 수 있다.

③ 의사나 치과의사는 환자를 치료하기 위하여 필요하다고 인정되면 다음 내원일(內院日)에 사용할 의약품에 대하여 미리 처방전을 발급할 수 있다.

④ 제1항부터 제3항까지의 규정은 「약사법」 제23조제4항에 따라 의사나 치과의사 자신이 직접 조제할 수 있음에도 불구하고 처방전을 발행하여 환자에게 발급하려는 경우에 준용한다.

[시행일: 2024. 7. 18.] 제12조의 개정규정 중 「사회보장급여의 이용 · 제공 및 수급권자 발굴에 관한 법률」 제7조의2제1항제1호부터 제3호까지에 따른 전산관리번호와 관련된 부분

[규칙]제13조(약제용기 등의 기재사항) ① 법 제18조제5항 본문에서 "보건복지부령으로 정하는 사항"이란 다음 각 호의 사항을 말한다.

1. 약제의 내용 · 외용의 구분에 관한 사항
2. 조제자의 면허 종류 및 성명

3. 조제 연월일
4. 조제자가 근무하는 의료기관의 명칭 · 소재지

② 법 제18조제5항 단서에서 "보건복지부령으로 정하는 경우"란 다음 각 호의 경우를 말한다.
1. 급박한 응급의료상황으로서 환자에 대한 신속한 약제 사용이 필요한 경우
2. 주사제의 주사 등 해당 약제의 성질상 환자에 대한 즉각적 사용이 이루어지는 경우

[전문개정 2017.3.7.]

제18조의2(의약품정보의 확인) ① 의사 및 치과의사는 제18조에 따른 처방전을 작성하거나 「약사법」 제23조제4항에 따라 의약품을 자신이 직접 조제하는 경우에는 다음 각 호의 정보(이하 "의약품정보"라 한다)를 미리 확인하여야 한다.
1. 환자에게 처방 또는 투여되고 있는 의약품과 동일한 성분의 의약품인지 여부
2. 식품의약품안전처장이 병용금기, 특정연령대 금기 또는 임부금기 등으로 고시한 성분이 포함되는지 여부
3. 그 밖에 보건복지부령으로 정하는 정보

② 제1항에도 불구하고 의사 및 치과의사는 급박한 응급의료상황 등 의약품정보를 확인할 수 없는 정당한 사유가 있을 때에는 이를 확인하지 아니할 수 있다.

③ 제1항에 따른 의약품정보의 확인방법 · 절차, 제2항에 따른 의약품정보를 확인할 수 없는 정당한 사유 등은 보건복지부령으로 정한다.

[본조신설 2015.12.29.]

[규칙]제13조의2(의약품정보의 확인) ① 법 제18조의2제1항제3호에서 "보건복지부령으로 정하는 정보"란 다음 각 호의 어느 하나에 해당하는 정보를 말한다.
1. 「약사법」 제39조 및 제71조에 따른 회수 또는 폐기 등의 대상이 되는 의약품인지 여부
2. 「의약품 등의 안전에 관한 규칙」 별표 제4의3제14호에 따라 안전성 속보 또는 안전성 서한을 전파한 의약품인지 여부
3. 그 밖에 제1호 및 제2호에 준하는 의약품으로서 보건복지부장관 또는 식품의약품안전처장이 의약품의 안전한 사용을 위하여 그 확인이 필요하다고 공고한 의약품인지 여부

② 의사 및 치과의사는 법 제18조의2제1항에 따라 같은 항 각 호의 정보(이하 이 조에서 "의약품정보"라 한다)를 미리 확인하려는 경우에는 보건복지부장관이 정하는 바에 따라 「약사법」 제23조의3제1항에 따른 의약품안전사용정보시스템(이하 "정보시스템"이라 한다)을 통하여 확인할 수 있다. 다만, 정보시스템의 물리적 결함이나 손상, 그 밖의 불가피한 사유로 해당 정보시스템을 사용할 수 없는 경우에는 보건복지부장관이 정하는 방법으로 확인할 수 있다.

③ 의사 및 치과의사는 법 제18조의2제2항에 따라 다음 각 호의 어느 하나에 해당하는 경

우에는 의약품정보를 확인하지 아니할 수 있다.
1. 급박한 응급의료상황인 경우
2. 긴급한 재해구호상황인 경우
3. 그 밖에 제1호 및 제2호에 준하는 경우로서 보건복지부장관이 정하여 고시하는 경우
[본조신설 2016.12.29.]
[종전 제13조의2는 제13조의3으로 이동 〈2016.12.29.〉]

***** **제19조(정보 누설 금지)** ① 의료인이나 의료기관 종사자는 이 법이나 다른 법령에 특별히 규정된 경우 외에는 의료·조산 또는 간호업무나 제17조에 따른 진단서·검안서·증명서 작성·교부 업무, 제18조에 따른 처방전 작성·교부 업무, 제21조에 따른 진료기록 열람·사본 교부 업무, 제22조제2항에 따른 진료기록부등 보존 업무 및 제23조에 따른 전자의무기록 작성·보관·관리 업무를 하면서 알게 된 다른 사람의 정보를누설하거나 발표하지 못한다. 〈개정 2016.5.29.〉
② 제58조제2항에 따라 의료기관 인증에 관한 업무에 종사하는 자 또는 종사하였던 자는 그 업무를 하면서 알게 된 정보를 다른 사람에게 누설하거나 부당한 목적으로 사용하여서는 아니 된다. 〈신설 2016.5.29.〉
[제목개정 2016.5.29.] **위반시(3년 이하의 징역 또는 3천만원 이하의 벌금)**

암기 Keyword

환자정보누설 벌칙3/3, 친고죄

기출변형 확인 문제

Q. [의료법]에서 의료인이 환자의 관한 정보 누설시 벌칙은?

① 1년 이하의 징역 또는 1천만원 이하 벌금
② 2년 이하의 징역 또는 2천만원 이하 벌금
③ 3년 이하의 징역 또는 3천만원 이하 벌금
④ 4년 이하의 징역 또는 4천만원 이하 벌금
⑤ 5년 이하의 징역 또는 5천만원 이하 벌금

답: 3

기출변형 확인 문제

Q. [의료법]에서 보기 중 친고죄에 해당할 수 있는 것은?

① 환자의 정보누설
② 진료거부
③ 과잉진료
④ 진료기록부거짓기재
⑤ 의료인에게 폭력사용

답: 1

참고

★ **친고죄(親告罪)** : 피해자 기타 법률이 정한 고소권자의 고소 또는 고발이 없으면 기소(起訴)되지 않는 범죄, 기소하는 것이 오히려 불명예 등 본인의 불이익이 되는 경우와 피해가 경미하여 피해자의 의사를 무시하면서까지 기소할 필요가 없는 경우가 있다.

제20조(태아 성 감별 행위 등 금지) ① 의료인은 태아 성 감별을 목적으로 임부를 진찰하거나 검사하여서는 아니 되며, 같은 목적을 위한 다른 사람의 행위를 도와서도 아니 된다.
② 삭제 〈2024.12.20.〉
[2009.12.31. 법률 제9906호에 의하여 2008. 7. 31. 헌법재판소에서 헌법불합치 결정된 이 조 제2항을 개정함.]
[2024.12.20. 법률 제20593호에 의하여 2024. 2. 28. 헌법재판소에서 위헌 결정된 이 조 제2항을 삭제함.]

제21조(기록 열람 등) ① 환자는 의료인, 의료기관의 장 및 의료기관 종사자에게 본인에 관한 기록(추가기재·수정된 경우 추가기재·수정된 기록 및 추가기재·수정 전의 원본을 모두 포함한다. 이하 같다)의 전부 또는 일부에 대하여 열람 또는 그 사본의 발급 등 내용의 확인을 요청할 수 있다. 이 경우 의료인, 의료기관의 장 및 의료기관 종사자는 정당한 사유가 없으면 이를 거부하여서는 아니 된다. 〈신설 2016.12.20., 2018.3.27.〉
기록열람거부시(500만원 이하의 벌금)
② 의료인, 의료기관의 장 및 의료기관 종사자는 환자가 아닌 다른 사람에게 환자에 관한 기록을 열람하게 하거나 그 사본을 내주는 등 내용을 확인할 수 있게 하여서는 아니 된다. 〈개정 2009.1.30., 2016.12.20.〉 **위반시(3년 이하의 징역 또는 3천만원 이하의 벌금)-친고죄**
③ 제2항에도 불구하고 의료인, 의료기관의 장 및 의료기관 종사자는 다음 각 호의 어느 하나에 해당하면 그 기록을 열람하게 하거나 그 사본을 교부하는 등 그 내용을 확인할 수 있게 하여야 한다. 다만, 의사·치과의사 또는 한의사가 환자의 진료를 위하여 불가피하다고 인정한 경우에는 그러하지 아니하다. 〈개정 2009.1.30., 2010.1.18., 2011.4.7., 2011.12.31., 2012.2.1., 2015.12.22., 2015.12.29., 2016.5.29., 2016.12.20., 2018.3.20., 2018.8.14., 2020.3.4., 2020.8.11., 2020.12.29., 2023.10.31.〉

1. 환자의 배우자, 직계 존속·비속, 형제·자매(환자의 배우자 및 직계 존속·비속, 배우자의 직계존속이 모두 없는 경우에 한정한다) 또는 배우자의 직계 존속이 환

자 본인의 동의서와 친족관계임을 나타내는 증명서 등을 첨부하는 등 보건복지부령으로 정하는 요건을 갖추어 요청한 경우

2. 환자가 지정하는 대리인이 환자 본인의 동의서와 대리권이 있음을 증명하는 서류를 첨부하는 등 보건복지부령으로 정하는 요건을 갖추어 요청한 경우
3. 환자가 사망하거나 의식이 없는 등 환자의 동의를 받을 수 없어 환자의 배우자, 직계 존속·비속, 형제·자매(환자의 배우자 및 직계 존속·비속, 배우자의 직계존속이 모두 없는 경우에 한정한다) 또는 배우자의 직계 존속이 친족관계임을 나타내는 증명서 등을 첨부하는 등 보건복지부령으로 정하는 요건을 갖추어 요청한 경우
4. 「국민건강보험법」 제14조, 제47조, 제48조 및 제63조에 따라 급여비용 심사·지급·대상여부 확인·사후관리 및 요양급여의 적정성 평가·가감지급 등을 위하여 국민건강보험공단 또는 건강보험심사평가원에 제공하는 경우
5. 「의료급여법」 제5조, 제11조, 제11조의3 및 제33조에 따라 의료급여 수급권자 확인, 급여비용의 심사·지급, 사후관리 등 의료급여 업무를 위하여 보장기관(시·군·구), 국민건강보험공단, 건강보험심사평가원에 제공하는 경우
6. 「형사소송법」 제106조, 제215조 또는 제218조에 따른 경우

6의2. 「군사법원법」 제146조, 제254조 또는 제257조에 따른 경우

7. 「민사소송법」 제347조에 따라 문서제출을 명한 경우
8. 「산업재해보상보험법」 제118조에 따라 근로복지공단이 보험급여를 받는 근로자를 진료한 산재보험 의료기관(의사를 포함한다)에 대하여 그 근로자의 진료에 관한 보고 또는 서류 등 제출을 요구하거나 조사하는 경우
9. 「자동차손해배상 보장법」 제12조제2항 및 제14조에 따라 의료기관으로부터 자동차보험진료수가를 청구받은 보험회사등이 그 의료기관에 대하여 관계 진료기록의 열람을 청구한 경우
10. 「병역법」 제11조의2에 따라 지방병무청장이 병역판정검사와 관련하여 질병 또는 심신장애의 확인을 위하여 필요하다고 인정하여 의료기관의 장에게 병역판정검사 대상자의 진료기록·치료 관련 기록의 제출을 요구한 경우
11. 「학교안전사고 예방 및 보상에 관한 법률」 제42조에 따라 공제회가 공제급여의 지급 여부를 결정하기 위하여 필요하다고 인정하여 「국민건강보험법」 제42조에 따른 요양기관에 대하여 관계 진료기록의 열람 또는 필요한 자료의 제출을 요청하는 경우
12. 「고엽제후유의증 등 환자지원 및 단체설립에 관한 법률」 제7조제3항에 따라 의료기관의 장이 진료기록 및 임상소견서를 보훈병원장에게 보내는 경우
13. 「의료사고 피해구제 및 의료분쟁 조정 등에 관한 법률」 제28조제1항 또는 제3항

에 따른 경우

14. 「국민연금법」 제123조에 따라 국민연금공단이 부양가족연금, 장애연금 및 유족연금 급여의 지급심사와 관련하여 가입자 또는 가입자였던 사람을 진료한 의료기관에 해당 진료에 관한 사항의 열람 또는 사본 교부를 요청하는 경우

14의2. 다음 각 목의 어느 하나에 따라 공무원 또는 공무원이었던 사람을 진료한 의료기관에 해당 진료에 관한 사항의 열람 또는 사본 교부를 요청하는 경우

가. 「공무원연금법」 제92조에 따라 인사혁신처장이 퇴직유족급여 및 비공무상장해급여와 관련하여 요청하는 경우

나. 「공무원연금법」 제93조에 따라 공무원연금공단이 퇴직유족급여 및 비공무상장해급여와 관련하여 요청하는 경우

다. 「공무원 재해보상법」 제57조 및 제58조에 따라 인사혁신처장(같은 법 제61조에 따라 업무를 위탁받은 자를 포함한다)이 요양급여, 재활급여, 장해급여, 간병급여 및 재해유족급여와 관련하여 요청하는 경우

14의3. 「사립학교교직원 연금법」 제19조제4항제4호의2에 따라 사립학교교직원연금공단이 요양급여, 장해급여 및 재해유족급여의 지급심사와 관련하여 교직원 또는 교직원이었던 자를 진료한 의료기관에 해당 진료에 관한 사항의 열람 또는 사본 교부를 요청하는 경우

14의4. 다음 각 목의 어느 하나에 따라 군인 또는 군인이었던 사람을 진료한 의료기관에 해당 진료에 관한 사항의 열람 또는 사본 교부를 요청하는 경우

가. 「군인연금법」 제54조제2항에 따라 국방부장관이 퇴직유족급여와 관련하여 요청하는 경우

나. 「군인 재해보상법」 제52조제2항에 따라 국방부장관(같은 법 제54조에 따라 권한을 위임받거나 업무를 위탁받은 자를 포함한다)이 공무상요양비, 장해급여 및 재해유족급여와 관련하여 요청하는 경우

15. 「장애인복지법」 제32조제7항에 따라 대통령령으로 정하는 공공기관의 장이 장애정도에 관한 심사와 관련하여 장애인 등록을 신청한 사람 및 장애인으로 등록한 사람을 진료한 의료기관에 해당 진료에 관한 사항의 열람 또는 사본 교부를 요청하는 경우

16. 「감염병의 예방 및 관리에 관한 법률」 제18조의4 및 제29조에 따라 질병관리청장, 시·도지사 또는 시장·군수·구청장이 감염병의 역학조사 및 예방접종에 관한 역학조사를 위하여 필요하다고 인정하여 의료기관의 장에게 감염병환자등의 진료기록 및 예방접종을 받은 사람의 예방접종 후 이상반응에 관한 진료기록의 제출을 요청하는 경우

17. 「국가유공자 등 예우 및 지원에 관한 법률」 제74조의8제1항제7호에 따라 보훈심사위원회가 보훈심사와 관련하여 보훈심사대상자를 진료한 의료기관에 해당 진료에 관한 사항의 열람 또는 사본 교부를 요청하는 경우
18. 「한국보훈복지의료공단법」 제24조의2에 따라 한국보훈복지의료공단이 같은 법 제6조제1호에 따른 국가유공자등에 대한 진료기록등의 제공을 요청하는 경우
19. 「군인사법」 제54조의6에 따라 중앙전공사상심사위원회 또는 보통전공사상심사위원회가 전공사상 심사와 관련하여 전사자등을 진료한 의료기관에 대하여 해당 진료에 관한 사항의 열람 또는 사본 교부를 요청하는 경우

④ 진료기록을 보관하고 있는 의료기관이나 진료기록이 이관된 보건소에 근무하는 의사·치과의사 또는 한의사는 자신이 직접 진료하지 아니한 환자의 과거 진료 내용의 확인 요청을 받은 경우에는 진료기록을 근거로 하여 사실을 확인하여 줄 수 있다. 〈신설 2009.1.30.〉

⑤ 제1항, 제3항 또는 제4항의 경우 의료인, 의료기관의 장 및 의료기관 종사자는 「전자서명법」에 따른 전자서명이 기재된 전자문서를 제공하는 방법으로 환자 또는 환자가 아닌 다른 사람에게 기록의 내용을 확인하게 할 수 있다. 〈신설 2020.3.4.〉

[시행일: 2024.5.1.] 제21조

기출변형 확인 문제

Q. [의료법]에서 보기 중 의사의 면허 정지사유로 옳은 것은?

① 품위손상 ② 전공의의 초과근무 ③ 음주운전 적발시
④ 마약중독 ⑤ 환자 기록열람거부

답: 1

기출변형 확인 문제

Q. [의료법]에서 의료인이 진료기록부 사본을 환자의 동의 없이 타인에게 발급한 경우 벌칙은?

① 1년 이하의 징역 또는 1천만원 이하 벌금 ② 2년 이하의 징역 또는 2천만원 이하 벌금
③ 3년 이하의 징역 또는 3천만원 이하 벌금 ④ 4년 이하의 징역 또는 4천만원 이하 벌금
⑤ 5년 이하의 징역 또는 5천만원 이하 벌금

답: 3

[영]제10조의3(본인진료기록열람지원시스템의 구축·운영 등) ① 보건복지부장관은 법 제21조제1항에 따라 환자가 본인에 관한 기록의 전부 또는 일부에 대하여 열람 또는 그 사본의 발급 등 내용의 확인을 전자적 방법으로 요청하거나 제공받을 수 있는 시스템(이하 "본인진료기록열람지원시스템"이라 한다)을 구축·운영할 수 있다.

② 보건복지부장관은 기록의 열람 등을 위하여 필요한 경우 본인진료기록열람지원시스템을

다음 각 호의 시스템과 전자적으로 연계하여 활용할 수 있다.

1. 법 제21조의2제3항에 따른 진료기록전송지원시스템
2. 법 제40조의3제1항에 따른 진료기록보관시스템
3. 그 밖에 환자의 진료기록 열람 지원 등에 필요한 시스템으로서 보건복지부장관이 정하여 고시하는 시스템

③ 보건복지부장관은 본인진료기록열람지원시스템의 기록을 안전하게 보호하기 위하여 물리적 · 기술적 대책을 포함한 보호대책을 수립해야 한다.

④ 제1항부터 제3항까지에서 규정한 사항 외에 본인진료기록열람지원시스템의 구축 · 운영에 필요한 사항은 보건복지부장관이 정하여 고시한다.

[본조신설 2023.2.28.]

[종전 제10조의3은 제10조의4로 이동 〈2023.2.28.〉]

[영]제10조의4(환자에 관한 기록 열람 등) 법 제21조제3항제15호에서 "대통령령으로 정하는 공공기관"이란 「국민연금법」 제24조에 따른 국민연금공단을 말한다. 〈개정 2017.6.20.〉

[본조신설 2016.9.29.]

[제10조의3에서 이동, 종전 제10조의4는 제10조의5로 이동 〈2023.2.28.〉]

[영]제10조의5(진료기록전송지원시스템 구축 · 운영 업무의 위탁) ① 보건복지부장관은 법 제21조의2제4항 전단에 따라 같은 조 제3항에 따른 진료기록전송지원시스템(이하 "진료기록전송지원시스템"이라 한다)의 구축 · 운영에 관한 업무를 다음 각 호의 전문기관에 위탁할 수 있다.

1. 「공공기관의 운영에 관한 법률」 제4조에 따른 공공기관 중 그 설립목적이 보건의료 또는 사회보장과 관련되는 공공기관
2. 위탁 업무 수행에 필요한 조직 · 인력 및 전문성 등을 고려하여 보건복지부장관이 정하여 고시하는 전문기관

② 보건복지부장관은 법 제21조의2제4항 전단에 따라 진료기록전송지원시스템의 구축 · 운영업무를 위탁하려는 경우에는 그 위탁 기준 · 절차 및 방법 등에 관한 사항을 미리 공고하여야 한다.

③ 보건복지부장관은 법 제21조의2제4항 전단에 따라 진료기록전송지원시스템의 구축 · 운영 업무를 위탁한 경우에는 그 위탁 내용 및 수탁자 등에 관한 사항을 관보에 고시하고, 보건복지부의 인터넷 홈페이지에 게재하여야 한다.

④ 법 제21조의2제4항 전단에 따라 진료기록전송지원시스템의 구축 · 운영 업무를 위탁받은 전문기관은 사업운영계획, 사업집행현황, 자금운용계획 및 자금집행내역 등에 관한 사항을 보건복지부장관에게 보고하여야 한다.

⑤ 제2항부터 제4항까지의 규정에 따른 위탁 기준 등의 공고, 위탁 내용 등의 고시 또는 위탁 업무의 보고 등에 필요한 세부 사항은 보건복지부장관이 정하여 고시한다.
[본조신설 2017.6.20.]
[제10조의4에서 이동, 종전 제10조의5는 제10조의6으로 이동 〈2023.2.28.〉

[규칙]제13조의3(기록 열람 등의 요건) ① 법 제21조제3항제1호에 따라 환자의 배우자, 직계 존속·비속, 형제·자매(환자의 배우자 및 직계 존속·비속, 배우자의 직계존속이 모두 없는 경우에 한정한다. 이하 같다) 또는 배우자의 직계 존속(이하 이 조에서 "친족"이라 한다)이 환자에 관한 기록의 열람이나 그 사본의 발급을 요청할 경우에는 다음 각 호의 서류(전자문서를 포함한다. 이하 이 조에서 같다)를 갖추어 의료인, 의료기관의 장 및 의료기관 종사자에게 제출해야 한다. 〈개정 2017.3.7., 2017.6.21., 2018.9.27., 2020.2.28., 2021.6.30.〉

1. 기록 열람이나 사본 발급을 요청하는 자의 신분증 사본
2. 가족관계증명서, 주민등록표 등본 등 친족관계임을 확인할 수 있는 서류. 다만, 환자의 형제·자매가 요청하는 경우에는 환자의 배우자 및 직계존속·비속, 배우자의 직계 존속이 모두 없음을 증명하는 자료를 함께 제출하여야 한다.
3. 환자가 자필서명한 별지 제9호의2서식의 동의서. 다만, 환자가 만 14세 미만의 미성년자인 경우에는 제외한다.
4. 환자의 신분증 사본. 다만, 「주민등록법」 제24조제1항에 따른 주민등록증이 발급되지 않은 만 17세 미만의 환자는 제외한다.

② 법 제21조제3항제2호에 따라 환자가 지정하는 대리인이 환자에 관한 기록의 열람이나 그 사본의 발급을 요청할 경우에는 다음 각 호의 서류를 갖추어 의료인, 의료기관의 장 및 의료기관 종사자에게 제출하여야 한다. 〈개정 2017.6.21., 2018.9.27., 2020.2.28.〉

1. 기록열람이나 사본발급을 요청하는 자의 신분증 사본
2. 환자가 자필 서명한 별지 제9호의2서식의 동의서 및 별지 제9호의3서식의 위임장. 이 경우 환자가 만 14세 미만의 미성년자인 경우에는 환자의 법정대리인이 작성하여야 하며, 가족관계증명서 등 법정대리인임을 확인할 수 있는 서류를 첨부하여야 한다.
3. 환자의 신분증 사본. 다만, 「주민등록법」 제24조제1항에 따른 주민등록증이 발급되지 않은 만 17세 미만의 환자는 제외한다.

③ 법 제21조제3항제3호에 따라 환자의 동의를 받을 수 없는 상황에서 환자의 친족이 환자에 관한 기록의 열람이나 그 사본 발급을 요청할 경우에는 별표 2의2에서 정하는 바에 따라 서류를 갖추어 의료인, 의료기관의 장 및 의료기관 종사자에게 제출하여야 한다. 〈개정 2017.6.21., 2018.9.27.〉
④ 의료인, 의료기관의 장 및 의료기관 종사자는 환자가 본인에 관한 기록의 열람이나 그 사본의 발급을 요청하는 경우 요청인이 환자 본인임을 확인해야 한다. 〈개정 2020.2.28.〉

⑤ 제1항 및 제3항에 따라 친족이 환자에 관한 기록의 열람이나 그 사본의 발급을 요청하는 경우 그 요청자는 신분증 사본의 제출을 갈음하여 다음 각 호의 어느 하나에 해당하는 방법으로 본인확인 절차를 거칠 수 있다. 〈신설 2018.9.27., 2020.2.28.〉

1. 휴대전화를 통한 본인인증 등 「정보통신망 이용촉진 및 정보보호 등에 관한 법률」 제23조의3에 따른 본인확인기관에서 제공하는 본인확인의 방법
2. 「전자서명법」 제2조제3호에 따른 공인전자서명 또는 같은 법 제2조제8호에 따른 공인인증서를 통한 본인확인의 방법
3. 「정보통신망 이용촉진 및 정보보호 등에 관한 법률 시행령」 제9조의2제1항제1호에 따른 바이오정보를 통한 본인확인의 방법

[본조신설 2010.1.29.]
[제13조의2에서 이동 〈2016.12.29.〉]

암기 Keyword

기록부의 열람 - 환자의 직계존속 및 비속, 비속 배우자의 직계존속
- 만일 위와같은 사람이 존재하지 않을 시 에는 형제.자매도 열람가능

★ **제21조의2(진료기록의 송부 등)** ① 의료인 또는 의료기관의 장은 다른 의료인 또는 의료기관의 장으로부터 제22조 또는 제23조에 따른 진료기록의 내용 확인이나 진료기록의 사본 및 환자의 진료경과에 대한 소견 등을 송부 또는 전송할 것을 요청받은 경우 해당 환자나 환자 보호자의 동의를 받아 그 요청에 응하여야 한다. 다만, 해당 환자의 의식이 없거나 응급환자인 경우 또는 환자의 보호자가 없어 동의를 받을 수 없는 경우에는 환자나 환자 보호자의 동의 없이 송부 또는 전송할 수 있다. **위반시(500만원 이하의 벌금)**

② 의료인 또는 의료기관의 장이 응급환자를 다른 의료기관에 이송하는 경우에는 지체 없이 내원 당시 작성된 진료기록의 사본 등을 이송하여야 한다. **위반시(500만원 이하의 벌금)**

③ 보건복지부장관은 제1항 및 제2항에 따른 진료기록의 사본 및 진료경과에 대한 소견 등의 전송 업무를 지원하기 위하여 전자정보시스템(이하 “진료기록전송지원시스템”이라 한다)을 구축·운영할 수 있다. 〈개정 2024. 12. 20.〉

④ 보건복지부장관은 진료기록전송지원시스템의 구축·운영을 대통령령으로 정하는 바에 따라 관계 전문기관에 위탁할 수 있다. 이 경우 보건복지부장관은 그 소요 비용의 전부 또는 일부를 지원할 수 있다.

⑤ 제4항에 따라 업무를 위탁받은 전문기관은 다음 각 호의 사항을 준수하여야 한다.

1. 진료기록전송지원시스템이 보유한 정보의 누출, 변조, 훼손 등을 방지하기 위하여 접근 권한자의 지정, 방화벽의 설치, 암호화 소프트웨어의 활용, 접속기록 보관 등 대통령령으로 정하는 바에 따라 안전성 확보에 필요한 기술적·관리적 조치를 할 것 **훼손-위반시(5년 이하의 징역 또는 5천만원 이하의 벌금)**
2. 진료기록전송지원시스템 운영 업무를 다른 기관에 재위탁하지 아니할 것
3. 진료기록전송지원시스템이 보유한 정보를 제3자에게 임의로 제공하거나 유출하지 아니할 것

⑥ 보건복지부장관은 의료인 또는 의료기관의 장에게 보건복지부령으로 정하는 바에 따라 제1항 본문에 따른 환자나 환자 보호자의 동의에 관한 자료 등 진료기록전송지원시스템의 구축·운영에 필요한 자료의 제출을 요구하고 제출받은 목적의 범위에서 보유·이용할 수 있다. 이 경우 자료 제출을 요구받은 자는 정당한 사유가 없으면 이에 따라야 한다. **자료요구 제출위반(200만원 이하의 과태료)**

⑦ 그 밖에 진료기록전송지원시스템의 구축·운영 등에 필요한 사항은 보건복지부령으로 정한다.

⑧ 누구든지 정당한 사유 없이 진료기록전송지원시스템에 저장된 정보를 누출·변조 또는 훼손하여서는 아니 된다. **훼손-위반시(5년 이하의 징역 또는 5천만원 이하의 벌금)**

⑨ 진료기록전송지원시스템의 구축·운영에 관하여 이 법에서 규정된 것을 제외하고는 「개인정보 보호법」에 따른다.

[본조신설 2016.12.20.]

[시행일: 2025.6.21.] 제21조의2

암기 Keyword

타 병원 이송시 **진료기록부사본**을 첨부해야 함

기출변형 확인 문제

Q. [의료법]에서 응급환자의 이송 시 반드시 같이 송부해야 할 것은?

① 진료기록부 원본 ② 진료기록부 사본 ③ 응급처치예상 기록부
④ 진단서 ⑤ 사고 경위서

답: 2

제21조의3(진료기록의 전송등 요청) ① 환자는 다른 의료기관으로 전원(轉院)하는 경우 의료인, 의료기관의 장 및 의료기관 종사자에게 본인에 관한 기록의 전부 또는 일부를

전원하는 의료기관에 전송 또는 송부(이하 이 조에서 "전송등"이라 한다)하여 줄 것을 요청할 수 있다. 이 경우 의료인, 의료기관의 장 및 의료기관 종사자는 정당한 사유가 없으면 이를 거부하여서는 아니 된다.
② 환자는 전송등의 요청을 대리인에게 하게 할 수 있다.
③ 전송등은 진료기록전송지원시스템 또는 그 밖에 대통령령으로 정하는 방법으로 할 수 있다.
④ 그 밖에 전송등 요청의 방법·절차, 전송등의 절차 및 기한, 대리인의 요건 등 진료기록의 전송등에 필요한 사항은 보건복지부령으로 정한다.
[본조신설 2024.12.20.]
[시행일: 2025.6.21.] 제21조의3

[규칙]제13조의4(진료기록전송지원시스템의 구축·운영) ① 보건복지부장관은 법 제21조의2제3항에 따른 진료기록전송지원시스템(이하 "진료기록전송지원시스템"이라 한다)의 효율적 운영을 위하여 필요하다고 인정하는 경우에는 다음 각 호의 조치를 할 수 있다.

1. 진료기록전송지원시스템과 연결되어 있는 다른 정보시스템과의 호환성 및 보안성에 대한 점검·관리
2. 진료기록전송지원시스템의 평가 및 개선에 관한 기준의 수립·시행
3. 진료기록전송지원시스템에 관한 이용매뉴얼의 작성·배포
4. 그 밖에 제1호부터 제3호까지의 조치에 준하는 것으로서 진료기록전송지원시스템의 효율적 운영에 특히 필요하다고 보건복지부장관이 인정하는 조치

② 보건복지부장관은 법 제21조의2제6항 전단에 따라 의료인 또는 의료기관의 장에게 자료제출을 요구하는 경우에는 제출자료의 범위, 이용목적, 이용범위 및 제출방법 등이 포함된 서면(전자문서를 포함한다)으로 하여야 한다.
[본조신설 2017.6.21.]

제2절 권리와 의무

** **제22조(진료기록부 등)** ① 의료인은 각각 진료기록부, 조산기록부, 간호기록부, 그 밖의 진료에 관한 기록(이하 "진료기록부등"이라 한다)을 갖추어 두고 환자의 주된 증상, 진단 및 치료 내용 등 보건복지부령으로 정하는 의료행위에 관한 사항과 의견을 상세히 기록하고 서명하여야 한다. 〈개정 2013.4.5.〉 **위반시(500만원 이하의 벌금)**

② 의료인이나 의료기관 개설자는 진료기록부등[제23조제1항에 따른 전자의무기록(電子醫務記錄)을 포함하며, 추가기재·수정된 경우 추가기재·수정된 진료기록부등 및 추가기재·수정 전의 원본을 모두 포함한다. 이하 같다]을 보건복지부령으로 정하는 바에 따라 보존하여야 한다. 〈개정 2008.2.29., 2010.1.18., 2018.3.27.〉 **위반시(500만원 이하의 벌금)**

③ 의료인은 진료기록부등을 거짓으로 작성하거나 고의로 사실과 다르게 추가기재·수정하여서는 아니 된다. 〈신설 2011.4.7.〉 **위반시(3년 이하의 징역이나 3천만원 이하의 벌금)**

④ 보건복지부장관은 의료인이 진료기록부등에 기록하는 질병명, 검사명, 약제명 등 의학용어와 진료기록부등의 서식 및 세부내용에 관한 표준을 마련하여 고시하고 의료인 또는 의료기관 개설자에게 그 준수를 권고할 수 있다. 〈신설 2019.8.27.〉

암기 Keyword

진료기록 등을 거짓으로 작성 - 벌칙 암기 3/3, 의료인의 의무

기출변형 확인 문제

Q. [의료법]에서 진료기록부를 거짓으로 작성하거나 고의로 사실과 다르게 수정한 경우 벌칙은?

① 1년 이하의 징역 또는 1천만원 이하 벌금
② 2년 이하의 징역 또는 2천만원 이하 벌금
③ 3년 이하의 징역 또는 3천만원 이하 벌금
④ 4년 이하의 징역 또는 4천만원 이하 벌금
⑤ 5년 이하의 징역 또는 5천만원 이하 벌금

답: 3

[규칙]제14조(진료기록부 등의 기재 사항) ① 법 제22조제1항에 따라 진료기록부, 조산기록부 및 간호기록부에 기록해야 할 의료행위에 관한 사항과 의견은 다음 각 호와 같다. 〈개정 2013. 10.4., 2023.3.2., 2024.7.18.〉

1. 진료기록부
   가. 진료를 받은 사람의 주소·성명·연락처·주민등록번호 등 인적사항. 다만, 진료를 받은 사람이 가명 또는 전산관리번호를 부여받은 경우에는 성명 대신 가명을 기록하거나 주민등록번호 대신 전산관리번호를 기록할 수 있고, 주소 및 연락처를 기록하지 않을 수 있다.
   나. 주된 증상. 이 경우 의사가 필요하다고 인정하면 주된 증상과 관련한 병력(病歷)·가족력(家族歷)을 추가로 기록할 수 있다.
   다. 진단결과 또는 진단명

라. 진료경과(외래환자는 재진환자로서 증상 · 상태, 치료내용이 변동되어 의사가 그 변동을 기록할 필요가 있다고 인정하는 환자만 해당한다)
마. 치료 내용(주사 · 투약 · 처치 등)
바. 진료 일시(日時)
2. 조산기록부
가. 조산을 받은 자의 주소 · 성명 · 연락처 · 주민등록번호 등 인적사항. 다만, 조산을 받은 사람이 가명 또는 전산관리번호를 부여받은 경우에는 성명 대신 가명을 기록하거나 주민등록번호 대신 전산관리번호를 기록할 수 있고, 주소 및 연락처를 기록하지 않을 수 있다.
나. 생 · 사산별(生 · 死産別) 분만 횟수
다. 임신 후의 경과와 그에 대한 소견
라. 임신 중 의사에 의한 건강진단의 유무(결핵 · 성병에 관한 검사를 포함한다)
마. 분만 장소 및 분만 연월일시분(年月日時分)
바. 분만의 경과 및 그 처치
사. 산아(産兒) 수와 그 성별 및 생 · 사의 구별
아. 산아와 태아부속물에 대한 소견
자. 삭제 〈2013.10.4.〉
차. 산후의 의사의 건강진단 유무
3. 간호기록부
가. 간호를 받는 사람의 성명. 다만, 간호를 받는 사람이 가명을 부여받은 경우에는 성명 대신 가명을 기록할 수 있다.
나. 체온 · 맥박 · 호흡 · 혈압에 관한 사항
다. 투약에 관한 사항
라. 섭취 및 배설물에 관한 사항
마. 처치와 간호에 관한 사항
바. 간호 일시(日時)

② 의료인은 진료기록부, 조산기록부, 간호기록부 및 그 밖의 진료에 관한 기록(법 제23조제1항에 따른 전자의무기록을 포함한다. 이하 "진료기록부등"이라 한다)을 한글로 기록하도록 노력해야 한다. 〈신설 2013.10.4., 2023.3.2.〉

③ 삭제 〈2019.10.24.〉

[시행일: 2024.7.18.] 제14조의 개정규정 중 「사회보장급여의 이용 · 제공 및 수급권자 발굴에 관한 법률」 제7조의2제1항제1호부터 제3호까지에 따른 전산관리번호와 관련된 부분

★★★★ [규칙]제15조(진료에 관한 기록의 보존) ① 의료인이나 의료기관 개설자는 법 제22조제2항에 따른 진료기록부등을 다음 각 호에 정하는 기간 동안 보존하여야 한다. 다만, 계속적인 진료를 위하여 필요한 경우에는 1회에 한정하여 다음 각 호에 정하는 기간의 범위에서 그 기간을 연장하여 보존할 수 있다. 〈개정 2015.5.29., 2016.10.6., 2016.12.29.〉

1. 환자 명부: 5년
2. 진료기록부: 10년
3. 처방전: 2년
4. 수술기록: 10년
5. 검사내용 및 검사소견기록: 5년
6. 방사선 사진(영상물을 포함한다) 및 그 소견서: 5년
7. 간호기록부: 5년
8. 조산기록부: 5년
9. 진단서 등의 부본(진단서 · 사망진단서 및 시체검안서 등을 따로 구분하여 보존할 것) : 3년

② 제1항의 진료에 관한 기록은 마이크로필름이나 광디스크 등(이하 이 조에서 "필름"이라 한다)에 원본대로 수록하여 보존할 수 있다.

③ 제2항에 따른 방법으로 진료에 관한 기록을 보존하는 경우에는 필름촬영책임자가 필름의 표지에 촬영 일시와 본인의 성명을 적고, 서명 또는 날인하여야 한다.

[제목개정 2016.10.6.]

암기 Keyword

각 기록부의 보관년도 반드시 암기 - 수술기록부, 진료기록부 10년

기출변형 확인 문제

Q. [의료법]에서 환자의 진료에 관한 기록과 보존 기간의 연결이 바르게 조합된 것은?

① 환자의 명부-3년 ② 간호기록부-10년 ③ 진료기록부-5년
④ 수술기록부-5년 ⑤ 진단서-3년

답: 5

기출변형 확인 문제

Q. [의료법]에서 보기 중 보존연한이 가장 긴 것은?

① 환자의 명부 ② 처방전 ③ 방사선사진
④ 수술기록부 ⑤ 진단서

답: 4

제23조(전자의무기록) ① 의료인이나 의료기관 개설자는 제22조의 규정에도 불구하고 진료기록부등을 「전자서명법」에 따른 전자서명이 기재된 전자문서(이하 "전자 의무기록 "이라 한다)로 작성·보관할 수 있다.

② 의료인이나 의료기관 개설자는 보건복지부령으로 정하는 바에 따라 전자의무기록을 안전하게 관리·보존하는 데에 필요한 시설과 장비를 갖추어야 한다. 〈개정 2008.2.29, 2010.1.18.〉

③ 누구든지 정당한 사유 없이 전자의무기록에 저장된 개인정보를 탐지하거나 누출·변조 또는 훼손하여서는 아니 된다. **훼손(5년 이하의 징역이나 5천만원 이하의 벌금)**

④ 의료인이나 의료기관 개설자는 전자의무기록에 추가기재·수정을 한 경우 보건복지부령으로 정하는 바에 따라 접속기록을 별도로 보관하여야 한다. 〈신설 2018.3.27.〉 **위반시(500만원 이하의 벌금)**

[영]제10조의6(진료기록전송지원시스템 보유 정보의 안전성 확보 조치) ① 법 제21조의2제4항 전단에 따라 진료기록전송지원시스템의 구축·운영 업무를 위탁받은 전문기관은 법 제21조의2제5항제1호에 따라 진료기록전송지원시스템이 보유한 정보의 안전성 확보를 위하여 다음 각 호의 조치를 하여야 한다.

1. 진료기록전송지원시스템이 보유한 정보의 안전성 확보를 위한 관리계획의 수립·시행
2. 진료기록전송지원시스템이 보유한 정보에 대한 접근 통제 및 접근 권한의 제한
3. 진료기록전송지원시스템에의 불법 접근을 차단하기 위한 방화벽·침입차단시스템 및 침입탐지시스템의 설치·운영
4. 진료기록전송지원시스템이 보유한 정보를 안전하게 저장·전송할 수 있는 암호화 기술 등의 개발·관리
5. 진료기록전송지원시스템이 보유한 정보에 대한 보안프로그램의 설치·갱신
6. 진료기록전송지원시스템에 대한 접속기록의 보관·관리
7. 진료기록전송지원시스템이 보유한 정보에 대한 위·변조 방지 프로그램 등의 설치·갱신
8. 진료기록전송지원시스템과 연결되어 운영되는 다른 정보시스템에 대한 보안체제의 마련·실시
9. 그 밖에 제1호부터 제8호까지의 규정에 준하는 조치로서 진료기록전송지원시스템의 보유 정보에 대한 안전성 확보를 위하여 보건복지부장관이 특히 필요하다고 인정하는 조치

② 제1항에 따른 진료기록전송지원시스템 보유 정보의 안전성 확보 조치에 필요한 세부 사항은 보건복지부장관이 정하여 고시한다.

[본조신설 2017.6.20.]

[제10조의5에서 이동, 종전 제10조의6은 제10조의7로 이동 〈2023.2.28.〉]

[영]제10조의7(전자의무기록의 표준화) 법 제23조의2제1항에 따라 보건복지부장관이 정하여 고시하는 표준의 대상은 다음 각 호와 같다.

1. 법 제23조제1항에 따른 전자의무기록(電子醫務記錄)(이하 "전자의무기록"이라 한다)의 서식 · 용어 및 내용 등에 관한 사항
2. 법 제23조제2항에 따라 전자의무기록의 안전한 관리 · 보존에 필요한 시설 및 장비에 관한 사항
3. 법 제23조의2제1항에 따른 전자의무기록시스템(이하 "전자의무기록시스템"이라 한다)의 구조 · 형태 및 기능 등에 관한 사항
4. 그 밖에 제1호부터 제3호까지의 규정에 준하는 대상으로서 전자의무기록의 효율적 · 통일적 관리 · 활용을 위하여 보건복지부장관이 특히 필요하다고 인정하는 대상

[본조신설 2017.6.20.]

[제10조의6에서 이동, 종전 제10조의7은 제10조의8로 이동 〈2023.2.28.〉]

[영]제10조의8(전자의무기록시스템의 인증) ① 전자의무기록시스템의 인증 기준은 다음 각 호와 같다.

1. 법 제23조의2제1항에 따라 보건복지부장관이 정하여 고시하는 표준에 적합할 것
2. 전자의무기록시스템 간 전자적 전송에 필요한 호환성이 확보될 것
3. 전자의무기록시스템에 대한 관리적 · 기술적 · 물리적 정보 보안이 확보될 것
4. 그 밖에 제1호부터 제3호까지의 규정에 준하는 기준으로서 전자의무기록시스템의 기능 · 구조 및 형태 등을 고려하여 보건복지부장관이 특히 필요하다고 인정하는 기준

② 법 제23조의2제2항에 따라 전자의무기록시스템의 인증을 받으려는 자는 전자의무기록시스템 인증 신청서(전자문서로 된 신청서를 포함한다)에 다음 각 호의 서류(전자문서로 된 서류를 포함한다)를 첨부하여 보건복지부장관에게 제출하여야 한다.

1. 제1항에 따른 인증 기준에 적합함을 증명하는 서류
2. 전자의무기록시스템 설계서
3. 전자의무기록시스템 설명서 및 성능진단 결과서
4. 그 밖에 제1호부터 제3호까지의 규정에 준하는 서류로서 전자의무기록시스템의 인증을 위하여 보건복지부장관이 특히 필요하다고 인정하여 고시하는 서류

③ 보건복지부장관은 제2항에 따른 인증 신청의 전문적 검토를 위하여 필요하다고 인정하는 경우에는 보건의료 또는 정보통신 관련 기관 · 법인 · 단체 또는 전문가 등에게 자료 또는 의견의 제출을 요청할 수 있다.

④ 보건복지부장관은 제2항에 따른 인증 신청에 대하여 그 인증 여부를 결정한 경우에는 신청인에게 서면으로 그 결과를 알려야 한다.

⑤ 보건복지부장관은 법 제23조의2제2항에 따라 전자의무기록시스템의 인증을 한 경우에는

신청인에게 인증서를 발급하고, 그 인증 내용을 보건복지부의 인터넷 홈페이지 등에 게재하여야 한다.

⑥ 제1항부터 제5항까지에서 규정한 사항 외에 전자의무기록시스템의 인증 기준, 인증 절차, 인증 방법 및 변경 인증 등에 필요한 세부 사항은 보건복지부장관이 정하여 고시한다.

[본조신설 2017.6.20.]

[제10조의7에서 이동, 종전 제10조의8은 제10조의9로 이동 〈2023.2.28.〉]

[영]제10조의9(전자의무기록시스템의 인증 표시) ① 법 제23조의2제2항에 따라 전자의무기록시스템의 인증을 받은 자는 같은 조 제3항 전단에 따라 인증의 내용을 표시하려는 경우에는 그 표시 내용, 표시 크기, 표시 색상 및 표시 도안 등에 관하여 보건복지부장관이 정하여 고시하는 기준에 따라 표시하여야 한다.

② 보건복지부장관은 법 제23조의2제3항 전단에 따른 인증 내용의 표시 사항에 대하여 그 보완이나 개선이 필요하다고 인정하는 경우에는 전자의무기록시스템의 인증을 받은 자에 대하여 그 보완이나 개선에 필요한 사항을 권고할 수 있다.

[본조신설 2017.6.20.]

[제10조의8에서 이동, 종전 제10조의9는 제10조의10으로 이동 〈2023.2.28.〉]

[영]제10조의10(진료정보 침해사고의 유형) ① 법 제23조의3제1항에서 "진료정보가 유출되거나 의료기관의 업무가 교란·마비되는 등 대통령령으로 정하는 사고"란 다음 각 호의 어느 하나에 해당하는 사고를 말한다.

1. 진료정보의 도난·유출
2. 진료정보의 파기·손상·은닉·멸실
3. 전자의무기록시스템의 교란·마비

[본조신설 2020.2.25.]

[제10조의9에서 이동, 종전 제10조의10은 제10조의11로 이동 〈2023.2.28.〉]

[규칙]제16조(전자의무기록의 관리·보존에 필요한 시설과 장비 등) ① 의료인이나 의료기관의 개설자는 법 제23조제2항에 따라 전자의무기록(電子醫務記錄)을 안전하게 관리·보존하기 위하여 다음 각 호의 시설과 장비를 갖추어야 한다. 〈개정 2020.2.28.〉

1. 전자의무기록의 생성·저장과 전자서명을 검증할 수 있는 장비
2. 전자서명이 있은 후 전자의무기록의 변경 여부 확인 등 전자의무기록의 이력관리를 위하여 필요한 장비
3. 전자의무기록의 백업저장장비
4. 네트워크 보안에 관한 시설과 장비(제1호부터 제3호까지에 따른 장비가 유무선 인터넷

과 연결된 경우에 한정한다)

5. 법 제23조의2제1항에 따른 전자의무기록시스템(이하 "전자의무기록시스템"이라 한다) 보안에 관한 시설과 장비
6. 전자의무기록 보존장소에 대한 다음 각 목의 어느 하나에 해당하는 물리적 접근 방지 시설과 장비
   가. 출입통제구역 등 통제 시설
   나. 잠금장치
7. 의료기관(법 제49조에 따라 부대사업을 하는 장소를 포함한다) 외의 장소에 제1호에 따른 전자의무기록의 저장장비 또는 제3호에 따른 백업저장장비를 설치하는 경우에는 다음 각 목의 시설과 장비
   가. 전자의무기록 시스템의 동작 여부와 상태를 실시간으로 점검할 수 있는 시설과 장비
   나. 전자의무기록 시스템에 장애가 발생한 경우 제1호 및 제2호에 따른 장비를 대체할 수 있는 예비 장비
   다. 폐쇄회로 텔레비전 등의 감시 장비
   라. 재해예방시설

② 의료인이나 의료기관 개설자는 법 제23조제4항에 따라 전자의무기록에 추가기재·수정을 한 경우 제1항제2호에 따른 장비에 접속 기록을 별도로 보관하여야 한다. 〈신설 2018.9.27.〉

③ 제1항 각 호에 따라 갖추어야 하는 시설과 장비 및 제2항에 따른 접속 기록 보관에 관한 구체적인 사항은 보건복지부장관이 정하여 고시한다. 〈개정 2018.9.27.〉

[전문개정 2016.2.5.]

[제목개정 2018.9.27.]

[규칙]제16조의2(진료정보 침해사고의 통지 방법) ① 의료인 또는 의료기관 개설자는 법 제23조의3제1항에 따른 진료정보 침해사고(이하 “진료정보 침해사고”라 한다)가 발생한 경우 다음 각 호의 사항을 서면, 전화, 팩스, 전자우편 또는 이와 유사한 방법으로 보건복지부장관에게 통지해야 한다.

1. 의료기관의 명칭
2. 진료정보 침해사고의 발생일시
3. 진료정보의 유출 범위 등 피해내역
4. 진료정보 침해사고의 대응을 위한 기술지원 요청사항

[본조신설 2020.2.28.]

[종전 제16조의2는 제16조의5로 이동 〈2020.2.28.〉]

[규칙]제16조의3(진료정보 침해사고에 대한 긴급조치) ① 보건복지부장관은 진료정보 침해사고가 발생한 경우 그 피해의 확산을 방지하기 위하여 법 제23조의4제1항제3호에 따라 다음 각 호의 조치를 할 수 있다.

1. 의료기관의 전자의무기록시스템에 대한 접속경로의 차단 요청
2. 진료정보 침해사고의 원인·경위 등에 관한 조사. 이 경우 현장조사에 관한 사항은 해당 의료기관의 장과 미리 협의해야 한다.

② 의료인 또는 의료기관의 개설자는 특별한 사유가 없으면 제1항에 따른 조치에 협조해야 한다.

[본조신설 2020.2.28.]

[규칙]제16조의4(진료정보 침해사고의 예방 및 대응을 위한 업무의 위탁) 보건복지부장관은 법 제23조의4제2항에 따라 같은 조 제1항 각 호에 따른 진료정보 침해사고의 예방 및 대응을 위한 업무를 「사회보장급여의 이용·제공 및 수급권자 발굴에 관한 법률」 제29조에 따른 한국사회보장정보원에 위탁한다.

[본조신설 2020.2.28.]

제23조의2(전자의무기록의 표준화 등) ① 보건복지부장관은 전자의무기록이 효율적이고 통일적으로 관리·활용될 수 있도록 기록의 작성, 관리 및 보존에 필요한 전산정보처리시스템(이하 이 조에서 "전자의무기록시스템"이라 한다), 시설, 장비 및 기록 서식 등에 관한 표준을 정하여 고시하고 전자의무기록시스템을 제조·공급하는 자, 의료인 또는 의료기관 개설자에게 그 준수를 권고할 수 있다.

② 보건복지부장관은 전자의무기록시스템이 제1항에 따른 표준, 전자의무기록시스템 간 호환성, 정보 보안 등 대통령령으로 정하는 인증 기준에 적합한 경우에는 인증을 할 수 있다.

③ 제2항에 따라 인증을 받은 자는 대통령령으로 정하는 바에 따라 인증의 내용을 표시할 수 있다. 이 경우 인증을 받지 아니한 자는 인증의 표시 또는 이와 유사한 표시를 하여서는 아니 된다. 인증의 **유사표시위반시(1년 이하의 징역이나 1천만원 이하의 벌금)**

④ 보건복지부장관은 다음 각 호의 어느 하나에 해당하는 경우에는 제2항에 따른 인증을 취소할 수 있다. 다만, 제1호에 해당하는 경우에는 인증을 취소하여야 한다.

1. 거짓이나 그 밖의 부정한 방법으로 인증을 받은 경우
2. 제2항에 따른 인증 기준에 미달하게 된 경우

⑤ 보건복지부장관은 전자의무기록시스템의 기술 개발 및 활용을 촉진하기 위한 사업을 할 수 있다.

⑥ 제1항에 따른 표준의 대상, 제2항에 따른 인증의 방법·절차 등에 필요한 사항은 대통령령으로 정한다.
[본조신설 2016.12.20.]
[종전 제23조의2는 제23조의3으로 이동 〈2016.12.20.〉]

신규 확인 문제

Q. [의료법]에서 의료기관개설자에게 전자의무기록의 표준화를 권고할 수 있는 자는?

① 대통령 ② 시장 ③ 보건소장 ④ 보건복지부장관 ⑤ 보건지소장

답: 4

제23조의3(진료정보 침해사고의 통지) ① 의료인 또는 의료기관 개설자는 전자의무기록에 대한 전자적 침해행위로 진료정보가 유출되거나 의료기관의 업무가 교란·마비되는 등 대통령령으로 정하는 사고(이하 "진료정보 침해사고"라 한다)가 발생한 때에는 보건복지부장관에게 즉시 그 사실을 통지하여야 한다.
② 보건복지부장관은 제1항에 따라 진료정보 침해사고의 통지를 받거나 진료정보 침해사고가 발생한 사실을 알게 되면 이를 관계 행정기관에 통보하여야 한다.
[본조신설 2019.8.27.]
[종전 제23조의3은 제23조의5로 이동 〈2019.8.27.〉]

신규 확인 문제

Q. [의료법]에서 의료기관개설자가 전자의무기록에 대한 전자적 침해행위를 인지하였을 경우 누구에게 즉시 그사실을 통보해야 하는가?

① 대통령 ② 시장 ③ 보건소장 ④ 보건복지부장관 ⑤ 보건지소장

답: 4

제23조의4(진료정보 침해사고의 예방 및 대응 등) ① 보건복지부장관은 진료정보 침해사고의 예방 및 대응을 위하여 다음 각 호의 업무를 수행한다.

1. 진료정보 침해사고에 관한 정보의 수집·전파
2. 진료정보 침해사고의 예보·경보
3. 진료정보 침해사고에 대한 긴급조치
4. 전자의무기록에 대한 전자적 침해행위의 탐지·분석

5. 그 밖에 진료정보 침해사고 예방 및 대응을 위하여 대통령령으로 정하는 사항
② 보건복지부장관은 제1항에 따른 업무의 전부 또는 일부를 전문기관에 위탁할 수 있다.
③ 제1항에 따른 업무를 수행하는 데 필요한 절차 및 방법, 제2항에 따른 업무의 위탁 절차 등에 필요한 사항은 보건복지부령으로 정한다.
[본조신설 2019.8.27.]

★★ **제23조의5(부당한 경제적 이익등의 취득 금지)** ① 의료인, 의료기관 개설자(법인의 대표자, 이사, 그 밖에 이에 종사하는 자를 포함한다. 이하 이 조에서 같다) 및 의료기관 종사자는 「약사법」 제47조제2항에 따른 의약품공급자로부터 의약품 채택·처방유도·거래유지 등 판매촉진을 목적으로 제공되는 금전, 물품, 편익, 노무, 향응, 그 밖의 경제적 이익(이하 "경제적 이익등"이라 한다)을 받거나 의료기관으로 하여금 받게 하여서는 아니 된다. 다만, 견본품 제공, 학술대회 지원, 임상시험 지원, 제품설명회, 대금결제 조건에 따른 비용할인, 시판 후 조사 등의 행위(이하 "견본품 제공등의 행위"라 한다)로서 보건복지부령으로 정하는 범위 안의 경제적 이익등인 경우에는 그러하지 아니하다. 〈개정 2015.12.29.〉
② 의료인, 의료기관 개설자 및 의료기관 종사자는 「의료기기법」 제6조에 따른 제조업자, 같은 법 제15조에 따른 의료기기 수입업자, 같은 법 제17조에 따른 의료기기 판매업자 또는 임대업자로부터 의료기기 채택·사용유도·거래유지 등 판매촉진을 목적으로 제공되는 경제적 이익등을 받거나 의료기관으로 하여금 받게 하여서는 아니 된다. 다만, 견본품 제공등의 행위로서 보건복지부령으로 정하는 범위 안의 경제적 이익등인 경우에는 그러하지 아니하다. 〈개정 2011.4.7., 2015.12.29.〉
[본조신설 2010.5.27.]
[제23조의3에서 이동 〈2019.8.27.〉]
위반시(3년 이하의 징역이나 3천만원 이하의 벌금): 취득한 경제적 이익 등은 몰수하고, 몰수할 수 없을 때에는 그 가액을 추징

암기 Keyword

의료인의 부당한 경제적 이익취득은 반드시 벌칙 암기 3/3

기출변형 확인 문제

Q. [의료법]에서 의료인이 부당한 경제적 이익등을 취하였을 때 벌칙은?

① 1년 이하의 징역 또는 1천만원 이하 벌금
② 2년 이하의 징역 또는 2천만원 이하 벌금
③ 3년 이하의 징역 또는 3천만원 이하 벌금
④ 4년 이하의 징역 또는 4천만원 이하 벌금
⑤ 5년 이하의 징역 또는 5천만원 이하 벌금

답: 3

[규칙]제16조의5(경제적 이익 등의 범위) 법 제23조의5제1항 단서 및 제2항 단서에서 "보건복지부령으로 정하는 범위 안의 경제적 이익등"이란 별표 2의3과 같다. 〈개정 2017.6.21., 2020.2.28.〉

[본조신설 2010.12.13.]

[제16조의2에서 이동 〈2020.2.28.〉]

제24조(요양방법 지도) 의료인은 환자나 환자의 보호자에게 요양방법이나 그 밖에 건강관리에 필요한 사항을 지도하여야 한다.

제24조의2(의료행위에 관한 설명) ① 의사·치과의사 또는 한의사는 사람의 생명 또는 신체에 중대한 위해를 발생하게 할 우려가 있는 수술, 수혈, 전신마취(이하 이 조에서 "수술등"이라 한다)를 하는 경우 제2항에 따른 사항을 환자(환자가 의사결정능력이 없는 경우 환자의 법정대리인을 말한다. 이하 이 조에서 같다)에게 설명하고 서면(전자문서를 포함한다. 이하 이 조에서 같다)으로 그 동의를 받아야 한다. 다만, 설명 및 동의 절차로 인하여 수술등이 지체되면 환자의 생명이 위험하여지거나 심신상의 중대한 장애를 가져오는 경우에는 그러하지 아니하다. **위반시(300만원 이하의 과태료)**

② 제1항에 따라 환자에게 설명하고 동의를 받아야 하는 사항은 다음 각 호와 같다.

1. 환자에게 발생하거나 발생 가능한 증상의 진단명
2. 수술등의 필요성, 방법 및 내용
3. 환자에게 설명을 하는 의사, 치과의사 또는 한의사 및 수술등에 참여하는 주된 의사, 치과의사 또는 한의사의 성명
4. 수술등에 따라 전형적으로 발생이 예상되는 후유증 또는 부작용
5. 수술등 전후 환자가 준수하여야 할 사항

③ 환자는 의사, 치과의사 또는 한의사에게 제1항에 따른 동의서 사본의 발급을 요청할 수 있다. 이 경우 요청을 받은 의사, 치과의사 또는 한의사는 정당한 사유가 없으면 이를 거부하여서는 아니 된다.

④ 제1항에 따라 동의를 받은 사항 중 수술등의 방법 및 내용, 수술등에 참여한 주된 의사, 치과의사 또는 한의사가 변경된 경우에는 변경 사유와 내용을 환자에게 서면으로 알려야 한다. **위반시(300만원 이하의 과태료)**
⑤ 제1항 및 제4항에 따른 설명, 동의 및 고지의 방법·절차 등 필요한 사항은 대통령령으로 정한다.
[본조신설 2016.12.20.]

[영]제10조의11(진료정보 침해사고의 예방 및 대응을 위한 조치) 법 제23조의4제1항제5호에서 "대통령령으로 정하는 사항"이란 다음 각 호의 사항을 말한다.
1. 의료기관의 전자의무기록시스템에 대한 취약점 점검
2. 의료인 또는 의료기관 개설자에 대한 교육 및 훈련
3. 그 밖에 전자의무기록의 안전성 및 신뢰성을 확보하기 위해 필요한 사항으로서 보건복지부장관이 정하여 고시하는 사항

[본조신설 2020.2.25.]
[제10조의10에서 이동, 종전 제10조의11은 제10조의12로 이동 〈2023.2.28.〉]

[영]제10조의12(의료행위에 관한 설명) ① 법 제24조의2제1항 본문에 따라 의사·치과의사 또는 한의사가 환자(환자가 의사결정능력이 없는 경우 환자의 법정대리인을 말한다. 이하 이 조에서 같다)로부터 받는 동의서에는 해당 환자의 서명 또는 기명날인이 있어야 한다.
② 법 제24조의2제4항에 따라 의사·치과의사 또는 한의사가 수술·수혈 또는 전신마취의 방법·내용 등의 변경 사유 및 변경 내용을 환자에게 서면으로 알리는 경우 환자의 보호를 위하여 필요하다고 인정하는 때에는 보건복지부장관이 정하는 바에 따라 구두의 방식을 병행하여 설명할 수 있다.
③ 의사·치과의사 또는 한의사는 법 제24조의2제1항 본문에 따른 서면의 경우에는 환자의 동의를 받은 날, 같은 조 제4항에 따른 서면은 환자에게 알린 날을 기준으로 각각 2년간 보존·관리하여야 한다.
[본조신설 2017.6.20.]
[제10조의11에서 이동 〈2023.2.28.〉]

암기 Keyword

환자동의서면 2년간 보존관리, 의료인은 요양방법을 환자나 보호자에게 지도해야 한다.

기출변형 확인 문제

Q. [의료법]에서 의료법상 환자 및 보호자에게 지도해 주어야 할 사항에 해당되는 것은?

① 진찰방법 ② 요양방법 ③ 검사방법 ④ 진단방법 ⑤ 처치방법

답: 2

** **제25조(신고)** ① 의사 · 치과의사 · 한의사 및 조산사는 대통령령으로 정하는 바에 따라 최초로 면허를 받은 후부터 3년마다 그 실태와 취업상황 등을 보건복지부장관에게 신고하여야 한다. 〈개정 2008.2.29., 2010.1.18., 2011.4.28., 2024.9.20.〉

② 보건복지부장관은 제30조제3항의 보수교육을 이수하지 아니한 의사 · 치과의사 · 한의사 및 조산사에 대하여 제1항에 따른 신고를 반려할 수 있다. 〈신설 2011.4.28., 2024.9.20.〉

③ 보건복지부장관은 제1항에 따른 신고 수리 업무를 대통령령으로 정하는 바에 따라 관련 단체 등에 위탁할 수 있다. 〈신설 2011.4.28.〉

[시행일: 2025.6.21.] 제25조

- **보건복지부장관은 의료인이 제25조에 따른 신고를 하지 아니한 때에는 신고할 때까지 면허의 효력을 정지할 수 있는 면허 자격정지사유가 된다.**

암기 Keyword

3년마다-보건복지부장관신고-면허정지-보수교육

[영]제11조(신고) ① 법 제25조제1항에 따라 의료인은 그 실태와 취업상황 등을 제8조 또는 법 제65조에 따라 면허증을 발급 또는 재발급 받은 날부터 매 3년이 되는 해의 12월 31일까지 보건복지부장관에게 신고하여야 한다. 다만, 법률 제10609호 의료법 일부개정법률 부칙 제2조제1항에 따라 신고를 한 의료인의 경우에는 그 신고한 날부터 매 3년이 되는 해의 12월 31일까지 신고하여야 한다.

② 법 제25조제3항에 따라 보건복지부장관은 제1항에 따른 신고 수리 업무를 법 제28조에 따른 의사회 · 치과의사회 · 한의사회 · 조산사회 및 간호사회(이하 "중앙회"라 한다)에 위탁한다.

③ 제1항에 따른 신고의 방법 및 절차 등에 관하여 필요한 사항은 보건복지부령으로 정한다.

[전문개정 2012.4.27.]

[규칙]제17조(의료인의 실태 등의 신고 및 보고) ① 법 제25조제1항 및 영 제11조제1항에 따라 의료인의 실태와 취업상황 등을 신고하려는 사람은 별지 제10호서식의 의료인의 실태 등

신고서를 작성하여 법 제28조에 따른 중앙회(이하 "중앙회"라 한다)의 장(이하 "각 중앙회장"이라 한다)에게 제출하여야 한다.

② 제1항에 따른 신고를 받은 각 중앙회장은 신고인이 제20조에 따른 보수교육(補修敎育)을 이수하였는지 여부를 확인하여야 한다.

③ 각 중앙회장은 제1항에 따른 신고 내용과 결과를 반기별로 보건복지부장관에게 보고하여야 한다. 다만, 법 제66조제4항에 따라 면허의 효력이 정지된 의료인이 제1항에 따른 신고를 한 경우에는 그 내용과 결과를 지체 없이 보건복지부장관에게 보고하여야 한다.

[전문개정 2012.4.27.]

기출변형 확인 문제

Q. [의료법]에서 의료인의 실태와 취업상황은 누구에게 신고하는가?

① 시장 ② 도지사 ③ 대통령 ④ 보건복지부장관 ⑤ 보건소장

답: 4

기출변형 확인 문제

Q. [의료법]에서 의료인의 실태와 취업상황은 보건복지부 장관에게 몇 년 마다 신고하는가?

① 1년 ② 2년 ③ 3년 ④ 4년 ⑤ 5년

답: 3

★★★ **제26조(변사체 신고)** 의사 · 치과의사 · 한의사 및 조산사는 사체를 검안하여 변사(變死)한 것으로 의심되는 때에는 사체의 소재지를 관할하는 경찰서장에게 신고하여야 한다. **위반시(500만원 이하의 벌금)**

암기 Keyword

변사체 - 관할경찰서장신고, 신고자중 의료인중 간호사는 빠짐

기출변형 확인 문제

Q. [의료법]에서 의료인이 변사체 발견 시 누구에게 신고하는가?

① 시장 ② 파출소장 ③ 대통령
④ 보건복지부장관 ⑤ 관할경찰서장

답: 5

제3절 의료행위의 제한

** **제27조(무면허 의료행위 등 금지)** ① 의료인이 아니면 누구든지 의료행위를 할 수 없으며 의료인도 면허된 것 이외의 의료행위를 할 수 없다. 다만, 다음 각 호의 어느 하나에 해당하는 자는 보건복지부령으로 정하는 범위에서 의료행위를 할 수 있다. 〈개정 2008.2.29., 2009.1.30., 2010.1.18.〉 **위반시(5년 이하의 징역 또는 5천만원 이하의 벌금)**

1. 외국의 의료인 면허를 가진 자로서 일정 기간 국내에 체류하는 자
2. 의과대학, 치과대학, 한의과대학, 의학전문대학원, 치의학전문대학원, 한의학전문대학원, 종합병원 또는 외국 의료원조기관의 의료봉사 또는 연구 및 시범사업을 위하여 의료행위를 하는 자
3. 의학 · 치과의학 · 한방의학 또는 간호학을 전공하는 학교의 학생

② 의료인이 아니면 의사 · 치과의사 · 한의사 · 조산사 또는 간호사 명칭이나 이와 비슷한 명칭을 사용하지 못한다. **유사명칭(500만원 이하 벌금)**

③ 누구든지 「국민건강보험법」이나 「의료급여법」에 따른 본인부담금을 면제하거나 할인하는 행위, 금품 등을 제공하거나 불특정 다수인에게 교통편의를 제공하는 행위 등 영리를 목적으로 환자를 의료기관이나 의료인에게 소개 · 알선 · 유인하는 행위 및 이를 사주하는 행위를 하여서는 아니 된다. 다만, 다음 각 호의 어느 하나에 해당하는 행위는 할 수 있다. 〈개정 2009.1.30., 2010.1.18., 2011.12.31.〉 **위반시(3년 이하의 징역 또는 3천만원 이하의 벌금)**

1. 환자의 경제적 사정 등을 이유로 개별적으로 관할 시장 · 군수 · 구청장의 사전승인을 받아 환자를 유치하는 행위
2. 「국민건강보험법」 제109조에 따른 가입자나 피부양자가 아닌 외국인(보건복지부령으로 정하는 바에 따라 국내에 거주하는 외국인은 제외한다)환자를 유치하기 위한 행위

④ 제3항제2호에도 불구하고 「보험업법」 제2조에 따른 보험회사, 상호회사, 보험설계사, 보험대리점 또는 보험중개사는 외국인환자를 유치하기 위한 행위를 하여서는 아니 된다. 〈신설 2009.1.30.〉 **위반시(3년 이하의 징역 또는 3천만원 이하의 벌금)**

⑤ 누구든지 의료인이 아닌 자에게 의료행위를 하게 하거나 의료인에게 면허 사항 외의 의료행위를 하게 하여서는 아니 된다. 〈신설 2019.4.23., 2020.12.29.〉

✎ 무면허 법의 강화

암기 Keyword

무면허는 벌칙암기 5/5

기출변형 확인 문제

Q. [의료법]에서 의료인 아닌 자가 무면허행위를 한 경우 벌칙은?

① 1년 이하의 징역 또는 1천만원 이하 벌금 ② 2년 이하의 징역 또는 2천만원 이하 벌금
③ 3년 이하의 징역 또는 3천만원 이하 벌금 ④ 4년 이하의 징역 또는 4천만원 이하 벌금
⑤ 5년 이하의 징역 또는 5천만원 이하 벌금

답: 5

★ [규칙]제18조(외국면허 소지자의 의료행위) 법 제27조제1항제1호에 따라 외국의 의료인 면허를 가진 자로서 다음 각 호의 어느 하나에 해당하는 업무를 수행하기 위하여 국내에 체류하는 자는 그 업무를 수행하기 위하여 필요한 범위에서 보건복지부장관의 승인을 받아 의료행위를 할 수 있다. 〈개정 2010.3.19〉

1. 외국과의 교육 또는 기술협력에 따른 교환교수의 업무
2. 교육연구사업을 위한 업무
3. 국제의료봉사단의 의료봉사 업무

★ [규칙]제19조(의과대학생 등의 의료행위) ① 법 제27조제1항제2호에 따른 의료행위의 범위는 다음 각 호와 같다.

1. 국민에 대한 의료봉사활동을 위한 의료행위
2. 전시·사변이나 그 밖에 이에 준하는 국가비상사태 시에 국가나 지방자치단체의 요청에 따라 행하는 의료행위
3. 일정한 기간의 연구 또는 시범 사업을 위한 의료행위

② 법 제27조제1항제3호에 따라 의학·치과의학·한방의학 또는 간호학을 전공하는 학교의 학생은 다음 각 호의 의료행위를 할 수 있다.

1. 전공 분야와 관련되는 실습을 하기 위하여 지도교수의 지도·감독을 받아 행하는 의료행위
2. 국민에 대한 의료봉사활동으로서 의료인의 지도·감독을 받아 행하는 의료행위
3. 전시·사변이나 그 밖에 이에 준하는 국가비상사태 시에 국가나 지방자치단체의 요청에 따라 의료인의 지도·감독을 받아 행하는 의료행위

[규칙]제19조의2(유치행위를 할 수 없는 국내 거주 외국인의 범위) 법 제27조제3항제2호에 따라 외국인환자를 유치할 수 있는 대상에서 제외되는 국내에 거주하는 외국인은 「국민건강보험법」 제93조에 따른 가입자나 피부양자가 아닌 국내에 거주하는 외국인으로서 다음 각 호의 어느 하나에 해당하는 외국인을 말한다.

1. 「출입국관리법」 제31조에 따라 외국인등록을 한 사람[「출입국관리법 시행령」 제12조 및

별표 1에 따른 기타(G-1)의 체류자격을 가진 사람은 제외한다]

2. 「재외동포의 출입국과 법적지위에 관한 법률」 제6조에 따라 국내거소신고를 한 외국국적동포

[본조신설 2009.4.29.]

제27조의2 삭제 〈2015.12.22.〉

[규칙]제19조의3 ~ 제19조의9 삭제 〈2016.6.23.〉

기출변형 확인 문제

Q. [의료법]에서 외국면허 소지자가 행할 수 없는 행위는?

① 외국과의 교육
② 기술협력에 따른 교환교수의 업무
③ 교육연구사업을 위한 업무
④ 국제의료봉사단의 의료봉사 업무
⑤ 국내의 의료기관개설

답: 5

제4절 의료인 단체

★ **제28조(중앙회와 지부)** ① 의사 · 치과의사 · 한의사 및 조산사는 대통령령으로 정하는 바에 따라 각각 전국적 조직을 두는 의사회 · 치과의사회 · 한의사회 및 조산사회(이하 "중앙회"라 한다)를 각각 설립하여야 한다. 〈개정 2024.9.20.〉

② 중앙회는 법인으로 한다.

③ 제1항에 따라 중앙회가 설립된 경우에는 의사 · 치과의사 · 한의사 및 조산사는 당연히 해당하는 중앙회의 회원이 되며, 중앙회의 정관을 지켜야 한다. 〈개정 2024.9.20.〉

④ 중앙회에 관하여 이 법에 규정되지 아니한 사항에 대하여는 「민법」중 사단법인에 관한 규정을 준용한다.

⑤ 중앙회는 대통령령으로 정하는 바에 따라 특별시 · 광역시 · 도와 특별자치도(이하 "시 · 도"라 한다)에 지부를 설치하여야 하며, 시 · 군 · 구(자치구만을 말한다. 이하 같다)에 분회를 설치할 수 있다. 다만, 그 외의 지부나 외국에 의사회 지부를 설치하려면 보건복지부장관의 승인을 받아야 한다. 〈개정 2008.2.29., 2010.1.18.〉

⑥ 중앙회가 지부나 분회를 설치한 때에는 그 지부나 분회의 책임자는 지체 없이 특별시장 · 광역시장 · 도지사 · 특별자치도지사(이하 "시 · 도지사"라 한다) 또는 시장 · 군수 ·

구청장에게 신고하여야 한다.
⑦ 각 중앙회는 제66조의2에 따른 자격정지 처분 요구에 관한 사항 등을 심의·의결하기 위하여 윤리위원회를 둔다. 〈신설 2011.4.28.〉
⑧ 윤리위원회의 구성, 운영 등에 관한 사항은 대통령령으로 정한다. 〈신설 2011.4.28.〉
[시행일: 2025.6.21.] 제28조

암기 Keyword

의료인의 단체-중앙회, 외국의 지부설치시 보건복지부장관의 승인

[영]제11조의2(윤리위원회의 구성) ① 법 제28조제7항에 따른 윤리위원회(이하 "윤리위원회"라 한다)는 위원장 1명을 포함한 11명의 위원으로 구성한다.
② 위원장은 위원 중에서 각 중앙회의 장이 위촉한다.
③ 위원은 다음 각 호의 사람 중에서 각 중앙회의 장이 성별을 고려하여 위촉하되, 제2호에 해당하는 사람이 4명 이상 포함되어야 한다. 〈개정 2017.3.20.〉
1. 각 중앙회 소속 회원으로서 의료인 경력이 10년 이상인 사람
2. 의료인이 아닌 사람으로서 법률, 보건, 언론, 소비자 권익 등에 관하여 경험과 학식이 풍부한 사람
④ 위원의 임기는 3년으로 하며, 한 번만 연임할 수 있다.
[본조신설 2012.4.27.]

[영]제11조의3(윤리위원회의 운영 등) ① 윤리위원회는 다음 각 호의 사항을 심의·의결한다.
1. 법 제66조의2에 따른 자격정지 처분 요구에 관한 사항
2. 각 중앙회 소속 회원에 대한 자격심사 및 징계에 관한 사항
3. 그 밖에 회원의 윤리 확립을 위해 필요한 사항으로서 각 중앙회의 정관으로 정하는 사항
② 윤리위원회의 회의는 위원장이 필요하다고 인정하는 경우나 각 중앙회의 장 또는 재적위원 3분의 1 이상이 요청하는 경우에 위원장이 소집한다. 이 경우 위원장은 회의 개최 7일 전까지 회의의 일시, 장소 및 안건을 각 위원에게 통보하여야 한다.
③ 윤리위원회의 회의는 재적위원 3분의 2 이상의 출석으로 개의(開議)하고, 출석위원 3분의 2 이상의 찬성으로 의결한다. 다만, 제1항제2호 및 제3호의 사항에 관한 정족수는 각 중앙회의 정관으로 달리 정할 수 있다.
④ 윤리위원회의 위원장은 제1항제1호 및 제2호의 사항에 관하여 심의·의결하려는 경우에는 해당 안건의 당사자에게 구술 또는 서면(전자문서를 포함한다)으로 의견을 진술할 기회를 주어야 한다.

⑤ 윤리위원회는 소관 심의·의결 사항을 전문적으로 검토하기 위하여 필요한 경우 보건복지부장관이 정하는 기준에 따라 분야별 전문자문단을 구성·운영할 수 있다. 〈신설 2017.3.20.〉

⑥ 제1항부터 제5항까지에서 규정한 사항 외에 윤리위원회 또는 제5항에 따른 분야별 전문자문단의 운영에 필요한 사항은 각 중앙회의 정관으로 정한다. 〈개정 2017.3.20.〉

[본조신설 2012.4.27.]

[영]제11조의4(윤리위원회 위원의 제척 등) ① 윤리위원회의 위원은 다음 각 호의 어느 하나에 해당하는 경우 윤리위원회의 심의·의결에서 제척된다.

1. 위원이 윤리위원회의 심의·의결 안건(이하 이 조에서 "해당 안건"이라 한다)의 당사자인 경우
2. 위원이 해당 안건의 당사자와 친족이거나 친족이었던 경우
3. 위원이 해당 안건의 당사자가 최근 3년 이내에 소속되어 있었던 기관에 종사하거나 종사하였던 경우

② 해당 안건의 당사자는 위원에게 제1항의 제척사유가 있거나 그 밖에 심의·의결의 공정을 기대하기 어려운 사정이 있는 경우에는 그 사유를 서면으로 밝혀 윤리위원회에 기피신청을 할 수 있다.

③ 윤리위원회는 제2항에 따른 기피신청을 받은 경우 재적위원 과반수의 출석과 출석위원 과반수의 찬성으로 기피 여부를 의결한다. 이 경우 기피신청을 당한 위원은 그 의결에 참여하지 못한다.

④ 윤리위원회의 위원은 제1항 또는 제2항의 사유에 해당하는 경우 스스로 심의·의결에서 회피할 수 있다.

[본조신설 2012.4.27.]

암기 Keyword

중앙회내의 윤리위원회가 존재한다.

기출변형 확인 문제

Q. [의료법]상 의료인들의 단체를 무엇이라 하는가?

① 협회 ② 학회 ③ 조직원 ④ 노사회 ⑤ 중앙회

답: 5

★★★ [영]제15조(중앙회의 지부) 법 제28조제5항에 따라 중앙회는 그 설립등기를 끝낸 날부터 3주일 이내에 특별시·광역시·도와 특별자치도에 각각 지부를 설치하여야 한다. 다만, 외국

에 두는 의사회 지부는 이에 관한 정관 변경허가를 받은 날부터 10주일 이내에 설치하여야 한다.

기출변형 확인 문제

Q. [의료법]에서 의료인의 중앙회의 국내 지부는 설립등기 후 몇 주 이내에 설치해야하는가?

① 1주 이내 ② 2주 이내 ③ 3주 이내 ④ 10주 이내 ⑤ 15주 이내

답: 3

기출변형 확인 문제

Q. [의료법]에서 의료인의 중앙회의 외국 지부는 설립등기 후 몇 주 이내에 설치해야하는가?

① 1주 이내 ② 2주 이내 ③ 3주 이내 ④ 10주 이내 ⑤ 15주 이내

답: 4

第29조(설립 허가 등) ① 중앙회를 설립하려면 대표자는 대통령령으로 정하는 바에 따라 정관과 그 밖에 필요한 서류를 보건복지부장관에게 제출하여 설립 허가를 받아야 한다. 〈개정 2008.2.29, 2010.1.18〉

② 중앙회의 정관에 적을 사항은 대통령령으로 정한다.

③ 중앙회가 정관을 변경하려면 보건복지부장관의 허가를 받아야 한다. 〈개정 2008.2.29, 2010.1.18〉

암기 Keyword

중앙회설립허가 보건복지부장관 - 국내 3주 이내, 외국 10주 이내

기출변형 확인 문제

Q. [의료법]에서 의료인의 중앙회의 설립 허가 자는?

① 시장 ② 행정안전부장관 ③ 보건복지부장관 ④ 대통령 ⑤ 구청장

답: 3

[영]제12조(중앙회의 설립 허가신청) 법 제29조제1항에 따라 중앙회 설립 허가를 받으려면 다음 각 호의 서류를 갖추어 보건복지부장관에게 제출하여야 한다. 〈개정 2008.2.29, 2010.3.15〉

1. 정관
2. 사업계획서
3. 자산명세서

4. 설립결의서
5. 설립대표자의 선출 경위에 관한 서류
6. 임원의 취임승낙서와 이력서

[영]제13조(정관기재사항 등) 법 제29조제2항에 따라 중앙회의 정관에 적어야 할 사항은 다음과 같다. 〈개정 2012.4.27.〉

1. 목적
2. 명칭
3. 중앙회 · 지부 · 분회의 소재지
4. 재산 또는 회계와 그 밖에 관리 · 운영에 관한 사항
5. 임원의 선임(選任)에 관한 사항
6. 회원의 자격 및 징계에 관한 사항
7. 정관 변경에 관한 사항
8. 공고 방법에 관한 사항
9. 윤리위원회의 운영 등에 관한 사항

[영]제14조(정관변경의 허가신청) 법 제29조제3항에 따라 중앙회가 정관 변경의 허가를 받으려면 다음 각 호의 서류를 갖추어 보건복지부장관에게 제출하여야 한다. 〈개정 2008.2.29., 2010.3.15.〉

1. 정관 변경의 내용과 그 이유를 적은 서류
2. 정관 변경에 관한 회의록
3. 신구 정관대조표와 그 밖의 참고서류

제30조(협조 의무) ① 중앙회는 보건복지부장관으로부터 의료와 국민보건 향상에 관한 협조 요청을 받으면 협조하여야 한다. 〈개정 2008.2.29., 2010.1.18.〉
② 중앙회는 보건복지부령으로 정하는 바에 따라 회원의 자질 향상을 위하여 필요한 보수(補修)교육을 실시하여야 한다. 〈개정 2008.2.29., 2010.1.18.〉
③ 의사 · 치과의사 · 한의사 및 조산사는 제2항에 따른 보수교육을 받아야 한다. 〈개정 2024.9.20.〉
[시행일: 2025.6.21.] 제30조

암기 Keyword

중앙회-보건복지부장관과 관련이 깊다.

** [규칙]제20조(보수교육) ① 중앙회는 법 제30조제2항에 따라 다음 각 호의 사항이 포함된 보수교육을 매년 실시하여야 한다. 〈개정 2017.3.7.〉

1. 직업윤리에 관한 사항
2. 업무 전문성 향상 및 업무 개선에 관한 사항
3. 의료 관계 법령의 준수에 관한 사항
4. 선진 의료기술 등의 동향 및 추세 등에 관한 사항
5. 그 밖에 보건복지부장관이 의료인의 자질 향상을 위하여 필요하다고 인정하는 사항

② 의료인은 제1항에 따른 보수교육을 연간 8시간 이상 이수하여야 한다.

③ 보건복지부장관은 제1항에 따른 보수교육의 내용을 평가할 수 있다.

④ 각 중앙회장은 제1항에 따른 보수교육을 다음 각 호의 기관으로 하여금 실시하게 할 수 있다.

1. 법 제28조제5항에 따라 설치된 지부(이하 "지부"라 한다) 또는 중앙회의 정관에 따라 설치된 의학·치의학·한의학·간호학 분야별 전문학회 및 전문단체
2. 의과대학·치과대학·한의과대학·의학전문대학원·치의학전문대학원·한의학전문대학원·간호대학 및 그 부속병원
3. 수련병원
4. 「한국보건복지인력개발원법」에 따른 한국보건복지인력개발원
5. 다른 법률에 따른 보수교육 실시기관

⑤ 각 중앙회장은 의료인이 제4항제5호의 기관에서 보수교육을 받은 경우 그 교육이수 시간의 전부 또는 일부를 보수교육 이수시간으로 인정할 수 있다.

** ⑥ 다음 각 호의 어느 하나에 해당하는 사람에 대하여는 해당 연도의 보수교육을 면제한다.

1. 전공의
2. 의과대학·치과대학·한의과대학·간호대학의 대학원 재학생
3. 영 제8조에 따라 면허증을 발급받은 신규 면허취득자
4. 보건복지부장관이 보수교육을 받을 필요가 없다고 인정하는 사람

⑦ 다음 각 호의 어느 하나에 해당하는 사람에 대하여는 해당 연도의 보수교육을 유예할 수 있다.

1. 해당 연도에 6개월 이상 환자진료 업무에 종사하지 아니한 사람
2. 보건복지부장관이 보수교육을 받기가 곤란하다고 인정하는 사람

⑧ 제6항 또는 제7항에 따라 보수교육이 면제 또는 유예되는 사람은 해당 연도의 보수교육 실시 전에 별지 제10호의2서식의 보수교육 면제·유예 신청서에 보수교육 면제 또는 유예 대상자임을 증명할 수 있는 서류를 첨부하여 각 중앙회장에게 제출하여야 한다.

⑨ 제8항에 따른 신청을 받은 각 중앙회장은 보수교육 면제 또는 유예 대상자 여부를 확인하고, 보수교육 면제 또는 유예 대상자에게 별지 제10호의3서식의 보수교육 면제·유예 확

인서를 교부하여야 한다.
[전문개정 2012.4.27.]

암기 Keyword

보수교육 연간 8시간 이상

기출변형 확인 문제

Q. [의료법]에서 의료인의 연간 보수교육시간은 몇 시간 이상 인가?

① 4시간 ② 8시간 ③ 12시간 ④ 15시간 ⑤ 16시간

답: 2

[규칙]제21조(보수교육계획 및 실적보고 등) ① 각 중앙회장은 보건복지부장관에게 매년 12월 말일까지 다음 연도의 별지 제11호서식의 보수교육계획서를 제출하고, 매년 4월 말일까지 전년도의 별지 제12호서식의 보수교육실적보고서를 제출하여야 한다. 〈개정 2012.4.27.〉
② 각 중앙회장은 보수교육을 받은 자에게 별지 제13호서식의 보수교육이수증을 발급하여야 한다. 〈개정 2012.4.27.〉

[규칙]제22조(보수교육 실시방법 등) 보수교육의 교과과정, 실시 방법과 그 밖에 보수교육을 실시하는 데에 필요한 사항은 각 중앙회장이 정한다. 〈개정 2012.4.27.〉

** [규칙]제23조(보수교육 관계서류의 보존) 제20조에 따라 보수교육을 실시하는 중앙회 등은 다음 각 호의 서류를 3년간 보존하여야 한다.
1. 보수교육 대상자명단(대상자의 교육 이수 여부가 명시되어야 한다)
2. 보수교육 면제자명단
3. 그 밖에 이수자의 교육 이수를 확인할 수 있는 서류

제31조 삭제 〈2011.4.7.〉

제32조(감독) 보건복지부장관은 중앙회나 그 지부가 정관으로 정한 사업 외의 사업을 하거나 국민보건 향상에 장애가 되는 행위를 한 때 또는 제30조제1항에 따른 요청을 받고 협조하지 아니한 경우에는 정관을 변경하거나 임원을 새로 뽑을 것을 명할 수 있다. 〈개정 2008.2.29., 2010.1.18.〉

기출변형 확인 문제

Q. [의료법]에서 의료인의 보수교육 서류보존 기간은?

① 3년 ② 5년 ③ 8년 ④ 10년 ⑤ 영구보전

답: 1

제3장 의료기관

제1절 의료기관의 개설

★★★ **제33조(개설 등)** ① 의료인은 이 법에 따른 의료기관을 개설하지 아니하고는 의료업을 할 수 없으며, 다음 각 호의 어느 하나에 해당하는 경우 외에는 그 의료기관 내에서 의료업을 하여야 한다. 〈개정 2008.2.29., 2010.1.18.〉 **위반시(500만원 이하의 벌금)**

1. 「응급의료에 관한 법률」 제2조제1호에 따른 응급환자를 진료하는 경우
2. 환자나 환자 보호자의 요청에 따라 진료하는 경우
3. 국가나 지방자치단체의 장이 공익상 필요하다고 인정하여 요청하는 경우
4. 보건복지부령으로 정하는 바에 따라 가정간호를 하는 경우
5. 그 밖에 이 법 또는 다른 법령으로 특별히 정한 경우나 환자가 있는 현장에서 진료를 하여야 하는 부득이한 사유가 있는 경우

② 다음 각 호의 어느 하나에 해당하는 자가 아니면 의료기관을 개설할 수 없다. 이 경우 의사는 종합병원·병원·요양병원·정신병원 또는 의원을, 치과의사는 치과병원 또는 치과의원을, 한의사는 한방병원·요양병원 또는 한의원을, 조산사는 조산원만을 개설할 수 있다. 〈개정 2009.1.30., 2020.3.4.〉 **위반시(10년 이하의 징역 1억원 이하의 벌금) - 신설**

1. 의사, 치과의사, 한의사 또는 조산사
2. 국가나 지방자치단체
3. 의료업을 목적으로 설립된 법인(이하 "의료법인"이라 한다)
4. 「민법」이나 특별법에 따라 설립된 비영리법인
5. 「공공기관의 운영에 관한 법률」에 따른 준정부기관, 「지방의료원의 설립 및 운영에 관한 법률」에 따른 지방의료원, 「한국보훈복지의료공단법」에 따른 한국보훈복지의료공단

③ 제2항에 따라 의원·치과의원·한의원 또는 조산원을 개설하려는 자는 보건복지부령

으로 정하는 바에 따라 시장 · 군수 · 구청장에게 신고하여야 한다. 〈개정 2008.2.29., 2010.1.18.〉 **위반시(500만원 이하의 벌금)**

④ 제2항에 따라 종합병원 · 병원 · 치과병원 · 한방병원 · 요양병원 또는 정신병원을 개설하려면 보건복지부령으로 정하는 바에 따라 제33조의2에 따른 시 · 도 의료기관개설위원회의 사전심의 및 본심의를 거쳐 시 · 도지사의 허가를 받아야 하고, 종합병원을 개설하려는 경우 또는 300병상 이상 종합병원의 의료기관 개설자가 병원급 의료기관을 추가로 개설하려는 경우에는 보건복지부령으로 정하는 바에 따라 시 · 도 의료기관개설위원회의 사전심의 단계에서 보건복지부장관의 승인을 받아야 한다. 이 경우 시 · 도지사는 개설하려는 의료기관이 다음 각 호의 어느 하나에 해당하는 경우에는 개설허가를 할 수 없다. 〈개정 2008.2.29., 2010.1.18., 2019.8.27., 2020.3.4., 2024.12.20.〉 **위반시(3년 이하의 징역 3천만원 이하의 벌금)**

1. 제36조에 따른 시설기준에 맞지 아니하는 경우
2. 제60조제1항에 따른 기본시책과 같은 조 제2항에 따른 수급 및 관리계획에 적합하지 아니한 경우

⑤ 제3항과 제4항에 따라 개설된 의료기관이 개설 장소를 이전하거나 개설에 관한 신고 또는 허가사항 중 보건복지부령으로 정하는 중요사항을 변경하려는 때에도 제3항 또는 제4항과 같다. 〈개정 2008.2.29., 2010.1.18.〉 허가 **위반시(500만원 이하의 벌금), 신고위반시(100만원 이하의 과태료)**

⑥ 조산원을 개설하는 자는 반드시 지도의사(指導醫師)를 정하여야 한다.

⑦ 다음 각 호의 어느 하나에 해당하는 경우에는 의료기관을 개설할 수 없다.

1. 약국 시설 안이나 구내인 경우
2. 약국의 시설이나 부지 일부를 분할 · 변경 또는 개수하여 의료기관을 개설하는 경우
3. 약국과 전용 복도 · 계단 · 승강기 또는 구름다리 등의 통로가 설치되어 있거나 이런 것들을 설치하여 의료기관을 개설하는 경우

⑧ 제2항제1호의 의료인은 어떠한 명목으로도 둘 이상의 의료기관을 개설 · 운영할 수 없다. 다만, 2 이상의 의료인 면허를 소지한 자가 의원급 의료기관을 개설하려는 경우에는 하나의 장소에 한하여 면허 종별에 따른 의료기관을 함께 개설할 수 있다. 〈신설 2009.1.30., 2012.2.1.〉 **위반시(5년 이하의 징역 5천만원 이하의 벌금)**

⑨ 의료법인 및 제2항제4호에 따른 비영리법인(이하 이 조에서 "의료법인등"이라 한다)이 의료기관을 개설하려면 그 법인의 정관에 개설하고자 하는 의료기관의 소재지를 기재하여 대통령령으로 정하는 바에 따라 정관의 변경허가를 얻어야 한다(의료법인등을 설립할 때에는 설립 허가를 말한다. 이하 이 항에서 같다). 이 경우 그 법인의 주무관청은 정관의 변경허가를 하기 전에 그 법인이 개설하고자 하는 의료기관이 소재하는 시 · 도

지사 또는 시장 · 군수 · 구청장과 협의하여야 한다. 〈신설 2015.12.29.〉
위반시(1년 이하의 징역 1천만원 이하의 벌금)
⑩ 의료기관을 개설 · 운영하는 의료법인등은 다른 자에게 그 법인의 명의를 빌려주어서는 아니 된다. 〈신설 2015.12.29.〉 **위반시(5년 이하의 징역 5천만원 이하의 벌금)**
[제목개정 2012.2.1.]
[2007.12.27. 법률 제9386호에 의하여 2007.12.27. 헌법재판소에서 헌법불합치된 이 조 제2항을 개정함] [시행일: 2020.9.5.] 제33조

암기 Keyword

의료기관의 개설 - 의원급 시장,군수,구청장 신고 / 병원급 시,도지사 허가

제33조의2(의료기관개설위원회 설치 등) ① 제33조제4항에 따른 의료기관 개설 허가에 관한 사항을 심의하기 위하여 시 · 도지사 소속으로 의료기관개설위원회를 둔다.
② 제1항의 의료기관개설위원회의 위원은 제28조에 따른 의사회 · 치과의사회 · 한의사회 · 조산사회 및 「간호법」 제18조에 따른 간호사중앙회의 의료인으로서 경험이 풍부한 사람과 제52조에 따른 의료기관단체의 회원으로서 해당 지역 내 의료기관의 개설 · 운영 등에 관한 경험이 풍부한 사람으로 한다. 〈개정 2024.9.20.〉
③ 의료기관개설위원회의 구성과 운영에 필요한 사항과 그 밖에 필요한 사항은 보건복지부령으로 정한다.
[본조신설 2020.3.4.]
[시행일: 2025.6.21.] 제33조의2

암기 Keyword

의료기관개설위원회 - 시, 도에 둔다.

제33조의3(실태조사) ① 보건복지부장관은 제33조제2항을 위반하여 의료기관을 개설할 수 없는 자가 개설 · 운영하는 의료기관의 실태를 파악하기 위하여 보건복지부령으로 정하는 바에 따라 조사(이하 이 조에서 "실태조사"라 한다)를 실시하고, 위법이 확정된 경우 그 결과를 공표하여야 한다. 이 경우 수사기관의 수사로 제33조제2항을 위반한 의료기관의 위법이 확정된 경우도 공표 대상에 포함한다.

② 보건복지부장관은 실태조사를 위하여 관계 중앙행정기관의 장, 지방자치단체의 장, 관련 기관·법인 또는 단체 등에 협조를 요청할 수 있다. 이 경우 요청을 받은 자는 특별한 사정이 없으면 이에 협조하여야 한다.
③ 실태조사의 시기·방법 및 결과 공표의 방법 등에 관하여 필요한 사항은 보건복지부령으로 정한다.
[본조신설 2020.12.29.]
[시행일: 2021.6.30.] 제33조의3

신규 확인 문제

Q. [의료법]에서 의료기관 개설위원회는 어디에다 두는가?

① 읍.면 ② 보건소 ③ 보건복지부 ④ 질병관리위원회 ⑤ 시·도

답: 5

[영]제16조(의료법인 등의 의료기관 개설을 위한 정관변경 허가 등) ① 법 제33조제2항제3호에 따른 의료법인(이하 "의료법인"이라 한다) 및 같은 항 제4호에 따른 비영리법인이 같은 조 제9항 전단에 따라 법인 설립허가 또는 정관 변경허가를 받으려는 경우에는 다음 각 호의 구분에 따른 서류를 주무관청에 제출하여야 한다.

1. 법인 설립허가를 받으려는 경우: 다음 각 목의 서류
 가. 의료기관의 개설·운영이 목적사업에 해당한다는 사실과 의료기관의 소재지가 반영된 정관안
 나. 의료기관 개설·운영을 위한 사업계획서 및 자금조달계획서
 다. 의료기관의 시설·장비 및 인력 등의 확보 계획서
 라. 법 제33조제2항제4호에 따른 비영리법인이 법인 설립허가 시 관계 법령에 따라 필요한 서류(비영리법인만 해당한다)
 마. 법 제48조제1항에 따른 의료법인 설립허가에 필요한 서류(의료법인만 해당한다)
 바. 그 밖에 의료기관의 개설·운영과 관련하여 보건복지부장관이 필요하다고 인정하여 고시하는 서류
2. 정관 변경허가를 받으려는 경우: 다음 각 목의 서류
 가. 의료기관의 개설·운영이 목적사업에 해당한다는 사실과 의료기관의 소재지가 반영된 정관변경안
 나. 제1호나목 및 다목의 서류
 다. 법 제33조제2항제4호에 따른 비영리법인이 정관 변경허가 시 관계 법령에 따라 필요한 서류(비영리법인만 해당한다)
 라. 법 제48조제3항에 따른 정관 변경허가에 필요한 서류(의료법인만 해당한다)

마. 그 밖에 의료기관의 개설·운영과 관련하여 보건복지부장관이 필요하다고 인정하여 고시하는 서류

② 제1항 각 호의 서류(제1호라목·마목 및 제2호다목·라목은 제외한다)에 대한 작성기준, 작성방법 및 세부내용 등에 관한 사항은 보건복지부장관이 정하여 고시한다.

[본조신설 2016.9.29.]

** [영]제20조(의료법인 등의 사명) 의료법인과 법 제33조제2항제4호에 따라 의료기관을 개설한 비영리법인은 의료업(법 제49조에 따라 의료법인이 하는 부대사업을 포함한다)을 할 때 공중위생에 이바지하여야 하며, 영리를 추구하여서는 아니 된다.

암기 Keyword

의료법인의 사명 - 공중위생에 이바지, 비영리 단체

기출변형 확인 문제

Q. [의료법]에서 의료법인의 사명으로 옳은 것은?

① 국민의 건강개선　② 병원의 이익추구　③ 공중위생에 이바지
④ 사회경제의 보건　⑤ 지역사회의 개선

답: 3

[규칙]제24조(가정간호) ① 법 제33조제1항제4호에 따라 의료기관이 실시하는 가정간호의 범위는 다음 각 호와 같다. 〈개정 2010.3.19.〉

1. 간호
2. 검체의 채취(보건복지부장관이 정하는 현장검사를 포함한다. 이하 같다) 및 운반
3. 투약
4. 주사
5. 응급처치 등에 대한 교육 및 훈련
6. 상담
7. 다른 보건의료기관 등에 대한 건강관리에 관한 의뢰

② 가정간호를 실시하는 간호사는 「전문간호사 자격인정 등에 관한 규칙」에 따른 가정전문간호사여야 한다. 다만, 「의료법」 제3조제2항제1호에 따른 의원급 의료기관 또는 같은 항 제3호에 따른 병원급 의료기관(종합병원은 제외한다)의 경우에는 가정간호에 관한 교육을 이수하는 등 보건복지부장관이 정하여 고시하는 요건을 갖춘 간호사도 가정간호를 실시할 수 있다. 〈개정 2024.12.27.〉

③ 가정간호는 의사나 한의사가 의료기관 외의 장소에서 계속적인 치료와 관리가 필요하다고 판단하여 제2항 본문에 따른 가정전문간호사 또는 같은 항 단서에 따른 간호사(이하 "가정전문간호사등"이라 한다)에게 치료나 관리를 의뢰한 사람에 대해서만 실시해야 한다. 〈개정 2024.12.27.〉

④ 가정전문간호사등은 가정간호 중 검체의 채취 및 운반, 투약, 주사 또는 치료적 의료행위인 간호를 하는 경우에는 의사나 한의사의 진단과 처방에 따라야 한다. 이 경우 의사 및 한의사 처방의 유효기간은 처방일부터 90일까지로 한다. 〈개정 2024.12.27.〉

⑤ 가정간호를 실시하는 의료기관의 장은 가정전문간호사등을 2명 이상 두어야 한다. 다만, 「의료법」 제3조제2항제3호바목에 따른 종합병원의 경우에는 제2항 본문에 따른 가정전문간호사를 2명 이상 두어야 한다. 〈개정 2024.12.27.〉

⑥ 가정간호를 실시하는 의료기관의 장은 가정간호에 관한 기록을 5년간 보존하여야 한다.

⑦ 이 규칙에서 정한 것 외에 가정간호의 질 관리 등 가정간호의 실시에 필요한 사항은 보건복지부장관이 따로 정한다. 〈개정 2010.3.19.〉

★ **[규칙]제25조(의료기관 개설신고)** ① 법 제33조제3항에 따라 의원 · 치과의원 · 한의원 또는 조산원을 개설하려는 자는 별지 제14호서식의 의료기관 개설신고서(전자문서로 된 신고서를 포함한다)에 다음 각 호의 서류(전자문서를 포함한다)를 첨부하여 시장 · 군수 · 구청장(자치구의 구청장을 말한다. 이하 같다)에게 신고해야 한다. 〈개정 2009.4.29., 2010.1.29., 2010.9.1., 2015.7.24., 2016.10.6., 2017.6.21., 2021.6.30., 2022.9.14.〉

1. 개설하려는 자가 법인인 경우: 법인 설립 허가증 사본(「공공기관의 운영에 관한 법률」에 따른 준정부기관은 제외한다), 정관 사본 및 사업계획서 사본
2. 삭제 〈2021.6.30.〉
3. 건물평면도 사본 및 그 구조설명서 사본
4. 의료인 등 근무인원에 대한 확인이 필요한 경우: 면허(자격)증 사본. 다만, 제2항에 따라 행정정보의 공동이용으로 확인할 수 있는 경우는 제외한다.
5. 법 제36조제1호 · 제2호 · 제4호 및 제5호의 준수사항에 적합함을 증명하는 서류

② 제1항에 따라 신고서를 제출받은 시장 · 군수 · 구청장은 「전자정부법」 제36조제1항에 따른 행정정보의 공동이용을 통하여 다음 각 호의 서류를 확인해야 하며, 신고인(해당 의료기관에서 근무하는 사람을 포함한다)이 제2호 및 제3호의 서류 확인에 동의하지 않는 경우에는 그 사본을 첨부하도록 해야 한다. 〈신설 2022.9.14.〉

1. 개설하려는 자가 법인인 경우: 법인 등기사항증명서
2. 개설하려는 자가 의료인인 경우: 의료인 면허증
3. 의료인 등 근무인원에 대한 확인이 필요한 경우: 면허(자격)증

③ 시장 · 군수 · 구청장은 제1항에 따른 의료기관 개설신고를 받은 경우에는 다음 각 호의

사항을 확인해야 한다. 이 경우 제3호에 대해서는 「화재예방, 소방시설 설치 · 유지 및 안전관리에 관한 법률」 제7조제7항 전단에 따라 그 확인을 요청해야 한다. 〈개정 2017.6.21., 2021.6.30., 2022.9.14.〉

1. 법 제4조제2항, 제33조제2항, 같은 조 제6항부터 제8항까지 및 제64조제2항에 따른 의료기관의 개설기준에 위배되는지 여부
2. 법 제36조제1호 · 제2호 · 제4호 및 제5호의 준수사항에 적합한지 여부
3. 「화재예방, 소방시설 설치 · 유지 및 안전관리에 관한 법률 시행령」 별표 5에 따라 의료기관이 갖추어야 하는 소방시설에 적합한지 여부
4. 그 밖에 다른 법령에 따라 의료기관의 개설이 제한되거나 금지되는지 여부

④ 시장 · 군수 · 구청장은 제1항에 따른 의료기관 개설신고가 적법하다고 인정하는 경우에는 해당 신고를 수리하고, 별지 제15호서식의 의료기관 개설신고증명서를 발급하여야 한다. 〈개정 2015.5.29., 2017.6.21., 2022.9.14.〉

⑤ 시장 · 군수 · 구청장은 분기별 의료기관의 개설신고 수리 상황을 매 분기가 끝난 후 15일까지 시 · 도지사를 거쳐 보건복지부장관에게 보고하여야 한다. 〈개정 2010.3.19., 2015.5.29., 2022.9.14.〉

⑥ 시장 · 군수 · 구청장은 제4항에 따라 의료기관 개설신고증명서를 발급한 경우에는 의료기관별로 관리카드를 작성 · 비치하여 신고 사항의 변경신고 및 행정처분 내용 등을 기록 · 관리하여야 한다. 〈개정 2015.5.29., 2022.9.14.〉

★ **[규칙]제26조(의료기관 개설신고사항의 변경신고)** ① 법 제33조제5항에 따라 의원 · 치과의원 · 한의원 또는 조산원 개설자가 그 개설 장소를 이전하거나 다음 각 호의 어느 하나에 해당하는 개설신고사항의 변경신고를 하려면 변경 사항을 확인할 수 있는 서류의 사본을 첨부하여 별지 제14호서식의 신고사항 변경신고서(전자문서로 된 신고서를 포함한다)를 시장 · 군수 · 구청장에게 제출하여야 한다. 이 경우 신고서를 제출받은 시장 · 군수 · 구청장은 「전자정부법」 제36조제1항에 따른 행정정보의 공동이용을 통해 의료기관 개설신고증명서를 확인해야 하며, 신고인이 의료기관 개설신고증명서 확인에 동의하지 않는 경우에는 그 사본을 첨부하도록 해야 한다. 〈개정 2008.9.5., 2010.1.29., 2015.7.24., 2022.9.14.〉

1. 의료기관 개설자의 변경 사항
2. 의료기관 개설자가 입원, 해외 출장 등으로 다른 의사 · 치과의사 · 한의사 또는 조산사에게 진료하게 할 경우 그 기간 및 해당 의사 등의 인적 사항
3. 의료기관의 진료과목의 변동 사항
4. 진료과목 증감이나 입원실 등 주요 시설의 변경에 따른 시설 변동 내용
5. 의료기관의 명칭 변경 사항
6. 의료기관의 의료인 수

② 제1항에 따른 변경신고와 관련하여 그 변경사항에 대한 확인 방법 및 기준에 관하여는 제25조제3항을 준용한다. 다만, 같은 항 제3호의 경우에는 의료기관 개설장소의 이전이나 제1항제4호에 따른 시설 변동만 해당한다. 〈개정 2017.6.21., 2022.9.14.〉

③ 시장 · 군수 · 구청장은 제1항에 따른 변경신고를 수리한 경우에 의료기관개설신고증명서의 기재사항을 고쳐쓸 필요가 있으면 이를 개서(改書)하여 주거나 재발급하여야 한다. 〈개정 2008.9.5., 2015.5.29.〉

[규칙]제27조(의료기관 개설허가) ① 법 제33조제4항에 따라 종합병원 · 병원 · 치과병원 · 한방병원 · 요양병원 또는 정신병원의 개설허가를 받으려는 자는 별지 제16호서식의 의료기관 개설허가신청서(전자문서로 된 신청서를 포함한다)에 다음 각 호의 서류(전자문서를 포함한다)를 첨부하여 시 · 도지사에게 제출해야 한다. 〈개정 2009.4.29., 2010.1.29., 2010.9.1., 2015.7.24., 2016.10.6., 2016.12.29., 2017.6.21., 2021.6.30., 2022.9.14.〉

1. 개설하려는 자가 법인인 경우: 법인설립허가증 사본(「공공기관의 운영에 관한 법률」에 따른 준정부기관은 제외한다), 정관 사본 및 사업계획서 사본
2. 개설하려는 자가 의료인인 경우: 사업계획서 사본
3. 건물평면도 사본 및 그 구조설명서 사본
4. 의료인 등 근무인원에 대한 확인이 필요한 경우: 면허(자격)증 사본. 다만, 제2항에 따라 행정정보의 공동이용으로 확인할 수 있는 경우는 제외한다.
5. 삭제 〈2021.6.30.〉
6. 법 제36조제1호 · 제2호 · 제4호 및 제5호의 준수사항에 적합함을 증명하는 서류

② 제1항에 따라 신청서를 제출받은 시 · 도지사는 「전자정부법」 제36조제1항에 따른 행정정보의 공동이용을 통하여 다음 각 호의 서류를 확인해야 한다. 다만, 신청인(해당 의료기관에서 근무하는 사람을 포함한다)이 제2호부터 제4호까지의 서류 확인에 동의하지 않는 경우에는 그 사본을 첨부하도록 해야 한다. 〈신설 2021.6.30., 2022.9.14.〉

1. 개설하려는 자가 법인인 경우: 법인 등기사항증명서
2. 개설하려는 자가 의료인인 경우: 의료인 면허증
3. 「전기안전관리법 시행규칙」 제18조제3항 본문에 따른 전기안전점검 확인서(종합병원만 해당한다)
4. 의료인 등 근무인원에 대한 확인이 필요한 경우: 면허(자격)증

③ 제1항에 따른 개설허가 신청과 관련하여 그 신청사항에 대한 확인 방법 및 기준에 관하여는 제25조제3항을 준용한다. 〈개정 2017.6.21., 2021.6.30., 2022.9.14.〉

④ 시 · 도지사는 제1항에 따라 의료기관의 개설허가를 한 때에는 지체 없이 별지 제17호서식의 의료기관 개설허가증을 발급하여야 한다. 〈개정 2015.5.29., 2021.6.30.〉

⑤ 시 · 도지사는 분기별 의료기관의 개설허가 상황을 매 분기가 끝난 후 15일까지 보건복지

부장관에게 보고하여야 한다. 〈개정 2010.3.19., 2015.5.29., 2021.6.30.〉

⑥ 시 · 도지사는 제4항에 따라 의료기관의 개설허가증을 발급한 때에는 의료기관별로 관리카드를 작성 · 비치하여 허가 사항의 변경허가 및 행정처분 내용 등을 기록 · 관리해야 한다. 〈개정 2015.5.29., 2021.6.30.〉

[규칙]제27조의2(의료기관개설위원회의 구성 · 운영 등) ① 법 제33조의2에 따른 의료기관개설위원회(이하 이 조에서 "위원회"라 한다)는 법 제33조제4항에 따른 개설허가(이하 이 조에서 "개설허가"라 한다)를 신청한 의료기관에 대하여 다음 각 호의 사항을 심의한다. 〈개정 2022.9.14.〉

1. 제25조제3항 각 호의 사항
2. 법 제60조제1항에 따른 기본시책 및 같은 조 제2항에 따른 수급 및 관리계획에 적합한지 여부
3. 그 밖에 시 · 도지사가 위원회의 심의가 필요하다고 인정하는 사항

② 시 · 도지사는 제1항에도 불구하고 다음 각 호의 어느 하나에 해당하여 개설허가를 할 수 없음이 명확한 경우에는 위원회의 심의를 생략할 수 있다.

1. 제27조제1항에 따른 개설허가 신청서류의 전부 또는 일부를 제출하지 않은 경우
2. 국가나 지방자치단체가 의료기관을 개설하는 경우 등 시 · 도지사가 위원회의 심의가 필요하지 않다고 인정하는 경우

③ 위원회는 위원장 1명을 포함하여 15명 이내의 위원으로 성별을 고려하여 구성한다.

④ 위원장은 위원 중에서 호선(互選)한다.

⑤ 위원회의 위원의 임기는 2년으로 하되, 연임할 수 있다.

⑥ 제1항부터 제5항까지에서 규정한 사항 외에 위원회의 구성 · 운영 등에 필요한 사항은 특별시 · 광역시 · 특별자치시 · 도 · 특별자치도(이하 "시 · 도"라 한다)의 규칙으로 정한다.

[본조신설 2020.9.4.]

암기 Keyword

다시한번 강조! 의원개설은 시장 · 군수 · 구청장 신고, 병원개설은 시 · 도지사 허가

기출변형 확인 문제

Q. [의료법]에서 의원급의 의료기관을 개설하고자 하는 자는 누구에게 신고해야 하는가?

① 보건복지부장관 ② 국립의료원장 ③ 시 · 도지사
④ 시장 · 군수 · 구청장 ⑤ 보건소장

답: 4

★ [규칙]제28조(의료기관 개설허가 사항의 변경허가) ① 법 제33조제5항에 따라 의료기관의 개설허가를 받은 자가 그 개설 장소를 이전하거나 다음 각 호의 어느 하나에 해당하는 개설허가 사항의 변경허가를 받으려면 변경 사항을 확인할 수 있는 서류의 사본을 첨부하여 별지 제16호서식의 허가사항 변경신청서(전자문서로 된 신청서를 포함한다)를 시 · 도지사에게 제출해야 한다. 이 경우 신청서를 제출받은 시 · 도지사는 「전자정부법」 제36조제1항에 따른 행정정보의 공동이용을 통해 의료기관 개설허가증을 확인해야 하며, 신청인이 의료기관 개설허가증 확인에 동의하지 않는 경우에는 그 사본을 첨부하도록 해야 한다. 〈개정 2008.9.5., 2010.1.29., 2015.7.24., 2016.10.6., 2016.12.29., 2021.6.30., 2022.9.14.〉

1. 의료기관 개설자의 변경 사항
2. 법 제3조제2항에 따른 의료기관의 종류 변경 또는 진료과목의 변동 사항
3. 진료과목 증감이나 입원실 등 주요시설 변경에 따른 시설 변동 내용
4. 의료기관의 명칭 변경 사항
5. 의료기관의 의료인 수

② 제1항에 따라 신청서를 제출받은 시 · 도지사는 종합병원의 개설 장소가 이전되는 경우, 같은 항 제2호에 따라 종합병원으로 변경되는 경우 또는 같은 항 제3호에 따라 종합병원의 주요시설 변경이 있는 경우 「전자정부법」 제36조제1항에 따른 행정정보의 공동이용을 통하여 「전기안전관리법 시행규칙」 제18조제3항 본문에 따른 전기안전점검 확인서를 확인해야 한다. 다만, 신청인이 확인에 동의하지 않는 경우에는 그 사본을 첨부하도록 해야 한다. 〈신설 2021.6.30.〉

③ 제1항에 따른 개설허가 변경신청과 관련하여 그 변경사항에 대한 확인 방법 및 기준에 관하여는 제25조제3항을 준용한다. 다만, 같은 항 제3호의 경우에는 의료기관 개설장소의 이전, 제1항제2호 및 제3호에 따른 의료기관의 종류 변경 및 시설 변동만 해당한다. 〈개정 2017.6.21., 2021.6.30., 2022.9.14.〉

④ 시 · 도지사는 제1항에 따라 변경허가를 한 때에 의료기관 개설허가증을 고쳐쓸 필요가 있으면 이를 개서하여 주거나 재발급하여야 한다. 〈개정 2008.9.5., 2015.5.29., 2021.6.30.〉

[규칙]제28조의2(실태조사의 시기 · 방법) ① 보건복지부장관은 법 제33조의3제1항 전단에 따른 의료기관을 개설할 수 없는 자가 개설 · 운영하는 의료기관에 대한 실태조사(이하 이 조에서 "실태조사"라 한다)를 매년 실시해야 한다.

② 실태조사는 현장조사, 문서열람 등의 방법으로 실시하며, 필요한 경우에는 조사 대상자에게 법 제61조에 따라 보고를 명하거나 법 제61조의2에 따라 자료의 제출 또는 의견의 진술 등을 요청할 수 있다.

③ 보건복지부장관은 실태조사 실시 결과 위법이 확정되면 법 제33조의3제1항 전단에 따라 다음 각 호의 사항을 관보 또는 보건복지부의 인터넷 홈페이지에 공표해야 한다.

1. 의료기관의 명칭 및 주소
2. 의료기관 개설자의 성명(개설자가 법인인 경우에는 법인명 및 대표자의 성명을 말한다)
3. 위반사항

④ 제1항부터 제3항까지에서 규정한 사항 외에 실태조사에 필요한 사항은 보건복지부장관이 정한다.

[본조신설 2021.6.30.]

암기 Keyword

의료기관개설 실태조사 - 보건복지부장관이 매년실시

** [규칙]제31조(조산원의 지도의사) 조산원의 개설자는 법 제33조제6항에 따라 지도의사(지도의사)를 정하거나 변경한 경우에는 지도의사신고서에 그 지도의사의 승낙서 및 면허증 사본을 첨부하여 관할 시장 · 군수 · 구청장에게 제출하여야 한다.

신규확인 문제

Q. [의료법]에서 의료기관 개설 실태조사는 누가 실시하는가?

① 시장 · 군수 · 구청장 ② 시 · 도지사 ③ 보건복지부장관
④ 보건소장 ⑤ 보건지소장

답: 3

기출변형 확인 문제

Q. [의료법]에서 조산원을 개설 시 누구에게 신고해야 하는가?

① 시장 · 군수 · 구청장 ② 시 · 도지사 ③ 보건복지부
④ 보건소 ⑤ 보건지소

답: 1

암기 Keyword

조산원을 개원하고자 하는 조산사는 반드시 지도의사를 두어야 한다.(지도의사 승낙서)

제34조(원격의료) ① 의료인(의료업에 종사하는 의사 · 치과의사 · 한의사만 해당한다)은 제33조제1항에도 불구하고 컴퓨터 · 화상통신 등 정보통신기술을 활용하여 먼 곳에 있는 의료인에게 의료지식이나 기술을 지원하는 원격의료(이하 "원격의료"라 한다)를 할 수 있다.

② 원격의료를 행하거나 받으려는 자는 보건복지부령으로 정하는 시설과 장비를 갖추어야 한다. 〈개정 2008.2.29., 2010.1.18.〉
③ 원격의료를 하는 자(이하 "원격지의사"라 한다)는 환자를 직접 대면하여 진료하는 경우와 같은 책임을 진다.
④ 원격지의사의 원격의료에 따라 의료행위를 한 의료인이 의사 · 치과의사 또는 한의사(이하 "현지의사"라 한다)인 경우에는 그 의료행위에 대하여 원격지의사의 과실을 인정할 만한 명백한 근거가 없으면 환자에 대한 책임은 제3항에도 불구하고 현지의사에게 있는 것으로 본다.

[규칙]제29조(원격의료의 시설 및 장비) 법 제34조제2항에 따라 원격의료를 행하거나 받으려는 자가 갖추어야 할 시설과 장비는 다음 각 호와 같다.
1. 원격진료실
2. 데이터 및 화상(畵像)을 전송 · 수신할 수 있는 단말기, 서버, 정보통신망 등의 장비

암기 Keyword

원격의료의 의료사고 시 책임은 현지의사에게

★ **제35조(의료기관 개설 특례)** ① 제33조제1항 · 제2항 및 제8항에 따른 자 외의 자가 그 소속 직원, 종업원, 그 밖의 구성원(수용자를 포함한다)이나 그 가족의 건강관리를 위하여 부속 의료기관을 개설하려면 그 개설 장소를 관할하는 시장 · 군수 · 구청장에게 신고하여야 한다. 다만, 부속 의료기관으로 병원급 의료기관을 개설하려면 그 개설 장소를 관할하는 시 · 도지사의 허가를 받아야 한다. 〈개정 2009.1.30.〉 단서 위반시 (3년 이하의 징역 또는 3천만원 이하의 벌금) **본문위반시(500만원 이하의 벌금)**
② 제1항에 따른 개설 신고 및 허가에 관한 절차 · 조건, 그 밖에 필요한 사항과 그 의료기관의 운영에 필요한 사항은 보건복지부령으로 정한다. 〈개정 2008.2.29., 2010.1.18.〉

[규칙]제32조(부속 의료기관의 개설특례) ① 법 제35조제1항에 따라 의료인 · 의료법인 · 국가 · 지방자치단체 · 비영리법인 또는 「공공기관의 운영에 관한 법률」에 따른 준정부기관 외의 자가 그 종업원 및 가족의 건강관리를 위하여 부속 의료기관을 개설하려면 별지 제20호서식의 부속 의료기관 개설신고서 또는 개설허가신청서에 다음 각 호의 서류를 첨부하여 시 · 도지사나 시장 · 군수 · 구청장에게 제출하여야 한다. 〈개정 2015.7.24., 2017.6.21.〉

1. 건물평면도 사본 및 그 구조설명서 사본
2. 의료인 등 근무인원에 대한 확인이 필요한 경우: 면허(자격)증 사본 1부
3. 법 제36조제1호 · 제2호 · 제4호 및 제5호의 준수사항에 적합함을 증명하는 서류

② 부속 의료기관의 개설신고 및 개설허가에 따른 신고 수리 등에 관하여는 제25조제3항부터 제6항까지, 제26조, 제27조제3항부터 제6항까지 및 제28조의 규정을 각각 준용한다. 이 경우 "별지 15호서식"은 "별지 제15호의2서식"으로, "별지 제17호서식"은 "별지 제17호의2서식"으로 본다. 〈개정 2015.5.29., 2021.6.30., 2022.9.14.〉

[전문개정 2010.1.29.]

기출변형 확인 문제

Q. [의료법]에서 병원급의 의료기관을 개설하고자 하는 자는 누구에게 허가받아야 하는가?

① 보건복지부장관 ② 국립의료원장 ③ 시 · 도지사
④ 시장 · 군수 · 구청장 ⑤ 보건소장

답: 3

기출변형 확인 문제

Q. [의료법]에서 종업원을 위해 의원급의 부속 의료기관을 개설하고자 하는 자는 누구에게 신고해야 하는가?

① 보건복지부장관 ② 국립의료원장 ③ 시 · 도지사
④ 시장 · 군수 · 구청장 ⑤ 보건소장

답: 4

기출변형 확인 문제

Q. [의료법]에서 종업원을 위해 병원급의 부속 의료기관을 개설하고자 하는 자는 누구에게 허가받아야 하는가?

① 보건복지부장관 ② 국립의료원장 ③ 시 · 도지사
④ 시장 · 군수 · 구청장 ⑤ 보건소장

답: 3

제36조(준수사항) 제33조제2항 및 제8항에 따라 의료기관을 개설하는 자는 보건복지부령으로 정하는 바에 따라 다음 각 호의 사항을 지켜야 한다. 〈개정 2008.2.29., 2009.1.30., 2010.1.18., 2016.5.29., 2019.4.23., 2019.8.27., 2020.3.4., 2023.10.31.〉

1. 의료기관의 종류에 따른 시설기준 및 규격에 관한 사항
2. 의료기관의 안전관리시설 기준에 관한 사항
3. 의료기관 및 요양병원의 운영 기준에 관한 사항
4. 고가의료장비의 설치 · 운영 기준에 관한 사항

5. 의료기관의 종류에 따른 의료인 등의 정원 기준에 관한 사항
6. 급식관리 기준에 관한 사항
7. 의료기관의 위생 관리에 관한 사항
8. 의료기관의 의약품 및 일회용 의료기기의 사용에 관한 사항
9. 의료기관의 「감염병의 예방 및 관리에 관한 법률」 제41조제4항에 따른 감염병환자 등의 진료 기준에 관한 사항
10. 의료기관 내 수술실, 분만실, 중환자실 등 감염관리가 필요한 시설의 출입 기준에 관한 사항
11. 의료인 및 환자 안전을 위한 보안장비 설치 및 보안인력 배치 등에 관한 사항
12. 의료기관의 신체보호대 사용에 관한 사항
13. 의료기관의 의료관련감염 예방에 관한 사항
14. 종합병원과 요양병원의 임종실 설치에 관한 사항

[시행일: 2024.8.1.] 제36조제14호

[규칙]제33조 삭제 〈2017.3.7.〉

[규칙]제34조(의료기관의 시설기준 및 규격) 법 제36조제1호 및 제14호에 따른 의료기관의 종류별 시설기준은 별표 3과 같고, 그 시설규격은 별표 4와 같다. 〈개정 2024.7.24.〉

[규칙]제35조(의료기관의 안전관리시설) 의료기관을 개설하는 자는 법 제36조제2호에 따라 환자, 의료관계인, 그 밖의 의료기관 종사자의 안전을 위하여 다음 각 호의 시설을 갖추어야 한다. 〈개정 2017.3.7.〉

1. 화재나 그 밖의 긴급한 상황에 대처하기 위하여 필요한 시설
2. 방충, 방서(防鼠), 세균오염 방지에 관한 시설
3. 채광 · 환기에 관한 시설
4. 전기 · 가스 등의 위해 방지에 관한 시설
5. 방사선 위해 방지에 관한 시설
6. 그 밖에 진료과목별로 안전관리를 위하여 필수적으로 갖추어야 할 시설

[규칙]제35조의2(의료기관의 운영 기준) 의료기관을 개설하는 자는 법 제36조제3호에 따라 다음 각 호의 운영 기준을 지켜야 한다.

1. 입원실의 정원을 초과하여 환자를 입원시키지 말 것
2. 입원실은 남 · 여별로 구별하여 운영할 것

3. 입원실이 아닌 장소에 환자를 입원시키지 말 것
4. 외래진료실에는 진료 중인 환자 외에 다른 환자를 대기시키지 말 것
[본조신설 2017.3.7.]

★★★ **[규칙]제36조(요양병원의 운영)** ① 법 제36조제3호에 따른 요양병원의 입원 대상은 다음 각 호의 어느 하나에 해당하는 자로서 주로 요양이 필요한 자로 한다. 〈개정 2010.1.29.〉

1. 노인성 질환자
2. 만성질환자
3. 외과적 수술 후 또는 상해 후 회복기간에 있는 자

② 제1항에도 불구하고 「감염병의 예방 및 관리에 관한 법률」 제41조제1항에 따라 질병관리청장이 고시한 감염병에 걸린 같은 법 제2조제13호부터 제15호까지에 따른 감염병환자, 감염병의사환자 또는 병원체보유자(이하 "감염병환자등"이라 한다) 및 같은 법 제42조제1항 각 호의 어느 하나에 해당하는 감염병환자등은 요양병원의 입원 대상으로 하지 아니한다. 〈개정 2015.12.23., 2020.9.11.〉

③ 제1항에도 불구하고 「정신건강증진 및 정신질환자 복지서비스 지원에 관한 법률」 제3조제1호에 따른 정신질환자(노인성 치매환자는 제외한다)는 같은 법 제3조제5호에 따른 정신의료기관 외의 요양병원의 입원 대상으로 하지 아니한다. 〈신설 2015.12.23., 2017.5.30.〉

④ 각급 의료기관은 제1항에 따른 환자를 요양병원으로 옮긴 경우에는 환자 이송과 동시에 진료기록 사본 등을 그 요양병원에 송부하여야 한다. 〈개정 2010.1.29., 2015.12.23.〉

⑤ 요양병원 개설자는 요양환자의 상태가 악화되는 경우에 적절한 조치를 할 수 있도록 환자 후송 등에 관하여 다른 의료기관과 협약을 맺거나 자체 시설 및 인력 등을 확보하여야 한다. 〈개정 2010.1.29., 2015.12.23.〉

⑥ 삭제 〈2020.2.28.〉

⑦ 요양병원 개설자는 휴일이나 야간에 입원환자의 안전 및 적절한 진료 등을 위하여 소속 의료인 및 직원에 대한 비상연락체계를 구축·유지하여야 한다. 〈신설 2017.6.21.〉

암기 Keyword

요양병원의 입원대상자
- 노인성 질환자, 만성질환자, 외과적 수술 후 또는 상해 후 회복기간에 있는 자

기출변형 확인 문제

Q. [의료법]에서 다음 보기 중 요양병원의 입원대상자가 아닌 자는?

① 노인성 질환자 ② 감염병환자 ③ 만성질환자
④ 상해후 회복기간에 있는 자 ⑤ 외과적 수술후 회복기간이 필요한 자

답: 2

[규칙]제37조 삭제 〈2015.1.2.〉

** [규칙]제38조(의료인 등의 정원) ① 법 제36조제5호에 따른 의료기관의 종류에 따른 의료인의 정원 기준에 관한 사항은 별표 5와 같다.

② 의료기관은 제1항의 의료인 외에 다음의 기준에 따라 필요한 인원을 두어야 한다. 〈개정 2008.9.5., 2010.1.29., 2010.3.19., 2015.5.29., 2018.12.20.〉

1. 병원급 의료기관에는 별표 5의2에 따른 약사 또는 한약사(법률 제8365호 약사법 전부개정법률 부칙 제9조에 따라 한약을 조제할 수 있는 약사를 포함한다. 이하 같다)를 두어야 한다.
2. 입원시설을 갖춘 종합병원 · 병원 · 치과병원 · 한방병원 또는 요양병원에는 1명 이상의 영양사를 둔다.
3. 의료기관에는 보건복지부장관이 정하는 바에 따라 각 진료과목별로 필요한 수의 의료기사를 둔다.
4. 종합병원에는 보건복지부장관이 정하는 바에 따라 필요한 수의 보건의료정보관리사를 둔다.
5. 의료기관에는 보건복지부장관이 정하는 바에 따라 필요한 수의 간호조무사를 둔다.
6. 종합병원에는 「사회복지사업법」에 따른 사회복지사 자격을 가진 자 중에서 환자의 갱생 · 재활과 사회복귀를 위한 상담 및 지도 업무를 담당하는 요원을 1명 이상 둔다.
7. 요양병원에는 시설 안전관리를 담당하는 당직근무자를 1명 이상 둔다.

③ 보건복지부장관은 간호사나 치과위생사의 인력 수급상 필요하다고 인정할 때에는 제1항에 따른 간호사 또는 치과위생사 정원의 일부를 간호조무사로 충당하게 할 수 있다. 〈개정 2010.3.19.〉

기출변형 확인 문제

Q. [의료법]에서 방사선사의 정원 기준으로 옳은 것은?

① 환자20명당 1명 ② 환자100명당 1명 ③ 병원장이 필요시마다
④ 진료과목별 필요한수에 따라 ⑤ 검사장비 대수에 따라

답: 4

암기 Keyword

방사선사의 정원 – 진료과목별로 필요한 수에 따라

[규칙]제39조(급식관리) 입원시설을 갖춘 종합병원 · 병원 · 치과병원 · 한방병원 · 요양병원 또는 정신병원을 개설하는 자는 법 제36조제6호에 따라 별표 6에서 정하는 바에 따라 환자의 식

사를 위생적으로 관리·제공해야 한다. 〈개정 2017.3.7., 2021.6.30.〉

[규칙]제39조의2(의료기관의 위생관리 기준) 의료기관을 개설하는 자는 법 제36조제7호에 따라 다음 각 호의 위생관리 기준을 지켜야 한다.

1. 환자의 처치에 사용되는 기구 및 물품(1회용 기구 및 물품은 제외한다)은 보건복지부장관이 정하여 고시하는 방법에 따라 소독하여 사용할 것
2. 감염의 우려가 있는 환자가 입원하였던 입원실 및 그 옷·침구·식기 등은 완전히 소독하여 사용할 것
3. 의료기관에서 업무를 수행하는 보건의료인에 대하여 손 위생에 대한 교육을 실시할 것

[본조신설 2017.3.7.]

[규칙]제39조의3(의약품 및 일회용 의료기기의 사용 기준) 의료기관을 개설하는 자는 법 제36조제8호에 따라 의약품 및 일회용 의료기기의 사용에 관한 다음 각 호의 기준을 지켜야 한다. 〈개정 2020.9.4.〉

1. 변질·오염·손상되었거나 유효기한·사용기한이 지난 의약품을 진열하거나 사용하지 말 것
2. 「의약품 등의 안전에 관한 규칙」 제62조제5호에 따라 규격품으로 판매하도록 지정·고시된 한약을 조제하는 경우에는 같은 조 제8호에 따른 품질관리에 관한 사항을 준수할 것(한의원 또는 한방병원만 해당한다)
3. 포장이 개봉되거나 손상된 일회용 주사 의료용품은 사용하지 말고 폐기할 것
4. 일회용 주사기에 주입된 주사제는 지체 없이 환자에게 사용할 것
5. 제3조의2에 따른 일회용 의료기기는 한 번 사용한 경우 다시 사용하지 말고 폐기할 것

[본조신설 2017.3.7.]
[제목개정 2020.9.4.]

[규칙]제39조의4(감염병환자등의 진료 기준) 의료기관을 개설하는 자는 법 제36조제9호에 따라 「감염병의 예방 및 관리에 관한 법률 시행령」 별표 2 제1호에 따른 입원치료의 방법 및 절차를 지켜야 한다. 〈개정 2020.9.4.〉
[본조신설 2017.3.7.]

[규칙]제39조의5(감염관리가 필요한 시설의 출입 기준) ① 의료기관을 개설하는 자는 법 제36조제10호에 따라 수술실, 분만실, 중환자실(이하 이 조에서 "수술실등"이라 한다)에서 의료행위가 이루어지는 동안 다음 각 호에 해당하는 사람 외에는 수술실등에 출입하는 사람이 없도록 관리해야 한다.

1. 환자
2. 의료행위를 하는 의료인·간호조무사·의료기사

3. 환자의 보호자 등 의료기관의 장이 출입이 필요하다고 인정하여 승인한 사람으로서 감염관리 등 출입에 필요한 안내를 받은 사람

② 의료기관을 개설하는 자는 수술실등에 출입하는 사람의 이름, 출입 목적, 입실·퇴실 일시, 연락처 및 출입 승인 사실(제1항제3호의 사람만 해당한다) 등을 기록(전자기록을 포함한다)하여 관리하고 1년 동안 보존해야 한다. 다만, 환자의 경우 진료기록부, 조산기록부 및 간호기록부 등으로 해당 사실을 확인할 수 있으면 기록, 관리 및 보존을 생략할 수 있다.

③ 의료기관을 개설하는 자는 수술실등의 입구 등 눈에 띄기 쉬운 곳에 출입에 관한 구체적인 사항을 게시해야 한다.

[본조신설 2019.10.24.]

[종전 제39조의5는 제39조의6으로 이동 〈2019.10.24.〉]

[규칙]제39조의6(보안장비 설치 및 보안인력 배치 기준 등) 100개 이상의 병상을 갖춘 병원·정신병원 또는 종합병원을 개설하는 자는 법 제36조제11호에 따라 보안장비 설치 및 보안인력 배치 등에 관한 다음 각 호의 기준을 지켜야 한다.

1. 의료인 및 환자에 대한 폭력행위를 관할 경찰관서에 신고할 수 있는 비상경보장치를 설치할 것
2. 보안 전담인력을 1명 이상 배치할 것
3. 의료인 및 환자에 대한 폭력행위 예방·대응 매뉴얼을 마련하여 의료인 및 의료기관 종사자 등을 대상으로 교육을 실시할 것
4. 의료인 및 환자에 대한 폭력행위 예방을 위한 게시물을 제작하여 의료기관의 입구 등 눈에 띄기 쉬운 곳에 게시할 것

[본조신설 2020.4.24.]

[종전 제39조의6은 제39조의7로 이동 〈2020.4.24.〉]

[규칙]제39조의7(의료기관의 신체보호대 사용 기준) 의료기관을 개설하는 자는 법 제36조제12호에 따라 의료기관에 입원한 환자의 안전을 위하여 별표 7에 따른 의료기관의 신체보호대 사용 기준을 지켜야 한다.

[본조신설 2020.2.28.]

[제39조의6에서 이동, 종전 제39조의7은 제39조의8로 이동 〈2020.4.24.〉]

[규칙]제39조의8(의료기관의 의료관련감염 예방을 위한 운영기준) 의료기관을 개설하는 자는 법 제36조제13호에 따라 의료관련감염 예방을 위하여 다음 각 호의 기준을 지켜야 한다.

1. 의료관련감염 예방을 위한 자체 규정을 마련하고, 해당 규정의 이행 여부를 관리할 것
2. 의료기관 내 의료관련감염의 전파를 차단하기 위하여 환자격리 등 적절한 조치를 취할 것

3. 의료기관 이용자에게 의료관련감염에 대한 예방방법 및 주의사항을 안내할 것
4. 약물투여, 혈액채취 등 침습적(侵襲的) 시술은 무균 상태에서 할 것

[본조신설 2020.9.4.]

[종전 제39조의8은 제39조의9로 이동 〈2020.9.4.〉]

[규칙]제39조의9(수술실 내 폐쇄회로 텔레비전의 설치기준) 법 제38조의2제1항에 따른 폐쇄회로 텔레비전의 설치 기준은 별표 7의2와 같다.

[본조신설 2023.9.22.]

[종전 제39조의9는 제39조의18로 이동 〈2023.9.22.〉]

[규칙]제39조의10(촬영의 범위) 법 제38조의2제2항에 따른 촬영의 범위는 환자가 마취되는 시작 시점부터 환자가 수술실에서 퇴실하는 시점까지로 한다.

[본조신설 2023.9.22.]

[규칙]제39조의11(촬영의 요청 절차 등) ① 법 제38조의2제2항에 따라 환자의 보호자가 촬영을 요청하는 경우 환자가 의식이 있고 의사결정능력이 있는 상태에서는 환자의 의사에 반하여 촬영을 요청할 수 없다.

② 법 제38조의2제2항에 따라 촬영을 요청하려는 환자 또는 환자의 보호자는 별지 제20호의2서식의 수술 장면 촬영 요청서를 작성하여 의료기관의 장이나 의료인에게 제출해야 한다. 이 경우 다음 각 호의 서류(전자문서를 포함한다. 이하 이 조에서 같다)를 함께 제시해야 한다.

1. 촬영을 요청하는 자의 신분증 또는 그 사본
2. 환자 본인의 동의서. 다만, 환자가 동의할 수 없는 상태임을 의료기관의 장이나 의료인이 확인한 경우에는 제시하지 않을 수 있다.
3. 환자의 보호자임을 증명할 수 있는 서류

③ 의료기관의 장이나 의료인은 법 제38조의2제2항에 따라 전신마취 등 환자의 의식이 없는 상태에서 수술을 하는 장면을 촬영할 수 있음을 환자가 미리 알 수 있도록 의료기관 내부에 안내문을 게시하는 등의 방법으로 알려야 하며, 제2항에 따라 촬영을 요청하는 사람에게 별지 제20호의2서식의 수술 장면 촬영 요청서를 제공해야 한다.

④ 제2항에 따른 촬영을 요청받은 의료기관의 장이나 의료인은 법 제38조의2제2항 각 호의 어느 하나에 해당하는 사유가 없으면 수술 장면을 촬영해야 하며, 법 제38조의2제2항 각 호의 어느 하나에 해당하는 사유로 촬영을 거부하려는 경우에는 수술을 하기 전에 촬영을 요청한 자에게 촬영 거부 사유를 설명해야 한다.

⑤ 제2항에 따른 촬영을 요청받은 의료기관의 장이나 의료인은 제4항에 따라 촬영을 하거나

거부한 경우에는 다음 각 호의 사항이 포함된 촬영 요청 처리대장을 작성해야 한다.
1. 촬영 요청자의 성명 및 연락처
2. 촬영 요청의 내용
3. 촬영 실시 여부
4. 촬영 요청을 거부한 경우 그 거부의 구체적 사유
5. 녹음 요청의 내용 및 녹음 실시 여부(제39조의13에 따른 녹음 요청을 받은 경우에만 해당한다)

⑥ 의료기관의 장은 제5항에 따라 작성된 촬영 요청 처리대장을 3년 동안 보관해야 한다.
[본조신설 2023.9.22.]

[규칙]제39조의12(촬영 거부의 사유) ① 법 제38조의2제2항제1호부터 제3호까지의 규정에 따른 촬영 거부 사유의 구체적인 기준은 다음 각 호와 같다.
1. 법 제38조의2제2항제1호의 경우: 「응급의료에 관한 법률」 제2조제1호에 따른 응급환자를 수술하는 경우
2. 법 제38조의2제2항제2호의 경우
 가. 「상급종합병원의 지정 및 평가에 관한 규칙」 별표 제4호가목에 따른 전문진료 질병군에 해당하는 수술을 하는 경우
 나. 생명에 위협이 되거나 신체기능의 장애를 초래하는 질환을 가진 환자로서 보건복지부장관이 정하는 경우에 해당하는 환자를 수술하는 경우
3. 법 제38조의2제2항제3호의 경우: 「전공의의 수련환경 개선 및 지위 향상을 위한 법률」 제2조제3호에 따른 지도전문의가 전공의의 수련을 현저히 저해할 우려가 있다고 판단하는 경우. 이 경우 지도전문의는 판단의 이유를 제39조의11제5항제4호에 따라 촬영 요청 처리대장에 기록으로 남겨두어야 한다.

② 법 제38조의2제2항제4호에 따른 촬영 거부 사유는 다음 각 호와 같다.
1. 촬영을 하기 위해서는 수술을 예정대로 시행하기 불가능한 시점에 환자 또는 환자의 보호자가 촬영을 요청하는 경우
2. 천재지변, 통신장애, 전자적 침해행위 또는 그 밖의 불가항력적인 사유로 촬영이 불가능한 경우

[본조신설 2023.9.22.]

[규칙]제39조의13(녹음의 요청) ① 법 제38조의2제2항에 따라 환자 또는 환자의 보호자가 촬영을 요청하면서 녹음 기능을 사용하도록 함께 요청하는 경우에는 별지 제20호의2서식의 수술 장면 촬영 요청서와 함께 별지 제20호의3서식의 수술 장면 촬영 중 녹음 요청서를 의료기관의 장이나 의료인에게 제출해야 하며, 이를 제출받은 의료기관의 장이나 의료인은 수술

에 참여하는 의료인 등 정보주체로부터 별지 제20호의4서식의 수술 장면 촬영 중 녹음 동의서를 제출받아 녹음 동의 여부를 확인해야 한다.

② 제1항에 따라 정보 주체 모두의 동의를 확인한 후 녹음을 하는 경우에는 폐쇄회로 텔레비전에 부가된 녹음 기능을 사용하거나 별도의 녹음기기를 사용할 수 있다. 다만, 수술 중 응급으로 의료인 등이 교체되거나 추가 투입되는 등의 사유로 녹음 동의를 하지 않은 의료인 등이 수술에 참여하게 되는 경우에는 녹음을 중단해야 한다.

[본조신설 2023.9.22.]

[규칙]제39조의14(영상정보의 안전성 확보 조치) 의료기관의 장은 법 제38조의2제4항에 따라 영상정보의 안전성 확보에 필요한 다음 각 호의 조치를 해야 한다.

1. 영상정보의 안전한 저장을 위한 조치로서 법정 보관 기한을 준수할 수 있도록 충분한 저장 용량을 확보하고 저장장치와 네트워크를 분리하는 조치
2. 영상정보 침해사고 발생에 대응하고 영상정보의 위조 및 변조를 방지하기 위한 조치로서 영상정보를 관리하는 컴퓨터 사용에 대한 암호를 설정하고 해당 컴퓨터 사용에 관한 기록이 남도록 설정하며, 그 기록을 보관 및 관리하는 조치
3. 영상정보에 대한 접근 통제 및 접근 권한의 제한 조치로서 접근 권한을 관리 책임자, 운영 담당자 등 최소한의 인원에만 부여하고 영상정보가 재생되거나 열람이 이루어지는 장소로의 접근은 접근 권한이 부여된 자에 대해서만 허용하는 조치
4. 영상정보의 안전한 처리를 위한 조치로서 영상정보 처리에 대한 의료기관 내부 관리계획을 수립하고 시행하며 그 이행 상황을 점검하는 조치
5. 영상정보의 안전한 보관을 위한 조치로서 저장장치를 접근이 제한된 구획된 장소에 보관하거나 보관시설에 대한 잠금장치 또는 훼손 방지 장치를 구비하는 조치

[본조신설 2023.9.22.]

[규칙]제39조의15(영상정보의 열람 · 제공 절차 등) ① 법 제38조의2제5항제1호에 따라 열람 또는 제공을 요청할 수 있는 관계기관은 다음 각 호와 같다.

1. 수사기관(「사법경찰관리의 직무를 수행할 자와 그 직무범위에 관한 법률」에 따라 지명을 받은 특별사법경찰관리를 포함한다)
2. 법원

② 법 제38조의2제5항 각 호에 따라 의료기관의 장에게 영상정보의 열람 · 제공을 요청하는 자는 별지 제20호의5서식의 영상정보 열람 · 제공 요청서에 다음 각 호의 구분에 따른 서류를 첨부하여 의료기관의 장에게 제출해야 한다.

1. 법 제38조의2제5항제1호 또는 제2호에 따라 열람 · 제공을 요청하는 경우: 요청 권한이 있는 기관에 해당함을 증명하는 서류

2. 법 제38조의2제5항제3호에 따라 열람·제공을 요청하는 경우: 각 정보주체의 별지 제20호의6서식의 영상정보 열람·제공 동의서

③ 제2항에 따른 열람·제공 요청을 받은 의료기관의 장은 제4항에 따라 요청을 거부할 수 있는 경우가 아니면 열람·제공 요청을 받은 날부터 10일 이내에 서면, 전자우편, 문자메시지 등의 방법으로 열람·제공의 방법을 통지하고 열람하게 하거나 제공해야 한다.

④ 제2항에 따른 열람·제공 요청을 받은 의료기관의 장은 다음 각 호의 어느 하나에 해당하는 경우에는 열람·제공 요청을 거부할 수 있다. 이 경우 요청을 한 자에게 요청을 받은 날부터 10일 이내에 서면, 전자우편, 문자메시지 등의 방법으로 그 사유를 통지해야 한다.

1. 제2항제1호 또는 제2호의 서류를 제출하지 않은 경우
2. 법 제38조의2제9항에 따른 보관기간이 지나 영상정보를 파기한 경우
3. 천재지변 또는 그 밖의 불가항력적인 사유로 영상정보가 멸실되는 경우

⑤ 의료기관의 장은 제3항에 따라 열람하게 하거나 제공할 때 열람·제공을 요청한 자임을 관계 서류나 증표로 확인해야 한다.

[본조신설 2023.9.22.]

[규칙]제39조의16(영상정보 열람 · 제공대장의 작성 및 보관) ① 의료기관의 장은 제39조의15제2항에 따라 영상정보의 열람·제공 요청을 받은 경우 또는 같은 조 제3항에 따라 열람하게 하거나 제공한 경우에는 다음 각 호의 사항이 포함된 영상정보 열람·제공대장을 작성해야 한다.

1. 영상정보 열람·제공 요청자의 성명 및 연락처
2. 열람·제공 요청 영상정보 파일의 명칭 및 내용
3. 영상정보 열람·제공의 목적
4. 영상정보 열람·제공을 거부한 경우 그 거부의 구체적 사유

② 의료기관의 장은 제1항에 따라 작성된 영상정보 열람·제공대장을 3년 동안 보관해야 한다.

[본조신설 2023.9.22.]

[규칙]제39조의17(영상정보의 보관기준 등) ① 의료기관의 장은 법 제38조의2제9항에 따라 30일 이상 보관하고 있는 영상정보를 제39조의14제4호에 따른 내부 관리계획에서 정한 주기에 따라 삭제해야 한다.

② 제1항에도 불구하고 의료기관의 장은 영상정보를 보관하고 있는 기간 동안 다음 각 호의 어느 하나에 해당하는 경우에는 영상정보 촬영일부터 30일이 지나더라도 해당 영상을 삭제해서는 안 된다.

1. 법 제38조의2제5항 각 호에 따라 영상정보의 열람·제공 요청을 받은 경우
2. 법 제38조의2제5항 각 호에 따라 영상정보의 열람·제공을 요청할 예정임을 이유로 별지 제20호의5서식의 영상정보 보관연장 요청서와 법 제38조의2제5항 각 호에 따른 업

무 절차 준비 및 진행 예정을 증명할 수 있는 서류를 제출받은 경우

③ 제2항제2호에 따라 보관기간 연장을 요청하는 경우 연장기간은 요청일부터 30일 이내로 하며, 그 기간을 다시 연장하려는 경우에는 연장기간의 종료일까지 별지 제20호의5서식의 영상정보 보관연장 요청서를 제출해야 한다.

④ 제2항 각 호의 어느 하나에 해당하는 경우에는 해당 사유가 종료될 때까지 영상정보를 보관해야 한다.

[본조신설 2023.9.22.]

★ **제36조의2(공중보건의사 등의 고용금지)** ① 의료기관 개설자는 「농어촌 등 보건의료를 위한 특별조치법」 제5조의2에 따른 배치기관 및 배치시설이나 같은 법 제6조의2에 따른 파견근무기관 및 시설이 아니면 같은 법 제2조제1호의 공중보건의사에게 의료행위를 하게 하거나, 제41조제1항에 따른 당직의료인으로 두어서는 아니 된다. 〈개정 2016.12.20., 2018.3.27.〉

② 의료기관 개설자는 「병역법」 제34조의2제2항에 따라 군병원 또는 병무청장이 지정하는 병원에서 직무와 관련된 수련을 실시하는 경우가 아니면 같은 법 제2조제14호의 병역판정검사전담의사에게 의료행위를 하게 하거나 제41조제1항에 따른 당직의료인으로 두어서는 아니 된다. 〈신설 2018.3.27.〉

[본조신설 2015.12.29.]

[제목개정 2018.3.27.]

암기 Keyword

공중보건의사는 당직을 금한다.

기출변형 확인 문제

Q. [의료법]에서 다음 보기 중 요양병원의 입원환자가 300 이내인 경우 당직 의사의 수는?

① 1명 ② 2명 ③ 3명

④ 4명 ⑤ 5명

답: 1

기출변형 확인 문제

Q. [의료법]에서 다음 보기 중 종합병원의 당직의사가 1명인 경우 수용 가능한 환자의 입원 수는?

① 100명까지 ② 200명까지 ③ 300명까지

④ 400명까지 ⑤ 500명까지

답: 2

★★★ **제37조(진단용 방사선 발생장치)** ① 진단용 방사선 발생장치를 설치·운영하려는 의료기관은 보건복지부령으로 정하는 바에 따라 시장·군수·구청장에게 신고하여야 하며, 보건복지부령으로 정하는 안전관리기준에 맞도록 설치·운영하여야 한다. 〈개정 2008.2.29., 2010.1.18.〉 **위반시(300만원 이하의 과태료)**

② 의료기관 개설자나 관리자는 진단용 방사선 발생장치를 설치한 경우에는 보건복지부령으로 정하는 바에 따라 안전관리책임자를 선임하고, 정기적으로 검사와 측정을 받아야 하며, 방사선 관계 종사자에 대한 피폭관리(被曝管理)를 하여야 한다. 〈개정 2008.2.29, 2010.1.18.〉 **위반시(300만원 이하의 과태료)**

③ 제2항에 따라 안전관리책임자로 선임된 사람은 선임된 날부터 1년 이내에 질병관리청장이 지정하는 방사선 분야 관련 단체(이하 이 조에서 "안전관리책임자 교육기관"이라 한다)가 실시하는 안전관리책임자 교육을 받아야 하며, 주기적으로 보수교육을 받아야 한다. 〈신설 2020.12.29.〉

④ 제1항과 제2항에 따른 진단용 방사선 발생장치의 범위·신고·검사·설치 및 측정기준 등에 필요한 사항은 보건복지부령으로 정하고, 제3항에 따른 안전관리책임자 교육 및 안전관리책임자 교육기관의 지정에 필요한 사항은 질병관리청장이 정하여 고시한다. 〈개정 2008.2.29., 2010.1.18., 2020.12.29.〉

[시행일 : 2021.6.30.] 제37조

***** 진단용방사선 안전관리에 관한 규칙*** 참고!!!**

암기 Keyword

진단용 방사선발생장치 – 시장·군수·구청장에게 신고, 과태료암기!

기출변형 확인 문제

Q. [의료법]에서 진단용 방사선발생장치를 사용하려고하는 의료기관은 누구에게 신고해야 하는가?

① 시장·군수·구청장 ② 시·도지사 ③ 대통령
④ 보건소장 ⑤ 보건지소장

답: 1

기출변형 확인 문제

Q. [의료법]에서 진단용 방사선발생장치를 사용함에 따라 피폭관리를 위반하는 경우 벌칙은?

① 벌금300만원 이하 ② 벌금100만원 이하
③ 과태료300만원 이하 ④ 과태료200만원 이하
⑤ 과태료100만원 이하

답: 3

진단용 방사선 발생장치의 안전관리에 관한 규칙

제1조(목적) 이 규칙은 「의료법」 제37조에 따라 의료기관에서 설치·운영하는 진단용 방사선 발생장치를 안전하게 관리함으로써 환자 및 방사선 관계 종사자가 방사선으로 인하여 위해(危害)를 입는 것을 방지하고 진료의 적정을 도모하기 위하여 필요한 사항을 규정함을 목적으로 한다.

제2조(정의) 이 규칙에서 사용하는 용어의 뜻은 다음과 같다. 〈개정 2011.6.27.〉

1. "진단용 방사선 발생장치"란 방사선을 이용하여 질병을 진단하는 데에 사용하는 기기(器機) 로서 다음 각 목의 어느 하나에 해당하는 장치를 말한다.
   가. 진단용 엑스선 장치
   나. 진단용 엑스선 발생기
   다. 치과진단용 엑스선 발생장치
   라. 전산화 단층 촬영장치(치과용 전산화 단층 촬영장치, 이비인후과용 전산화 단층 촬영장치 및 양전자방출 전산화 단층 촬영장치를 포함한다)
   마. 유방촬영용 장치 등 방사선을 발생시켜 질병의 진단에 사용하는 기기
2. "방사선 방어시설"이란 방사선의 피폭(被曝 : 인체가 방사선에 노출되는 것)을 방지하기 위하여 진단용 방사선 발생장치를 설치한 장소에 있는 방사선 차폐시설과 방사선 장해 방어용기구를 말한다.
3. "방사선 관계 종사자"란 진단용 방사선 발생장치를 설치한 곳을 주된 근무지로 하는 자로서 진단용 방사선 발생장치의 관리·운영·조작 등 방사선 관련 업무에 종사하는 자를 말한다.
4. "안전관리"란 진단용 방사선 발생장치, 방사선 방어시설 및 암실, 현상기, 방사선필름 카세트, 산란엑스선 제거용 그리드, 엑스선사진 관찰대 등 진단 영상정보에 관한 설비의 관리와 방사선 관계 종사자에 대한 피폭관리를 말한다.
5. "방사선구역"이란 진단용 방사선 발생장치를 설치한 장소 중 외부방사선량이 주당(週當) 0.3mSv(30mrem) 이상인 곳으로서 벽, 방어칸막이 등의 구획물로 구획되어진 곳을 말한다.

제3조(신고) ① 「의료법」(이하 "법"이라 한다) 제37조제1항에 따라 의료기관(「지역보건법」 제10조·제12조 및 제13조에 따른 보건소·보건의료원·보건지소, 「병역법」 제11조에 따라 징병검사를 실시하는 지방병무청, 「국군의무사령부령」 제6조에 따른 군 병원과 각

군 및 직할기관의 모든 의료시설, 「학교보건법」 제3조에 따른 보건실, 「형의 집행 및 수용자의 처우에 관한 법률」 제2조제4호에 따른 교정시설을 포함한다. 이하 같다)의 개설자 또는 관리자는 진단용 방사선 발생장치를 설치하는 경우에는 사용일 3일 전까지, 사용을 중지한 경우에는 사용 중지일부터 3일 이내에, 사용 중지 후 다시 사용하려는 경우에는 사용일 3일 전까지, 양도 · 폐기 또는 이전[의료기관 소재지 시 · 군 · 구(자치구를 말한다)의 관할구역(이하 "관할구역"이라 한다) 안에서 의료기관을 이전함에 따른 이전의 경우는 제외한다]한 경우에는 그 사유가 발생한 날부터 45일 이내에 각각 별지 제1호서식 또는 별지 제2호서식에 따른 신고서에 다음 각 호의 구분에 따른 서류를 첨부하여 해당 의료기관의 소재지를 관할하는 시장 · 군수 · 구청장(자치구의 구청장을 말한다. 이하 같다)에게 제출하여야 한다. 〈개정 2010.1.22., 2011.6.27., 2012.11.15., 2015.7.24., 2015.11.18.〉

1. 별지 제1호서식에 첨부하여야 하는 서류
  가. 진단용 방사선 발생장치 검사성적서 사본 1부
  나. 방사선 방어시설 검사성적서 사본 1부
  다. 별지 제6호서식에 따른 방사선 관계 종사자 신고서 1부
  라. 양도 또는 이전한 자의 별지 제3호서식에 따른 양도신고증명서 또는 이전신고증명서 원본 1부(양도받거나 이전하여 설치하는 경우에만 첨부한다)
  마. 특수의료장비 등록증명서 사본 1부(특수의료장비를 설치하는 경우에만 첨부한다)
  바. 별지 제3호서식에 따른 진단용 방사선 발생장치의 사용중지 신고증명서 원본(사용중지 후 다시 사용하는 경우에만 첨부한다)
  사. 의료기기 제조허가증 또는 수입허가증 사본 1부
  아. 세금계산서, 계약서 등 구입 또는 임차 사실 증명자료 사본 1부
2. 별지 제2호서식에 첨부하여야 하는 서류
  가. 별지 제3호서식에 따른 신고증명서 원본
  나. 양도 · 양수를 확인할 수 있는 서류 사본 1부(양도신고를 하는 경우에만 첨부한다)
  다. 폐기를 확인할 수 있는 서류 사본 1부(폐기신고를 하는 경우에만 첨부한다)
  라. 이전을 확인할 수 있는 서류 사본 1부(이전신고를 하는 경우에만 첨부한다)

② 제1항에 따라 신고받은 시장 · 군수 · 구청장은 별지 제3호서식에 따른 신고증명서를 발급하여야 한다.

③ 시장 · 군수 · 구청장은 제2항에 따라 신고증명서를 발급받은 자가 신고증명서의 훼손 또는 분실 등의 사유로 별지 제4호서식에 따라 재발급을 신청하면 그 증명서를 재발급하여야 한다.

④ 진단용 방사선 발생장치를 설치 · 운영하는 의료기관의 개설자 또는 관리자는 의료기관의 개설자 또는 의료기관의 명칭을 변경하려는 경우에는 미리, 관할구역 안에서 의료기관

을 이전한 경우에는 진단용 방사선 발생장치의 사용일 3일 전까지 각각 별지 제5호서식에 따른 변경신고서에 다음 각 호의 서류를 첨부하여 시장 · 군수 · 구청장에게 제출하여야 한다. 〈개정 2011.6.27., 2015.7.24.〉

1. 별지 제3호서식에 따른 신고증명서 원본
2. 삭제 〈2015.1.8.〉
3. 진단용 방사선 발생장치 검사 성적서 사본 1부(관할구역 안에서 의료기관을 이전한 경우만 해당한다)
4. 방사선 방어시설 검사 성적서 사본 1부(관할구역 안에서 의료기관을 이전한 경우만 해당한다)
5. 이전을 확인할 수 있는 서류 사본 1부(관할구역 안에서 의료기관을 이전한 경우만 해당한다)

⑤ 제4항에 따라 변경신고를 받은 시장 · 군수 · 구청장은 신고증명서의 해당 사항을 수정하거나 그 증명서를 재발급하여야 한다.

⑥ 의료기관의 개설자 또는 관리자는 소속 방사선 관계 종사자의 변동이 있으면 그 사유가 발생한 날부터 3개월 이내에 별지 제6호서식에 따른 신고서에 제13조에 따른 건강진단 결과서 사본(「원자력안전법」 제2조제21호에 따른 방사선작업종사자가 소속의 변동으로 진단용 방사선 관련 업무에 종사하게 되어 신고하는 경우에는 방사선종사자정보 중앙등록센터에서 발행하는 피폭기록확인서 사본을 포함한다)을 첨부하여 의료기관의 소재지를 관할하는 시장 · 군수 · 구청장에게 제출하여야 한다. 〈개정 2010.1.22., 2012.11.15.〉

⑦ 시장 · 군수 · 구청장은 제6항에 따라 피폭기록확인서를 제출받은 경우에는 15일 이내에 질병관리청장에게 그 사실을 통지하여야 한다. 〈신설 2010.1.22., 2013.3.23., 2020.9.11.〉

⑧ 시장 · 군수 · 구청장은 별지 제7호서식의 진단용 방사선 관리대장을 작성하여 갖추어 두고 제1항 · 제4항 · 제6항 및 제10조제2항의 신고 사항을 적어야 한다. 〈개정 2010.1.22.〉

제3조의2(보건의료자원 통합신고포털을 통한 신고 등) ① 시장 · 군수 · 구청장은 「국민건강보험법 시행규칙」 제12조의2제1항에 따른 전자민원창구(이하 "보건의료자원 통합신고포털"이라 한다)를 통하여 제3조제1항 · 제4항 및 제6항에 따른 신고에 관한 사무를 처리할 수 있다.

② 시장 · 군수 · 구청장은 제1항에 따라 처리한 사항(서면으로 신고 받아 처리한 사항을 포함한다)을 「국민건강보험법」 제62조에 따른 건강보험심사평가원(이하 "심사평가원"이라 한다)에 「국민건강보험법 시행규칙」 제12조의2제3항에 따른 방법으로 통보하여야 한다.

③ 의료기관의 개설자 또는 관리자가 보건의료자원 통합신고포털을 통하여 제1항에 따른 신고를 하는 경우에는 제3조제1항 및 제4항에도 불구하고 다음 각 호의 구분에 따라 서

류를 사본으로 제출하거나 서류의 제출을 생략할 수 있다.

1. 사본으로 제출할 수 있는 서류: 제3조제1항제1호다목에 따른 방사선 관계 종사자 신고서
2. 제출을 생략할 수 있는 다음 각 목에 따른 서류
   가. 제3조제1항제1호라목에 따른 양도신고증명서 또는 이전신고증명서 원본
   나. 제3조제1항제1호마목에 따른 특수의료장비 등록증명서 사본
   다. 제3조제1항제1호바목에 따른 진단용 방사선 발생장치의 사용중지 신고증명서 원본
   라. 제3조제1항제1호사목에 따른 의료기기 제조허가증 또는 수입허가증 사본
   마. 제3조제1항제2호가목에 따른 신고증명서 원본
   바. 제3조제4항제1호에 따른 신고증명서 원본

④ 시장 · 군수 · 구청장 및 심사평가원은 제1항부터 제3항까지의 규정에 따른 업무를 위하여 불가피한 경우 「개인정보 보호법 시행령」 제19조제1호 또는 제4호에 따른 주민등록번호 또는 외국인등록번호가 포함된 자료를 처리할 수 있다.

[본조신설 2015.7.24.]

제4조(검사 및 측정) ① 의료기관의 개설자 또는 관리자는 다음 각 호의 어느 하나에 해당하는 사유가 있으면 법 제37조제2항에 따라 해당 진단용 방사선 발생장치를 사용하기 전에 그 진단용 방사선 발생장치에 대하여 별표 1의 검사기준에 따라 제6조에 따른 검사기관의 검사를 받아야 한다. 다만, 「의료기기법 시행규칙」 제5조제1항 및 제18조제1항에 따라 의료기기 제조허가 또는 수입허가를 받을 때에 「의료기기법」 제27조에 따른 시험검사기관에서 별표 1의 검사항목이 포함된 시험검사를 받아 해당 시험성적서를 제출하는 경우에는 본문에 따른 검사를 받지 아니하고 사용할 수 있다. 〈개정 2009.5.29., 2010.1.22., 2011.11.25., 2012.11.15.〉

1. 진단용 방사선 발생장치를 설치하거나 이전하여 설치하는 경우
2. 진단용 방사선 발생장치의 전원시설을 변경하는 경우
3. 제3조제1항에 따라 사용중지신고를 한 진단용 방사선 발생장치를 다시 사용하려는 경우
4. 진단용 방사선 발생장치의 안전에 영향을 줄 수 있는 고전압발생장치, X-선관 또는 제어장치를 수리하거나 X-선관을 교체하는 경우

② 의료기관의 개설자 또는 관리자는 제1항에 따라 검사받은 진단용 방사선 발생장치에 대하여는 검사를(제1항 단서의 경우에는 시험검사기관의 검사를 말한다) 받은 날부터 3년마다 제6조에 따른 검사기관의 검사를 받아야 한다. 이 경우 검사기간은 기간 만료일 전후 각각 31일로 한다. 〈개정 2011.6.27.〉

③ 의료기관의 개설자 또는 관리자는 법 제37조제2항에 따라 방사선 방어시설에 대하여

별표 2의 방사선 방어시설 검사기준에 따라 해당 진단용 방사선 발생장치를 사용하기 전에 제6조에 따른 검사기관의 검사를 받아야 한다.

④ 의료기관의 개설자 또는 관리자는 제3항에 따라 검사받은 방사선 방어시설 중 방사선 차폐시설을 변경설치하거나 방사선 차폐시설을 설계할 때에 설정한 주당 최대 동작부하(動作負荷)를 초과한 경우에는 지체 없이 그 방사선 방어시설에 대하여 제6조에 따른 검사기관의 검사를 받아야 한다.

⑤ 의료기관의 개설자 또는 관리자는 법 제37조제2항에 따라 방사선 관계 종사자에게 티·엘배지를 사용하게 하는 경우에는 3개월마다 1회 이상 방사선 피폭선량(被曝線量) 측정을 받도록 하여야 하며, 필름배지를 사용하게 하는 경우에는 1개월마다 1회 이상 방사선 피폭선량 측정을 받도록 하여야 한다.

⑥ 제5항에 따른 방사선 관계 종사자의 방사선 피폭선량 측정에서 그 선량한도는 별표 3과 같다.

⑦ 질병관리청장은 질병관리청에 피폭선량 관리센터를 설치하여 방사선 관계 종사자개인 피폭선량의 관리 업무를 하여야 하고, 그 센터의 운영에 필요한 세부 사항을 정하여 고시하여야 한다. 〈개정 2010.1.22., 2013.3.23., 2020.9.11.〉

⑧ 질병관리청장이 정하여 고시하는 의료방사선시설 품질인증기관의 지정 기준 및 절차에 따라 품질인증기관으로 지정받은 의료기관은 질병관리청장이 정하여 고시하는 바에 따라 제1항부터 제4항까지의 규정에 따른 검사를 면제받을 수 있다. 〈신설 2010.1.22., 2012.11.15., 2013.3.23., 2020.9.11.〉

제5조(검사 등의 시험방법) ① 제4조에 따른 검사 또는 측정(이하 "검사등"이라 한다)의 시험방법은 질병관리청장의 승인을 받아 제6조에 따른 검사기관 또는 측정기관의 장이 정한다. 이 경우 승인절차 등 세부 사항에 대하여는 질병관리청장이 따로 정하여 고시하는 바에 따른다. 〈개정 2010.1.22., 2012.11.15., 2013.3.23., 2020.9.11.〉

② 검사등의 재검사를 할 때에는 제1항에서 정한 시험방법 외에 다음 각 호의 어느 하나에 해당하는 방법으로 시험할 수 있다. 〈개정 2010.1.22., 2012.11.15., 2013.3.23., 2020.9.11.〉

1. 질병관리청장이 고시한 시험방법
2. 제조업소에서 정한 시험방법
3. 국제전기기술위원회가 권고하는 시험방법(제1호나 제2호의 시험방법이 없는 경우에만 해당한다)

제6조(검사·측정기관) ① 제4조에 따른 진단용 방사선 발생장치 및 방사선 방어시설을

검사하는 업무 및 방사선 관계 종사자의 피폭선량을 측정하는 업무를 하려는 자는 질병관리청장이 정하는 바에 따라 질병관리청장에게 등록하여야 한다. 〈개정 2011.6.27., 2012. 11.15., 2013.3.23., 2020.9.11.〉

② 제1항에 따라 진단용 방사선 발생장치 및 방사선 방어시설을 검사하는 기관 또는 방사선 관계 종사자의 피폭선량을 측정하는 기관(이하 "검사·측정기관"이라 한다)으로 등록하려는 자는 별표 4의 기준에 적합하여야 한다. 〈신설 2011.6.27.〉

③ 제1항에 따른 등록의 유효기간은 등록한 날부터 4년간으로 한다. 〈신설 2010.1.22., 2011.6.27.〉

④ 제3항에 따른 유효기간이 만료되는 검사·측정기관이 다시 등록을 하려는 경우에는 유효기간이 만료되는 날부터 6개월 전에 재등록 신청을 하여야 한다. 다만, 질병관리청장은 재등록 신청을 시작하는 날부터 2개월 전까지 검사·측정기관의 장에게 재등록절차 등을 휴대폰에 의한 문자전송, 전자메일, 팩스, 전화, 문서 등으로 미리 알려야 한다. 〈신설 2010.1.22., 2011.6.27., 2012.11.15., 2013.3.23., 2020.9.11.〉

⑤ 질병관리청장은 검사·측정기관이 다음 각 호의 어느 하나에 해당하는 경우에는 등록을 취소하거나 6개월 이내의 기간을 정하여 업무정지를 명하거나 시정명령 등 필요한 조치를 할 수 있다. 다만, 제1호부터 제3호까지의 어느 하나에 해당하는 경우에는 그 등록을 취소하여야 한다. 〈신설 2010.1.22., 2011.6.27., 2012.11.15., 2013.3.23., 2020.9.11.〉

1. 거짓이나 그 밖의 부정한 방법으로 등록을 한 경우
2. 고의 또는 중대한 과실로 거짓의 진단용 방사선발생장치 등의 검사에 관한 성적서를 발급한 경우
3. 업무정지 처분기간 중에 검사·측정업무를 행하는 경우
4. 별표 4에 따른 검사·측정기관의 등록기준에 미달하는 경우
5. 질병관리청장이 정하여 고시하는 검사·측정 업무에 관한 규정을 위반한 경우

⑥ 제1항에 따른 검사·측정기관의 등록절차 및 등록제도의 운영 등에 필요한 사항과 제5항에 따른 행정처분의 세부기준 등에 필요한 사항은 질병관리청장이 따로 정하여 고시한다. 〈개정 2010.1.22., 2011.6.27., 2012.11.15., 2013.3.23., 2020.9.11.〉

제7조(검사등의 신청 및 사전통보) ① 검사등을 받으려는 자는 별지 제8호서식에 따른 진단용 방사선 발생장치 검사신청서, 별지 제9호서식에 따른 방사선 방어시설 검사신청서 또는 별지 제10호서식에 따른 방사선 관계 종사자 피폭선량 측정신청서를 검사·측정기관의 장에게 제출하여야 한다. 제8조제4항에 따른 재검사의 경우에도 또한 같다. 〈개정 2010.1.22.〉

② 시장· 군수·구청장은 제4조제2항에 따라 진단용 방사선 발생장치에 대한 검사를 받아야 하는 관할 의료기관의 개설자 또는 관리자에 대하여는 검사일 2개월 전까지 검사를 받도록 알려야 한다. 〈신설 2010.1.22.〉
[제목개정 2010.1.22.]

第8조(검사 결과의 통지 등) ① 제7조에 따라 검사·측정기관의 장이 의료기관의 개설자 또는 관리자로부터 검사등의 신청을 받으면 검사등을 한 후 별지 제11호서식에 따른 진단용 방사선 발생장치 검사성적서, 별지 제12호서식에 따른 방사선 방어시설 검사성적서 또는 별지 제13호서식에따른 방사선 관계 종사자 피폭선량 측정성적서를 신청인에게 발급하여야 하며, 검사 또는 측정한 날부터 1개월 이내에 별지 제14호서식에 따른 검사 결과 또는 별지 제15호서식에 따른 측정 결과를 질병관리청장에게 제출하여야 한다. 〈개정 2010. 1.22., 2013.3.23., 2020.9.11.〉
② 검사·측정기관의 장은 검사등의 결과가 별표 1, 별표 2 또는 별표 3의 기준에 적합한 것으로 판정되면 검사 또는 측정한 날부터 1개월 이내에 해당 의료기관의 소재지를 관할하는 시장·군수·구청장에게 통지하고, 부적합 한 것으로 판정되거나 재검사 후 적합한 것으로 판정되면 검사성적서 사본을 해당 의료기관의 소재지를 관할하는 시장·군수·구청장, 질병관리청장, 건강보험심사평가원장 및 국민건강보험공단이사장에게 지체 없이 통지하며, 선량한도가 초과한 것으로 판정되면 측정성적서 사본을 지체 없이 질병관리청장과 해당 의료기관의 소재지를 관할하는 시장·군수·구청장에게 통지하여야 한다. 〈개정 2010.1.22., 2013.3.23., 2020.9.11.〉
③ 시장·군수·구청장은 제2항에 따라 부적합하거나 선량한도가 초과한 것으로 판정된 검사등의 결과를 통지받으면 통지를 받은 날부터 3일 이내에 법 제63조에 따라 의료기관의 개설자 또는 관리자에게 다음 각 호의 어느 하나의 명령을 하고, 그 사실을 질병관리청장에게 통지하여야 한다. 〈개정 2010.1.22., 2013.3.23., 2020.9.11.〉

1. 부적합 진단용 방사선 발생장치 또는 방사선 방어시설에 대한 사용 금지 및 수리·교정 후 재검사
2. 선량한도 초과자에 대한 건강진단 및 필요 시 안전조치(근무지의 변경 또는 근무시간의 단축 등을 말한다. 이하 같다)

④ 의료기관의 개설자 또는 관리자는 제3항에 따른 명령을 받으면 진단용 방사선 발생장치 또는 방사선 방어시설을 수리·교정하고 재검사를 신청하여야 하며, 선량한도 초과자에 대하여는 즉시 제13조에 따른 건강진단을 실시하고, 그 결과 이상징후가 있는 경우에는 안전조치를 취하여야 한다. 이 경우 안전조치를 실시한 후 6개월이 지나 실시하는 건강진단의 결과 이상징후가 나타나지 아니하면 해당 선량한도 초과자의 동의를 받아 관할

시장·군수·구청장에게 안전조치의 해제를 요구할 수 있다.

⑤ 시장·군수·구청장은 제2항에 따라 재검사 후 적합 판정 결과를 통보받거나 제4항에 따라 의료기관의 개설자 또는 관리자로부터 선량한도 초과자에 대하여 안전조치의 해제를 요구받으면 사용 금지 명령 또는 안전조치 명령을 해제하고 그 사실을 질병관리청장에게 통지하여야 한다. 〈개정 2010.1.22., 2013.3.23., 2020.9.11.〉

⑥ 검사등의 성적서를 재발급받으려는 자는 별지 제16호서식에 따른 검사등성적서 재발급신청서를 검사·측정기관의 장에게 제출하여야 한다.

제9조(방사선구역) ① 의료기관의 개설자 또는 관리자는 법 제37조제1항에 따라 진단용 방사선 발생장치를 설치하면 진단용 방사선의 안전관리를 위하여 방사선구역을 설정하고 일반인의 출입을 제한하는 등의 조치를 취하여야 한다.

② 방사선구역에는 별표 5의 방사선구역표시를 하여야 한다.

제10조(진단용 방사선의 안전관리책임자) ① 의료기관의 개설자 또는 관리자는 법 제37조제2항에 따라 진단용 방사선 발생장치의 안전관리와 적정한 사용을 위하여 별표 6의 진단용 방사선 안전관리책임자 자격기준에 따라 해당 의료기관 소속 방사선 관계 종사자 중에서 진단용 방사선 안전관리책임자(이하 "안전관리책임자"라 한다)를 임명하여 진단용 방사선 안전관리업무(이하 "안전관리업무"라 한다)를 수행하도록 하여야 한다. 이 경우 같은 시·군·구에 있는 분원(分院) 또는 분소(分所)에 설치하는 진단용 방사선 발생장치의 안전관리업무는 해당 의료기관의 안전관리책임자에게 겸임하도록 할 수 있다.

② 의료기관의 개설자 또는 관리자는 안전관리책임자를 선임·해임하거나 겸임시키는 경우에는 1개월 이내에 별지 제6호서식에 따른 신고서에 안전관리책임자에 대한 다음 각 호의 서류를 첨부하여 해당 의료기관의 소재지를 관할하는 시장·군수·구청장에게 제출하여야 한다. 〈개정 2012.11.15.〉

1. 최종 학교 졸업증명서(이공계 석사학위소지자만 제출한다) 또는 경력증명서 1부
2. 제13조에 따른 건강진단 결과서 사본 1부

③ 제2항에 따라 신고서를 제출받은 시장·군수·구청장은 신고 대상 안전관리책임자가 의료인인 경우 「전자정부법」 제36조제1항에 따른 행정정보의 공동이용을 통하여 안전관리책임자의 의료면허증을 확인하여야 한다. 다만, 의료인인 종사자가 이에 동의하지 아니하는 경우에는 그 사본을 첨부하도록 하여야 한다. 〈신설 2012.11.15.〉

제11조(안전관리책임자의 직무) 제10조에 따른 안전관리책임자의 직무는 다음과 같다.

1. 안전관리업무의 계획·점검 및 평가

2. 소속 방사선 관계 종사자에 대한 자체교육훈련의 실시
3. 환자 및 방사선 관계 종사자에 대한 방사선피해로부터의 방어조치
4. 진단 영상정보 관련 설비의 안전관리
5. 피폭선량 측정에 영향을 미치는 방사선 관계 종사자의 소속 변동사실의 측정기관에의 통보
6. 방사선 관계 종사자의 피폭선량 측정에 영향을 미치는 피폭선량계의 파손 및 분실사실의 측정기관에의 통보
7. 제3조제1항 및 제4항에 따른 신고와 제4조에 따른 검사 또는 측정에 관한 사항
8. 제14조에 따른 진단용 방사선 발생장치, 방사선 관계 종사자 및 방사선 방어시설(이하 "진단용 방사선 발생장치등"이라 한다)에 관한 서류의 작성 · 비치 및 보존에 관한 사항

제12조(의료기관의 개설자 또는 관리자의 준수 사항) 법 제37조제1항에 따라 의료기관의 개설자 또는 관리자는 다음 각 호의 사항을 지켜야 한다. 〈개정 2010.1.22.〉

1. 안전관리책임자가 그 직무수행에 필요한 사항을 요청하면 지체 없이 조치하고, 정당한 사유 없이 거부하지 아니할 것
2. 안전관리책임자가 안전관리업무를 성실히 수행하지 아니하면 지체 없이 그 직으로부터 해임하고 다른 직원을 안전관리책임자로 선임할 것
3. 진단용 방사선 발생장치에 대하여는 검사유효기간이 끝나기 전에 검사를 완료하고, 검사기관이 검사를 할 때에는 안전관리책임자를 참여시킬 것
4. 방사선 관계 종사자가 진단용 방사선 발생장치의 운영 · 조작 · 관리 · 점검 및 검사 등 방사선피폭 우려가 있는 업무를 할 때에는 필름배지 또는 티 · 엘배지 등 피폭선량계를 착용하게 하고, 방사선 관계 종사자의 피폭선량 측정을 신청할 때에는 측정 대상에 해당하는 자를 누락하지 아니할 것
5. 제8조제3항에 따라 시장 · 군수 · 구청장으로부터 진단용 방사선 발생장치 또는 방사선 방어시설의 사용 금지와 수리 · 교정 및 재검사명령을 받으면 지체 없이 이행할 것
6. 방사선 관계 종사자에 대한 피폭선량을 측정한 결과 별표 3의 방사선 관계 종사자의 선량한도를 초과한 자에 대하여는 지체 없이 건강진단 등 필요한 조치를 할 것
7. 방사선 관계 종사자 외에 방사선구역에 출입하는 자에 대한 방사선 피폭을 방지하기 위한 조치를 할 것
8. 적정한 진단 영상정보를 얻을 수 있도록 그 설비의 안전관리에 필요한 조치를 할 것

제13조(방사선 관계 종사자에 대한 건강진단) ① 법 제37조제2항에 따라 의료기관의 개설자 또는 관리자는 방사선 관계 종사자에 대하여 <u>2년마다</u> 별지 제19호서식의 건강진단

표에 따라 건강진단을 실시하여야 한다. 다만, 방사선 관련업무에 처음 종사하는 방사선 관계 종사자에 대하여는 업무종사 전에 별지 제19호서식의 건강진단표에 따라 건강진단을 실시하여야 한다. 〈개정 2010.1.22.〉

② 제1항에 따른 건강진단의 문진 사항 및 검사 항목은 다음 각 호와 같다.

1. 문진 사항
   가. 방사선 피폭 증상의 유무
   나. 방사선 피폭 증상이 있는 자는 그의 작업 장소, 작업 내용, 작업 기간, 피폭선량 및 방사선 장해 유무
   다. 그 밖에 방사선에 의한 피폭 증상
2. 검사 항목
   가. 말초혈액 중의 혈색소 양, 적혈구 수 및 백혈구 수
   나. 그 밖에 의사가 필요하다고 인정하는 검사

③ 제1항에도 불구하고 「산업안전보건법」 제130조제1항 또는 제2항에 따라 방사선에 노출되는 업무에 종사하는 방사선 관계 종사자에 대한 특수건강진단 또는 배치전건강진단을 실시한 경우 그 사람에 대해서는 제1항 본문 또는 단서에 따른 건강진단을 실시한 것으로 본다. 〈신설 2015.2.26.,2021.6. 30.〉

제14조(서류의 작성 · 비치 및 보존) 법 제37조제4항에 따라 의료기관의 개설자 또는 관리자, 검사 · 측정기관의 장 및 시장 · 군수 · 구청장은 별표 7의 진단용 방사선 발생장치등에 관한 서류를 작성 · 비치 및 보존해야 한다. 〈개정 2021.6.30.〉

제15조 삭제 〈2021.6.30.〉

제16조(지도 · 감독) ① 법 제37조제1항에 따라 시장 · 군수 · 구청장은 의료기관의 진단용 방사선 안전관리상태를 지도 · 점검하고 필요하면 의료기관의 개설자 또는 관리자에게 그 시정을 명할 수 있다.

② 질병관리청장은 검사등의 공정성과 효율성을 확보하기 위하여 검사 · 측정기관에 대하여 필요한 지도와 감독을 할 수 있다. 〈개정 2010.1.22., 2012.11.15., 2013.3.23., 2020. 9.11.〉

③ 질병관리청장 또는 시장 · 군수 · 구청장은 안전관리를 위하여 필요하면 의료기관의 개설자 또는 관리자나 검사 · 측정기관의 장에게 필요한 사항을 보고하게 하거나 자료를 제출하게 할 수 있다. 〈개정 2010.1.22., 2012.11.15., 2013.3.23., 2020.9.11.〉

④ 시장 · 군수 · 구청장은 매년 3월 31일 현재의 진단용 방사선 발생장치 안전관리 현황

및 방사선 관계 종사자 관리 현황을 별지 제17호서식 및 별지 제18호서식에 따라 5월 31일까지 특별시장 · 광역시장 · 도지사 또는 특별자치도지사를 거쳐 질병관리청장에게 제출하여야 한다. 〈개정 2010.1.22., 2013.3.23., 2020.9.11.〉

제17조(수수료) ① 법 제85조제1항에 따라 진단용 방사선 발생장치의 검사를 받으려는 자는 제6조에 따른 검사기관의 장이 정한 수수료를 검사기관에 내야 한다. 이 경우 제6조에 따른 검사기관의 장은 수수료의 금액 및 납부방법 등을 해당 기관의 인터넷 홈페이지 등에 게시해야 한다.
② 법 제85조제1항에 따라 진단용 방사선 발생장치의 안전관리책임자 교육을 받으려는 사람은 법 제37조제3항에 따른 안전관리책임자 교육기관(이하 이 항에서 "안전관리책임자교육기관"이라 한다)의 장이 정한 수수료를 안전관리책임자교육기관에 내야 한다. 이 경우 안전관리책임자교육기관의 장은 수수료의 금액 및 납부방법 등을 해당 기관의 인터넷 홈페이지 등에 게시해야 한다.
[본조신설 2021.6.30.]
[종전 제17조는 제18조로 이동 〈2021.6.30.〉]

제18조(적용의 배제) 진단용 방사선 발생장치 중 진단용 엑스선 발생기 또는 치과진단용 엑스선 발생장치(파노라마 및 세파로 촬영장치는 제외한다)만을 사용하면서 주당 최대 동작부하의 총량이 10밀리암페어 · 분 이하인 의료기관에 대하여는 제4조제5항, 제9조, 제10조 및 제13조를 적용하지 아니한다.
[제17조에서 이동 〈2021.6.30.〉]

부칙 〈제1068호, 2024. 11. 7.〉

(전자우편 이용 촉진을 통한 보건의료 행정비용의 절감을 위한 간호조무사 및 의료유사업자에 관한 규칙 등 15개 법령의 일부개정에 관한 보건복지부령)
이 규칙은 공포한 날부터 시행한다.

★★★ **제38조(특수의료장비의 설치 · 운영)** ① 의료기관은 보건의료 시책상 적정한 설치와 활용이 필요하여 보건복지부장관이 정하여 고시하는 의료장비(이하 "특수의료장비"라 한다)를 설치 · 운영하려면 보건복지부령으로 정하는 바에 따라 시장 · 군수 · 구청장에게 등록하여야 하며, 보건복지부령으로 정하는 설치인정기준에 맞게 설치 · 운영하여야 한다. 〈개정 2008.2.29., 2010.1.18., 2012.2.1.〉 특수의료장비 - MRI, CT, 유방촬영

② 의료기관의 개설자나 관리자는 제1항에 따라 특수의료장비를 설치하면 보건복지부령으로 정하는 바에 따라 보건복지부장관에게 정기적인 품질관리검사를 받아야 한다. 〈개정 2008.2.29., 2010.1.18.〉

③ 의료기관의 개설자나 관리자는 제2항에 따른 품질관리검사에서 부적합하다고 판정받은 특수의료장비를 사용하여서는 아니 된다. **부적합위반시(3년 이하의 징역 또는 3천만원 이하의 벌금)**

④ 보건복지부장관은 제2항에 따른 품질관리검사업무의 전부 또는 일부를 보건복지부령으로 정하는 바에 따라 관계 전문기관에 위탁할 수 있다. 〈개정 2008.2.29., 2010.1.18.〉

기출변형 확인 문제

Q. [의료법]에서 품질관리검사에서 부적합하다고 판정받은 특수의료장비를 사용 위반하는 경우 벌칙은?

① 1년이하의 징역 또는 1천만원이하의 벌금
② 2년이하의 징역 또는 2천만원이하의 벌금
③ 3년이하의 징역 또는 3천만원이하의 벌금
④ 4년이하의 징역 또는 4천만원이하의 벌금
⑤ 5년이하의 징역 또는 5천만원이하의 벌금

답: 3

제38조의2(수술실 내 폐쇄회로 텔레비전의 설치 · 운영) ① 전신마취 등 환자의 의식이 없는 상태에서 수술을 시행하는 의료기관의 개설자는 수술실 내부에 「개인정보 보호법」 및 관련 법령에 따른 폐쇄회로 텔레비전을 설치하여야 한다. 이 경우 국가 및 지방자치단체는 폐쇄회로 텔레비전의 설치 등에 필요한 비용을 지원할 수 있다.

② 환자 또는 환자의 보호자가 요청하는 경우(의료기관의 장이나 의료인이 요청하여 환자 또는 환자의 보호자가 동의하는 경우를 포함한다) 의료기관의 장이나 의료인은 전신마취 등 환자의 의식이 없는 상태에서 수술을 하는 장면을 제1항에 따라 설치한 폐쇄회로 텔레비전으로 촬영하여야 한다. 이 경우 의료기관의 장이나 의료인은 다음 각 호의 어느 하나에 해당하는 정당한 사유가 없으면 이를 거부할 수 없다.

1. 수술이 지체되면 환자의 생명이 위험하여지거나 심신상의 중대한 장애를 가져오는 응급 수술을 시행하는 경우

2. 환자의 생명을 구하기 위하여 적극적 조치가 필요한 위험도 높은 수술을 시행하는 경우
3. 「전공의의 수련환경 개선 및 지위 향상을 위한 법률」 제2조제2호에 따른 수련병원등의 전공의 수련 등 그 목적 달성을 현저히 저해할 우려가 있는 경우
4. 그 밖에 제1호부터 제3호까지의 규정에 준하는 경우로서 보건복지부령으로 정하는 사유가 있는 경우

③ 의료기관의 장이나 의료인이 제2항에 따라 수술을 하는 장면을 촬영하는 경우 녹음기능은 사용할 수 없다. 다만, 환자 및 해당 수술에 참여한 의료인 등 정보주체 모두의 동의를 받은 경우에는 그러하지 아니하다.

④ 제1항에 따라 폐쇄회로 텔레비전이 설치된 의료기관의 장은 제2항에 따라 촬영한 영상정보가 분실·도난·유출·변조 또는 훼손되지 아니하도록 보건복지부령으로 정하는 바에 따라 내부 관리계획의 수립, 저장장치와 네트워크의 분리, 접속기록 보관 및 관련 시설의 출입자 관리 방안 마련 등 안전성 확보에 필요한 기술적·관리적 및 물리적 조치를 하여야 한다.

⑤ 의료기관의 장은 다음 각 호의 어느 하나에 해당하는 경우를 제외하고는 제2항에 따라 촬영한 영상정보를 열람(의료기관의 장 스스로 열람하는 경우를 포함한다. 이하 이 조에서 같다)하게 하거나 제공(사본의 발급을 포함한다. 이하 이 조에서 같다)하여서는 아니 된다.

1. 범죄의 수사와 공소의 제기 및 유지, 법원의 재판업무 수행을 위하여 관계 기관이 요청하는 경우
2. 「의료사고 피해구제 및 의료분쟁 조정 등에 관한 법률」 제6조에 따른 한국의료분쟁조정중재원이 의료분쟁의 조정 또는 중재 절차 개시 이후 환자 또는 환자 보호자의 동의를 받아 해당 업무의 수행을 위하여 요청하는 경우
3. 환자 및 해당 수술에 참여한 의료인 등 정보주체 모두의 동의를 받은 경우

⑥ 누구든지 이 법의 규정에 따르지 아니하고 제2항에 따라 촬영한 영상정보를 탐지하거나 누출·변조 또는 훼손하여서는 아니 된다.

⑦ 누구든지 제2항에 따라 촬영한 영상정보를 이 법에서 정하는 목적 외의 용도로 사용하여서는 아니 된다.

⑧ 의료기관의 개설자는 보건복지부장관이 정하는 범위에서 제2항에 따라 촬영한 영상정보의 열람 등에 소요되는 비용을 열람 등을 요청한 자에게 청구할 수 있다.

⑨ 의료기관의 장은 제2항에 따라 촬영한 영상정보를 30일 이상 보관하여야 한다.

⑩ 제1항에 따른 폐쇄회로 텔레비전의 설치 기준, 제2항에 따른 촬영의 범위 및 촬영 요청의 절차, 제2항제1호부터 제3호까지의 규정에 따른 사유의 구체적인 기준, 제5항에

따른 열람 · 제공의 절차, 제9항에 따른 보관기준 및 보관기간의 연장 사유 등에 필요한 사항은 보건복지부령으로 정한다.
⑪ 이 법에서 정한 것 외에 폐쇄회로 텔레비전의 설치 · 운영 등에 관한 사항은 「개인정보 보호법」에 따른다.
[본조신설 2021.9.24.] [시행일: 2023.9.25.] 제38조의2

신규 확인 문제

Q. [의료법]에서 의료기관내의 수술실 내 폐쇄회로 텔레비전의 설치 운영 및 촬영을 해야 하는 자는?
① 의료기관장 ② 방사선사 ③ 보건의료정보관리사
④ 간호사 ⑤ PACS관리 운영자

답: 1

신규 확인 문제

Q. [의료법]에서 의료기관장은 수술 시 촬영한 영상정보를 며칠 이상 보관해야 하는가?
① 30일 ② 50일 ③ 60일 ④ 80일 ⑤ 90일

답: 1

암기 Keyword

특수의료장비 - 시장 · 군수 · 구청장에게 등록, 위반시3/3 벌금암기!

기출변형 확인 문제

Q. [의료법]에서 특수의료장치를 사용하려고하는 의료기관은 누구에게 등록해야 하는가?
① 시장 · 군수 · 구청장 ② 시 · 도지사 ③ 대통령 ④ 보건소장 ⑤ 보건지소장

답: 1

제39조(시설 등의 공동이용) ① 의료인은 다른 의료기관의 장의 동의를 받아 그 의료기관의 시설 · 장비 및 인력 등을 이용하여 진료할 수 있다.
② 의료기관의 장은 그 의료기관의 환자를 진료하는 데에 필요하면 해당 의료기관소속되지 아니한 의료인에게 진료하도록 할 수 있다.
③ 의료인이 다른 의료기관의 시설 · 장비 및 인력 등을 이용하여 진료하는 과정에서 발생한 의료사고에 대하여는 진료를 한 의료인의 과실 때문이면 그 의료인에게, 의료기관의 시설 · 장비 및 인력 등의 결함 때문이면 그것을 제공한 의료기관 개설자에게 각각 책임이 있는 것으로 본다.

★★ 제40조(폐업 · 휴업의 신고) ① 의료기관 개설자는 의료업을 폐업하거나 1개월 이상 휴업(입원환자가 있는 경우에는 1개월 미만의 휴업도 포함한다. 이하 이 조에서 이와 같다)하려면 보건복지부령으로 정하는 바에 따라 관할 시장 · 군수 · 구청장에게 신고하여야 한다. 〈개정 2008.2.29., 2010.1.18., 2016.12.20.〉

② 삭제 〈2020.3.4.〉

③ 시장 · 군수 · 구청장은 제1항에 따른 신고에도 불구하고 「감염병의 예방 및 관리에 관한 법률」 제18조 및 제29조에 따라 질병관리청장, 시 · 도지사 또는 시장 · 군수 · 구청장이 감염병의 역학조사 및 예방접종에 관한 역학조사를 실시하거나 같은 법 제18조의2에 따라 의료인 또는 의료기관의 장이 질병관리청장, 시 · 도지사 또는 시장 · 군수 · 구청장에게 역학조사 실시를 요청한 경우로서 그 역학조사를 위하여 필요하다고 판단하는 때에는 의료기관 폐업 신고를 수리하지 아니할 수 있다. 〈신설 2016.5.29., 2020.8.11., 2024. 1.30.〉

④ 의료기관 개설자는 의료업을 폐업 또는 휴업하는 경우 보건복지부령으로 정하는 바에 따라 해당 의료기관에 입원 중인 환자를 다른 의료기관으로 옮길 수 있도록 하는 등 환자의 권익을 보호하기 위한 조치를 하여야 한다. 〈신설 2016.12.20.〉 **-정당한 사유 없이 권익보호조치를 하지 아니한 자(1년 이하의 징역이나 1천만원 이하의 벌금)**

⑤ 시장 · 군수 · 구청장은 제1항에 따른 폐업 또는 휴업 신고를 받은 경우 의료기관 개설자가 제4항에 따른 환자의 권익을 보호하기 위한 조치를 취하였는지 여부를 확인하는 등 대통령령으로 정하는 조치를 하여야 한다. 〈신설 2016.12.20.〉

[제목개정 2020.3.4.]

[시행일: 2025.7.31.] 제40조

기출변형 확인 문제

Q. [의료법]에서 의료기관의 휴폐업시 누구에게 신고해야 하는가?

① 시장 · 군수 · 구청장 ② 시 · 도지사 ③ 대통령 ④ 보건소장 ⑤ 보건지소장

답: 1

기출변형 확인 문제

Q. [의료법]에서 의료기관의 폐업을 수리하지 않은 경우는?

① 감염병에 관한 역학조사실시가 필요한 경우
② 과잉진료로 인한 폐업명령 시
③ 의료인 개설자의 신용불량
④ 의료기관 임금체불에 의한 폐업
⑤ 의료기관개설자의 사망으로 인한 폐업

답: 1

★★ **제40조의2(진료기록부등의 이관)** ① 의료기관 개설자는 제40조제1항에 따라 폐업 또는 휴업 신고를 할 때 제22조나 제23조에 따라 기록·보존하고 있는 진료기록부등의 수량 및 목록을 확인하고 진료기록부등을 관할 보건소장에게 넘겨야 한다. 다만, 의료기관 개설자가 보건복지부령으로 정하는 바에 따라 진료기록부등의 보관계획서를 제출하여 관할 보건소장의 허가를 받은 경우에는 직접 보관할 수 있다. **벌칙-100만원 이하의 과태료**

② 제1항에 따라 관할 보건소장의 허가를 받아 진료기록부등을 직접 보관하는 의료기관 개설자는 보관계획서에 기재된 사항 중 보건복지부령으로 정하는 사항이 변경된 경우 관할 보건소장에게 이를 신고하여야 하며, 직접 보관 중 질병, 국외 이주 등 보건복지부령으로 정하는 사유로 보존 및 관리가 어려운 경우 이를 대행할 책임자를 지정하여 보관하게 하거나 진료기록부등을 관할 보건소장에게 넘겨야 한다.

③ 제1항에 따라 관할 보건소장의 허가를 받아 진료기록부등을 직접 보관하는 의료기관 개설자는 보관 기간, 방법 등 보건복지부령으로 정하는 사항을 준수하여야 한다.

④ 제1항에 따라 관할 보건소장의 허가를 받아 진료기록부등을 직접 보관하는 의료기관 개설자(제2항에 따라 지정된 책임자를 포함한다)의 기록 열람 및 보존에 관하여는 제21조 및 제22조제2항을 준용한다.

⑤ 그 밖에 진료기록부등의 이관 방법, 절차 등에 필요한 사항은 보건복지부령으로 정한다.

[본조신설 2020.3.4.]

[시행일: 2023.3.5.] 제40조의2

제40조의3(진료기록보관시스템의 구축·운영) ① 보건복지부장관은 제40조의2에 따라 폐업 또는 휴업한 의료기관의 진료기록부등을 보관하는 관할 보건소장 및 의료기관 개설자가 안전하고 효과적으로 진료기록부등을 보존·관리할 수 있도록 지원하기 위한 시스템(이하 "진료기록보관시스템"이라 한다)을 구축·운영할 수 있다.

② 제40조의2에 따라 폐업 또는 휴업한 의료기관의 진료기록부등을 보관하는 관할 보건소장 및 의료기관 개설자는 진료기록보관시스템에 진료기록부등을 보관할 수 있다.

③ 제2항에 따라 진료기록부등을 진료기록보관시스템에 보관한 관할 보건소장 및 의료기관 개설자(해당 보건소 및 의료기관 소속 의료인 및 그 종사자를 포함한다)는 직접 보관한 진료기록부등 외에는 진료기록보관시스템에 보관된 정보를 열람하는 등 그 내용을 확인하여서는 아니 된다.

④ 보건복지부장관은 제1항에 따른 진료기록보관시스템의 구축·운영 업무를 관계 전문기관 또는 단체에 위탁할 수 있다. 이 경우 보건복지부장관은 진료기록보관시스템의 구

축 · 운영 업무에 소요되는 비용의 전부 또는 일부를 지원할 수 있다.
⑤ 제4항 전단에 따라 진료기록보관시스템의 구축 · 운영 업무를 위탁받은 전문기관 또는 단체는 보건복지부령으로 정하는 바에 따라 진료기록부등을 안전하게 관리 · 보존하는 데에 필요한 시설과 장비를 갖추어야 한다.
⑥ 보건복지부장관은 진료기록보관시스템의 효율적 운영을 위하여 원본에 기재된 정보가 변경되지 않는 범위에서 진료기록부등의 형태를 변경하여 보존 · 관리할 수 있으며, 변경된 형태로 진료기록부등의 사본을 발급할 수 있다.
⑦ 누구든지 정당한 접근 권한 없이 또는 허용된 접근 권한을 넘어 진료기록보관시스템에 보관된 정보를 훼손 · 멸실 · 변경 · 위조 · 유출하거나 검색 · 복제하여서는 아니 된다.
⑧ 진료기록보관시스템의 구축 범위 및 운영 절차 등에 필요한 사항은 보건복지부령으로 정한다.
[본조신설 2020.3.4.]

암기 Keyword

진료기록부등의 이관은 보건소장에게

기출변형 확인 문제

Q. [의료법]에서 의료기관장은 휴 · 폐업시 누구에게 진료기록부를 이관해야 하는가?

① 시장 · 군수 · 구청장 ② 시 · 도지사 ③ 대통령
④ 관할 보건소장 ⑤ 보건지소장

답: 4

★ [영]제17조의2(폐업 · 휴업 시 조치사항) 시장 · 군수 · 구청장(자치구의 구청장을 말한다. 이하 같다)은 법 제40조제1항에 따라 의료업의 폐업 또는 휴업 신고를 받은 경우에는 같은 조 제5항에 따라 다음 각 호의 사항에 대한 확인 조치를 해야 한다. 〈개정 2020.2.25.〉

1. 법 제16조제1항에 따라 의료기관에서 나온 세탁물의 적정한 처리를 완료하였는지 여부
2. 법 제40조제2항에 따라 법 제22조제1항에 따른 진료기록부등(전자의무기록을 포함한다. 이하 "진료기록부등"이라 한다)을 적정하게 넘겼거나 직접 보관하고 있는지 여부
3. 법 제40조제4항에 따라 환자의 권익 보호를 위한 조치를 하였는지 여부
4. 그 밖에 제1호부터 제3호까지의 규정에 준하는 사항으로서 의료업의 폐업 또는 휴업의 적정한 관리를 위하여 보건복지부장관이 특히 필요하다고 인정하는 사항

[본조신설 2017.6.20.]

암기 Keyword

폐업, 휴업의 신고는 시장 · 군수 · 구청장

기출변형 확인 문제

Q. [의료법]에서 의료기관의 몇 개월 미만 휴 · 폐업시 신고해야 하는가?

① 1개월 ② 2개월 ③ 3개월 ④ 5개월 ⑤ 6개월

답: 1

[규칙]제30조(폐업 · 휴업의 신고) ① 법 제40조에 따라 의료기관의 개설자가 의료업을 폐업하거나 휴업하려면 별지 제18호서식의 의료기관 휴업(폐업) 신고서에 다음 각 호의 서류를 첨부하여 관할 시장 · 군수 · 구청장에게 제출하여야 한다. 〈개정 2017.6.21.〉

1. 의료업의 폐업 또는 휴업에 대한 결의서(법인만 해당한다) 1부
2. 영 제17조의2 각 호의 조치에 관한 서류

② 시장 · 군수 · 구청장은 매월의 의료기관 폐업신고의 수리 상황을 그 다음달 15일까지 보건복지부장관에게 보고하여야 한다. 〈개정 2010.3.19.〉

③ 법 제33조제2항 및 제8항에 따라 의원 · 치과의원 · 한의원 또는 조산원을 개설한 의료인이 부득이한 사유로 6개월을 초과하여 그 의료기관을 관리할 수 없는 경우 그 개설자는 폐업 또는 휴업 신고를 하여야 한다. 〈개정 2009.4.29., 2015.12.23.〉

④ 삭제 〈2023.3.2.〉

[규칙]제30조의2(보건의료자원 통합신고포털을 통한 신고 등) ① 시 · 도지사 및 시장 · 군수 · 구청장은 「국민건강보험법 시행규칙」 제12조의2제1항에 따른 전자민원창구(이하 "보건의료자원 통합신고포털"이라 한다)를 통하여 제25조부터 제28조까지의 규정, 제30조 및 제32조에 따른 의료기관 개설(변경)신고 · 개설(변경)허가 및 폐업 · 휴업의 신고 등에 관한 사무를 처리할 수 있다.

② 시 · 도지사 및 시장 · 군수 · 구청장은 제1항에 따라 처리한 사항(서면으로 신고 받거나 허가 신청 받아 처리한 사항을 포함한다)을 「국민건강보험법」 제62조에 따른 건강보험심사평가원(이하 "심사평가원"이라 한다)에 「국민건강보험법 시행규칙」 제12조의2제3항에 따른 방법으로 통보해야 한다. 이 경우 시 · 도지사 또는 시장 · 군수 · 구청장은 제25조제5항, 제27조제5항, 제30조제2항 및 제32조제2항에 따라 보건복지부장관에게 통보한 것으로 본다. 〈개정 2017.6.21., 2021.6.30., 2022.9.14., 2023.11.17.〉

③ 시 · 도지사 및 시장 · 군수 · 구청장은 심사평가원으로부터 「국민건강보험법 시행규칙」 제12조제4항제1호 또는 제2호에 따른 통보를 받은 경우에는 해당 의료기관의 개설자가 제26

조제1항에 따른 의료기관 개설신고사항의 변경신고한 것으로 본다.

④ 시·도지사 및 시장·군수·구청장은 심사평가원으로부터 「국민건강보험법 시행규칙」 제12조제4항제3호에 따른 통보를 받은 경우에는 해당 의료기관의 개설허가를 받은 자가 제28조제1항에 따른 개설허가사항 변경신청서를 제출한 것으로 본다.

⑤ 의료기관의 개설자 또는 개설허가를 받은 자가 보건의료자원 통합신고포털을 통하여 변경신고를 하거나 변경허가를 신청하는 경우에는 제26조제1항 및 제28조제1항에도 불구하고 다음 각 호의 구분에 따라 서류의 제출을 생략할 수 있다.

1. 제26조제1항에 따른 개설신고사항의 변경신고(제32조제2항 전단에 따라 준용하는 경우를 포함한다)를 하는 경우: 의료기관 개설신고증명서
2. 제28조제1항에 따른 허가사항 변경신청(제32조제2항 전단에 따라 준용하는 경우를 포함한다)을 하는 경우: 의료기관 개설허가증

⑥ 시·도지사, 시장·군수·구청장 및 심사평가원은 제1항부터 제5항까지의 규정에 따른 업무를 위하여 불가피한 경우 「개인정보 보호법 시행령」 제19조제1호 또는 제4호에 따른 주민등록번호 또는 외국인등록번호가 포함된 자료를 처리할 수 있다.

[본조신설 2015.7.24.]

[규칙]제30조의3(폐업·휴업 시 조치사항) 법 제40조제4항에 따라 의료기관 개설자는 의료업을 폐업 또는 휴업하려는 때에는 폐업 또는 휴업 신고예정일 14일 전까지 환자 및 환자 보호자가 쉽게 볼 수 있는 장소 및 인터넷 홈페이지(인터넷 홈페이지를 운영하고 있는 자만 해당한다)에 다음 각 호의 사항을 기재한 안내문을 각각 게시해야 한다. 다만, 입원 환자에 대해서는 폐업 또는 휴업 신고예정일 30일 전까지 환자 또는 그 보호자에게 직접 안내문의 내용을 알려야 한다. 〈개정 2023.3.2.〉

1. 폐업 또는 휴업 개시 예정일자
2. 법 제22조제1항에 따른 진료기록부등(전자의무기록을 포함한다)의 이관·보관 또는 사본 발급 등에 관한 사항
3. 진료비 등의 정산 및 반환 등에 관한 사항
4. 입원 중인 환자의 다른 의료기관으로의 전원(轉院)에 관한 사항
5. 그 밖에 제1호부터 제4호까지에 준하는 사항으로서 환자의 권익 보호를 위하여 보건복지부장관이 특히 필요하다고 인정하여 고시하는 사항

[본조신설 2017.6.21.]

[규칙]제30조의4(진료기록부등의 직접 보관 절차 등) ① 폐업 또는 휴업의 신고를 하는 의료기관 개설자가 법 제40조의2제1항 단서에 따라 진료기록부등을 직접 보관하려면 별지 제19호서식의 진료기록 보관계획서에 다음 각 호의 서류를 첨부하여 폐업 또는 휴업 예정일 전까지

관할 보건소장의 허가를 받아야 한다.

1. 진료기록부등의 종류별 수량 및 목록
2. 진료기록부등에 대한 체계적이고 안전한 보관계획에 관한 서류
3. 법 제23조제1항에 따라 전자의무기록을 작성·보관한 의료기관 개설자의 경우에는 제16조제1항제1호부터 제6호까지의 규정에 해당하는 시설 및 장비를 보유하였음을 증명하는 서류. 다만, 법 제40조의3에 따른 진료기록보관시스템(이하 "진료기록보관시스템"이라 한다)을 통하여 진료기록부등을 직접 보관하려는 경우에는 제출을 생략할 수 있다.

② 제1항에 따라 허가받은 보관 기간을 연장하려는 의료기관 개설자는 해당 기간이 경과하기 전에 관할 보건소장에게 다시 허가를 받아야 한다.

③ 제2항에 따른 허가를 받지 않은 의료기관 개설자는 보관 기간이 경과하는 경우 즉시 관할 보건소장에게 진료기록부등을 이관해야 한다.

④ 법 제40조의2제2항에서 "보건복지부령으로 정하는 사항이 변경된 경우"란 다음 각 호의 어느 하나에 해당하는 경우를 말한다.

1. 진료기록부등의 보관 기간(제2항에 따라 보관 기간을 연장하는 경우는 제외한다), 보관 장소 또는 보관책임자가 변경된 경우
2. 진료기록부등의 종류별 수량 및 목록이 변경된 경우
3. 제1항제2호에 따라 제출한 진료기록부등의 보관계획이 변경된 경우
4. 제16조제1항제1호부터 제6호까지의 규정에 해당하는 시설 및 장비 보유 현황이 변경된 경우

⑤ 법 제40조의2제2항에서 "질병, 국외 이주 등 보건복지부령으로 정하는 사유"란 다음 각 호의 사유를 말한다.

1. 질병 또는 국외 이주
2. 의료인의 면허자격 정지 또는 면허 취소 처분
3. 성년후견의 개시
4. 그 밖에 의료기관 개설자가 진료기록부등을 직접 보관하기 어려운 사유로서 보건복지부장관이 인정하는 사유

⑥ 법 제40조의2제3항에서 "보관 기간, 방법 등 보건복지부령으로 정하는 사항"이란 다음 각 호의 사항을 말한다.

1. 제1항에 따라 허가받은 진료기록부등의 보관 기간
2. 제1항에 따라 허가받은 진료기록부등의 보관 장소·시설 등 보관 방법에 관한 사항

[본조신설 2023.3.2.]

[규칙]제30조의5(진료기록부등의 이관 방법 및 절차 등) ① 의료기관 개설자는 법 제40조의2제1항 본문, 같은 조 제2항 또는 이 규칙 제30조의4제3항에 따라 관할 보건소장에게 진료기록

부등을 이관하는 경우 진료기록보관시스템을 이용하여 이관할 수 있다.
② 제1항에서 규정한 사항 외에 진료기록부등의 이관 방법 및 절차에 관하여 필요한 사항은 보건복지부장관이 정하여 고시한다.
[본조신설 2023.3.2.]

[규칙]제30조의6(진료기록부등의 관리 · 보존에 필요한 시설 및 장비) ① 법 제40조의3제4항 전단 및 영 제42조제5항에 따라 보건복지부장관으로부터 진료기록보관시스템의 구축 · 운영 업무를 위탁받는 기관은 진료기록부등을 안전하게 관리 · 보존하는 데에 필요한 다음 각 호의 시설과 장비를 갖추어야 한다.
1. 진료기록부등의 저장 및 그 동일성을 검증할 수 있는 장비
2. 진료기록부등의 백업 저장장비
3. 네트워크 보안에 관한 시설 및 장비(제1호 및 제2호에 해당하는 장비가 유무선 인터넷에 연결된 경우만 해당한다)
4. 전자의무기록시스템의 보안에 관한 시설과 장비
5. 진료기록부등의 보존장소에 대한 다음 각 목의 물리적 접근 방지 시설과 장비
가. 출입통제구역 등 통제시설
나. 잠금장치
② 제1항에 따라 갖추어야 하는 시설과 장비에 관한 구체적인 사항은 보건복지부장관이 정하여 고시한다.
[본조신설 2023.3.2.]

[규칙]제30조의7(진료기록보관시스템의 운영) ① 보건복지부장관은 진료기록보관시스템의 효율적인 운영을 위하여 진료기록보관시스템을 다음 각 호의 정보시스템과 전자적으로 연계하여 활용할 수 있다. 이 경우 연계를 통하여 수집할 수 있는 자료 또는 정보는 진료기록부등의 안전한 보관 및 효과적 발급에 필요한 자료 또는 정보로 한정한다.
1. 보건의료자원 통합신고포털
2. 「민원처리에 관한 법률」 제12조의2제3항에 따른 통합전자민원창구
3. 그 밖에 진료기록보관시스템의 효율적인 운영을 위하여 필요한 시스템으로서 보건복지부장관이 정하여 고시하는 시스템
② 제1항에서 규정한 사항 외에 진료기록보관시스템의 운영에 관하여 필요한 사항은 보건복지부장관이 정하여 고시한다.
[본조신설 2023.3.2.]

[규칙]제42조(의료기관의 명칭과 진료과목의 병행 표시 방법) 제40조제6호 각 목 외의 부분 단서에 따라 의료기관의 명칭 표시판에 진료과목을 함께 표시하는 경우에는 진료과목을 표시하는 글자의 크기를 의료기관의 명칭을 표시하는 글자 크기의 2분의 1 이내로 하여야 한다. 〈개정 2011.2.10.〉

제41조(당직의료인) ① 각종 병원에는 응급환자와 입원환자의 진료 등에 필요한 당직의료인을 두어야 한다. 〈개정 2016.12.20.〉
② 제1항에 따른 당직의료인의 수와 배치 기준은 병원의 종류, 입원환자의 수 등을 고려하여 보건복지부령으로 정한다. 〈신설 2016.12.20.〉
위반시(500만원 이하의 벌금)

** [규칙]제39조의18(당직의료인) ① 법 제41조제2항에 따라 각종 병원에 두어야 하는 당직의료인의 수는 입원환자 200명까지는 의사·치과의사 또는 한의사의 경우에는 1명, 간호사의 경우에는 2명을 두되, 입원환자 200명을 초과하는 200명마다 의사·치과의사 또는 한의사의 경우에는 1명, 간호사의 경우에는 2명을 추가한 인원 수로 한다.
② 제1항에도 불구하고 법 제3조제2항제3호라목에 따른 요양병원에 두어야 하는 당직의료인의 수는 다음 각 호의 기준에 따른다.
1. 의사·치과의사 또는 한의사의 경우에는 입원환자 300명까지는 1명, 입원환자 300명을 초과하는 300명마다 1명을 추가한 인원 수
2. 간호사의 경우에는 입원환자 80명까지는 1명, 입원환자 80명을 초과하는 80명마다 1명을 추가한 인원 수

③ 제1항 및 제2항에도 불구하고 다음 각 호의 어느 하나에 해당하는 의료기관은 입원환자를 진료하는 데에 지장이 없도록 해당 병원의 자체 기준에 따라 당직의료인을 배치할 수 있다.
1. 「정신건강증진 및 정신질환자 복지서비스 지원에 관한 법률」 제3조제5호가목에 따른 정신병원
2. 「장애인복지법」 제58조제1항제4호에 따른 의료재활시설로서 법 제3조의2에 따른 요건을 갖춘 의료기관
3. 국립정신건강센터, 국립정신병원, 국립소록도병원, 국립결핵병원 및 국립재활원
4. 그 밖에 제1호부터 제3호까지에 준하는 의료기관으로서 보건복지부장관이 당직의료인의 배치 기준을 자체적으로 정할 필요가 있다고 인정하여 고시하는 의료기관

[본조신설 2017. 6. 21.]
[제39조의9에서 이동 〈2023. 9. 22.〉]

[규칙]제39조의19(교육전담간호사) ① 법 제41조의2제1항에서 "교육전담간호사 양성교육을 이수하는 등 보건복지부령으로 정하는 자격"이란 다음 각 호의 요건을 모두 갖춘 것을 말한다.

1. 보건복지부장관이 정하여 고시하는 바에 따라 교육전담간호사 양성교육을 이수했을 것
2. 법 제3조제2항제3호가목에 따른 병원 또는 같은 호 바목에 따른 종합병원에서 간호사로 2년 이상 임상업무에 종사한 경력이 있을 것

② 법 제41조의2제1항에 따른 교육전담간호사의 배치 대상과 기준은 다음 각 호와 같다.

1. 법 제3조제2항제3호바목에 따른 종합병원 중 300병상 이상의 종합병원: 2명. 다만, 해당 의료기관의 장이 필요하다고 인정하는 경우에는 300병상을 초과하는 250병상마다 1명을 추가 배치할 수 있다.
2. 법 제3조제2항제3호가목부터 마목까지에 따른 병원급 의료기관 및 같은 호 바목에 따른 종합병원 중 300병상 미만의 종합병원: 해당 의료기관의 장이 정하는 인원

[본조신설 2024. 12. 27.]

암기 Keyword

당직의료인 입원환자 200명당 1명 간호사 2명

기출변형 확인 문제

Q. [의료법]에서 요양병원의 당직의료인은 입원환자 몇 명당 간호사 1명인가?

① 50명당 ② 80명당 ③ 200명당 ④ 300명당 ⑤ 500명당

답: 2

제41조의2 삭제 〈2024.9.20.〉
[시행일: 2025.6.21.] 제41조의2

★ **제42조(의료기관의 명칭)** ① 의료기관은 제3조제2항에 따른 의료기관의 종류에 따르는 명칭 외의 명칭을 사용하지 못한다. 다만, 다음 각 호의 어느 하나에 해당하는 경우에는 그러하지 아니하다. 〈개정 2008.2.29., 2009.1.30., 2010.1.18., 2020.3.4.〉

1. 종합병원 또는 정신병원이 그 명칭을 병원으로 표시하는 경우
2. 제3조의4제1항에 따라 상급종합병원으로 지정받거나 제3조의5제1항에 따라 전문병원으로 지정받은 의료기관이 지정받은 기간 동안 그 명칭을 사용하는 경우
3. 제33조제8항 단서에 따라 개설한 의원급 의료기관이 면허 종별에 따른 종별명칭을 함께 사용하는 경우

4. 국가나 지방자치단체에서 개설하는 의료기관이 보건복지부장관이나 시·도지사와 협의하여 정한 명칭을 사용하는 경우
5. 다른 법령으로 따로 정한 명칭을 사용하는 경우

② 의료기관의 명칭 표시에 관한 사항은 보건복지부령으로 정한다. 〈개정 2008.2.29., 2010.1.18.〉

③ 의료기관이 아니면 의료기관의 명칭이나 이와 비슷한 명칭을 사용하지 못한다.

[시행일 : 2021.3.5.] 제42조제1항제1호

암기 Keyword

유사명칭사용금지 벌칙암기

[규칙]제40조(의료기관의 명칭 표시) 법 제42조제2항에 따라 의료기관의 명칭 표시는 다음 각 호에 정하는 바에 따른다. 〈개정 2010.1.29., 2011.2.10., 2012.4.27., 2017.3.7., 2017.6.21., 2019.10.24., 2021.6.30., 2023.9.22., 2024.7.24.〉

1. 의료기관이 명칭을 표시하는 경우에는 법 제3조제2항에 따른 의료기관의 종류에 따르는 명칭(종합병원·정신병원의 경우에는 병원을 포함한다) 앞에 고유명칭을 붙인다. 이 경우 의료기관의 종류 명칭의 글자 크기는 고유명칭의 2분의 1 범위에서 크거나 작게 하되, 고유 명칭은 의료기관의 종류 명칭과 혼동할 우려가 있거나 특정 진료과목 또는 질환명과 비슷한 명칭을 사용하지 못한다.
2. 제1호에도 불구하고 법 제3조의4제1항에 따라 상급종합병원으로 지정받은 종합병원은 의료기관의 종류에 따른 명칭 대신 상급종합병원의 명칭을 표시할 수 있다.
3. 제1호에도 불구하고 법 제3조의5제1항에 따라 전문병원으로 지정받은 병원은 지정받은 특정 진료과목 또는 질환명을 표시할 수 있으며, 의료기관의 종류에 따른 명칭 대신 전문병원의 명칭을 표시할 수 있다.
4. 병원·한방병원·치과병원·의원·한의원 또는 치과의원의 개설자가 전문의인 경우에는 그 의료기관의 고유명칭 앞에 전문과목 및 전문의를 함께 표시하거나 의료기관의 고유명칭과 의료기관의 종류 명칭 사이에 인정받은 전문과목을 삽입하여 표시할 수 있다. 이 경우 전문과목에 "치과"가 포함된 치과병원·치과의원의 경우에는 제1호 전단에도 불구하고 의료기관의 종류 명칭에서 "치과"를 생략할 수 있다.
5. 제32조에 따른 부속 의료기관이 명칭을 표시하는 경우에는 의료기관의 종류에 따르는 명칭 앞에 그 개설기관의 명칭과 "부속"이라는 문자를 붙여야 한다.
6. 의료기관의 명칭표시판에는 다음 각 목의 사항만을 표시할 수 있다. 다만, 장소가 좁거

나 그 밖에 부득이한 사유가 있는 경우에는 제41조제4항에도 불구하고 같은 조 제1항에 따른 진료과목을 명칭표시판에 함께 표시할 수 있다.

가. 의료기관의 명칭 및 로고. 다만, 법 제56조제2항 각 호의 내용이 포함되어 있는 로고는 표시할 수 없다.

나. 전화번호 및 주소(인터넷 홈페이지 주소를 포함한다)

다. 진료에 종사하는 의료인의 면허 종류 및 성명

라. 상급종합병원으로 지정받은 사실(법 제3조의4제1항에 따라 상급종합병원으로 지정받은 종합병원만 해당한다)

마. 전문병원으로 지정받은 사실(법 제3조의5제1항에 따라 전문병원으로 지정받은 병원만 해당한다)

바. 병원 · 한방병원 · 치과병원 · 의원 · 한의원 또는 치과의원의 개설자가 전문의인 경우에는 해당 개설자의 전문의 자격 및 전문과목

사. 법 제58조제1항에 따라 의료기관 인증을 받은 사실

아. 진료시간 및 진료일

7. 제6호가목에 따른 의료기관의 명칭은 한글로 표시하되, 외국어를 함께 표시할 수 있다.

제43조(진료과목 등) ① 병원 · 치과병원 또는 종합병원은 한의사를 두어 한의과 진료과목을 추가로 설치 · 운영할 수 있다.

② 한방병원 또는 치과병원은 의사를 두어 의과 진료과목을 추가로 설치 · 운영할 수 있다.

③ 병원 · 한방병원 · 요양병원 또는 정신병원은 치과의사를 두어 치과 진료과목을 추가로 설치 · 운영할 수 있다. 〈개정 2020.3.4.〉 **위반시(100만원 이하의 과태료)**

④ 제1항부터 제3항까지의 규정에 따라 추가로 진료과목을 설치 · 운영하는 경우에는 보건복지부령으로 정하는 바에 따라 진료에 필요한 시설 · 장비를 갖추어야 한다. 〈개정 2010.1.18〉

⑤ 제1항부터 제3항까지의 규정에 따라 추가로 설치한 진료과목을 포함한 의료기관의 진료과목은 보건복지부령으로 정하는 바에 따라 표시하여야 한다. 다만, 치과의 진료과목은 종합병원과 제77조제2항에 따라 보건복지부령으로 정하는 치과병원에 한하여 표시할 수 있다. 〈개정 2010.1.18.〉 **위반시(100만원 이하의 과태료)**

[전문개정 2009.1.30.]

[법률 제9386호(2009.1.30.) 부칙 제2조의 규정에 의하여 이 조 제5항 단서의 개정규정 중 치과의사에 대한 부분은 2013년 12월 31일까지 유효함]

[시행일 : 2021. 3. 5.] 제43조제3항

[규칙]제41조(진료과목의 표시) ① 법 제43조에 따라 의료기관이 표시할 수 있는 진료과목은 다음 각 호와 같다. 〈개정 2011.12.7., 2015.5.29., 2017.6.21., 2017.11.28., 2019.10.24., 2021.6.30., 2022.11.22.〉

1. 종합병원 : 제2호 및 제3호의 진료과목
2. 병원 · 정신병원이나 의원 : 내과, 신경과, 정신건강의학과, 외과, 정형외과, 신경외과, 심장혈관흉부외과, 성형외과, 마취통증의학과, 산부인과, 소아청소년과, 안과, 이비인후과, 피부과, 비뇨의학과, 영상의학과, 방사선종양학과, 병리과, 진단검사의학과, 재활의학과, 결핵과, 예방의학과, 가정의학과, 핵의학과, 직업환경의학과 및 응급의학과
3. 치과병원이나 치과의원 : 구강악안면외과, 치과보철과, 치과교정과, 소아치과, 치주과, 치과보존과, 구강내과, 영상치의학과, 구강병리과, 예방치과 및 통합치의학과
4. 한방병원이나 한의원 : 한방내과, 한방부인과, 한방소아과, 한방안 · 이비인후 · 피부과, 한방신경정신과, 한방재활의학과, 사상체질과 및 침구과
5. 요양병원 : 제2호 및 제4호의 진료과목

② 법 제43조제1항부터 제3항까지의 규정에 따라 추가로 진료과목을 설치한 의료기관이 표시할 수 있는 진료과목과 법 제43조제4항에 따라 추가로 설치한 진료과목의 진료에 필요한 시설 · 장비는 별표 8과 같다. 〈신설 2010.1.29.〉

③ 의료기관이 진료과목을 표시하는 경우에는 제1항 및 제2항의 진료과목 중 그 의료기관이 확보하고 있는 시설 · 장비 및 의료관계인에 해당하는 과목만을 표시할 수 있다. 〈개정 2010.1.29.〉

④ 의료기관의 진료과목 표시판에는 "진료과목"이라는 글자와 진료과목의 명칭을 표시하여야 한다. 〈개정 2010.1.29.〉

제44조 삭제 〈2009.1.30〉

제45조(비급여 진료비용 등의 고지) ① 의료기관 개설자는 「국민건강보험법」 제41조제4항에 따라 요양급여의 대상에서 제외되는 사항 또는 「의료급여법」 제7조제3항에 따라 의료급여의 대상에서 제외되는 사항의 비용(이하 "비급여 진료비용"이라 한다)을 환자 또는 환자의 보호자가 쉽게 알 수 있도록 보건복지부령으로 정하는 바에 따라 고지하여야 한다. 〈개정 2010.1.18., 2011.12.31., 2016.3.22.〉

② 의료기관 개설자는 보건복지부령으로 정하는 바에 따라 의료기관이 환자로부터 징수하는 제증명수수료의 비용을 게시하여야 한다. 〈개정 2010.1.18〉

③ 의료기관 개설자는 제1항 및 제2항에서 고지 · 게시한 금액을 초과하여 징수할 수 없다.

[전문개정 2009.1.30]

기출변형 확인 문제

Q. [의료법]에서 의료기관 개설자는 비급여 진료비용등의 보고를 누구에게 보고해야 하는가?

① 보건복지부장관 ② 시 · 도지사 ③ 대통령 ④ 보건소장 ⑤ 보건지소장

답: 1

제45조의2(비급여 진료비용 등의 보고 및 현황조사 등) ① 의료기관의 장은 보건복지부령으로 정하는 바에 따라 비급여 진료비용 및 제45조제2항에 따른 제증명수수료(이하 이 조에서 "비급여진료비용등"이라 한다)의 항목, 기준, 금액 및 진료내역 등에 관한 사항을 보건복지부장관에게 보고하여야 한다. 〈신설 2020.12.29.〉

② 보건복지부장관은 제1항에 따라 보고받은 내용을 바탕으로 모든 의료기관에 대한 비급여진료비용등의 항목, 기준, 금액 및 진료내역 등에 관한 현황을 조사 · 분석하여 그 결과를 공개할 수 있다. 다만, 병원급 의료기관에 대하여는 그 결과를 공개하여야 한다. 〈개정 2016.12.20., 2020.12.29.〉

③ 보건복지부장관은 제2항에 따른 비급여진료비용등의 현황에 대한 조사 · 분석을 위하여 필요하다고 인정하는 경우에는 의료기관의 장에게 관련 자료의 제출을 명할 수 있다. 이 경우 해당 의료기관의 장은 특별한 사유가 없으면 그 명령에 따라야 한다. 〈신설 2016.12.20., 2020.12.29.〉

④ 제2항에 따른 현황조사 · 분석 및 결과 공개의 범위 · 방법 · 절차 등에 필요한 사항은 보건복지부령으로 정한다. 〈개정 2016.12.20., 2020.12.29.〉

[본조신설 2015.12.29.]

[제목개정 2020.12.29.]

[시행일: 2021.6.30.] 제45조의2

[규칙]제42조(의료기관의 명칭과 진료과목의 병행 표시 방법) 제40조제6호 각 목 외의 부분 단서에 따라 의료기관의 명칭 표시판에 진료과목을 함께 표시하는 경우에는 진료과목을 표시하는 글자의 크기를 의료기관의 명칭을 표시하는 글자 크기의 2분의 1 이내로 하여야 한다. 〈개정 2011.2.10.〉

[규칙]제42조의2(비급여 진료비용 등의 고지) ① 법 제45조제1항에 따라 의료기관 개설자는 「국민건강보험법」 제41조제4항에 따라 요양급여의 대상에서 제외되는 사항 또는 「의료급여법」

제7조제3항에 따라 의료급여의 대상에서 제외되는 사항(이하 이 조에서 "비급여 대상"이라 한다)의 항목과 그 가격을 적은 책자 등을 접수창구 등 환자 또는 환자의 보호자가 쉽게 볼 수 있는 장소에 갖추어 두어야 한다. 이 경우 비급여 대상의 항목을 묶어 1회 비용으로 정하여 총액을 표기할 수 있다. 〈개정 2016.10.6., 2020.9.4.〉

② 법 제45조제1항에 따라 의료기관 개설자는 비급여 대상 중 보건복지부장관이 정하여 고시하는 비급여 대상을 제공하려는 경우 환자 또는 환자의 보호자에게 진료 전 해당 비급여 대상의 항목과 그 가격을 직접 설명해야 한다. 다만, 수술, 수혈, 전신마취 등이 지체되면 환자의 생명이 위험해지거나 심신상의 중대한 장애를 가져오는 경우에는 그렇지 않다. 〈신설 2020.9.4.〉

③ 법 제45조제2항에 따라 의료기관 개설자는 진료기록부 사본·진단서 등 제증명수수료의 비용을 접수창구 등 환자 및 환자의 보호자가 쉽게 볼 수 있는 장소에 게시하여야 한다. 〈개정 2020.9.4.〉

④ 인터넷 홈페이지를 운영하는 의료기관은 제1항 및 제3항의 사항을 제1항 및 제3항의 방법 외에 이용자가 알아보기 쉽도록 인터넷 홈페이지에 따로 표시해야 한다. 〈개정 2015.5.29., 2020.9.4.〉

⑤ 제1항부터 제4항까지에서 규정한 사항 외에 비급여 진료비용 등의 고지방법의 세부적인 사항은 보건복지부장관이 정하여 고시한다. 〈신설 2015.5.29., 2020.9.4.〉

[본조신설 2010.1.29.]

[규칙]제42조의3(비급여 진료비용 등의 보고 및 현황 조사 등) ① 의료기관의 장은 법 제45조의2 제1항에 따른 비급여진료비용등(이하 이 조에서 "비급여진료비용등"이라 한다)에 관한 다음 각 호의 구분에 따른 사항을 보건복지부장관에게 반기마다 보고해야 한다. 다만, 의료기관의 행정부담, 보고 내용의 활용 목적 등을 고려하여 보건복지부장관이 정하여 고시하는 바에 따라 의료기관별 또는 항목별로 보고 횟수를 달리 정할 수 있다. 〈개정 2021.6.30.〉

1. 법 제45조제1항에 따른 비급여 진료비용: 「국민건강보험 요양급여의 기준에 관한 규칙」 별표 2에 따라 비급여 대상이 되는 행위·약제 및 치료재료 중 다음 각 목의 사항을 고려하여 보건복지부장관이 정하여 고시하는 사항
   가. 의료기관에서 실시·사용·조제하는 빈도
   나. 의료기관의 징수비용
   다. 환자의 수요
   라. 환자가 「국민건강보험법 시행령」 별표 2 제3호라목에 따른 희귀난치성질환자등이거나 같은 영 제21조제3항에 해당하는 경우, 법 제38조에 따른 특수의료장비를 사용하는 경우 등 구체적인 진료 상황
2. 법 제45조제2항에 따른 제증명수수료: 의료기관에서 발급하는 진단서·증명서 또는 검

안서 등의 제증명서류 중 발급 빈도, 발급 비용 및 환자의 수요 등을 고려하여 보건복지부장관이 정하여 고시하는 사항

② 법 제45조의2제2항에 따라 보건복지부장관이 비급여진료비용등에 대한 현황을 조사·분석하고 그 결과를 공개하는 의료기관은 보건복지부장관이 정하여 고시하는 의료기관으로 한다. 〈개정 2021.6.30.〉

③ 삭제 〈2021.6.30.〉

④ 보건복지부장관은 비급여진료비용등에 대한 심층적 조사·분석을 위하여 필요하다고 인정하는 경우에는 관계 전문기관이나 전문가 등에게 필요한 자료 또는 의견의 제출을 요청할 수 있다. 〈개정 2021.6.30.〉

⑤ 보건복지부장관은 법 제45조의2제2항에 따라 비급여진료비용등의 현황에 대한 조사·분석 결과를 공개하는 경우에는 보건복지부장관이 지정하는 정보시스템에 게시하는 방법으로 한다. 〈개정 2021.6.30.〉

⑥ 제1항부터 제5항까지의 규정에 따른 비급여진료비용등의 보고와 비급여진료비용등의 현황에 대한 조사·분석 및 공개의 범위, 방법 및 절차 등에 관하여 필요한 세부 사항은 보건복지부장관이 정하여 고시한다. 〈개정 2021.6.30.〉

[본조신설 2016.10.6.]

[제목개정 2021.6.30.]

제45조의3(제증명수수료의 기준 고시) 보건복지부장관은 제45조의2제2항에 따른 현황조사·분석의 결과를 고려하여 제증명수수료의 항목 및 금액에 관한 기준을 정하여 고시하여야 한다. 〈개정 2020.12.29.〉

[본조신설 2016.12.20.]

[시행일: 2021.6.30.] 제45조의3

★ **제46조(환자의 진료의사 선택 등)** ① 환자나 환자의 보호자는 종합병원·병원·치과병원·한방병원·요양병원 또는 정신병원의 특정한 의사·치과의사 또는 한의사를 선택하여 진료를 요청할 수 있다. 이 경우 의료기관의 장은 특별한 사유가 없으면 환자나 환자의 보호자가 요청한 의사·치과의사 또는 한의사가 진료하도록 하여야 한다. 〈개정 2008.2.29., 2010.1.18., 2018.3.27., 2020.3.4.〉

② 제1항에 따라 진료의사를 선택하여 진료를 받는 환자나 환자의 보호자는 진료의사의 변경을 요청할 수 있다. 이 경우 의료기관의 장은 정당한 사유가 없으면 이에 응하여야 한다. 〈개정 2018.3.27.〉

③ 의료기관의 장은 환자 또는 환자의 보호자에게 진료의사 선택을 위한 정보를 제공하여야 한다. 〈개정 2008.2.29., 2010.1.18., 2018.3.27.〉
④ 의료기관의 장은 제1항에 따라 진료하게 한 경우에도 환자나 환자의 보호자로부터 추가비용을 받을 수 없다. 〈개정 2018.3.27.〉
⑤ 삭제 〈2018.3.27.〉
⑥ 삭제 〈2018.3.27.〉

암기 Keyword

환자의 진료의사 선택은 병원급!

기출변형 확인 문제

Q. [의료법]에서 다음 보기 중 선택진료가 가능한 의료기관은?

① 한의원 ② 치과의원 ③ 종합병원 ④ 의원 ⑤ 피부과의원

답: 3

** **제47조(병원감염 예방)** ① 보건복지부령으로 정하는 일정 규모 이상의 병원급 의료기관의 장은 의료관련감염 예방을 위하여 감염관리위원회와 감염관리실을 설치·운영하고 보건복지부령으로 정하는 바에 따라 감염관리 업무를 수행하는 전담 인력을 두는 등 필요한 조치를 하여야 한다. 〈개정 2008.2.29., 2010.1.18., 2011.8.4., 2020.3.4.〉
② 의료기관의 장은「감염병의 예방 및 관리에 관한 법률」제2조제1호에 따른 감염병의 예방을 위하여 해당 의료기관에 소속된 의료인, 의료기관 종사자 및「보건의료인력지원법」제2조제3호의 보건의료인력을 양성하는 학교 및 기관의 학생으로서 해당 의료기관에서 실습하는 자에게 보건복지부령으로 정하는 바에 따라 정기적으로 교육을 실시하여야 한다. 〈신설 2019.4.23., 2020.12.29.〉
③ 의료기관의 장은「감염병의 예방 및 관리에 관한 법률」제2조제1호에 따른 감염병이 유행하는 경우 환자, 환자의 보호자, 의료인, 의료기관 종사자 및「경비업법」제2조제3호에 따른 경비원 등 해당 의료기관 내에서 업무를 수행하는 사람에게 감염병의 확산 방지를 위하여 필요한 정보를 제공하여야 한다. 〈신설 2015.12.29., 2019.4.23.〉
④ 질병관리청장은 의료관련감염의 발생·원인 등에 대한 의과학적인 감시를 위하여 의료관련감염 감시 시스템을 구축·운영할 수 있다. 〈신설 2020.3.4., 2020.8.11.〉
⑤ 의료기관은 제4항에 따른 시스템을 통하여 매월 의료관련감염 발생 사실을 등록할 수 있다. 〈신설 2020.3.4.〉

⑥ 질병관리청장은 제4항에 따른 시스템의 구축·운영 업무를 대통령령으로 정하는 바에 따라 관계 전문기관에 위탁할 수 있다. 〈신설 2020.3.4., 2020.8.11.〉
⑦ 질병관리청장은 제6항에 따라 업무를 위탁한 전문기관에 대하여 그 업무에 관한 보고 또는 자료의 제출을 명할 수 있다. 〈신설 2020.3.4., 2020.8.11.〉
⑧ 의료관련감염이 발생한 사실을 알게 된 의료기관의 장, 의료인, 의료기관 종사자 또는 환자 등은 보건복지부령으로 정하는 바에 따라 질병관리청장에게 그 사실을 보고(이하 이 조에서 "자율보고"라 한다)할 수 있다. 이 경우 질병관리청장은 자율보고한 사람의 의사에 반하여 그 신분을 공개하여서는 아니 된다. 〈신설 2020.3.4., 2020.8.11.〉
⑨ 자율보고한 사람이 해당 의료관련감염과 관련하여 관계 법령을 위반한 사실이 있는 경우에는 그에 따른 행정처분을 감경하거나 면제할 수 있다. 〈신설 2020.3.4.〉
⑩ 자율보고가 된 의료관련감염에 관한 정보는 보건복지부령으로 정하는 검증을 한 후에는 개인식별이 가능한 부분을 삭제하여야 한다. 〈신설 2020.3.4.〉
⑪ 자율보고의 접수 및 분석 등의 업무에 종사하거나 종사하였던 사람은 직무상 알게 된 비밀을 다른 사람에게 누설하거나 직무 외의 목적으로 사용하여서는 아니 된다. 〈신설 2020.3.4.〉
⑫ 의료기관의 장은 해당 의료기관에 속한 자율보고를 한 보고자에게 그 보고를 이유로 해고 또는 전보나 그 밖에 신분 또는 처우와 관련하여 불리한 조치를 할 수 없다. 〈신설 2020.3.4.〉
⑬ 질병관리청장은 제4항 또는 제8항에 따라 수집한 의료관련감염 관련 정보를 감염 예방·관리에 필요한 조치, 계획 수립, 조사·연구, 교육 등에 활용할 수 있다. 〈신설 2020.3.4., 2020.8.11.〉
⑭ 제1항에 따른 감염관리위원회의 구성과 운영, 감염관리실 운영, 제2항에 따른 교육, 제3항에 따른 정보 제공, 제5항에 따라 등록하는 의료관련감염의 종류와 그 등록의 절차·방법 등에 필요한 사항은 보건복지부령으로 정한다. 〈개정 2020.3.4.〉
[제목개정 2020.3.4.]

신규 확인 문제

Q. [의료법]에서 감염병에 관한 자율보고에 위반 시 벌칙으로 옳은 것은?

① 1년이하의 징역 또는 1천만원이하의 벌금
② 2년이하의 징역 또는 2천만원이하의 벌금
③ 3년이하의 징역 또는 3천만원이하의 벌금
④ 4년이하의 징역 또는 4천만원이하의 벌금
⑤ 5년이하의 징역 또는 5천만원이하의 벌금

답: 2

암기 Keyword

의료기관의장- 감염관리위원회와 감염관리실 설치

★★★ **[규칙]제43조(감염관리위원회 및 감염관리실의 설치 등)** ① 법 제47조제1항에서 "보건복지부령으로 정하는 일정 규모 이상의 병원급 의료기관"이란 100개 이상의 병상을 갖춘 병원급 의료기관을 말한다. 〈개정 2021.6.30.〉

② 법 제47조제1항에 따른 감염관리위원회(이하 "위원회"라 한다)는 다음 각 호의 업무를 심의한다. 〈개정 2009.4.29., 2010.12.30., 2015.12.23., 2016.10.6., 2022.9.14.〉

1. 의료관련감염에 대한 대책, 연간 감염예방계획의 수립 및 시행에 관한 사항
2. 감염관리요원의 선정 및 배치에 관한 사항
3. 감염병환자등의 처리에 관한 사항
4. 병원의 전반적인 위생관리에 관한 사항
5. 의료관련감염 관리에 관한 자체 규정의 제정 및 개정에 관한 사항
6. 삭제 〈2012.8.2.〉
7. 삭제 〈2012.8.2.〉
8. 삭제 〈2012.8.2.〉
9. 그 밖에 의료관련감염 관리에 관한 중요한 사항

③ 법 제47조제1항에 따른 감염관리실(이하 "감염관리실"이라 한다)은 다음 각 호의 업무를 수행한다. 〈신설 2012.8.2., 2016.10.6., 2022.9.14.〉

1. 의료관련감염의 발생 감시
2. 의료관련감염 관리 실적의 분석 및 평가
3. 직원의 감염관리교육 및 감염과 관련된 직원의 건강관리에 관한 사항
4. 그 밖에 감염 관리에 필요한 사항

[제목개정 2012.8.2.]

[규칙]제44조(위원회의 구성) ① 위원회는 위원장 1명을 포함한 7명 이상 15명 이하의 위원으로 구성한다.

② 위원장은 해당 의료기관의 장으로 하고, 부위원장은 위원 중에서 위원장이 지명한다. 〈개정 2012.8.2.〉

③ 위원은 다음 각 호의 어느 하나에 해당하는 사람과 해당 의료기관의 장이 위촉하는 외부 전문가로 한다. 다만, 치과병원, 한방병원, 요양병원 및 정신병원의 경우에는 제4호의 위원을 제외할 수 있다. 〈개정 2012.8.2., 2024.7.24.〉

1. 감염관리실장

2. 진료부서의 장
3. 간호부서의 장
4. 진단검사부서의 장
5. 감염 관련 의사 및 해당 의료기관의 장이 필요하다고 인정하는 사람

④ 제3항 각 호에 해당하는 자는 당연직 위원으로 하되 그 임기는 해당 부서의 재직기간으로 하고, 위촉하는 위원의 임기는 2년으로 한다.

[규칙]제45조(위원회의 운영) ① 위원회는 정기회의와 임시회의로 운영한다.

② 정기회의는 연 2회 개최하고, 임시회의는 위원장이 필요하다고 인정하는 때 또는 위원 과반수가 소집을 요구할 때에 개최할 수 있다.

③ 회의는 재적위원 과반수의 출석과 출석위원 과반수의 찬성으로 의결한다.

④ 위원장은 위원회를 대표하며 업무를 총괄한다.

⑤ 위원회는 회의록을 작성하여 참석자의 확인을 받은 후 비치하여야 한다.

⑥ 그 밖에 위원회의 운영에 필요한 사항은 위원장이 정한다.

[규칙]제46조(감염관리실의 운영 등) ① 법 제47조제1항에 따라 감염관리실에서 감염관리 업무를 수행하는 사람의 인력기준 및 배치기준은 별표 8의2와 같다. 〈개정 2016.10.6.〉

② 제1항에 따라 감염관리실에 두는 인력 중 1명 이상은 감염관리실에서 전담 근무하여야 한다.

③ 제1항에 따라 감염관리실에서 근무하는 사람은 별표 8의3에서 정한 교육기준에 따라 교육을 받아야 한다. 〈개정 2016.10.6.〉

[전문개정 2012.8.2.]

암기 Keyword

감염관리위원회의 구성암기(임기2년 등), 감염 교육시간 매년 16시간이상

[규칙]제46조의2(감염병 예방을 위한 정보 제공 등) ① 의료기관의 장은 법 제47조제2항에 따라 「감염병의 예방 및 관리에 관한 법률」 제2조제1호에 따른 감염병(이하 이 조에서 "감염병"이라 한다) 예방을 위하여 다음 각 호의 사항에 관한 교육을 실시해야 한다. 〈개정 2019. 10.24., 2020.9.11.〉

1. 감염병의 감염 원인, 감염 경로 및 감염 증상 등 감염병의 내용 및 성격에 관한 사항
2. 감염병에 대한 대응조치, 진료방법 및 예방방법 등 감염병의 예방 및 진료에 관한 사항
3. 감염병 환자의 관리, 감염 물건의 처리, 감염 장소의 소독 및 감염병 보호장비 사용 등

감염병의 관리에 관한 사항
4. 「감염병의 예방 및 관리에 관한 법률」에 따른 의료기관, 보건의료인 또는 의료기관 종사자의 보고·신고 및 협조 등에 관한 사항
5. 그 밖에 감염병 예방 및 관리 등을 위하여 질병관리청장이 특히 필요하다고 인정하는 사항

② 의료기관의 장은 법 제47조제3항에 따라 감염병이 유행하는 경우 해당 의료기관 내에서 업무를 수행하는 사람에게 제1항의 교육을 2회 이상 실시해야 한다. 〈개정 2019.10.24.〉

③ 의료기관의 장은 법 제47조제3항에 따라 감염병의 확산 및 방지에 필요한 정보를 다음 각 호의 방법으로 제공해야 한다. 〈개정 2019.10.24., 2020.9.11.〉
1. 의료기관의 인터넷 홈페이지 게시
2. 매뉴얼·게시물 또는 안내문 등의 작성·비치
3. 그 밖에 질병관리청장이 신속하고 정확한 정보 제공을 위하여 적합하다고 인정하여 고시하는 방법

④ 의료기관의 장은 법 제47조제2항 및 제3항에 따라 교육 및 정보 제공을 위하여 필요하다고 인정하는 경우에는 질병관리청 또는 관할 보건소에 필요한 협조를 요청할 수 있다. 〈개정 2019.10.24., 2020.9.11.〉

⑤ 제1항부터 제4항까지의 규정에 따른 감염병 예방 정보 교육 및 정보 제공의 내용·방법 및 절차 등에 필요한 세부 사항은 질병관리청장이 정하여 고시한다. 〈개정 2019.10.24., 2020.9.11.〉

[본조신설 2016.10.6.]

[규칙]제46조의3(의료관련감염 감시 시스템의 등록 절차·방법) ① 법 제47조제5항에 따라 의료기관이 같은 조 제4항에 따른 의료관련감염 감시 시스템(이하 "의료관련감염 감시 시스템"이라 한다)을 통하여 등록할 수 있는 의료관련감염의 종류는 다음 각 호와 같다.
1. 중환자실에서 발생한 감염
2. 수술한 부위의 감염
3. 그 밖에 질병관리청장이 정하여 고시하는 감염

② 제1항에서 규정한 사항 외에 의료관련감염 감시 시스템의 등록 절차·방법 등에 관한 세부적인 사항은 질병관리청장이 정하여 고시한다.

[본조신설 2020.9.4.]

[규칙]제46조의4(의료관련감염 자율보고의 절차 등) ① 법 제47조제8항에 따른 자율보고(이하 "자율보고"라 한다)를 하려는 사람은 다음 각 호의 구분에 따른 보고서를 질병관리청장에게 제출해야 한다.
1. 의료기관의 장, 의료인 또는 의료기관 종사자: 별지 제21호서식의 의료관련감염 발생

보고서

2. 환자 또는 환자의 보호자: 별지 제21호의2서식의 의료관련감염 발생 보고서

② 법 제47조제10항에서 "보건복지부령으로 정하는 검증"이란 의료관련감염의 사실관계에 대한 확인을 말한다.

③ 제1항 및 제2항에서 규정한 사항 외에 자율보고의 접수·분석 등에 필요한 세부적인 사항은 질병관리청장이 정하여 고시한다.

[본조신설 2020.9.4.]

신규확인 문제

Q. [의료법]에서 각종 병원급의 감염관리위원회 설치의 병상수의 최소 몇 개 이상인가?

① 100 ② 150 ③ 300 ④ 450 ⑤ 500

답: 1

제47조의2(입원환자의 전원) 의료기관의 장은 천재지변, 감염병 의심 상황, 집단 사망사고의 발생 등 입원환자를 긴급히 전원시키지 않으면 입원환자의 생명·건강에 중대한 위험이 발생할 수 있음에도 환자나 보호자의 동의를 받을 수 없는 등 보건복지부령으로 정하는 불가피한 사유가 있는 경우에는 보건복지부령으로 정하는 바에 따라 시장·군수·구청장의 승인을 받아 입원환자를 다른 의료기관으로 전원시킬 수 있다. 〈개정 2024.12.20.〉 [본조신설 2019.1.15.]

[시행일: 2025.6.21.] 제47조의2

제47조의3(간병서비스의 관리·감독) ① 보건복지부령으로 정하는 일정 규모 이상의 병원급 의료기관의 장은 입원서비스 및 간병의 질 향상을 위하여 입원실 내에서 상주하여 환자를 간병하는 사람이 제공하는 간병서비스에 대한 관리·감독 방안을 마련하여야 한다.

② 보건복지부장관은 간병서비스 관리·감독에 관한 표준지침을 정하고 제1항에 따른 의료기관의 장에게 이를 적용하도록 권장할 수 있다.

[본조신설 2024.12.20.]

[시행일: 2025.12.21.] 제47조의3

[규칙]제47조(입원환자의 전원) ① 법 제47조의2에서 "환자나 보호자의 동의를 받을 수 없는 등 보건복지부령으로 정하는 불가피한 사유"란 환자가 의사표시를 할 수 없는 상태에 있거나 보호자와 연락이 되지 않아 환자나 보호자의 동의를 받을 수 없는 경우를 말한다.

② 의료기관의 장은 법 제47조의2에 따라 환자를 다른 의료기관으로 전원(轉院)시키려면 시장·군수·구청장에게 다음 각 호의 사항을 알리고 승인을 요청해야 한다. 〈개정 2024.7.18.〉

1. 환자가 현재 입원 중인 의료기관과 전원시키려는 의료기관의 명칭·주소·전화번호
2. 환자 또는 보호자의 성명·주민등록번호·주소·전화번호. 다만, 환자가 가명 또는 전산관리번호를 부여받은 경우에는 성명 대신 가명을 알리거나 주민등록번호 대신 및 전산관리번호를 알릴 수 있고, 주소 및 전화번호를 알리지 않을 수 있다.
3. 전원일자
4. 전원사유

③ 제2항에 따라 승인을 요청받은 시장·군수·구청장은 지체 없이 승인 여부를 의료기관의 장에게 통보해야 한다.

④ 제3항에 따라 통보를 받은 의료기관의 장은 환자를 전원시키고 구두, 유선 또는 서면 등으로 제2항 각 호의 사항을 환자의 보호자에게 지체 없이 알려야 한다.

[본조신설 2019.7.16.]

[시행일: 2024.7.18.] 제47조의 개정규정 중 「사회보장급여의 이용·제공 및 수급권자 발굴에 관한 법률」 제7조의2제1항제1호부터 제3호까지에 따른 전산관리번호와 관련된 부분

암기 Keyword

병상수 100개 이상의 병원급 – 감염관리실, 관리위원회

기출변형 확인 문제

Q. [의료법]에서 입원환자의 전원시 환자보호자에게 동의를 받을 수 없는 경우 환자를 다른 의료기관으로 전원(轉院)시키려면 누구에게 승인을 받아야 하는가?

① 대통령 ② 시장·군수·구청장 ③ 보건복지부장관
④ 시·도지사 ⑤ 보건소장

답: 2

제2절 의료법인

★★ 제48조(설립 허가 등) ① 제33조제2항에 따른 의료법인을 설립하려는 자는 대통령령으로 정하는 바에 따라 정관과 그 밖의 서류를 갖추어 그 법인의 주된 사무소의 소재지를 관할하는 시·도지사의 허가를 받아야 한다.
② 의료법인은 그 법인이 개설하는 의료기관에 필요한 시설이나 시설을 갖추는 데에 필요한 자금을 보유하여야 한다.
③ 의료법인이 재산을 처분하거나 정관을 변경하려면 시·도지사의 허가를 받아야 한다.
위반시(500만원 이하의 벌금)
④ 이 법에 따른 의료법인이 아니면 의료법인이나 이와 비슷한 명칭을 사용할 수 없다.
위반시(500만원 이하의 벌금)

암기 Keyword

의료법인 - 시·도지사 허가. 그리고 시·도지사와 관련이 깊다.
참고 - 의료법인은 시.도지사, 중앙회는 보건복지부장관과 관련이 깊다.

기출변형 확인 문제

Q. [의료법]에서 의료법인 설립허가는 누구에게 받는가?

① 보건복지부장관 ② 시·군·구청장 ③ 보건소장
④ 대통령 ⑤ 시·도지사

답: 5

[영]제16조(의료법인 등의 의료기관 개설을 위한 정관변경 허가 등) ① 법 제33조제2항제3호에 따른 의료법인(이하 "의료법인"이라 한다) 및 같은 항 제4호에 따른 비영리법인이 같은 조 제9항 전단에 따라 법인 설립허가 또는 정관 변경허가를 받으려는 경우에는 다음 각 호의 구분에 따른 서류를 주무관청에 제출하여야 한다.

1. 법인 설립허가를 받으려는 경우: 다음 각 목의 서류
 가. 의료기관의 개설·운영이 목적사업에 해당한다는 사실과 의료기관의 소재지가 반영된 정관안
 나. 의료기관 개설·운영을 위한 사업계획서 및 자금조달계획서
 다. 의료기관의 시설·장비 및 인력 등의 확보 계획서
 라. 법 제33조제2항제4호에 따른 비영리법인이 법인 설립허가 시 관계 법령에 따라 필요한 서류(비영리법인만 해당한다)
 마. 법 제48조제1항에 따른 의료법인 설립허가에 필요한 서류(의료법인만 해당한다)

바. 그 밖에 의료기관의 개설 · 운영과 관련하여 보건복지부장관이 필요하다고 인정하여 고시하는 서류

2. 정관 변경허가를 받으려는 경우: 다음 각 목의 서류

가. 의료기관의 개설 · 운영이 목적사업에 해당한다는 사실과 의료기관의 소재지가 반영된 정관변경안

나. 제1호나목 및 다목의 서류

다. 법 제33조제2항제4호에 따른 비영리법인이 정관 변경허가 시 관계 법령에 따라 필요한 서류(비영리법인만 해당한다)

라. 법 제48조제3항에 따른 정관 변경허가에 필요한 서류(의료법인만 해당한다)

마. 그 밖에 의료기관의 개설 · 운영과 관련하여 보건복지부장관이 필요하다고 인정하여 고시하는 서류

② 제1항 각 호의 서류(제1호라목 · 마목 및 제2호다목 · 라목은 제외한다)에 대한 작성기준, 작성방법 및 세부내용 등에 관한 사항은 보건복지부장관이 정하여 고시한다.

[본조신설 2016.9.29.]

[영]제18조(의료관련감염 감시 시스템 구축 · 운영 업무의 위탁) ① 질병관리청장은 법 제47조제6항에 따라 같은 조 제4항에 따른 의료관련감염 감시 시스템(이하 "의료관련감염 감시 시스템"이라 한다)의 구축 · 운영 업무를 다음 각 호의 어느 하나에 해당하는 기관에 위탁할 수 있다. 〈개정 2020.9.11.〉

1. 「정부출연연구기관 등의 설립 · 운영 및 육성에 관한 법률」에 따른 정부출연연구기관
2. 「고등교육법」 제2조에 따른 학교
3. 의료관련감염의 예방 · 관리 업무를 수행하는 「민법」 제32조 또는 다른 법률에 따라 설립된 비영리법인
4. 그 밖에 의료관련감염의 예방 · 관리 업무에 전문성이 있다고 질병관리청장이 인정하는 기관

② 질병관리청장은 법 제47조제6항에 따라 의료관련감염 감시 시스템의 구축 · 운영 업무를 위탁하려는 경우 그 위탁 기준 · 절차 및 방법 등에 관한 사항을 미리 공고해야 한다. 〈개정 2020.9.11.〉

③ 질병관리청장은 법 제47조제6항에 따라 의료관련감염 감시 시스템의 구축 · 운영 업무를 위탁한 경우 그 위탁 내용 및 수탁자 등에 관한 사항을 관보에 고시하고, 질병관리청의 인터넷 홈페이지에 게시해야 한다. 〈개정 2020.9.11.〉

④ 제2항 및 제3항에 따른 위탁 기준 등의 공고 및 위탁 내용 등의 고시 등에 필요한 세부사항은 질병관리청장이 정하여 고시한다. 〈개정 2020.9.11.〉

[본조신설 2020.9.4.]

[영]제19조(의료법인의 설립허가신청) 법 제48조제1항에 따라 의료법인을 설립하려는 자는 보건복지부령으로 정하는 의료법인설립허가신청서 및 관계 서류를 그 법인의 주된 사무소의 소재지를 관할하는 특별시장 · 광역시장 · 특별자치시장 · 도지사 또는 특별자치도지사(이하 "시 · 도지사"라 한다)에게 제출해야 한다. 〈개정 2008.2.29., 2010.3.15., 2018.9.28., 2020.9.4.〉

★★ [영]제20조(의료법인 등의 사명) 의료법인과 법 제33조제2항제4호에 따라 의료기관을 개설한 비영리법인은 의료업(법 제49조에 따라 의료법인이 하는 부대사업을 포함한다)을 할 때 공중위생에 이바지하여야 하며, 영리를 추구하여서는 아니 된다.

[규칙]제48조(설립허가신청서의 첨부서류) 영 제19조에서 "보건복지부령으로 정하는 의료법인설립허가신청서 및 관계 서류"란 별지 제29호서식의 의료법인 설립허가신청서 및 다음 각 호의 서류를 말한다. 이 경우 시 · 도지사는 「전자정부법」 제36조제1항에 따른 행정정보의 공동이용을 통하여 건물 등기사항증명서와 토지 등기사항증명서를 확인하여야 한다. 〈개정 2009.4.29., 2010.9.1., 2018.9.27., 2019.10.24.〉

1. 의료법인을 설립하려는 자(이하 "설립발기인"이라 한다)의 성명 · 주소 · 약력(설립발기인이 법인 또는 조합인 경우에는 그 명칭 · 소재지, 대표자의 성명 · 주소와 정관 또는 조합 규약 및 최근의 사업활동)을 적은 서류
2. 설립취지서
3. 정관
4. 재산의 종류 · 수량 · 금액 및 권리관계를 적은 재산목록(기본재산과 보통재산으로 구분하여 기재한다) 및 기부신청서(기부자의 재산을 확인할 수 있는 서류를 첨부하되, 시 · 도지사가 「전자정부법」 제36조제1항에 따른 행정정보의 공동이용을 통하여 첨부서류에 대한 정보를 확인할 수 있는 경우에는 그 확인으로 이를 갈음한다)
5. 부동산 · 예금 · 유가증권 등 주된 재산에 관한 등기소 · 금융기관 등의 증명서
6. 사업 시작 예정 연월일과 해당 사업연도 분(分)의 사업계획서 및 수지예산서
7. 임원 취임 예정자의 이력서(가로 3.5센티미터, 세로 4.5센티미터의 사진을 첨부한다) · 취임승낙서 및 「가족관계의 등록 등에 관한 법률」 제15조제1항제2호에 따른 기본증명서
8. 설립 발기인이 둘 이상인 경우 그 대표자가 신청하는 경우에는 나머지 설립 발기인의 위임장

[규칙]제49조(신청 서류의 보정 등) ① 시 · 도지사는 별지 제29호서식의 의료법인 설립허가신청서에 첨부된 서류를 심사하면서 필요하다고 인정될 때에는 신청인에게 기간을 정하여 필요한 자료를 제출하게 하거나 설명을 요구할 수 있다. 〈개정 2018.9.27.〉

② 시 · 도지사는 법 제48조제1항에 따른 의료법인 설립허가를 한 때에는 별지 제30호서식

의 의료법인 설립허가증을 발급하여야 한다. 〈신설 2018.9.27.〉
[제목개정 2018.9.27.]

[규칙]제50조(설립등기 등의 보고) 의료법인은 「민법」 제49조부터 제52조까지의 규정에 따라 법인 설립 등기 등의 등기를 한 때에는 각 등기를 한 날부터 7일 이내에 해당 등기보고서를 시·도지사에게 제출하여야 한다. 이 경우 시·도지사는 「전자정부법」 제36조제1항에 따른 행정정보의 공동이용을 통하여 법인 등기사항증명서를 확인하여야 한다. 〈개정 2009.4.29., 2010.9.1.〉

> ** **제48조의2(임원)** ① 의료법인에는 5명 이상 15명 이하의 이사와 2명의 감사를 두되, 보건복지부장관의 승인을 받아 그 수를 증감할 수 있다.
> ② 이사와 감사의 임기는 정관으로 정하되, 이사는 4년, 감사는 2년을 초과할 수 없다. 다만, 이사와 감사는 각각 연임할 수 있다.
> ③ 이사회의 구성에 있어서 각 이사 상호 간에 「민법」 제777조에 규정된 친족관계에 있는 사람이 그 정수의 4분의 1을 초과해서는 아니 된다.
> ④ 다음 각 호의 어느 하나에 해당하는 사람은 의료법인의 임원이 될 수 없다.
> 1. 미성년자
> 2. 피성년후견인 또는 피한정후견인
> 3. 파산선고를 받은 사람으로서 복권되지 아니한 사람
> 4. 금고 이상의 형을 받고 집행이 종료되거나 집행을 받지 아니하기로 확정된 후 3년이 지나지 아니한 사람
>
> ⑤ 감사는 이사와 제3항에 따른 특별한 관계에 있는 사람이 아니어야 한다.
> [본조신설 2019.8.27.]

[규칙]제52조(임원 선임의 보고 등) ① 의료법인은 임원을 선임(選任)한 경우에는 선임한 날부터 7일 이내에 임원선임보고서(전자문서로 된 보고서를 포함한다)에 선임된 자에 관한 다음 각 호의 서류(전자문서를 포함한다)를 첨부하여 시·도지사에게 제출하여야 한다. 다만, 재임(再任)된 경우에는 제1호와 제3호의 서류만을 첨부하여 제출할 수 있다. 〈개정 2008.9.5., 2009.4.29., 2018.9.27.〉
1. 임원 선임을 의결한 이사회의 회의록
2. 이력서(가로 3.5센티미터, 세로 4.5센티미터의 사진을 첨부한다)
3. 취임승낙서

② 삭제 〈2008.9.5.〉

[규칙]제53조(재산의 증가 보고) 의료법인은 매수(買受)·기부수령이나 그 밖의 방법으로 재산을 취득한 경우에는 재산을 취득한 날부터 7일 이내에 그 법인의 재산에 편입시키고 재산증가보고서에 다음 각 호의 서류를 첨부하여 시·도지사에게 제출하여야 한다. 이 경우 시·도지사는 「전자정부법」 제36조제1항에 따른 행정정보의 공동이용을 통하여 건물 등기사항증명서와 토지 등기사항증명서를 확인(부동산 재산 증가의 경우에만 해당한다)하여야 한다. 〈개정 2009.4.29., 2010.9.1., 2018.9.27., 2019.9.27.〉

1. 취득사유서
2. 취득한 재산의 종류·수량 및 금액을 적은 서류
3. 재산 취득을 확인할 수 있는 서류(건물 등기사항증명서와 토지 등기사항증명서로 확인할 수 있는 경우에는 그 확인으로 첨부서류를 갈음한다) 또는 금융기관의 증명서

[규칙]제54조(기본재산의 처분허가신청) ① 영 제21조에 따라 의료법인이 기본재산을 매도·증여·임대 또는 교환하거나 담보로 제공(이하 "처분"이라 한다)하려는 경우에는 별지 제32호서식의 기본재산 처분허가신청서에 다음 각 호의 서류를 첨부하여 처분 1개월 전에 보건복지부장관 또는 시·도지사에게 제출하여야 한다. 이 경우 보건복지부장관 또는 시·도지사는 「전자정부법」 제36조제1항에 따른 행정정보의 공동이용을 통하여 건물 등기사항증명서와 토지 등기사항증명서를 확인하여야 한다. 〈개정 2018.9.27.〉

1. 이유서
2. 처분재산의 목록 및 감정평가서(교환인 경우에는 쌍방의 재산에 관한 것이어야 한다)
3. 이사회의 회의록
4. 처분의 목적, 용도, 예정금액, 방법과 처분으로 인하여 감소될 재산의 보충 방법 등을 적은 서류
5. 처분재산과 전체재산의 대비표

② 제1항에도 불구하고 의료법인이 기본재산을 담보로 제공하려는 경우에는 제1항 각 호의 서류 외에 다음 각 호의 서류를 추가로 첨부하여 보건복지부장관 또는 시·도지사에게 제출하여야 한다. 〈신설 2018.9.27.〉

1. 상환방법 및 상환계획
2. 피담보채권액 및 담보권자
3. 법인 부채현황 및 부채잔액증명원

③ 보건복지부장관 또는 시·도지사는 제1항의 신청에 따라 허가를 할 때에는 필요한 조건을 붙일 수 있다. 〈개정 2018.9.27.〉

[규칙]제55조(서류 및 장부의 비치) ① 의료법인은 「민법」 제55조에 규정된 것 외에 다음 각 호의 서류와 장부를 갖추어 두어야 한다.

1. 정관
2. 임직원의 명부와 이력서
3. 이사회 회의록
4. 재산대장 및 부채대장
5. 보조금을 받은 경우에는 보조금관리대장
6. 수입 · 지출에 관한 장부 및 증명서류
7. 업무일지
8. 주무관청 및 관계 기관과 주고받은 서류

② 재산목록과 제1항제1호부터 제5호까지의 서류는 영구 보존하고, 제6호의 서류는 10년 보존하며, 그 밖의 서류는 3년 이상 보존하여야 한다.

기출변형 확인 문제

Q. [의료법]에서 의료법인의 서류 중 수입 · 지출에 관한 기록은 몇 년 보존하는가?

① 2년 ② 3년 ③ 5년 ④ 8년 ⑤ 10년

답: 5

[영]제21조(재산 처분 또는 정관 변경의 허가신청) 법 제48조제3항에 따라 의료법인이 재산 처분이나 정관 변경에 대한 허가를 받으려면 보건복지부령으로 정하는 허가신청서 및 관계 서류를 그 법인의 주된 사무소의 소재지를 관할하는 시 · 도지사에게 제출하여야 한다. 다만, 법률 제4732호 의료법중개정법률 부칙 제11조에 해당하는 국가로부터 공공차관을 지원받은 의료법인의 경우에는 이를 시 · 도지사를 거쳐 보건복지부장관에게 제출하여야 한다. 〈개정 2008.2.29., 2010.3.15., 2018.9.28.〉

[규칙]제51조(정관변경허가신청) 영 제21조에서 "보건복지부령으로 정하는 허가신청서 및 관계 서류"란 별지 제31호서식의 의료법인 정관변경 허가신청서 및 다음 각 호의 서류를 말한다. 〈개정 2018.9.27.〉

1. 정관 변경 이유서
2. 정관개정안(신 · 구 정관의 조문대비표를 첨부하여야 한다)
3. 정관 변경에 관한 이사회의 회의록
4. 정관 변경에 따라 사업계획 및 수지예산에 변동이 있는 경우에는 그 변동된 사업계획서 및 수지예산서(신 · 구 대비표를 첨부하여야 한다)

[규칙]제56조(법인사무의 검사 · 감독) ① 시 · 도지사는 의료법인을 감독하는 데에 필요하다고 인정될 때에는 의료법인에 관계되는 서류, 장부, 참고자료를 제출할 것을 명하거나, 소속 공무

원에게 의료법인의 사무 및 재산 상황을 검사하게 할 수 있다.

② 제1항에 따라 의료법인의 사무 및 재산 상황을 검사하는 공무원은 그 권한을 증명하는 증표를 지니고 관계인에게 제시하여야 한다.

[규칙]제57조(해산신고) ① 의료법인이 해산(파산의 경우는 제외한다)한 경우 그 청산인은 법 제50조 및 「민법」 제86조에 따라 다음 각 호의 사항을 적은 의료법인 해산신고서를 시·도지사에게 제출하여야 한다. 〈개정 2009.4.29., 2018.9.27.〉

1. 해산 연월일
2. 해산 사유
3. 청산인의 성명 및 주소
4. 청산인의 대표권을 제한한 경우에는 그 제한 사항

② 청산인이 제1항의 신고를 할 때에는 그 신고서에 다음 각 호의 서류를 첨부하여야 한다. 이 경우 시·도지사는 「전자정부법」 제36조제1항에 따른 행정정보의 공동이용을 통하여 법인 등기사항증명서를 확인하여야 한다. 〈개정 2009.4.29., 2010.9.1.〉

1. 해산 당시의 재산목록
2. 잔여재산의 처분 방법의 개요를 적은 서류
3. 해산 당시의 정관
4. 삭제 〈2009.4.29.〉
5. 해산을 의결한 이사회의 회의록

③ 의료법인은 정관에서 정하는 바에 따라 그 해산에 관하여 시·도지사의 허가를 받아야 하는 경우에는 해산 예정 기일, 해산의 원인 및 청산인이 될 자의 성명 및 주소를 적은 의료법인 해산허가신청서에 다음 각 호의 서류를 첨부하여 시·도지사에게 제출하여야 한다. 〈개정 2018.9.27.〉

1. 신청 당시의 재산목록 및 감정평가서
2. 잔여재산의 처분 방법의 개요를 적은 서류
3. 신청당시의 정관
4. 해산을 의결한 이사회의 회의록

[규칙]제58조(잔여재산 처분의 허가) 의료법인의 대표자 또는 청산인이 「민법」 제80조제2항에 따라 잔여재산의 처분에 대한 허가를 받으려면 다음 각 호의 사항을 적은 잔여재산 처분허가신청서에 해산 당시의 정관을 첨부하여 시·도지사에게 제출하여야 한다. 〈개정 2018.9.27.〉

1. 처분 사유
2. 처분하려는 재산의 종류·수량 및 금액
3. 재산의 처분 방법 및 처분계획서

[규칙]제59조 삭제 〈2015.1.2.〉

★ **제49조(부대사업)** ① 의료법인은 그 법인이 개설하는 의료기관에서 의료업무 외에 다음의 부대사업을 할 수 있다. 이 경우 부대사업으로 얻은 수익에 관한 회계는 의료법인의 다른 회계와 구분하여 계산하여야 한다. 〈개정 2008.2.29., 2010.1.18., 2015.1.28.〉

1. 의료인과 의료관계자 양성이나 보수교육
2. 의료나 의학에 관한 조사 연구
3. 「노인복지법」 제31조제2호에 따른 노인의료복지시설의 설치·운영
4. 「장사 등에 관한 법률」 제29조제1항에 따른 장례식장의 설치·운영
5. 「주차장법」 제19조제1항에 따른 부설주차장의 설치·운영
6. 의료업 수행에 수반되는 의료정보시스템 개발·운영사업 중 대통령령으로 정하는 사업
7. 그 밖에 휴게음식점영업, 일반음식점영업, 이용업, 미용업 등 환자 또는 의료법인이 개설한 의료기관 종사자 등의 편의를 위하여 보건복지부령으로 정하는 사업

② 제1항제4호·제5호 및 제7호의 부대사업을 하려는 의료법인은 타인에게 임대 또는 위탁하여 운영할 수 있다.

③ 제1항 및 제2항에 따라 부대사업을 하려는 의료법인은 보건복지부령으로 정하는 바에 따라 미리 의료기관의 소재지를 관할하는 시·도지사에게 신고하여야 한다. 신고사항을 변경하려는 경우에도 또한 같다. 〈개정 2008.2.29, 2010.1.18.〉 **위반시(300만원 이하의 과태료)**

암기 Keyword

부대사업의 종류 암기 - 음식점, 이용업, 미용업 등

★★ **[영]제22조(의료정보시스템 사업)** 법 제49조제1항제6호에서 "대통령령으로 정하는 사업"이란 다음 각 호의 사업을 말한다. 〈개정 2017.6.20.〉

1. 전자의무기록을 작성·관리하기 위한 시스템의 개발·운영사업
2. 전자처방전을 작성·관리하기 위한 시스템의 개발·운영사업
3. 영상기록을 저장·전송하기 위한 시스템의 개발·운영사업

암기 Keyword

의료정보시스템사업 - PACS 등

[규칙]제60조(부대사업) 법 제49조제1항제7호에서 "휴게음식점영업, 일반음식점영업, 이용업, 미용업 등 환자 또는 의료법인이 개설한 의료기관 종사자 등의 편의를 위하여 보건복지부령으로 정하는 사업"이란 다음 각 호의 사업을 말한다. 〈개정 2009.7.1., 2010.3.19., 2014.9.19.〉

1. 휴게음식점영업, 일반음식점영업, 제과점영업, 위탁급식영업
2. 소매업 중 편의점, 슈퍼마켓, 자동판매기영업 및 서점

2의2. 의류 등 생활용품 판매업 및 식품판매업(건강기능식품 판매업은 제외한다). 다만, 의료법인이 직접 영위하는 경우는 제외한다.

3. 산후조리업
4. 목욕장업
5. 의료기기 임대 · 판매업. 다만, 의료법인이 직접 영위하는 경우는 제외한다.
6. 숙박업, 여행업 및 외국인환자 유치업
7. 수영장업, 체력단련장업 및 종합체육시설업
8. 장애인보조기구의 제조 · 개조 · 수리업
9. 다음 각 목의 어느 하나에 해당하는 업무를 하려는 자에게 의료법인이 개설하는 의료기관의 건물을 임대하는 사업
   가. 이용업 및 미용업
   나. 안경 조제 · 판매업
   다. 은행업
   라. 의원급 의료기관 개설 · 운영(의료관광호텔에 부대시설로 설치하는 경우로서 진료과목이 의료법인이 개설하는 의료기관과 동일하지 아니한 경우로 한정한다)

[규칙]제61조(부대사업의 신고 등) ① 법 제49조제3항 전단에 따라 부대사업을 신고하려는 의료법인은 별지 제22호서식의 신고서에 다음 각 호의 서류를 첨부하여 관할 시 · 도지사에게 제출해야 한다. 〈개정 2021.6.30.〉

1. 삭제 〈2021.6.30.〉
2. 부대사업의 내용을 적은 서류
3. 부대사업을 하려는 건물의 평면도 및 구조설명서

② 제1항에 따른 신고를 받은 시 · 도지사는 별지 제23호서식의 신고증명서를 발급하여야 한다.

③ 제1항에 따라 신고한 내용을 변경하려는 자는 별지 제22호서식의 변경신고서에 다음 각 호의 서류를 첨부하여 관할 시 · 도지사에게 제출하여야 한다.

1. 제2항에 따라 발급받은 신고증명서
2. 변경 사항을 증명하는 서류

④ 제3항에 따라 변경신고를 받은 시 · 도지사는 부대사업 신고증명서에 제3항에 따라 변경한 사항을 적은 후 해당 의료법인에 발급하여야 한다.

암기 Keyword

의료법인 부대사업은 관할 시·도지사에게 신고

제50조(「민법」의 준용) 의료법인에 대하여 이 법에 규정된 것 외에는 「민법」 중 재단법인에 관한 규정을 준용한다.

암기 Keyword

의료법인의 재단법인, 중앙회는 사단법인!

제51조(설립 허가 취소) 보건복지부장관 또는 시·도지사는 의료법인이 다음 각 호의 어느 하나에 해당하면 그 설립 허가를 취소할 수 있다. 〈개정 2008.2.29, 2010.1.18〉

1. 정관으로 정하지 아니한 사업을 한 때
2. 설립된 날부터 2년 안에 의료기관을 개설하지 아니한 때
3. 의료법인이 개설한 의료기관이 제64조에 따라 개설허가를 취소당한 때
4. 보건복지부장관 또는 시·도지사가 감독을 위하여 내린 명령을 위반한 때
5. 제49조제1항에 따른 부대사업 외의 사업을 한 때

제51조의2(임원 선임 관련 금품 등 수수의 금지) 누구든지 의료법인의 임원 선임과 관련하여 금품, 향응 또는 그 밖의 재산상 이익을 주고받거나 주고받을 것을 약속해서는 아니 된다.
[본조신설 2019.8.27.]

암기 Keyword

의료법인 설립허가 취소자 – 시·도지사 또는 보건복지부장관

기출변형 확인 문제

Q. [의료법]에서 의료법인의 설립허가 취소자는 누구인가?

① 시장 ② 대통령 ③ 보건복지부장관 ④ 구청장 ⑤ 보건소장

답: 3

제3절 의료기관단체

제52조(의료기관단체 설립) ① 병원급 의료기관의 장은 의료기관의 건전한 발전과 국민보건 향상에 기여하기 위하여 전국 조직을 두는 단체를 설립할 수 있다. 〈개정 2009.1.30〉
② 제1항에 따른 단체는 법인으로 한다.

제52조의2(대한민국의학한림원) ① 의료인에 관련되는 의학 및 관계 전문분야(이하 이 조에서 "의학등"이라 한다)의 연구·진흥기반을 조성하고 우수한 보건의료인을 발굴·활용하기 위하여 대한민국의학한림원(이하 이 조에서 "한림원"이라 한다)을 둔다.
② 한림원은 법인으로 한다.
③ 한림원은 다음 각 호의 사업을 한다.
1. 의학등의 연구진흥에 필요한 조사·연구 및 정책자문
2. 의학등의 분야별 중장기 연구 기획 및 건의
3. 의학등의 국내외 교류협력사업
4. 의학등 및 국민건강과 관련된 사회문제에 관한 정책자문 및 홍보
5. 보건의료인의 명예를 기리고 보전(保全)하는 사업
6. 보건복지부장관이 의학등의 발전을 위하여 지정 또는 위탁하는 사업

④ 보건복지부장관은 한림원의 사업수행에 필요한 경비의 전부 또는 일부를 예산의 범위에서 지원할 수 있다.
⑤ 한림원에 대하여 이 법에서 정하지 아니한 사항에 관하여는 「민법」 중 사단법인에 관한 규정을 준용한다.
⑥ 한림원이 아닌 자는 대한민국의학한림원 또는 이와 유사한 명칭을 사용하지 못한다.
유사명칭-한림원(100만원 이하의 과태료)
⑦ 한림원의 운영 및 업무수행에 필요한 사항은 대통령령으로 정한다.
[본조신설 2015.12.29.]

[영]제22조의2(대한민국의학한림원 운영 등) ① 법 제52조의2제1항에 따른 대한민국의학한림원(이하 "한림원"이라 한다)의 사업연도는 정부의 회계연도에 따른다.
② 한림원은 보건복지부장관이 정하는 바에 따라 사업추진계획, 사업추진현황, 자금운용계획 및 자금집행내역 등에 관한 사항을 보건복지부장관에게 보고하여야 한다.
③ 한림원은 다양한 분야의 의료인과 관계 전문가 등이 그 조직 운영 및 업무수행 등에 균형있게 참여할 수 있도록 필요한 조치를 강구·시행하여야 한다.
[본조신설 2016.9.29.]

암기 Keyword

의료인의 연구 · 진흥기반 단체-대한민국의학한림원

기출변형 확인 문제

Q. [의료법]에서 의료인에 관련되는 의학 및 관계 전문분야의 연구·진흥기반을 조성하고 우수한 보건의료인을 발굴·활용하기 위하여 두는 것은?

① 대한민국의학한림원 ② 중앙회 ③ 협회 ④ 의학연구소 ⑤ 한림연구소

답: 1

제4장 신의료기술평가

★★★ **제53조(신의료기술의 평가)** ① 보건복지부장관은 국민건강을 보호하고 의료기술의 발전을 촉진하기 위하여 대통령령으로 정하는 바에 따라 제54조에 따른 신의료기술평가위원회의 심의를 거쳐 신의료기술의 안전성 · 유효성 등에 관한 평가(이하 "신의료기술평가"라 한다)를 하여야 한다. 〈개정 2008.2.29, 2010.1.18〉

② 제1항에 따른 신의료기술은 새로 개발된 의료기술로서 보건복지부장관이 안전성 · 유효성을 평가할 필요성이 있다고 인정하는 것을 말한다. 〈개정 2008.2.29, 2010.1.18〉

③ 보건복지부장관은 신의료기술평가의 결과를 「국민건강보험법」 제64조에 따른 건강보험심사평가원의 장에게 알려야 한다. 이 경우 신의료기술평가의 결과를 보건복지부령으로 정하는 바에 따라 공표할 수 있다. 〈개정 2008.2.29, 2010.1.18, 2011.12.31〉

④ 그 밖에 신의료기술평가의 대상 및 절차 등에 필요한 사항은 보건복지부령으로 정한다. 〈개정 2008.2.29, 2010.1.18〉

기출변형 확인 문제

Q. [의료법]에서 신의료기술평가위원회는 신의료기술의 무엇을 평가하는가?

① 적합성 · 유효성 ② 안전성 · 재현성 ③ 안전성 · 유효성
④ 지속성 · 유효성 ⑤ 안전성 · 적합성

답: 3

암기 Keyword

신의료기술평가 - 보건복지부소속 - 안전성, 유효성

기출변형 확인 문제

Q. [의료법]에서 신의료기술평가위원회의 설치자는?

① 시장 ② 대통령 ③ 보건복지부장관 ④ 구청장 ⑤ 보건소장

답: 3

참고

국민건강보험법 [시행 2019.1.1.] [법률 제15874호, 2018.12.11., 일부개정]

제64조(법인격 등) ① 심사평가원은 법인으로 한다.

② 심사평가원은 주된 사무소의 소재지에서 설립등기를 함으로써 성립한다.

★ **제54조(신의료기술평가위원회의 설치 등)** ① 보건복지부장관은 신의료기술평가에 관한 사항을 심의하기 위하여 보건복지부에 신의료기술평가위원회(이하 "위원회"라 한다)를 둔다. 〈개정 2008.2.29, 2010.1.18〉

② 위원회는 위원장 1명을 포함하여 20명 이내의 위원으로 구성한다.

③ 위원은 다음 각 호의 자 중에서 보건복지부장관이 위촉하거나 임명한다. 다만, 위원장은 제1호 또는 제2호의 자 중에서 임명한다. 〈개정 2008.2.29, 2010.1.18〉

1. 제28조제1항에 따른 의사회 · 치과의사회 · 한의사회에서 각각 추천하는 자
2. 보건의료에 관한 학식이 풍부한 자
3. 소비자단체에서 추천하는 자
4. 변호사의 자격을 가진 자로서 보건의료와 관련된 업무에 5년 이상 종사한 경력이 있는 자
5. 보건의료정책 관련 업무를 담당하고 있는 보건복지부 소속 5급 이상의 공무원

④ 위원장과 위원의 임기는 3년으로 하되, 연임할 수 있다. 다만, 제3항제5호에 따른 공무원의 경우에는 재임기간으로 한다.

⑤ 위원의 자리가 빈 때에는 새로 위원을 임명하고, 새로 임명된 위원의 임기는 임명된 날부터 기산한다.

⑥ 위원회의 심의사항을 전문적으로 검토하기 위하여 위원회에 분야별 전문평가위원회를 둔다.

⑦ 그 밖에 위원회 · 전문평가위원회의 구성 및 운영 등에 필요한 사항은 보건복지부령으로 정한다. 〈개정 2008.2.29, 2010.1.18〉

암기 Keyword

신의료기술평가위원회 - 보건복지부 5급 이상의 공무원

제55조(자료의 수집 업무 등의 위탁) 보건복지부장관은 신의료기술평가에 관한 업무를 수행하기 위하여 필요한 경우 보건복지부령으로 정하는 바에 따라 자료 수집·조사 등 평가에 수반되는 업무를 관계 전문기관 또는 단체에 위탁할 수 있다. 〈개정 2008.2.29, 2010.1.18〉

제5장 의료광고

*** **제56조(의료광고의 금지 등)** ① 의료기관 개설자, 의료기관의 장 또는 의료인(이하 "의료인등"이라 한다)이 아닌 자는 의료에 관한 광고(의료인등이 신문·잡지·음성·음향·영상·인터넷·인쇄물·간판, 그 밖의 방법에 의하여 의료행위, 의료기관 및 의료인등에 대한 정보를 소비자에게 나타내거나 알리는 행위를 말한다. 이하 "의료광고"라 한다)를 하지 못한다. 〈개정 2018.3.27.〉

② 의료인등은 다음 각 호의 어느 하나에 해당하는 의료광고를 하지 못한다. 〈개정 2009.1.30., 2016.5.29., 2018.3.27.〉

1. 제53조에 따른 평가를 받지 아니한 신의료기술에 관한 광고
2. 환자에 관한 치료경험담 등 소비자로 하여금 치료 효과를 오인하게 할 우려가 있는 내용의 광고
3. 거짓된 내용을 표시하는 광고
4. 다른 의료인등의 기능 또는 진료 방법과 비교하는 내용의 광고
5. 다른 의료인등을 비방하는 내용의 광고
6. 수술 장면 등 직접적인 시술행위를 노출하는 내용의 광고
7. 의료인등의 기능, 진료 방법과 관련하여 심각한 부작용 등 중요한 정보를 누락하는 광고
8. 객관적인 사실을 과장하는 내용의 광고
9. 법적 근거가 없는 자격이나 명칭을 표방하는 내용의 광고
10. 신문, 방송, 잡지 등을 이용하여 기사(記事) 또는 전문가의 의견 형태로 표현되는 광고

11. 제57조에 따른 심의를 받지 아니하거나 심의받은 내용과 다른 내용의 광고
12. 제27조제3항에 따라 외국인환자를 유치하기 위한 국내광고
13. 소비자를 속이거나 소비자로 하여금 잘못 알게 할 우려가 있는 방법으로 제45조에 따른 비급여 진료비용을 할인하거나 면제하는 내용의 광고
14. 각종 상장·감사장 등을 이용하는 광고 또는 인증·보증·추천을 받았다는 내용을 사용하거나 이와 유사한 내용을 표현하는 광고. 다만, 다음 각 목의 어느 하나에 해당하는 경우는 제외한다.
  가. 제58조에 따른 의료기관 인증을 표시한 광고
  나. 「정부조직법」 제2조부터 제4조까지의 규정에 따른 중앙행정기관·특별지방행정기관 및 그 부속기관, 「지방자치법」 제2조에 따른 지방자치단체 또는 「공공기관의 운영에 관한 법률」 제4조에 따른 공공기관으로부터 받은 인증·보증을 표시한 광고
  다. 다른 법령에 따라 받은 인증·보증을 표시한 광고
  라. 세계보건기구와 협력을 맺은 국제평가기구로부터 받은 인증을 표시한 광고 등 대통령령으로 정하는 광고
15. 그 밖에 의료광고의 방법 또는 내용이 국민의 보건과 건전한 의료경쟁의 질서를 해치거나 소비자에게 피해를 줄 우려가 있는 것으로서 대통령령으로 정하는 내용의 광고

③ 의료광고는 다음 각 호의 방법으로는 하지 못한다. 〈개정 2018.3.27.〉
1. 「방송법」 제2조제1호의 방송
2. 그 밖에 국민의 보건과 건전한 의료경쟁의 질서를 유지하기 위하여 제한할 필요가 있는 경우로서 대통령령으로 정하는 방법

④ 제2항에 따라 금지되는 의료광고의 구체적인 내용 등 의료광고에 관하여 필요한 사항은 대통령령으로 정한다. 〈개정 2018.3.27.〉

⑤ 보건복지부장관, 시장·군수·구청장은 제2항제2호부터 제5호까지 및 제7호부터 제9호까지를 위반한 의료인등에 대하여 제63조, 제64조 및 제67조에 따른 처분을 하려는 경우에는 지체 없이 그 내용을 공정거래위원회에 통보하여야 한다. 〈신설 2016.5.29., 2018.3.27.〉

[2018.3.27. 법률 제15540호에 의하여 2015.12.23. 헌법재판소에서 위헌 결정된 이 조를 개정함.]

- 1항에서 3항까지 위반시(1년 이하의 징역이나 1천만원 이하의 벌금)

[영]제23조(의료광고의 금지 기준) ① 법 제56조제2항에 따라 금지되는 의료광고의 구체적인 기준은 다음 각 호와 같다. 〈개정 2008.12.3., 2010.1.27., 2012.4.27., 2017.2.28., 2018.

9.28.〉

1. 법 제53조에 따른 신의료기술평가를 받지 아니한 신의료기술에 관하여 광고하는 것
2. 특정 의료기관·의료인의 기능 또는 진료 방법이 질병 치료에 반드시 효과가 있다고 표현하거나 환자의 치료경험담이나 6개월 이하의 임상경력을 광고하는 것
3. 의료인, 의료기관, 의료서비스 및 의료 관련 각종 사항에 대하여 객관적인 사실과 다른 내용 등 거짓된 내용을 광고하는 것
4. 특정 의료기관 개설자, 의료기관의 장 또는 의료인(이하 "의료인등"이라 한다)이 수행하거나 광고하는 기능 또는 진료 방법이 다른 의료인등의 것과 비교하여 우수하거나 효과가 있다는 내용으로 광고하는 것
5. 다른 의료인등을 비방할 목적으로 해당 의료인등이 수행하거나 광고하는 기능 또는 진료 방법에 관하여 불리한 사실을 광고하는 것
6. 의료인이 환자를 수술하는 장면이나 환자의 환부(患部) 등을 촬영한 동영상·사진으로서 일반인에게 혐오감을 일으키는 것을 게재하여 광고하는 것
7. 의료인등의 의료행위나 진료 방법 등을 광고하면서 예견할 수 있는 환자의 안전에 심각한 위해(危害)를 끼칠 우려가 있는 부작용 등 중요 정보를 빠뜨리거나 글씨 크기를 작게 하는 등의 방법으로 눈에 잘 띄지 않게 광고하는 것
8. 의료인, 의료기관, 의료서비스 및 의료 관련 각종 사항에 대하여 객관적인 사실을 과장하는 내용으로 광고하는 것
9. 법적 근거가 없는 자격이나 명칭을 표방하는 내용을 광고하는 것
10. 특정 의료기관·의료인의 기능 또는 진료 방법에 관한 기사나 전문가의 의견을 「신문 등의 진흥에 관한 법률」 제2조에 따른 신문·인터넷신문 또는 「잡지 등 정기간행물의 진흥에 관한 법률」에 따른 정기간행물이나 「방송법」 제2조제1호에 따른 방송에 싣거나 방송하면서 특정 의료기관·의료인의 연락처나 약도 등의 정보도 함께 싣거나 방송하여 광고하는 것
11. 법 제57조제1항에 따라 심의 대상이 되는 의료광고를 심의를 받지 아니하고 광고하거나 심의 받은 내용과 다르게 광고하는 것
12. 외국인환자를 유치할 목적으로 법 제27조제3항에 따른 행위를 하기 위하여 국내광고하는 것
13. 법 제45조에 따른 비급여 진료비용의 할인·면제 금액, 대상, 기간이나 범위 또는 할인·면제 이전의 비급여 진료비용에 대하여 허위 또는 불명확한 내용이나 정보 등을 게재하여 광고하는 것
14. 각종 상장·감사장 등을 이용하여 광고하는 것 또는 인증·보증·추천을 받았다는 내용을 사용하거나 이와 유사한 내용을 표현하여 광고하는 것. 다만, 법 제56조제2항제14호 각 목의 어느 하나에 해당하는 경우는 제외한다.

② 법 제56조제2항제14호라목에서 "세계보건기구와 협력을 맺은 국제평가기구로부터 받은 인증을 표시한 광고 등 대통령령으로 정하는 광고"란 다음 각 호의 어느 하나에 해당하는 광고를 말한다. 〈신설 2018.9.28.〉

1. 세계보건기구와 협력을 맺은 국제평가기구로부터 받은 인증을 표시한 광고
2. 국제의료질관리학회(The International Society for Quality in Health Care)로부터 인증을 받은 각국의 인증기구의 인증을 표시한 광고

③ 보건복지부장관은 의료인등 자신이 운영하는 인터넷 홈페이지에 의료광고를 하는 경우에 제1항에 따라 금지되는 의료광고의 세부적인 기준을 정하여 고시할 수 있다. 〈개정 2008.2.29., 2010.3.15., 2018.9.28.〉

암기 Keyword

의료광고금지 사항에 관해서 암기! 공중파TV, 라디오금지

기출변형 확인 문제

Q. [의료법]에서 의료광고를 할 수 없는 매체는?

① 전광판 ② 핸드폰 애플리케이션 ③ 공중파TV
④ 인터넷라디오 ⑤ 인터넷신문

답: 3

기출변형 확인 문제

Q. [의료법]에서 의료광고를 할 수 있는 내용은?

① 신의료기술평가를 받지 아니한 신의료기술에 관하여 광고하는 것
② 법적 근거가 없는 자격이나 명칭을 표방하는 내용을 광고하는 것
③ 환자의 치료경험담이나 6개월 이하의 임상경력을 광고하는 것
④ 환자의 환부(患部) 등을 촬영한 동영상
⑤ 우수 의료기관이라고 인증받은 광고

답: 5

** **제57조(의료광고의 심의)** ① 의료인등이 다음 각 호의 어느 하나에 해당하는 매체를 이용하여 의료광고를 하려는 경우 미리 의료광고가 제56조제1항부터 제3항까지의 규정에 위반되는지 여부에 관하여 제2항에 따른 기관 또는 단체의 심의를 받아야 한다. 〈개정 2008.2.29., 2010.1.18., 2011.8.4., 2016.1.6., 2018.3.27.〉

1. 「신문 등의 진흥에 관한 법률」 제2조에 따른 신문·인터넷신문 또는 「잡지 등 정기간행물의 진흥에 관한 법률」 제2조에 따른 정기간행물
2. 「옥외광고물 등의 관리와 옥외광고산업 진흥에 관한 법률」 제2조제1호에 따른 옥외

광고물 중 현수막(懸垂幕), 벽보, 전단(傳單) 및 교통시설 · 교통수단에 표시(교통수단 내부에 표시되거나 영상 · 음성 · 음향 및 이들의 조합으로 이루어지는 광고를 포함한다)되는 것

3. 전광판
4. 대통령령으로 정하는 인터넷 매체[이동통신단말장치에서 사용되는 애플리케이션(Application)을 포함한다]
5. 그 밖에 매체의 성질, 영향력 등을 고려하여 대통령령으로 정하는 광고매체

② 다음 각 호의 기관 또는 단체는 대통령령으로 정하는 바에 따라 자율심의를 위한 조직 등을 갖추어 보건복지부장관에게 신고한 후 의료광고 심의 업무를 수행할 수 있다. 〈개정 2018.3.27.〉

1. 제28조제1항에 따른 의사회 · 치과의사회 · 한의사회
2. 「소비자기본법」 제29조에 따라 등록한 소비자단체로서 대통령령으로 정하는 기준을 충족하는 단체

③ 의료인등은 제1항에도 불구하고 다음 각 호의 사항으로만 구성된 의료광고에 대해서는 제2항에 따라 보건복지부장관에게 신고한 기관 또는 단체(이하 "자율심의기구"라 한다)의 심의를 받지 아니할 수 있다. 〈개정 2018.3.27.〉

1. 의료기관의 명칭 · 소재지 · 전화번호
2. 의료기관이 설치 · 운영하는 진료과목(제43조제5항에 따른 진료과목을 말한다)
3. 의료기관에 소속된 의료인의 성명 · 성별 및 면허의 종류
4. 그 밖에 대통령령으로 정하는 사항

④ 자율심의기구는 제1항에 따른 심의를 할 때 적용하는 심의 기준을 상호 협의하여 마련하여야 한다. 〈개정 2018.3.27.〉

⑤ 의료광고 심의를 받으려는 자는 자율심의기구가 정하는 수수료를 내야 한다. 〈신설 2018.3.27.〉

⑥ 제2항제1호에 따른 자율심의기구가 수행하는 의료광고 심의 업무 및 이와 관련된 업무의 수행에 관하여는 제29조제3항, 제30조제1항, 제32조, 제83조제1항 및 「민법」 제37조를 적용하지 아니하며, 제2항제2호에 따른 자율심의기구가 수행하는 의료광고 심의 업무 및 이와 관련된 업무의 수행에 관하여는 「민법」 제37조를 적용하지 아니한다. 〈신설 2018.3.27.〉

⑦ 자율심의기구는 의료광고 제도 및 법령의 개선에 관하여 보건복지부장관에게 의견을 제시할 수 있다. 〈신설 2018.3.27.〉

⑧ 제1항에 따른 심의의 유효기간은 심의를 신청하여 승인을 받은 날부터 3년으로 한다. 〈신설 2018.3.27.〉

⑨ 의료인등이 제8항에 따른 유효기간의 만료 후 계속하여 의료광고를 하려는 경우에는 유효기간 만료 6개월 전에 자율심의기구에 의료광고 심의를 신청하여야 한다. 〈신설 2018.3.27.〉
⑩ 제1항부터 제9항까지의 규정에서 정한 것 외에 자율심의기구의 구성·운영 및 심의에 필요한 사항은 자율심의기구가 정한다. 〈신설 2018.3.27.〉
⑪ 자율심의기구는 제1항 및 제4항에 따른 심의 관련 업무를 수행할 때에는 제56조제1항부터 제3항까지의 규정에 따라 공정하고 투명하게 하여야 한다. 〈신설 2018.3.27.〉
[제목개정 2018.3.27.]
[2018.3.27. 법률 제15540호에 의하여 2005.12.23. 헌법재판소에서 위헌 결정된 이 조를 개정함.]

[영]제24조(의료광고의 심의) ① 법 제57조제1항제4호에서 "대통령령으로 정하는 인터넷 매체"란 다음 각 호의 매체를 말한다. 〈개정 2012.4.27.〉
1. 「신문 등의 진흥에 관한 법률」 제2조제5호에 따른 인터넷뉴스서비스
2. 「방송법」 제2조제3호에 따른 방송사업자가 운영하는 인터넷 홈페이지
3. 「방송법」 제2조제3호에 따른 방송사업자의 방송프로그램을 주된 서비스로 하여 '방송', 'TV' 또는 '라디오' 등의 명칭을 사용하면서 인터넷을 통하여 제공하는 인터넷 매체
4. 「정보통신망 이용촉진 및 정보보호 등에 관한 법률」 제2조제1항제3호에 따른 정보통신서비스 제공자 중 전년도 말 기준 직전 3개월 간 일일 평균 이용자 수가 10만명 이상인 자가 운영하는 인터넷 매체

② 법 제57조제1항제5호에서 "대통령령으로 정하는 광고매체"란 전년도 말 기준 직전 3개월 간 일일 평균 이용자 수가 10만명 이상인 사회 관계망 서비스(Social Network Service)를 제공하는 광고매체를 말한다. 〈개정 2018.9.28.〉
③ 법 제57조제2항 각 호에 따른 기관 또는 단체는 자율심의를 위하여 다음 각 호의 조직 등을 모두 갖추어야 한다. 〈개정 2018.9.28.〉
1. 법 제57조 및 제57조의3에 따른 의료광고의 심의 및 모니터링에 관한 업무를 처리할 수 있는 1개 이상의 전담부서와 3명 이상의 상근인력(의료 또는 광고 관련 학식과 경험이 풍부한 사람이 포함되어야 한다)
2. 법 제57조 및 제57조의3에 따른 의료광고의 심의 및 모니터링에 관한 업무를 처리할 수 있는 전산장비와 사무실

④ 법 제57조제2항제2호에서 "대통령령으로 정하는 기준을 충족하는 단체"란 다음 각 호의 기준을 모두 갖춘 소비자단체를 말한다. 〈신설 2018.9.28.〉
1. 「소비자기본법」 제29조에 따라 공정거래위원회에 등록할 것

2. 단체의 설립 목적 및 업무범위에 의료 또는 광고 관련 내용을 포함할 것

⑤ 법 제57조제2항에 따라 신고하려는 기관 또는 단체는 보건복지부령으로 정하는 신고서 및 관계 서류를 보건복지부장관에게 제출하여야 한다. 〈신설 2018.9.28.〉

⑥ 보건복지부장관은 제5항에 따라 제출받은 신고 현황을 보건복지부 인터넷 홈페이지에 공개하여야 한다. 〈신설 2018.9.28.〉

⑦ 법 제57조제3항제4호에서 "대통령령으로 정하는 사항"이란 다음 각 호의 사항을 말한다. 〈신설 2018.9.28.〉

1. 의료기관 개설자 및 개설연도
2. 의료기관의 인터넷 홈페이지 주소
3. 의료기관의 진료일 및 진료시간
4. 의료기관이 법 제3조의5제1항에 따라 전문병원으로 지정받은 사실
5. 의료기관이 법 제58조제1항에 따라 의료기관 인증을 받은 사실
6. 의료기관 개설자 또는 소속 의료인이 법 제77조제1항에 따라 전문의 자격을 인정받은 사실 및 그 전문과목

[제목개정 2018.9.28.]

[규칙]제61조의2(자율심의기구 신고) ① 법 제57조제2항제1호에 따른 의사회 · 치과의사회 · 한의사회가 법 제57조제2항 및 영 제24조제5항에 따라 신고하려는 경우에는 별지 제23호의2서식의 의료광고 자율심의기구 신고서에 다음 각 호의 서류를 첨부하여 보건복지부장관에게 제출하여야 한다.

1. 영 제24조제3항제1호에 따른 전담부서와 상근인력 현황
2. 영 제24조제3항제2호에 따른 전산장비와 사무실 현황

② 법 제57조제2항제2호의 단체가 법 제57조제2항 및 영 제24조제5항에 따라 신고하려는 경우에는 별지 제23호의2서식의 의료광고 자율심의기구 신고서에 다음 각 호의 서류를 첨부하여 보건복지부장관에게 제출하여야 한다.

1. 제1항 각 호의 서류
2. 「소비자기본법」 제29조에 따라 공정거래위원회에 등록한 소비자단체의 등록증 사본
3. 소비자단체의 정관 사본

[본조신설 2018.9.27.]

[영]제25조 삭제 〈2018.9.28.〉

[규칙]제47조 삭제 〈2018.9.27.〉

[영]제26조 삭제 〈2018.9.28.〉

[영]제27조 삭제 〈2018.9.28.〉

[영]제27조의2 삭제 〈2018.9.28.〉

제57조의2(의료광고에 관한 심의위원회) ① 자율심의기구는 의료광고를 심의하기 위하여 제2항 각 호의 구분에 따른 심의위원회(이하 이 조에서 "심의위원회"라 한다)를 설치·운영하여야 한다.

② 심의위원회의 종류와 심의 대상은 다음 각 호와 같다. 〈개정 2020.3.4.〉

1. 의료광고심의위원회: 의사, 의원, 의원의 개설자, 병원, 병원의 개설자, 요양병원(한의사가 개설한 경우는 제외한다), 요양병원의 개설자, 정신병원, 정신병원의 개설자, 종합병원(치과는 제외한다. 이하 이 호에서 같다), 종합병원의 개설자, 조산사, 조산원, 조산원의 개설자가 하는 의료광고의 심의
2. 치과의료광고심의위원회: 치과의사, 치과의원, 치과의원의 개설자, 치과병원, 치과병원의 개설자, 종합병원(치과만 해당한다. 이하 이 호에서 같다), 종합병원의 개설자가 하는 의료광고의 심의
3. 한방의료광고심의위원회: 한의사, 한의원, 한의원의 개설자, 한방병원, 한방병원의 개설자, 요양병원(한의사가 개설한 경우만 해당한다. 이하 이 호에서 같다), 요양병원의 개설자가 하는 의료광고의 심의

③ 제57조제2항제1호에 따른 자율심의기구 중 의사회는 제2항제1호에 따른 심의위원회만, 치과의사회는 같은 항 제2호에 따른 심의위원회만, 한의사회는 같은 항 제3호에 따른 심의위원회만 설치·운영하고, 제57조제2항제2호에 따른 자율심의기구는 제2항 각 호의 어느 하나에 해당하는 심의위원회만 설치·운영할 수 있다.

④ 심의위원회는 위원장 1명과 부위원장 1명을 포함하여 15명 이상 25명 이하의 위원으로 구성한다. 이 경우 제2항 각 호의 심의위원회 종류별로 다음 각 호의 구분에 따라 구성하여야 한다.

1. 의료광고심의위원회: 제5항제2호부터 제9호까지의 사람을 각각 1명 이상 포함하되, 같은 항 제4호부터 제9호까지의 사람이 전체 위원의 3분의 1 이상이 되도록 구성하여야 한다.
2. 치과의료광고심의위원회: 제5항제1호 및 제3호부터 제9호까지의 사람을 각각 1명 이상 포함하되, 같은 항 제4호부터 제9호까지의 사람이 전체 위원의 3분의 1 이상이 되도록 구성하여야 한다.
3. 한방의료광고심의위원회: 제5항제1호·제2호 및 제4호부터 제9호까지의 사람을 각각 1명 이상 포함하되, 같은 항 제4호부터 제9호까지의 사람이 전체 위원의 3분의 1 이상이 되도록 구성하여야 한다.

⑤ 심의위원회 위원은 다음 각 호의 어느 하나에 해당하는 사람 중에서 자율심의기구의 장이 위촉한다.

1. 의사
2. 치과의사
3. 한의사
4. 「약사법」 제2조제2호에 따른 약사
5. 「소비자기본법」 제2조제3호에 따른 소비자단체의 장이 추천하는 사람
6. 「변호사법」 제7조제1항에 따라 같은 법 제78조에 따른 대한변호사협회에 등록한 변호사로서 대한변호사협회의 장이 추천하는 사람
7. 「민법」 제32조에 따라 설립된 법인 중 여성의 사회참여 확대 및 복지 증진을 주된 목적으로 설립된 법인의 장이 추천하는 사람
8. 「비영리민간단체 지원법」 제4조에 따라 등록된 단체로서 환자의 권익 보호를 주된 목적으로 하는 단체의 장이 추천하는 사람
9. 그 밖에 보건의료 또는 의료광고에 관한 학식과 경험이 풍부한 사람

⑥ 제1항부터 제5항까지의 규정에서 정한 것 외에 심의위원회의 구성 및 운영에 필요한 사항은 자율심의기구가 정한다.

[본조신설 2018.3.27.] [시행일: 2021.3.5.] 제57조의2제2항제1호

제57조의3(의료광고 모니터링) 자율심의기구는 의료광고가 제56조제1항부터 제3항까지의 규정을 준수하는지 여부에 관하여 모니터링하고, 보건복지부령으로 정하는 바에 따라 모니터링 결과를 보건복지부장관에게 제출하여야 한다.

[본조신설 2018.3.27.]

[규칙]제61조의3(의료광고 모니터링) 자율심의기구(법 제57조제2항에 따라 보건복지부장관에게 신고한 기관 또는 단체를 말한다)는 법 제57조의3에 따라 의료광고가 법 제56조제1항부터 제3항까지의 규정을 준수하는지 여부에 관한 모니터링 결과를 매 분기별로 분기가 끝난 후 30일 이내에 보건복지부장관에게 제출하여야 한다.

[본조신설 2018.9.27.]

기출변형 확인 문제

Q. [의료법]에서 의료광고 자율심의 후 최종 모니터링 결과를 누구에게 제출하는가?

① 공익광고위원장 ② 대통령 ③ 질병관리청장 ④ 보건복지부장관 ⑤ 각 중앙회장

답: 4

제6장 감 독

★★★★ 제58조(의료기관 인증) ① 보건복지부장관은 의료의 질과 환자 안전의 수준을 높이기 위하여 병원급 의료기관 및 대통령령으로 정하는 의료기관에 대한 인증(이하 "의료기관 인증"이라 한다)을 할 수 있다. 〈개정 2020.3.4.〉

② 보건복지부장관은 대통령령으로 정하는 바에 따라 의료기관 인증에 관한 업무를 제58조의11에 따른 의료기관평가인증원에 위탁할 수 있다. 〈개정 2020.3.4.〉

③ 보건복지부장관은 다른 법률에 따라 의료기관을 대상으로 실시하는 평가를 통합하여 제58조의11에 따른 의료기관평가인증원으로 하여금 시행하도록 할 수 있다. 〈개정 2020.3.4.〉

[전문개정 2010.7.23.]

[시행일 : 2020.9.5.] 제58조

암기 Keyword

의료기관의 인증 - 보건복지부장관 4년마다

기출변형 확인 문제

Q. [의료법]에서 의료기관의 인증은 몇 년마다 받는가?

① 2년 ② 3년 ③ 4년 ④ 6년 ⑤ 8년

답: 3

[영]제28조(의료기관 인증의 대상) 법 제58조제1항에서 "대통령령으로 정하는 의료기관"이란 다음 각 호의 어느 하나에 해당하는 의료기관을 말한다.

1. 「의료 해외진출 및 외국인환자 유치 지원에 관한 법률」 제6조제1항에 따라 등록한 의료기관
2. 「호스피스·완화의료 및 임종과정에 있는 환자의 연명의료결정에 관한 법률」 제25조제1항에 따른 호스피스전문기관

[본조신설 2020.9.4.]

[영]제29조(의료기관 인증업무의 위탁) ① 법 제58조제2항에 따라 보건복지부장관은 법 제58조의11에 따른 의료기관평가인증원(이하 이 조에서 "인증원"이라 한다)에 다음 각 호의 업무를 위탁한다. 〈개정 2018.9.28., 2020.9.4.〉

1. 법 제58조의3제1항에 따른 인증기준 개발
2. 법 제58조의3제4항에 따른 조건부인증을 받은 의료기관에 대한 재인증
3. 법 제58조의4제1항부터 제3항까지의 규정에 따른 인증신청의 접수
4. 법 제58조의4제4항 전단에 따른 인증기준의 적합 여부 평가
5. 법 제58조의4제5항에 따른 평가 결과와 인증등급의 통보
6. 법 제58조의5에 따른 이의신청의 접수 및 처리 결과의 통보
7. 법 제58조의6제1항에 따른 인증서 교부
8. 법 제58조의7제1항에 따른 인증을 받은 의료기관의 인증기준, 인증 유효기간 및 법 제58조의4제4항에 따라 평가한 결과 등의 인터넷 홈페이지 등에의 공표
9. 법 제58조의7제2항제3호에 따른 교육 및 컨설팅 지원
10. 법 제58조의9에 따른 의료기관 인증의 사후관리

② 인증원의 장은 위탁받은 업무의 처리 내용을 보건복지부령으로 정하는 바에 따라 보건복지부장관에게 보고해야 한다. 〈개정 2020.9.4.〉

[전문개정 2011.1.24.]

[규칙]제62조(수탁사업 실적 보고) ① 법 제58조제2항 및 영 제29조제1항에 따라 업무를 위탁받은 법 제58조의11에 따른 의료기관평가인증원(이하 "인증원"이라 한다)의 장은 영 제29조제2항에 따라 인증신청 접수·평가결과 등 인증업무의 처리 내용을 별지 제23호의3서식에 따라, 이의신청 처리결과에 관한 내용을 별지 제23호의4서식에 따라 매 분기마다 보건복지부장관에게 보고해야 한다. 〈개정 2018.9.27., 2020.9.4.〉

② 영 제29조제2항에 따라 인증원의 장은 법 제58조의4제4항에 따른 의료기관별 인증기준의 적합 여부에 대한 평가 결과와 법 제58조의3제2항에 따른 인증등급을 지체없이 보건복지부장관에게 보고해야 한다. 〈개정 2020.9.4.〉

[전문개정 2011.2.10.]

제58조의2(의료기관인증위원회) ① 보건복지부장관은 의료기관 인증에 관한 주요 정책을 심의하기 위하여 보건복지부장관 소속으로 의료기관인증위원회(이하 이 조에서 "위원회"라 한다)를 둔다.

② 위원회는 위원장 1명을 포함한 15인 이내의 위원으로 구성한다.

③ 위원회의 위원장은 보건복지부차관으로 하고, 위원회의 위원은 다음 각 호의 사람 중에서 보건복지부장관이 임명 또는 위촉한다. 〈개정 2016.5.29.〉

1. 제28조에 따른 의료인 단체 및 제52조에 따른 의료기관단체에서 추천하는 자

2. 노동계, 시민단체(「비영리민간단체지원법」 제2조에 따른 비영리민간단체를 말한다), 소비자단체(「소비자기본법」 제29조에 따른 소비자단체를 말한다)에서 추천하는 자
3. 보건의료에 관한 학식과 경험이 풍부한 자
4. 시설물 안전진단에 관한 학식과 경험이 풍부한 자
5. 보건복지부 소속 3급 이상 공무원 또는 고위공무원단에 속하는 공무원

④ 위원회는 다음 각 호의 사항을 심의한다.
1. 인증기준 및 인증의 공표를 포함한 의료기관 인증과 관련된 주요 정책에 관한 사항
2. 제58조(의료기관 인증)제3항에 따른 의료기관 대상 평가제도 통합에 관한 사항
3. 제58조의7(인증의 공표 및 활용)제2항에 따른 의료기관 인증 활용에 관한 사항
4. 그 밖에 위원장이 심의에 부치는 사항

⑤ 위원회의 구성 및 운영, 그 밖에 필요한 사항은 대통령령으로 정한다.

[본조신설 2010.7.23]

암기 Keyword

의료기관의 인증위원회 - 3급 이상의 공무원

기출변형 확인 문제

Q. [의료법]에서 의료기관의 인증위원회의 위원장은 누구인가?

① 보건복지부장관 ② 행정안전부장관 ③ 보건복지부차관
④ 행정안전부차관 ⑤ 대통령

답: 3

참고

비영리민간단체지원법 [시행 2017.7.26.] [법률 제14839호, 2017.7.26., 타법개정]

제2조 (정의) 이 법에 있어서 "비영리민간단체"라 함은 영리가 아닌 공익활동을 수행하는 것을 주된 목적으로 하는 민간단체로서 다음 각호의 요건을 갖춘 단체를 말한다. 〈개정 2016.5.29.〉
1. 사업의 직접 수혜자가 불특정 다수일 것
2. 구성원 상호간에 이익분배를 하지 아니할 것
3. 사실상 특정정당 또는 선출직 후보를 지지·지원 또는 반대할 것을 주된 목적으로 하거나, 특정 종교의 교리전파를 주된 목적으로 설립·운영되지 아니할 것
4. 상시 구성원수가 100인 이상일 것
5. 최근 1년 이상 공익활동실적이 있을 것
6. 법인이 아닌 단체일 경우에는 대표자 또는 관리인이 있을 것

[영]제30조(의료기관인증위원회의 구성) 법 제58조의2제1항에 따른 의료기관인증위원회(이하 "인증위원회"라 한다)의 위원은 다음 각 호의 구분에 따라 보건복지부장관이 임명하거나 위촉한다. 〈개정 2018.9.28.〉

1. 법 제28조에 따른 의료인 단체 및 법 제52조에 따른 의료기관단체에서 추천하는 사람 5명
2. 노동계, 시민단체(「비영리민간단체지원법」 제2조에 따른 비영리민간단체를 말한다), 소비자단체(「소비자기본법」 제29조에 따른 소비자단체를 말한다)에서 추천하는 사람 5명
3. 보건의료 또는 의료기관 시설물 안전진단에 관한 학식과 경험이 풍부한 사람 3명
4. 보건복지부 소속 3급 이상 공무원 또는 고위공무원단에 속하는 공무원 1명

[전문개정 2011.1.24.]

[영]제31조(위원의 임기) ① 제30조제1호부터 제3호까지의 위원의 임기는 2년으로 한다.

② 위원의 사임 등으로 새로 위촉된 위원의 임기는 전임 위원 임기의 남은 기간으로 한다.

[전문개정 2011.1.24.]

[영]제31조의2(인증위원회 위원의 해임 및 해촉) 보건복지부장관은 인증위원회 위원이 다음 각 호의 어느 하나에 해당하는 경우에는 해당 위원을 해임하거나 해촉할 수 있다.

1. 심신장애로 인하여 직무를 수행할 수 없게 된 경우
2. 직무와 관련된 비위사실이 있는 경우
3. 직무태만, 품위손상, 그 밖의 사유로 인하여 위원으로 적합하지 아니하다고 인정되는 경우
4. 위원 스스로 직무를 수행하는 것이 곤란하다고 의사를 밝히는 경우

[본조신설 2016.9.29.]

[종전 제31조의2는 제31조의3으로 이동 〈2016.9.29.〉]

[영]제31조의3(인증위원회의 운영) ① 위원장은 인증위원회를 대표하고 인증위원회의 업무를 총괄한다.

② 인증위원회의 회의는 재적위원 3분의 1 이상의 요구가 있는 때 또는 위원장이 필요하다고 인정하는 때에 소집하고, 위원장이 그 의장이 된다.

③ 인증위원회의 회의는 재적위원 과반수의 출석으로 개의(開議)하고 출석위원 과반수의 찬성으로 의결한다.

④ 위원장이 부득이한 사유로 직무를 수행할 수 없을 때에는 위원장이 미리 지명한 위원이 그 직무를 대행한다.

⑤ 제1항부터 제4항까지에서 규정한 사항 외에 인증위원회의 운영 등에 필요한 사항은 인증위원회의 의결을 거쳐 위원장이 정한다.

[본조신설 2011.1.24.]

[제31조의2에서 이동, 종전 제31조의3은 제31조의4로 이동 〈2016.9.29.〉]

[영]제31조의4(간사) ① 인증위원회에 인증위원회의 사무를 처리하기 위하여 간사 1명을 둔다.
② 간사는 보건복지부 소속 공무원 중에서 보건복지부장관이 지명한다.
[본조신설 2011.1.24.]
[제31조의3에서 이동, 종전 제31조의4는 제31조의5로 이동 〈2016.9.29.〉]

[영]제31조의5(수당 등) 인증위원회의 회의에 출석한 공무원이 아닌 위원에게는 예산의 범위에서 수당 및 여비를 지급할 수 있다.
[본조신설 2011.1.24.]
[제31조의4에서 이동 〈2016.9.29.〉]

[영]제31조의6(간호인력 취업교육센터 운영의 위탁) ① 보건복지부장관은 법 제60조의3제2항에 따라 같은 조 제1항에 따른 간호인력 취업교육센터(이하 "간호인력 취업교육센터"라 한다)의 운영을 다음 각 호의 전문기관 또는 단체에 위탁할 수 있다.
1. 법 제28조제1항 또는 제5항에 따른 간호사회 또는 간호사회의 지부
2. 「공공기관의 운영에 관한 법률」 제4조에 따른 공공기관 중 그 설립 목적이 보건의료와 관련되는 공공기관
3. 그 밖에 위탁 업무 수행에 필요한 조직 · 인력 및 전문성 등을 고려하여 보건복지부장관이 고시하는 전문기관 또는 단체

② 보건복지부장관은 법 제60조의3제2항에 따라 간호인력 취업교육센터의 운영을 위탁하려는 경우에는 그 위탁 기준 · 절차 및 방법 등에 관한 사항을 미리 공고하여야 한다.
③ 보건복지부장관은 법 제60조의3제2항에 따라 간호인력 취업교육센터의 운영을 위탁한 경우에는 그 위탁 내용 및 수탁자 등에 관한 사항을 관보에 고시하고, 보건복지부 인터넷 홈페이지에 게시하여야 한다.
④ 법 제60조의3제2항에 따라 간호인력 취업교육센터의 운영을 위탁받은 전문기관 또는 단체는 보건복지부장관이 정하는 바에 따라 사업운영계획, 사업집행현황, 자금운용계획 및 자금집행내역 등에 관한 사항을 보건복지부장관에게 보고하여야 한다.
⑤ 제2항부터 제4항까지의 규정에 따른 위탁 기준 등의 공고, 위탁 내용 등의 고시 또는 위탁 업무의 보고 등에 필요한 세부사항은 보건복지부장관이 정하여 고시한다.
[본조신설 2016.9.29.]

[영]제31조의7(위반사실의 공표 및 정정광고) ① 보건복지부장관 또는 시장 · 군수 · 구청장은 법 제63조제2항제2호 또는 제3호에 따라 의료인등에 대하여 위반사실의 공표 또는 정정광고

를 명할 때에는 다음 각 호의 사항을 고려하여 공표 또는 정정광고의 내용과 횟수·크기·매체 등을 정하여 명하여야 한다.

1. 위반행위의 내용 및 정도
2. 위반행위의 기간 및 횟수

② 보건복지부장관 또는 시장·군수·구청장은 제1항에 따라 위반사실의 공표 또는 정정광고를 명할 때에는 법 제57조의2제2항 각 호에 따른 심의위원회와 협의하여 공표 또는 정정광고의 내용과 횟수·크기·매체 등을 정할 수 있다.

[본조신설 2018.9.28.]

[영]제31조의8(면허재교부 교육프로그램) ① 보건복지부장관은 법 제65조제2항에 따라 면허를 재교부하려는 때에는 면허재교부 대상자가 제2항의 교육프로그램을 이수하도록 해야 한다.

② 법 제65조제2항에 따른 교육프로그램(이하 이 조에서 "교육프로그램"이라 한다)의 교육내용 및 시간은 다음 각 호의 구분에 따른다.

1. 교육 내용
   가. 환자 권리의 이해
   나. 의료인의 역할과 윤리
   다. 의료 관련 법령의 이해
   라. 그 밖에 보건·의료 질서의 유지를 위하여 필요한 내용으로서 보건복지부장관이 고시하는 내용
2. 교육 시간: 40시간 이상

③ 제2항에 따른 교육프로그램은 다음 각 호의 어느 하나에 해당하는 기관 또는 단체 중 보건복지부장관이 지정하여 고시하는 기관 또는 단체(이하 이 조에서 "교육프로그램 실시기관"이라 한다)가 실시한다.

1. 「한국보건복지인재원법」에 따른 한국보건복지인재원
2. 법 제28조에 따른 의사회·치과의사회·한의사회·조산사회 및 간호사회
3. 그 밖에 보건 윤리 또는 의료 윤리와 관련된 교육기관으로서 보건복지부장관이 지정하여 고시하는 기관 또는 단체

④ 교육프로그램의 실시에 드는 비용은 교육프로그램을 이수하는 사람이 부담한다.

⑤ 교육프로그램 실시기관의 장은 교육프로그램을 이수한 사람에게 이수증을 발급하고, 교육프로그램 종료일부터 1개월 이내에 교육프로그램의 실시 결과를 보건복지부장관에게 제출해야 한다.

⑥ 교육프로그램 실시기관의 장은 교육프로그램을 실시하기 전에 교육프로그램의 내용 및 비용 등에 관한 세부 사항을 정하여 보건복지부장관의 승인을 받아야 한다. 승인받은 사항을 변경하려는 경우에도 또한 같다.

[본조신설 2023.11.17.]

암기 Keyword

면허 재교부를 위한 교육프로그램 교육시간-40시간 이상

신규 확인 문제

Q. [의료법]에서 면허 재교부를 위한 교육 이수시간은 얼마인가?

① 10시간 ② 20시간 ③ 40시간 ④ 60시간 ⑤ 80시간

답: 3

★★★★ **제58조의3(의료기관 인증기준 및 방법 등)** ① 의료기관 인증기준은 다음 각 호의 사항을 포함하여야 한다.

1. 환자의 권리와 안전
2. 의료기관의 의료서비스 질 향상 활동
3. 의료서비스의 제공과정 및 성과
4. 의료기관의 조직·인력관리 및 운영
5. 환자 만족도

② 인증등급은 인증, 조건부인증 및 불인증으로 구분한다. 〈개정 2020.3.4.〉

③ 인증의 유효기간은 4년으로 한다. 다만, 조건부인증의 경우에는 유효기간을 1년으로 한다. 〈개정 2020.3.4.〉

④ 조건부인증을 받은 의료기관의 장은 유효기간 내에 보건복지부령으로 정하는 바에 따라 재인증을 받아야 한다. 〈개정 2020.3.4.〉

⑤ 제1항에 따른 인증기준의 세부 내용은 보건복지부장관이 정한다. 〈개정 2020.3.4.〉

[본조신설 2010.7.23.]

[시행일 : 2020.9.5.] 제58조의3

암기 Keyword

의료기관의 인증 - 보건복지부장관 4년마다, 인증유효기간 4년, 조건부 1년 유효기간

기출변형 확인 문제

Q. [의료법]에서 의료기관의 조건부 인증기간은?

① 6개월 ② 9개월 ③ 12개월 ④ 24개월 ⑤ 36개월

답: 3

[규칙]제63조(의료기관의 재인증) ① 법 제58조의3제4항에 따라 재인증을 받으려는 의료기관의 장은 별지 제23호의5서식의 인증신청서와 별지 제23호의6서식의 의료기관 운영현황을 인증원의 장에게 제출해야 한다. 〈개정 2018.9.27., 2020.9.4.〉

② 의료기관의 재인증 절차는 다음 각 호와 같으며, 재인증 절차의 세부적인 사항은 보건복지부장관의 승인을 받아 인증원의 장이 정한다. 〈개정 2020.9.4.〉

1. 인증신청
2. 조사계획 수립
3. 서면 및 현지조사 실시
4. 평가결과 분석 및 인증등급 결정
5. 이의신청 심의 및 처리결과 통보
6. 평가결과 및 인증등급 확정 및 공표

[전문개정 2011.2.10.]

★ [규칙]제64조의4(이의신청의 방법 및 처리 결과 통보) ① 의료기관의 장은 법 제58조의3제3항에 따라 통보받은 평가결과 및 인증등급에 대하여 이의가 있는 경우에는 그 통보받은 날부터 30일 내에 이의신청의 내용 및 사유가 포함된 별지 제23호의9서식의 이의신청서에 주장하는 사실을 증명할 수 있는 서류를 첨부하여 인증전담기관의 장에게 제출하여야 한다. 〈개정 2018.9.27.〉

② 인증전담기관의 장은 제1항에 따른 이의신청을 받은 경우 그 이의신청 내용을 조사한 후 처리 결과를 이의신청을 받은 날부터 30일 내에 해당 의료기관의 장에게 통보하여야 한다.

[본조신설 2011.2.10.]

암기 Keyword

의료기관의 인증 - 이의신청 - 30일 이내

기출변형 확인 문제

Q. [의료법]에서 의료기관의인증에 관한 이의신청 시 며칠 이내에 신청해야 하는가?

① 7일 이내 ② 14일 이내 ③ 30일 이내 ④ 50일 이내 ⑤ 통보받은 즉시

답: 3

기출변형 확인 문제

Q. [의료법]에서 의료기관의 인증 기준이 아닌 것은?

① 환자의 권리와 안전
② 의료기관의 의료서비스 질 향상 활동
③ 의료서비스의 제공과정 및 성과
④ 의료기관의 조직 · 인력관리 및 운영
⑤ 직원 만족도

답: 5

제58조의4(의료기관 인증의 신청 및 평가) ① 의료기관 인증을 받고자 하는 의료기관의 장은 보건복지부령으로 정하는 바에 따라 보건복지부장관에게 신청할 수 있다.
② 제1항에도 불구하고 제3조제2항제3호에 따른 요양병원(「장애인복지법」 제58조제1항제4호에 따른 의료재활시설로서 제3조의2에 따른 요건을 갖춘 의료기관은 제외한다)의 장은 보건복지부령으로 정하는 바에 따라 보건복지부장관에게 인증을 신청하여야 한다. 〈개정 2020.3.4.〉
③ 제2항에 따라 인증을 신청하여야 하는 요양병원이 조건부인증 또는 불인증을 받거나 제58조의10제1항제4호 및 제5호에 따라 인증 또는 조건부인증이 취소된 경우 해당 요양병원의 장은 보건복지부령으로 정하는 기간 내에 다시 인증을 신청하여야 한다. 〈개정 2020.3.4.〉
④ 보건복지부장관은 인증을 신청한 의료기관에 대하여 제58조의3제1항에 따른 인증기준 적합 여부를 평가하여야 한다. 이 경우 보건복지부장관은 보건복지부령으로 정하는 바에 따라 필요한 조사를 할 수 있고, 인증을 신청한 의료기관은 정당한 사유가 없으면 조사에 협조하여야 한다. 〈신설 2020.3.4.〉
⑤ 보건복지부장관은 제4항에 따른 평가 결과와 인증등급을 지체 없이 해당 의료기관의 장에게 통보하여야 한다. 〈신설 2020.3.4.〉
[본조신설 2010.7.23.]
[제목개정 2020.3.4.]
[시행일: 2020.9.5.] 제58조의4

기출변형 확인 문제

Q. [의료법]에서 보기 중 보건복지부령에 따라 보건복지부장관에게 인증을 신청해야 하는 의료기관은?
① 조산원 ② 치과의원 ③ 요양병원 ④ 의원 ⑤ 침술원

답: 3

[규칙]제64조(의료기관 인증의 신청 등) ① 법 제58조의4제1항에 따라 인증을 받으려는 의료기관의 장은 별지 제23호의5서식의 인증신청서와 별지 제23호의6서식의 의료기관 운영현황을 인증원의 장에게 제출해야 한다. 〈개정 2018.9.27., 2020.9.4.〉
② 제1항에 따른 인증 절차는 제63조제2항을 준용한다.
③ 보건복지부장관은 법 제58조의4제2항에 따른 요양병원의 장에게 인증신청기간 1개월 전에 인증신청 대상 및 기간 등 조사계획을 수립·통보하여야 한다.
④ 제3항에 따라 조사계획을 통보받은 요양병원의 장은 신청기간 내에 별지 제23호의5서식의 인증신청서와 별지 제23호의6서식의 의료기관 운영현황을 인증원의 장에게 제출해야 한다. 〈개정 2018.9.27., 2020.9.4.〉

⑤ 법 제58조의4제3항에 따라 다시 인증을 신청하려는 요양병원의 장은 조건부인증·불인증을 받은 날 또는 인증·조건부인증이 취소된 날부터 90일 이내에 별지 제23호의5서식의 인증신청서와 별지 제23호의6서식의 의료기관 운영현황을 인증원의 장에게 제출해야 한다. 〈신설 2020.9.4.〉
⑥ 보건복지부장관은 법 제58조의4제4항 후단에 따라 인증을 신청한 의료기관에 대하여 인증등급을 결정하기 전에 현지조사를 실시할 수 있다. 〈신설 2020.9.4.〉
⑦ 인증원의 장은 별지 제23호의7서식의 인증신청 접수대장과 별지 제23호의8서식의 인증서 발급대장을 작성하여 최종 기재일로부터 5년간 보관해야 한다. 이 경우 해당 기록은 전자문서로 작성·보관할 수 있다. 〈개정 2018.9.27., 2020.9.4.〉
[전문개정 2011.2.10.]

[규칙]제64조의2(조사일정 통보) 인증원의 장은 제64조제1항에 따른 의료기관 인증 신청을 접수한 날부터 30일 내에 해당 의료기관의 장과 협의하여 조사일정을 정하고 이를 통보해야 한다. 〈개정 2020.9.4.〉
[본조신설 2011.2.10.]

[규칙]제64조의3
[종전 제64조의3은 제64조의10으로 이동 〈2020.9.4.〉]

제58조의5(이의신청) ① 의료기관 인증을 신청한 의료기관의 장은 평가결과 또는 인증등급에 관하여 보건복지부장관에게 이의신청을 할 수 있다.
② 제1항에 따른 이의신청은 평가결과 또는 인증등급을 통보받은 날부터 30일 이내에 하여야 한다. 다만, 책임질 수 없는 사유로 그 기간을 지킬 수 없었던 경우에는 그 사유가 없어진 날부터 기산한다.
③ 제1항에 따른 이의신청의 방법 및 처리 결과의 통보 등에 필요한 사항은 보건복지부령으로 정한다.
[본조신설 2010.7.23]

제58조의6(인증서와 인증마크) ① 보건복지부장관은 인증을 받은 의료기관에 인증서를 교부하고 인증을 나타내는 표시(이하“인증마크”라 한다)를 제작하여 인증을 받은 의료기관이 사용하도록 할 수 있다.

② 누구든지 제58조(의료기관 인증)제1항에 따른 인증을 받지 아니하고 인증서나 인증마크를 제작·사용하거나 그 밖의 방법으로 인증을 사칭하여서는 아니 된다.
위반시(1년이하의 징역또는 1천만원이하의 벌금)
③ 인증마크의 도안 및 표시방법 등에 필요한 사항은 보건복지부령으로 정한다.
[본조신설 2010.7.23]

[규칙]제64조의4(이의신청의 방법 및 처리 결과 통보) ① 의료기관의 장은 법 제58조의4제5항에 따라 통보받은 평가 결과 및 인증등급에 대하여 이의가 있는 경우에는 그 통보받은 날부터 30일 내에 이의신청의 내용 및 사유가 포함된 별지 제23호의9서식의 이의신청서에 주장하는 사실을 증명할 수 있는 서류를 첨부하여 인증원의 장에게 제출해야 한다. 〈개정 2018. 9.27., 2020.9.4.〉
② 인증원의 장은 제1항에 따른 이의신청을 받은 경우 그 이의신청 내용을 조사한 후 처리결과를 이의신청을 받은 날부터 30일 내에 해당 의료기관의 장에게 통보해야 한다. 〈개정 2020.9.4.〉
[본조신설 2011.2.10.]

[규칙]제64조의5(인증서 발급 및 재발급) ① 인증원의 장은 법 제58조의6제1항에 따라 의료기관 인증을 받은 의료기관에 별지 제23호의10서식의 의료기관 인증서를 발급해야 한다. 〈개정 2018.9.27., 2020.9.4.〉
② 제1항에 따른 의료기관 인증서를 발급받은 자가 다음 각 호의 어느 하나에 해당하여 의료기관 인증서를 재발급받으려는 경우에는 별지 제23호의11서식의 의료기관 인증서 재발급 신청서에 의료기관 인증서(의료기관 인증서를 잃어버린 경우는 제외한다)와 증명서류(제2호의 경우만 해당한다)를 첨부하여 인증원의 장에게 제출해야 한다. 〈개정 2015.5.29., 2018. 9.27., 2020.9.4.〉
1. 인증서를 잃어버리거나 인증서가 헐어 사용하지 못하게 된 경우
2. 의료기관의 개설자가 변경된 경우
③ 제2항에 따른 의료기관 인증서 재발급 신청을 받은 인증원의 장이 의료기관 인증서를 재발급한 때에는 별지 제23호의8서식의 인증서 발급대장에 그 내용을 적어야 한다. 〈개정 2020.9.4.〉
[본조신설 2011.2.10.]
[제목개정 2020.9.4.]

[규칙]제64조의6(인증마크의 도안 및 표시방법) ① 제58조의6제3항에 따른 인증을 나타내는 표시(이하 "인증마크"라 한다)의 도안 및 표시방법은 별표 9와 같다.
② 인증마크의 사용기간은 법 제58조의3제3항에 따른 의료기관 인증의 유효기간으로 한다. 〈개정 2020.9.4.〉
[본조신설 2011.2.10.]

제58조의7(인증의 공표 및 활용) ① 보건복지부장관은 인증을 받은 의료기관에 관하여 인증기준, 인증 유효기간 및 제58조의4제4항에 따라 평가한 결과 등 보건복지부령으로 정하는 사항을 인터넷 홈페이지 등에 공표하여야 한다. 〈개정 2020.3.4.〉
② 보건복지부장관은 제58조의4제4항에 따른 평가 결과와 인증등급을 활용하여 의료기관에 대하여 다음 각 호에 해당하는 행정적·재정적 지원 등 필요한 조치를 할 수 있다. 〈개정 2020.3.4.〉
1. 제3조의4에 따른 상급종합병원 지정
2. 제3조의5에 따른 전문병원 지정
3. 의료의 질 및 환자 안전 수준 향상을 위한 교육, 컨설팅 지원
4. 그 밖에 다른 법률에서 정하거나 보건복지부장관이 필요하다고 인정한 사항

③ 제1항에 따른 공표 등에 필요한 사항은 보건복지부령으로 정한다.
[본조신설 2010.7.23.]
[시행일: 2020.9.5.] 제58조의7

[규칙]제64조의7(의료기관 인증의 공표) 인증원의 장은 법 제58조의7제1항에 따라 다음 각 호의 사항을 인터넷 홈페이지 등에 공표해야 한다. 〈개정 2020.9.4.〉
1. 해당 의료기관의 명칭, 종별, 진료과목 등 일반현황
2. 인증등급 및 인증의 유효기간
3. 인증기준에 따른 평가 결과
4. 그 밖에 의료의 질과 환자 안전의 수준을 높이기 위하여 보건복지부장관이 정하는 사항

[본조신설 2011.2.10.]

제58조의8(자료의 제공요청) ① 보건복지부장관은 인증과 관련하여 필요한 경우에는 관계 행정기관, 의료기관, 그 밖의 공공단체 등에 대하여 자료의 제공 및 협조를 요청할 수 있다.
② 제1항에 따른 자료의 제공과 협조를 요청받은 자는 정당한 사유가 없는 한 요청에

따라야 한다.
[본조신설 2010.7.23.]

제58조의9(의료기관 인증의 사후관리) 보건복지부장관은 인증의 실효성을 유지하기 위하여 보건복지부령으로 정하는 바에 따라 인증을 받은 의료기관에 대하여 제58조의3제1항에 따른 인증기준의 충족 여부를 조사할 수 있다.
[본조신설 2020.3.4.]
[종전 제58조의9는 제58조의10으로 이동 〈2020.3.4.〉]
[시행일: 2020.9.5.] 제58조의9

제58조의10(의료기관 인증의 취소 등) ① 보건복지부장관은 인증을 받은 의료기관이 인증 유효기간 중 다음 각 호의 어느 하나에 해당하는 경우에는 의료기관 인증 또는 조건부인증을 취소하거나 인증마크의 사용정지 또는 시정을 명할 수 있다. 다만, 제1호 및 제2호에 해당하는 경우에는 인증 또는 조건부인증을 취소하여야 한다. 〈개정 2020.3.4.〉
1. 거짓이나 그 밖의 부정한 방법으로 인증 또는 조건부인증을 받은 경우
2. 제64조제1항에 따라 의료기관 개설 허가가 취소되거나 폐쇄명령을 받은 경우
3. 의료기관의 종별 변경 등 인증 또는 조건부인증의 전제나 근거가 되는 중대한 사실이 변경된 경우
4. 제58조의3제1항에 따른 인증기준을 충족하지 못하게 된 경우
5. 인증마크의 사용정지 또는 시정명령을 위반한 경우

② 제1항제1호에 따라 인증이 취소된 의료기관은 인증 또는 조건부인증이 취소된 날부터 1년 이내에 인증 신청을 할 수 없다.
③ 제1항에 따른 의료기관 인증 또는 조건부인증의 취소 및 인증마크의 사용정지 등에 필요한 절차와 처분의 기준 등은 보건복지부령으로 정한다. 〈신설 2020.3.4.〉
[본조신설 2010.7.23.]
[제목개정 2020.3.4.]
[제58조의9에서 이동 〈2020.3.4.〉]

제58조의11(의료기관평가인증원의 설립 등) ① 의료기관 인증에 관한 업무와 의료기관을 대상으로 실시하는 각종 평가 업무를 효율적으로 수행하기 위하여 의료기관평가인증

원(이하 "인증원"이라 한다)을 설립한다.
② 인증원은 다음 각 호의 업무를 수행한다.
1. 의료기관 인증에 관한 업무로서 제58조제2항에 따라 위탁받은 업무
2. 다른 법률에 따라 의료기관을 대상으로 실시하는 평가 업무로서 보건복지부장관으로부터 위탁받은 업무
3. 그 밖에 이 법 또는 다른 법률에 따라 보건복지부장관으로부터 위탁받은 업무
③ 인증원은 법인으로 하고, 주된 사무소의 소재지에 설립등기를 함으로써 성립한다.
④ 인증원에는 정관으로 정하는 바에 따라 임원과 필요한 직원을 둔다.
⑤ 보건복지부장관은 인증원의 운영 및 사업에 필요한 경비를 예산의 범위에서 지원할 수 있다.
⑥ 인증원은 보건복지부장관의 승인을 받아 의료기관 인증을 신청한 의료기관의 장으로부터 인증에 소요되는 비용을 징수할 수 있다.
⑦ 인증원은 제2항에 따른 업무 수행에 지장이 없는 범위에서 보건복지부령으로 정하는 바에 따라 교육, 컨설팅 등 수익사업을 할 수 있다.
⑧ 인증원에 관하여 이 법 및 「공공기관의 운영에 관한 법률」에서 정하는 사항 외에는 「민법」 중 재단법인에 관한 규정을 준용한다.
[본조신설 2020.3.4.]

암기 Keyword

의료기관의 인증 - 인증, 불인증, 조건부인증 불인증시 1년 이내 재교부금지

기출변형 확인 문제

Q. [의료법]에서 의료기관의 조건부인증이 취소된 날부터 인증 신청 금지 기간은 몇 개월 이내인가?
① 6개월 ② 9개월 ③ 12개월 ④ 24개월 ⑤ 36개월

답: 3

제58조의12(의료평가통합정보시스템의 구축 · 운영) ① 보건복지부장관은 이 법 및 다른 법률에 따라 의료기관을 대상으로 실시하는 평가, 인증, 지정 등에 관한 정보를 통합 · 연계하여 처리 · 기록 및 관리하는 시스템(이하 이 조에서 "의료평가통합정보시스템"이라 한다)을 구축 · 운영할 수 있다.
② 보건복지부장관은 평가 수행기관, 지방자치단체, 관계 행정기관 및 단체 등 관계 기

관의 장에게 의료평가통합정보시스템의 구축·운영에 필요한 자료 또는 정보의 제공 및 연계를 요청할 수 있다. 이 경우 요청을 받은 기관의 장은 정당한 사유가 없으면 이에 따라야 한다.
③ 보건복지부장관은 의료평가통합정보시스템의 구축·운영에 관한 업무의 전부 또는 일부를 관계 전문기관 또는 단체에 위탁할 수 있다.
④ 제1항부터 제3항까지에서 규정한 사항 외에 의료평가통합정보시스템의 구축·운영, 정보의 제공 및 연계 요청 등에 필요한 사항은 보건복지부령으로 정한다.
[본조신설 2024.12.20.]
[시행일: 2025.12.21.] 제58조의12

[규칙]제64조의8(의료기관 인증의 사후관리 방법) ① 보건복지부장관은 법 제58조의9에 따라 인증을 받은 의료기관에 대하여 법 제58조의3제3항에 따른 의료기관 인증의 유효기간 내에 1회 이상 인증기준의 충족 여부를 조사할 수 있다.
② 제1항에 따른 조사는 서면조사 또는 현지조사의 방법으로 실시할 수 있다.
③ 제1항 및 제2항에서 규정한 사항 외에 의료기관 인증의 사후관리에 관한 세부적인 사항은 보건복지부장관의 승인을 받아 인증원의 장이 정한다.
[본조신설 2020.9.4.]
[종전 제64조의8은 제64조의9로 이동 〈2020.9.4.〉]

★★ **제59조(지도와 명령)** ① 보건복지부장관 또는 시·도지사는 보건의료정책을 위하여 필요하거나 국민보건에 중대한 위해(危害)가 발생하거나 발생할 우려가 있으면 의료기관이나 의료인에게 필요한 지도와 명령을 할 수 있다. 〈개정 2008.2.29, 2010.1.18〉
② 보건복지부장관, 시·도지사 또는 시장·군수·구청장은 의료인이 정당한 사유 없이 진료를 중단하거나 의료기관 개설자가 집단으로 휴업하거나 폐업하여 환자 진료에 막대한 지장을 초래하거나 초래할 우려가 있다고 인정할 만한 상당한 이유가 있으면 그 의료인이나 의료기관 개설자에게 업무개시 명령을 할 수 있다. 〈개정 2008.2.29., 2010.1.18.〉
③ 의료인과 의료기관 개설자는 정당한 사유 없이 제2항의 명령을 거부할 수 없다. **위반시(3년 이하의 징역 또는 3천만원 이하의 벌금)**

암기 Keyword

의료인이나 의료기관장에게 명령 - 업무개시명령

기출변형 확인 문제

Q. [의료법]에서 의료기관 개설자가 집단으로 휴업하거나 폐업하여 환자 진료에 막대한 지장을 초래하거나 초래할 우려가 있다고 인정할 만한 상당한 이유 시에 내릴 수 있는 명령은?

① 파업금지명령 ② 진료시작명령 ③ 환자진료명령
④ 업무개시명령 ⑤ 진료개시명령

답: 4

제60조(병상 수급계획의 수립 등) ① 보건복지부장관은 병상의 합리적인 공급과 배치에 관한 기본시책을 5년마다 수립하여야 한다. 〈개정 2008.2.29., 2010.1.18., 2019.8.27.〉
② 시·도지사는 제1항에 따른 기본시책에 따라 지역 실정을 고려하여 특별시·광역시 또는 도 단위의 지역별·기능별·종별 의료기관 병상 수급 및 관리계획을 수립한 후 보건복지부장관에게 제출하여야 한다. 〈개정 2008.2.29., 2010.1.18., 2019.8.27.〉
③ 보건복지부장관은 제2항에 따라 제출된 병상 수급 및 관리계획이 제1항에 따른 기본시책에 맞지 아니하는 등 보건복지부령으로 정하는 사유가 있으면 시·도지사와 협의하여 보건복지부령으로 정하는 바에 따라 이를 조정하여야 한다. 〈개정 2008.2.29., 2010.1.18., 2019.8.27.〉

제60조의2(의료인 수급계획 등) ① 보건복지부장관은 우수한 의료인의 확보와 적절한 공급을 위한 기본시책을 수립하여야 한다.
② 제1항에 따른 기본시책은 「보건의료기본법」 제15조에 따른 보건의료발전계획과 연계하여 수립한다.
[본조신설 2015.12.29.]

기출변형 확인 문제

Q. [의료법]에서 보기 중 의료인의 수급계획을 수립할 수 있는 자는 누구인가?

① 시·도지사 ② 대통령 ③ 보건복지부장관 ④ 질병관리본부장 ⑤ 국무총리

답: 3

제60조의3 삭제 〈2024.9.20.〉
[시행일: 2025.6.21.] 제60조의3

[규칙]제64조의9(의료기관 인증의 취소 등) ① 법 제58조의10제1항에 따라 의료기관 인증 또는 조건부인증이 취소된 의료기관의 장은 지체없이 인증서를 인증원의 장에게 반납하고, 인증마크의 사용을 정지해야 한다. 〈개정 2020.9.4.〉

② 법 제58조의10제1항에 따른 의료기관의 인증 또는 조건부인증의 취소 및 인증마크의 사용정지 등에 관한 세부기준은 별표 10과 같다. 〈신설 2020.9.4.〉

[본조신설 2011.2.10.]

[제목개정 2020.9.4.]

[제64조의8에서 이동, 종전 제64조의9는 제64조의11로 이동 〈2020.9.4.〉]

[규칙]제64조의10(인증비용의 승인) 법 제58조의11제6항에 따라 인증원의 장은 의료기관의 종류 및 규모별로 인증에 소요되는 비용을 다음 각 호에 따라 산정하여 보건복지부장관의 승인을 받아야 한다. 〈개정 2020.9.4.〉

1. 조사수당, 여비 등 현지조사에 드는 직접비용
2. 인건비, 기관운영비 등 인증원 운영에 드는 간접비용
3. 그 밖에 의료기관 인증기준을 충족하도록 지원하는 전문가의 진단 및 기술 지원 등에 드는 컨설팅 비용

[본조신설 2011.2.10.]

[제64조의3에서 이동 〈2020.9.4.〉]

[규칙]제64조의11(간호인력 취업교육센터 운영 등) ① 법 제60조의3제1항제5호에서 "보건복지부령으로 정하는 사항"이란 다음 각 호의 사항을 말한다.

1. 간호인력에 대한 취업 상담 및 관련 정보 제공
2. 간호인력의 고용 및 처우에 관한 조사·분석 및 연구
3. 간호인력 취업교육 프로그램의 개발·운영 및 홍보
4. 의료기관 및 간호대학 등 관련 기관 간 협력체계 구축·운영
5. 그 밖에 간호인력의 취업교육 지원을 위하여 보건복지부장관이 특히 필요하다고 인정하는 사항

② 법 제60조의3제4항에 따른 간호인력 취업교육센터의 사업연도는 정부의 회계연도에 따른다.

[본조신설 2016.10.6.]

[제64조의9에서 이동 〈2020.9.4.〉]

★ **제61조(보고와 업무 검사 등)** ① 보건복지부장관, 시·도지사 또는 시장·군수·구청장은 의료법인, 의료기관 또는 의료인에게 필요한 사항을 보고하도록 명할 수 있고, 관계

공무원을 시켜 그 업무 상황, 시설 또는 진료기록부 · 조산기록부 · 간호기록부 등 관계 서류를 검사하게 하거나 관계인에게서 진술을 들어 사실을 확인받게 할 수 있다. 이 경우 의료법인, 의료기관 또는 의료인은 정당한 사유 없이 이를 거부하지 못한다. 〈개정 2008.2.29., 2010.1.18., 2011.8.4., 2016.12.20., 2018.3.27.〉 **위반시(200만원 이하의 과태료)**

② 제1항의 경우에 관계 공무원은 권한을 증명하는 증표 및 조사기간, 조사범위, 조사담당자, 관계 법령 등이 기재된 조사명령서를 지니고 이를 관계인에게 내보여야 한다. 〈개정 2011.8.4〉

③ 제1항의 보고 및 제2항의 조사명령서에 관한 사항은 보건복지부령으로 정한다. 〈개정 2008.2.29, 2010.1.18, 2011.8.4〉

제61조의2(자료제공의 요청) ① 보건복지부장관은 이 법의 위반 사실을 확인하기 위한 경우 등 소관 업무를 수행하기 위하여 필요한 경우에는 의료인, 의료기관의 장, 「국민건강보험법」에 따른 국민건강보험공단 및 건강보험심사평가원, 그 밖의 관계 행정기관 및 단체 등에 대하여 필요한 자료의 제출이나 의견의 진술 등을 요청할 수 있다.

② 제1항에 따른 자료의 제공 또는 협조를 요청받은 자는 특별한 사유가 없으면 이에 따라야 한다.

[본조신설 2019.8.27.]

★ **제62조(의료기관 회계기준)** ① 의료기관 개설자는 의료기관 회계를 투명하게 하도록 노력하여야 한다.

② 100병상 이상의 병원급 의료기관으로서 보건복지부령으로 정하는 일정 규모 이상의 병원급 의료기관 개설자는 회계를 투명하게 하기 위하여 의료기관 회계기준을 지켜야 한다. 〈개정 2008.2.29., 2010.1.18., 2020.3.4.〉

③ 제2항에 따른 의료기관 회계기준은 보건복지부령으로 정한다. 〈개정 2008.2.29., 2010.1.18.〉

기출변형 확인 문제

Q. [의료법]에서 보고와 업무검사를 의료인에게 명령할 수 있는 자는 보기 중 누구인가?

① 대통령 ② 보건소장 ③ 보건복지부장관 ④ 질병관리본부장 ⑤ 국무총리

답: 3

암기 Keyword

종합병원의 회계기준 - 100병상 이상의 종합병원 - 보건복지부령

* **제63조(시정 명령 등)** ① 보건복지부장관 또는 시장·군수·구청장은 의료기관이 제15조제1항, 제16조제2항, 제21조제1항 후단 및 같은 조 제2항·제3항, 제21조의3제1항 후단, 제23조제2항, 제34조제2항, 제35조제2항, 제36조, 제36조의2, 제37조제1항·제2항, 제38조제1항·제2항, 제38조의2, 제41조부터 제43조까지, 제45조, 제46조, 제47조제1항, 제58조의4제2항 및 제3항, 제62조제2항을 위반한 때, 종합병원·상급종합병원·전문병원이 각각 제3조의3제1항·제3조의4제1항·제3조의5제2항제1호 또는 제2호에 따른 요건에 해당하지 아니하게 된 때, 의료기관의 장이 제4조제5항을 위반한 때 또는 자율심의기구가 제57조제11항을 위반한 때에는 일정한 기간을 정하여 그 시설·장비 등의 전부 또는 일부의 사용을 제한 또는 금지하거나 위반한 사항을 시정하도록 명할 수 있다. 〈개정 2008.2.29., 2009.1.30., 2010.1.18., 2010.7.23., 2011.4.28., 2015.12.22., 2015.12.29., 2016.5.29., 2016.12.20., 2018.3.27., 2020.3.4., 2021.9.24., 2023.5.19., 2024.9.20., 2024.12.20.〉

② 보건복지부장관 또는 시장·군수·구청장은 의료인등이 제56조제2항·제3항을 위반한 때에는 다음 각 호의 조치를 명할 수 있다. 〈신설 2018.3.27.〉

1. 위반행위의 중지
2. 위반사실의 공표
3. 정정광고

③ 제2항제2호·제3호에 따른 조치에 필요한 사항은 대통령령으로 정한다. 〈신설 2018.3.27.〉

[시행일: 2024.5.20.] 제63조제1항

- **시정명령위반자. 의료기관 개설자가 될 수 없는 자에게 고용되어 의료행위를 한 자 (500만원의 벌금)**

기출변형 확인 문제

Q. [의료법]에서 의료기관의 회계기준은 몇 병상 이상인 경우 회계기준을 지켜야 하는가?

① 50병상 ② 80병상 ③ 100병상 ④ 200병상 ⑤ 300병상

답: 3

** **제64조(개설 허가 취소 등)** ① 보건복지부장관 또는 시장·군수·구청장은 의료기관이 다음 각 호의 어느 하나에 해당하면 그 의료업을 1년의 범위에서 정지시키거나 개설 허가의 취소 또는 의료기관 폐쇄를 명할 수 있다. 다만, 제8호에 해당하는 경우에는 의료기관 개설 허가의 취소 또는 의료기관 폐쇄를 명하여야 하며, 의료기관 폐쇄는 제33조제3항과 제35조제1항 본문에 따라 신고한 의료기관에만 명할 수 있다. 〈개정 2007. 7. 27., 2008.2.29., 2009.1.30., 2010.1.18., 2011.8.4., 2013.8.13., 2015.12.22., 2015.12.29., 2016.5.29., 2016.12.20., 2018.8.14., 2019.4.23., 2019.8.27., 2020. 12.29.〉

1. 개설 신고나 개설 허가를 한 날부터 3개월 이내에 정당한 사유 없이 업무를 시작하지 아니한 때

1의2. 제4조제2항을 위반하여 의료인이 다른 의료인 또는 의료법인 등의 명의로 의료기관을 개설하거나 운영한 때

2. 제27조제5항을 위반하여 무자격자에게 의료행위를 하게 하거나 의료인에게 면허 사항 외의 의료행위를 하게 한 때

3. 제61조에 따른 관계 공무원의 직무 수행을 기피 또는 방해하거나 제59조 또는 제63조에 따른 명령을 위반한 때

4. 제33조제2항제3호부터 제5호까지의 규정에 따른 의료법인·비영리법인, 준정부기관·지방의료원 또는 한국보훈복지의료공단의 설립허가가 취소되거나 해산된 때

4의2. 제33조제2항을 위반하여 의료기관을 개설한 때

4의3. 제33조제8항을 위반하여 둘 이상의 의료기관을 개설·운영한 때

5. 제33조제5항·제7항·제9항·제10항, 제40조, 제40조의2 또는 제56조를 위반한 때. 다만, 의료기관 개설자 본인에게 책임이 없는 사유로 제33조제7항제4호를 위반한 때에는 그러하지 아니하다.

5의2. 정당한 사유 없이 제40조제1항에 따른 폐업·휴업 신고를 하지 아니하고 6개월 이상 의료업을 하지 아니한 때

6. 제63조에 따른 시정명령(제4조제5항 위반에 따른 시정명령을 제외한다)을 이행하지 아니한 때

7. 「약사법」 제24조제2항을 위반하여 담합행위를 한 때

8. 의료기관 개설자가 거짓으로 진료비를 청구하여 금고 이상의 형을 선고받고 그 형이 확정된 때

9. 제36조에 따른 준수사항을 위반하여 사람의 생명 또는 신체에 중대한 위해를 발생하게 한 때

② 제1항에 따라 개설 허가를 취소당하거나 폐쇄 명령을 받은 자는 그 취소된 날이나 폐쇄 명령을 받은 날부터 6개월 이내에, 의료업 정지처분을 받은 자는 그 업무 정지기간 중에 각각 의료기관을 개설·운영하지 못한다. 다만, 제1항제8호에 따라 의료기관 개설 허가를 취소당하거나 폐쇄 명령을 받은 자는 취소당한 날이나 폐쇄 명령을 받은 날부터 3년 안에는 의료기관을 개설·운영하지 못한다.
③ 보건복지부장관 또는 시장·군수·구청장은 의료기관이 제1항에 따라 그 의료업이 정지되거나 개설 허가의 취소 또는 폐쇄 명령을 받은 경우 해당 의료기관에 입원 중인 환자를 다른 의료기관으로 옮기도록 하는 등 환자의 권익을 보호하기 위하여 필요한 조치를 하여야 한다. 〈신설 2016.12.20.〉

암기 Keyword

의료기관개설취소 또는 정지 - 보건복지부장관 또는 시장·군수·구청장 - 1년이내

기출변형 확인 문제

Q. [의료법]에서 의료기관 개설자가 거짓으로 진료비를 청구하여 금고 이상의 형을 선고받고 그 형이 확정된 때 개설허가 취소 기간은?

① 1년 이내 ② 2년 이내 ③ 3년 이내 ④ 4년 이내 ⑤ 6개월 이내

답: 3

*** **제65조(면허 취소와 재교부)** ① 보건복지부장관은 의료인이 다음 각 호의 어느 하나에 해당할 경우에는 그 면허를 취소할 수 있다. 다만, 제1호·제8호의 경우에는 면허를 취소하여야 한다. 〈개정 2008.2.29., 2009.1.30., 2009.12.31., 2010.1.18., 2015.12.29., 2016.5.29., 2020.3.4., 2020.12.29., 2023.5.19., 2024.9.20.〉

1. 제8조 각 호의 어느 하나에 해당하게 된 경우. 다만, 의료행위 중 「형법」 제268조의 죄를 범하여 제8조제4호부터 제6호까지의 어느 하나에 해당하게 된 경우에는 그러하지 아니하다.
2. 제66조에 따른 자격 정지 처분 기간 중에 의료행위를 하거나 3회 이상 자격 정지 처분을 받은 경우

2의2. 제2항에 따라 면허를 재교부받은 사람이 제66조제1항 각 호의 어느 하나에 해당하는 경우

3. 제11조제1항에 따른 면허 조건을 이행하지 아니한 경우
4. 제4조의3제1항을 위반하여 면허를 대여한 경우

5. 삭제 〈2016. 12. 20.〉
6. 제4조제6항을 위반하여 사람의 생명 또는 신체에 중대한 위해를 발생하게 한 경우
7. 제27조제5항을 위반하여 사람의 생명 또는 신체에 중대한 위해를 발생하게 할 우려가 있는 수술, 수혈, 전신마취를 의료인 아닌 자에게 하게 하거나 의료인에게 면허 사항 외로 하게 한 경우
8. 거짓이나 그 밖의 부정한 방법으로 제5조 및 제6조에 따른 의료인 면허 발급 요건을 취득하거나 제9조에 따른 국가시험에 합격한 경우

② 보건복지부장관은 제1항에 따라 면허가 취소된 자라도 취소의 원인이 된 사유가 없어지거나 개전(改悛)의 정이 뚜렷하다고 인정되고 대통령령으로 정하는 교육프로그램을 이수한 경우에는 면허를 재교부할 수 있다. 다만, 제1항제3호에 따라 면허가 취소된 경우에는 취소된 날부터 1년 이내, 제1항제2호·제2호의2에 따라 면허가 취소된 경우에는 취소된 날부터 2년 이내, 제1항제4호·제6호·제7호 또는 제8조제4호부터 제6호까지에 따른 사유로 면허가 취소된 경우에는 취소된 날부터 3년 이내, 제8조제4호에 따른 사유로 면허가 취소된 사람이 다시 제8조제4호에 따른 사유로 면허가 취소된 경우에는 취소된 날부터 10년 이내에는 재교부하지 못하고, 제1항제8호에 따라 면허가 취소된 경우에는 재교부할 수 없다. 〈개정 2007.7.27., 2008.2.29., 2010.1.18., 2016.5.29., 2016.12.20., 2019.8.27., 2020.12.29., 2023.5.19.〉

[시행일: 2025.6.21.] 제65조

암기 Keyword

3회이상 자격정지는 면허취소 - 1년 이내! 의료기사는 6개월 이내

기출변형 확인 문제

Q. [의료법]에서 의료인의 자격정지 기간은?

① 6개월 이내 ② 1년 이내 ③ 3년 이내 ④ 4년 이내 ⑤ 5년 이내

답: 2

기출변형 확인 문제

Q. [의료법]에서 의료인은 몇 회 이상 자격정지 시 면허가 취소되는가?

① 2회 ② 3회 ③ 4회 ④ 5회 ⑤ 6회

답: 2

★★★ **제66조(자격정지 등)** ① 보건복지부장관은 의료인이 다음 각 호의 어느 하나에 해당하면(제65조제1항제2호의2에 해당하는 경우는 제외한다) 1년의 범위에서 면허자격을 정지시킬 수 있다. 이 경우 의료기술과 관련한 판단이 필요한 사항에 관하여는 관계 전문가의 의견을 들어 결정할 수 있다. 〈개정 2008.2.29., 2009.12.31., 2010.1.18., 2010.5.27., 2011.4.7., 2011.8.4., 2016.5.29., 2016.12.20., 2019.4.23., 2019.8.27., 2023.5.19.〉

1. 의료인의 품위를 심하게 손상시키는 행위를 한 때
2. 의료기관 개설자가 될 수 없는 자에게 고용되어 의료행위를 한 때

2의2. 제4조제6항을 위반한 때

3. 제17조제1항 및 제2항에 따른 진단서·검안서 또는 증명서를 거짓으로 작성하여 내주거나 제22조제1항에 따른 진료기록부등을 거짓으로 작성하거나 고의로 사실과 다르게 추가기재·수정한 때
4. 제20조를 위반한 경우
5. 삭제 〈2020.12.29.〉
6. 의료기사가 아닌 자에게 의료기사의 업무를 하게 하거나 의료기사에게 그 업무 범위를 벗어나게 한 때
7. 관련 서류를 위조·변조하거나 속임수 등 부정한 방법으로 진료비를 거짓 청구한 때
8. 삭제 〈2011.8.4.〉
9. 제23조의3을 위반하여 경제적 이익등을 제공받은 때
10. 그 밖에 이 법 또는 이 법에 따른 명령을 위반한 때

② 제1항제1호에 따른 행위의 범위는 대통령령으로 정한다.

③ 의료기관은 그 의료기관 개설자가 제1항제7호에 따라 자격정지 처분을 받은 경우에는 그 자격정지 기간 중 의료업을 할 수 없다. 〈개정 2010.7.23.〉

④ 보건복지부장관은 의료인이 제25조에 따른 신고를 하지 아니한 때에는 신고할 때까지 면허의 효력을 정지할 수 있다. 〈신설 2011.4.28.〉

⑤ 제1항제2호를 위반한 의료인이 자진하여 그 사실을 신고한 경우에는 제1항에도 불구하고 보건복지부령으로 정하는 바에 따라 그 처분을 감경하거나 면제할 수 있다. 〈신설 2012.2.1.〉

⑥ 제1항에 따른 자격정지처분은 그 사유가 발생한 날부터 5년(제1항제5호·제7호에 따른 자격정지처분의 경우에는 7년으로 한다)이 지나면 하지 못한다. 다만, 그 사유에 대하여 「형사소송법」 제246조에 따른 공소가 제기된 경우에는 공소가 제기된 날부터 해당 사건의 재판이 확정된 날까지의 기간은 시효 기간에 산입하지 아니 한다. 〈신설 2016.5.29.〉

★★★ [영]제32조(의료인의 품위 손상 행위의 범위) ① 법 제66조제2항에 따른 의료인의 품위 손상 행위의 범위는 다음 각 호와 같다. 〈개정 2015.9.15., 2021.6.15.〉

1. 학문적으로 인정되지 아니하는 진료행위(조산 업무와 간호 업무를 포함한다. 이하 같다)
2. 비도덕적 진료행위
3. 거짓 또는 과대 광고행위

3의2. 「방송법」 제2조제1호에 따른 방송, 「신문 등의 진흥에 관한 법률」 제2조제1호 · 제2호에 따른 신문 · 인터넷신문, 「잡지 등 정기간행물의 진흥에 관한 법률」 제2조제1호에 따른 정기간행물 또는 제24조제1항 각 호의 인터넷 매체[이동통신단말장치에서 사용되는 애플리케이션(Application)을 포함한다]에서 다음 각 목의 건강 · 의학정보(의학, 치의학, 한의학, 조산학 및 간호학의 정보를 말한다. 이하 같다)에 대하여 거짓 또는 과장하여 제공하는 행위

가. 「식품위생법」 제2조제1호에 따른 식품에 대한 건강 · 의학정보
나. 「건강기능식품에 관한 법률」 제3조제1호에 따른 건강기능식품에 대한 건강 · 의학정보
다. 「약사법」 제2조제4호부터 제7호까지의 규정에 따른 의약품, 한약, 한약제제 또는 의약외품에 대한 건강 · 의학정보
라. 「의료기기법」 제2조제1항에 따른 의료기기에 대한 건강 · 의학정보
마. 「화장품법」 제2조제1호부터 제3호까지의 규정에 따른 화장품, 기능성화장품 또는 유기농화장품에 대한 건강 · 의학정보

4. 불필요한 검사 · 투약(投藥) · 수술 등 지나친 진료행위를 하거나 부당하게 많은 진료비를 요구하는 행위
5. 전공의(專攻醫)의 선발 등 직무와 관련하여 부당하게 금품을 수수하는 행위
6. 다른 의료기관을 이용하려는 환자를 영리를 목적으로 자신이 종사하거나 개설한 의료기관으로 유인하거나 유인하게 하는 행위
7. 자신이 처방전을 발급하여 준 환자를 영리를 목적으로 특정 약국에 유치하기 위하여 약국개설자나 약국에 종사하는 자와 담합하는 행위

② 삭제 〈2012.4.27.〉

암기 Keyword

의료인의 품위손상행위 - 비도덕적 진료행위

제66조의2(중앙회의 자격정지 처분 요구 등) 각 중앙회의 장은 의사 · 치과의사 · 한의사 또는 조산사가 제66조제1항제1호에 해당하는 경우에는 각 중앙회의 윤리위원회의 심의 ·

의결을 거쳐 보건복지부장관에게 자격정지 처분을 요구할 수 있다. 〈개정 2024.9.20.〉
[본조신설 2011. 4. 28.]
[시행일: 2025. 6. 21.] 제66조의2

[영]제33조(중앙회의 자격정지 처분 요구) 법 제66조의2에 따른 자격정지 처분 요구는 윤리위원회의 회의 개최 일시 및 장소와 자격정지 처분 요구의 이유 및 근거 등을 기재한 서류를 보건복지부장관에게 제출하는 방식으로 한다.
[전문개정 2012.4.27.]

** **제67조(과징금 처분)** ① 보건복지부장관이나 시장 · 군수 · 구청장은 의료기관이 제64조제1항 각 호의 어느 하나에 해당할 때에는 대통령령으로 정하는 바에 따라 의료업 정지 처분을 갈음하여 10억원 이하의 과징금을 부과할 수 있으며, 이 경우 과징금은 3회까지만 부과할 수 있다. 다만, 동일한 위반행위에 대하여 「표시 · 광고의 공정화에 관한 법률」 제9조에 따른 과징금 부과처분이 이루어진 경우에는 과징금(의료업 정지 처분을 포함한다)을 감경하여 부과하거나 부과하지 아니할 수 있다. 〈개정 2008.2.29., 2010.1.18., 2016.5.29., 2019.8.27.〉
② 제1항에 따른 과징금을 부과하는 위반 행위의 종류와 정도 등에 따른 과징금의 액수와 그 밖에 필요한 사항은 대통령령으로 정한다.
③ 보건복지부장관이나 시장 · 군수 · 구청장은 제1항에 따른 과징금을 기한 안에 내지 아니한 때에는 지방세 체납처분의 예에 따라 징수한다. 〈개정 2008.2.29, 2010.1.18〉

암기 Keyword

과징금 최대 10억원, 3회

기출변형 확인 문제

Q. [의료법]에서 의료법에서 과징금의 최고액은?
① 1 억원 이내 ② 5 억원 이내 ③ 7 억원 이내
④ 10 억원 이내 ⑤ 20억원 이내

답: 4

제68조(행정처분의 기준) 제63조, 제64조제1항, 제65조제1항, 제66조제1항에 따른 행정처분의 세부적인 기준은 보건복지부령으로 정한다. 〈개정 2008.2.29, 2010.1.18〉

** **제69조(의료지도원)** ① 제61조에 따른 관계 공무원의 직무를 행하게 하기 위하여 보건복지부, 시·도 및 시·군·구에 의료지도원을 둔다. 〈개정 2008.2.29, 2010.1.18〉

② 의료지도원은 보건복지부장관, 시·도지사 또는 시장·군수·구청장이 그 소속 공무원 중에서 임명하되, 자격과 임명 등에 필요한 사항은 보건복지부령으로 정한다. 〈개정 2008.2.29, 2010.1.18〉

③ 의료지도원 및 그 밖의 공무원은 직무를 통하여 알게 된 의료기관, 의료인, 환자의 비밀을 누설하지 못한다. **위반시(3년 이하의 징역 3천만원 이하의 벌금)-친고죄**

기출변형 확인 문제

Q. [의료법]에서 보기 중 의료지도원을 둘 수 있는 곳은?

① 보건소 ② 보건지소 ③ 보건복지부
④ 건강생활지원센터 ⑤ 국립의료원

답: 3

암기 Keyword

의료지도원은 환자의 비밀누설에 노출되어 있다.

[규칙]제65조(의료지도원의 자격) 법 제69조제2항에 따라 보건복지부장관, 시·도지사 또는 시장·군수·구청장이 의료지도원을 임명하려는 경우에는 다음 각 호의 어느 하나에 해당하는 자 중에서 하여야 한다. 〈개정 2010.3.19.〉

1. 의료인 면허를 가진 자
2. 의료 관계 업무에 관한 지식과 경험이 풍부한 자

[규칙]제66조(의료지도원의 담당 구역) ① 보건복지부 소속 의료지도원의 담당 구역은 전국으로 한다. 〈개정 2010.3.19.〉

② 시·도 또는 시·군·구(자치구를 말한다) 소속 의료지도원의 담당 구역은 해당 행정구역으로 한다. 〈개정 2020.9.4.〉

[규칙]제67조(의료지도기록부의 비치) 의료지도원은 의료지도기록부를 갖추어 두고 그 직무집행 상황을 기록하여야 한다.

[규칙]제68조(의료지도에 관한 보고) 의료지도원이 의료지도를 한 결과 법령에 위반된 사실을 발견한 경우에는 지체 없이 이를 그 소속 기관의 장에게 보고하여야 한다.

[규칙]제69조(의료지도원의 증표) 의료지도원임을 증명하는 증표는 별지 제24호서식에 따른다.

제7장 삭제 〈2011.4.7.〉

제70조부터 **제76조**까지 삭제 〈2011.4.7.〉

제8장 보 칙

** **제77조(전문의)** ① 의사 · 치과의사 또는 한의사로서 전문의가 되려는 자는 대통령령으로 정하는 수련을 거쳐 보건복지부장관에게 자격 인정을 받아야 한다. 〈개정 2008.2.29., 2010.1.18.〉

② 제1항에 따라 전문의 자격을 인정받은 자가 아니면 전문과목을 표시하지 못한다. 다만, 보건복지부장관은 의료체계를 효율적으로 운영하기 위하여 전문의 자격을 인정받은 치과의사와 한의사에 대하여 종합병원 · 치과병원 · 한방병원 중 보건복지부령으로 정하는 의료기관에 한하여 전문과목을 표시하도록 할 수 있다. 〈개정 2008.2.29., 2009.1.30., 2010.1.18.〉 **위반시(500만원 이하의 벌금)**

③ 삭제 〈2016.12.20.〉

④ 전문의 자격 인정과 전문과목에 관한 사항은 대통령령으로 정한다. 〈개정 2011.4.28.〉

[법률 제9386호(2009.1.30.) 부칙 제2조의 규정에 의하여 이 조 제2항 단서의 개정규정 중 치과의사에 대한 부분은 2013년 12월 31일까지, 한의사에 대한 부분은 2009년 12월 31일까지 유효함]

[2016.12.20. 법률 제14438호에 의하여 2015.5.28. 헌법재판소에서 위헌 결정된 이 조 제3항을 삭제함.]

암기 Keyword

전문의는 보건복지부장관의 자격인정

기출변형 확인 문제

Q. [의료법]에서 의료인 전문의 자격은 누구에게 인정받는가?

① 보건복지부장관 ② 시 · 도지사 ③ 대통령
④ 보건소장 ⑤ 구청장

답: 1

[규칙]제74조(치과의사 및 한의사 전문과목 표시) 법 제77조제2항 단서에 따라 치과의사전문의 또는 한의사전문의 자격을 인정받은 자에 대하여 전문과목을 표시할 수 있는 의료기관은 다음 각 호와 같다.

1. 병상이 300개 이상인 종합병원

2. 「치과의사전문의의 수련 및 자격인정 등에 관한 규정」에 따른 수련치과병원
3. 「한의사전문의의 수련 및 자격인정 등에 관한 규정」에 따른 수련한방병원

第78조 삭제 〈2024.9.20.〉
[시행일: 2025.6.21.] 제78조

** **第79조(한지 의료인)** ① 이 법이 시행되기 전의 규정에 따라 면허를 받은 한지 의사, 한지 치과의사 및 한지 한의사는 허가받은 지역에서 의료업무에 종사하는 경우 의료인으로 본다.
② 보건복지부장관은 제1항에 따른 의료인이 허가받은 지역 밖에서 의료행위를 하는 경우에는 그 면허를 취소할 수 있다. 〈개정 2008.2.29, 2010.1.18〉
③ 제1항에 따른 의료인의 허가지역 변경, 그 밖에 필요한 사항은 보건복지부령으로 정한다. 〈개정 2008.2.29, 2010.1.18.〉
④ 한지 의사, 한지 치과의사, 한지 한의사로서 허가받은 지역에서 10년 이상 의료업무에 종사한 경력이 있는 자 또는 이 법 시행 당시 의료업무에 종사하고 있는 자 중 경력이 5년 이상인 자에게는 제5조에도 불구하고 보건복지부령으로 정하는 바에 따라 의사, 치과의사 또는 한의사의 면허를 줄 수 있다. 〈개정 2008.2.29, 2010.1.18〉

** [규칙]제75조(한지 의료인의 허가지역 변경) ① 법 제79조제3항에 따라 한지(限地) 의료인이 그 허가지역을 변경하려는 경우에는 그 소재지를 관할하는 시·도지사의 허가를 받아야 한다. 다만, 다른 시·도로 변경하거나 2개 시·도 이상에 걸쳐있는 지역으로 변경하려는 경우에는 보건복지부장관의 허가를 받아야 한다. 〈개정 2010.3.19.〉
② 제1항에 따른 한지 의료인의 허가지역 변경에 관한 허가를 할 때에는 다음 각 호에서 정하는 바에 따라야 한다. 〈개정 2010.3.19., 2019.9.27.〉
1. 의료취약지인 읍·면으로 한정하여 허가하되, 인구·교통, 그 밖의 지리적 여건에 따라 그 진료구역을 제한할 수 있다.
2. 허가 대상은 변경 전의 허가지역에서 3년 이상 계속하여 의료기관을 개설하고 의료행위를 한 자로 한정한다. 다만, 허가지역에 같은 업종에 해당하는 다른 의료인이 있거나 벽지(僻地), 오지(奧地) 또는 섬 등 보건복지부장관이 정하는 지역으로 변경하려는 경우에는 그 기간의 제한을 받지 아니한다.

③ 제1항에 따라 허가지역 변경허가를 받으려는 자는 변경 희망지와 그 사유를 적은 신청서에 면허증을 첨부하여 허가관청에 제출하여야 한다.

암기 Keyword

한지 의료인의 허가 - 관할시 · 도지사, 2개의 걸친 경우 - 보건복지부장관

기출변형 확인 문제

Q. [의료법]에서 한지의료인의 경우 2개의 시·도가 걸친 경우 누구에게 허가를 받는가?

① 보건복지부장관 ② 시 · 도지사 ③ 대통령
④ 보건소장 ⑤ 구청장

답: 1

** [규칙]제76조(한지의료인의 허가지역 변경 보고 등) ① 시 · 도지사가 한지의료인에 대하여 그 허가지역의 변경허가를 한 경우에는 그 사실을 해당 면허증에 적어 신청인에게 발급하고, 허가한 날부터 5일 이내에 변경허가사항을 보건복지부장관에게 통보해야 한다. 〈개정 2010.3.19., 2023.11.17.〉

② 시 · 도지사는 한지 의료인별 허가지역 일람표를 작성하여 갖추어 두어야 한다.

[제목개정 2023.11.17.]

[규칙]제77조(한지 의료인의 의사면허 등의 신청) ① 법 제79조제4항에 따라 한지 의료인이 의사, 치과의사 또는 한의사 면허를 받으려는 경우에는 별지 제28호서식의 신청서(전자문서로 된 신청서를 포함한다)에 다음 각 호의 서류(전자문서를 포함한다)를 첨부하여 현재의 근무지 또는 최종 근무지의 관할 시 · 도지사를 거쳐 보건복지부장관에게 제출하여야 한다. 〈개정 2008.9.5., 2010.3.19., 2016.12.30.〉

1. 한지 의료인 면허증
2. 법 제79조제4항에 따른 경력을 증명하는 서류 각 1부
3. 법 제8조제1호 본문에 해당하는 자가 아님을 증명하는 의사의 진단서 또는 법 제8조제1호 단서에 해당하는 자임을 증명하는 전문의의 진단서
4. 법 제8조제2호에 해당하는 자가 아님 을 증명하는 의사의 진단서
5. 사진(신청 전 6개월 이내에 모자 등을 쓰지 않고 촬영한 천연색 상반신 정면사진으로 가로 3.5센티미터, 세로 4.5센티미터의 사진을 말한다) 5장

② 삭제 〈2008.9.5.〉

③ 제1항의 신청서를 받은 시 · 도지사는 신청인에게 별지 제28호서식의 접수증을 발급하여야 한다.

④ 제1항에 따라 면허증 발급신청을 한 자는 그 신청일부터 면허증을 받는 날까지 제3항의 접수증을 한지 의료인 면허증을 갈음하여 사용할 수 있다.

[규칙]제78조(면허증 등의 갱신신청) ① 법률 제2533호 의료법중개정법률 부칙 제2조 단서 및 같은 법률 부칙 제7조에 따른 갱신기간이 지난 후에 의사, 치과의사, 한의사, 조산사, 간호사, 전문의 또는 한지 의료인의 면허증 또는 자격증을 갱신하려는 자는 별지 제28호서식의 신청서(전자문서로 된 신청서를 포함한다)에 다음 각 호의 서류를 첨부하여 소속 중앙회의 확인을 받아 해당 면허증 또는 자격증을 발급한 기관(보건복지부장관 또는 시 · 도지사)에 제출하여야 한다. 이 경우, 보건복지부장관에게 제출하는 신청서는 관할 시 · 도지사를 거쳐야 한다. 〈개정 2010.3.19., 2016.12.30.〉

1. 구 면허증 또는 자격증(분실 시 분실사유서)
2. 건강진단서
3. 사진(신청 전 6개월 이내에 모자 등을 쓰지 않고 촬영한 천연색 상반신 정면사진으로 가로 3.5센티미터, 세로 4.5센티미터의 사진을 말한다) 2장
4. 갱신 지연사유서
5. 시민확인서 및 여권사본(외국인만 첨부한다)

② 제1항의 신청서를 받은 시 · 도지사는 신청인에게 별지 제28호서식의 접수증을 발급하여야 한다.

신규 확인 문제

Q. [의료법]에서 한지의료인의 경우 허가지역의 변경허가를 한 경우에는 그 사실을 해당 면허증에 적어 신청인에게 발급하고, 허가한 날부터 몇 일 이내에 변경허가사항을 보건복지부장관에게 보고해야 하는가?

① 5일 ② 7일 ③ 10일 ④ 14일 ⑤ 20일

답: 1

기출변형 확인 문제

Q. [의료법]에서 한지의료인 법이 시행당시 허가지역에서 의료경력이 몇 년 이상이 되어야 한지의료인 면허를 발급해 주었는가?

① 3년 ② 5년 ③ 7년 ④ 10년 ⑤ 15년

답: 2

제80조 삭제 〈2024.9.20.〉
[시행일: 2025.6.21.] 제80조

[영]제40조(간호조무사 교육훈련기관 지정을 위한 평가업무 위탁) ① 보건복지부장관은 법 제80조 제2항 후단에 따라 간호조무사 교육훈련기관의 지정을 위한 평가업무를 다음 각 호의 기관

에 위탁할 수 있다.

1. 「공공기관의 운영에 관한 법률」 제4조에 따른 공공기관 중 그 설립 목적이 보건의료 또는 인력개발과 관련되는 공공기관
2. 위탁업무 수행에 필요한 조직 · 인력 및 전문성 등을 갖춘 전문기관으로서 보건복지부장관이 정하여 고시하는 기관

② 보건복지부장관은 법 제80조제2항 후단에 따라 간호조무사 교육훈련기관 지정을 위한 평가업무를 위탁하는 경우 위탁 기준 등의 공고, 위탁 내용 등의 고시 또는 위탁 업무의 보고 등에 관하여는 제31조의6제2항부터 제5항까지의 규정을 준용한다.

[본조신설 2016.12.27.]

[영]제41조(간호조무사 교육훈련기관 지정 취소사유) 법 제80조제3항에서 "거짓이나 그 밖의 부정한 방법으로 지정받는 등 대통령령으로 정하는 사유"란 다음 각 호의 사유를 말한다.

1. 거짓이나 그 밖의 부정한 방법으로 지정받는 경우
2. 간호조무사 교육훈련기관의 지정 기준에 미달하는 경우
3. 정당한 사유 없이 교육훈련 업무를 거부하거나 3개월 이상 교육훈련을 실시하지 아니한 경우
4. 거짓이나 그 밖의 부정한 방법으로 교육훈련 졸업증명서 또는 이수증명서를 발급한 경우
5. 교육과정 및 교육내용이 법령에 위반되거나 교육훈련기관의 지정 목적을 달성하기 어렵다고 인정되는 경우

[본조신설 2016.12.27.]

[영]제42조(업무의 위탁) ① 보건복지부장관은 법 제86조제2항에 따라 법 제4조의2제7항에 따른 간호 · 간병통합서비스의 제공 · 확대 등을 위한 지원에 관한 업무의 일부를 다음 각 호의 기관에 위탁할 수 있다. 〈신설 2022.8.2.〉

1. 「공공기관의 운영에 관한 법률」 제4조에 따른 공공기관 중 그 설립 목적이 보건의료와 관련되는 공공기관
2. 위탁업무 수행에 필요한 조직 · 인력 및 전문성 등을 갖춘 전문기관으로서 보건복지부장관이 정하여 고시하는 기관

② 보건복지부장관은 법 제86조제2항에 따라 법 제21조제1항 및 이 영 제10조의3제1항부터 제3항까지의 규정에 따른 본인진료기록열람지원시스템의 구축 · 운영 및 보호대책 수립에 관한 업무를 다음 각 호의 기관에 위탁할 수 있다. 〈신설 2023.2.28.〉

1. 「공공기관의 운영에 관한 법률」 제4조에 따른 공공기관 중 그 설립 목적이 보건의료와 관련되는 공공기관
2. 위탁 업무 수행에 필요한 조직 · 인력 및 전문성 등을 고려하여 보건복지부장관이 정하여 고시하는 기관

③ 보건복지부장관은 법 제86조제2항에 따라 법 제22조제4항에 따른 의학용어와 진료기록부등의 서식 및 세부내용에 관한 표준 마련에 관한 업무를 다음 각 호의 기관에 위탁할 수 있다. 〈신설 2020.2.25., 2022.8.2., 2023.2.28.〉

1. 「공공기관의 운영에 관한 법률」 제4조에 따른 공공기관 중 그 설립 목적이 보건의료 또는 보건산업과 관련되는 공공기관
2. 위탁업무 수행에 필요한 조직·인력 및 전문성 등을 갖춘 전문기관으로서 보건복지부장관이 정하여 고시하는 기관

④ 보건복지부장관은 법 제86조제2항에 따라 법 제23조의2제2항에 따른 전자의무기록시스템의 인증 신청 접수, 인증 기준 적합 여부에 관한 검토·확인, 인증 결과 통보 및 인증서 발급에 관한 업무와 같은 조 제5항에 따른 전자의무기록시스템의 기술 개발 및 활용 촉진에 관한 업무를 다음 각 호의 기관에 위탁할 수 있다. 〈신설 2017.6.20., 2020.2.25., 2022.8.2., 2023.2.28.〉

1. 「공공기관의 운영에 관한 법률」 제4조에 따른 공공기관 중 그 설립목적이 보건의료 또는 사회보장과 관련되는 공공기관
2. 위탁 업무 수행에 필요한 조직·인력 및 전문성 등을 고려하여 보건복지부장관이 정하여 고시하는 기관

⑤ 보건복지부장관은 법 제86조제2항에 따라 법 제40조의3에 따른 진료기록보관시스템의 구축·운영 업무를 다음 각 호의 기관에 위탁할 수 있다. 〈신설 2023.2.28.〉

1. 「공공기관의 운영에 관한 법률」 제4조에 따른 공공기관 중 그 설립목적이 보건의료 또는 사회보장과 관련되는 공공기관으로서 법 제40조의3제5항에 따른 시설과 장비를 갖춘 기관
2. 위탁 업무 수행에 필요한 조직·인력 및 전문성 등을 고려하여 보건복지부장관이 정하여 고시하는 기관으로서 법 제40조의3제5항에 따른 시설과 장비를 갖춘 기관

⑥ 보건복지부장관은 법 제86조제2항에 따라 법 제45조의2제1항에 따른 비급여진료비용등과 관련된 보고의 접수와 같은 조 제2항에 따른 비급여진료비용등의 현황에 대한 조사·분석 및 그 결과 공개에 관한 업무를 다음 각 호의 전문기관에 위탁할 수 있다. 〈개정 2017.6.20., 2020.2.25., 2021.6.15., 2022.8.2., 2023.2.28.〉

1. 법 제28조에 따른 의사회, 치과의사회 또는 한의사회
2. 「공공기관의 운영에 관한 법률」 제4조에 따른 공공기관 중 그 설립 목적이 보건의료와 관련되는 공공기관
3. 그 밖에 위탁 업무 수행에 필요한 조직·인력 및 전문성 등을 고려하여 보건복지부장관이 고시하는 기관

⑦ 보건복지부장관은 법 제86조제2항에 따라 법 제62조제2항에 따른 의료기관 회계기준의 운영에 관한 업무를 다음 각 호의 기관에 위탁할 수 있다. 〈신설 2018.9.28., 2020.2.25., 2022.8.2., 2023.2.28.〉

1. 「공공기관의 운영에 관한 법률」 제4조에 따른 공공기관 중 그 설립 목적이 보건의료 또는 보건산업과 관련되는 공공기관
2. 위탁업무 수행에 필요한 조직 · 인력 및 전문성 등을 갖춘 전문기관으로서 보건복지부장관이 정하여 고시하는 기관

⑧ 보건복지부장관은 법 제86조제2항에 따라 법 제80조제2항에 따른 간호조무사 교육훈련기관의 지정 신청 접수 및 지정서 발급에 관한 업무를 다음 각 호의 기관에 위탁할 수 있다. 〈신설 2016.12.27., 2017.6.20., 2018.9.28., 2020.2.25., 2022.8.2., 2023.2.28.〉

1. 「공공기관의 운영에 관한 법률」 제4조에 따른 공공기관 중 그 설립 목적이 보건의료 또는 인력개발과 관련되는 공공기관
2. 위탁업무 수행에 필요한 조직 · 인력 및 전문성 등을 갖춘 전문기관으로서 보건복지부장관이 정하여 고시하는 기관

⑨ 보건복지부장관은 법 제86조제2항에 따라 법 제80조제4항에 따른 간호조무사 실태 · 취업상황 등에 관한 신고 및 법 제80조제5항에 따른 간호조무사 보수교육에 관한 업무를 다음 각 호의 기관에 위탁할 수 있다. 〈신설 2016.12.27., 2017.6.20., 2018.9.28., 2020.2.25., 2022.8.2., 2023.2.28.〉

1. 「공공기관의 운영에 관한 법률」 제4조에 따른 공공기관 중 그 설립 목적이 보건의료 또는 인력개발과 관련되는 공공기관
2. 간호조무사를 구성원으로 하여 설립된 기관으로서 전국적 조직을 갖추고 있는 기관
3. 위탁 업무 수행에 필요한 조직 · 인력 및 전문성 등을 갖춘 전문기관으로서 보건복지부장관이 정하여 고시하는 기관(법 제80조제5항에 따른 간호조무사 보수교육만 해당한다)

⑩ 보건복지부장관이 법 제86조제2항에 따라 제1항부터 제9항까지의 규정에 따른 업무를 위탁하는 경우에 그 위탁 기준 등의 공고, 위탁 내용 등의 고시 또는 위탁 업무의 보고 등에 관하여는 제31조의6제2항부터 제5항까지의 규정을 준용한다. 〈개정 2016.12.27., 2017.6.20., 2018.9.28., 2020.2.25., 2022.8.2., 2023.2.28.〉

[본조신설 2016.9.29.]

제80조의2 삭제 〈2024.9.20.〉
[시행일: 2025.6.21.] 제80조의2

제80조의3(준용규정) 간호조무사에 대하여는 제12조, 제16조, 제19조, 제20조, 제22조, 제23조, 제59조제1항, 제61조, 제66조, 제68조, 제84조, 제87조, 제87조의2, 제88조, 제88조의2 및 제91조를 준용하며, 이 경우 "면허"는 "자격"으로, "면허증"은 "자격증"으

로 본다.
[전문개정 2024.9.20.]
[시행일: 2025.6.21.] 제80조의3

★★★ **제81조(의료유사업자)** ① 이 법이 시행되기 전의 규정에 따라 자격을 받은 접골사(接骨士), 침사(鍼士), 구사(灸士)(이하 "의료유사업자"라 한다)는 제27조에도 불구하고 각 해당 시술소에서 시술(施術)을 업(業)으로 할 수 있다.
② 의료유사업자에 대하여는 이 법 중 의료인과 의료기관에 관한 규정을 준용한다. 이 경우 "의료인"은 "의료유사업자"로, "면허"는 "자격"으로, "면허증"은 "자격증"으로, "의료기관"은 "시술소"로 한다.
③ 의료유사업자의 시술행위, 시술업무의 한계 및 시술소의 기준 등에 관한 사항은 보건복지부령으로 정한다. 〈개정 2008.2.29, 2010.1.18〉

기출변형 확인 문제

Q. [의료법]에서 의료유사업자로 옳은 자는?

① 안마사 ② 접골사 ③ 안경사 ④ 요양사 ⑤ 간호조무사

답: 2

암기 Keyword

의료유사업자 - 접골사, 침사, 구사

제82조(안마사) ① 안마사는 「장애인복지법」에 따른 시각장애인 중 다음 각 호의 어느 하나에 해당하는 자로서 시·도지사에게 자격인정을 받아야 한다. 〈개정 2008.2.29., 2010.1.18.〉

1. 「초·중등교육법」 제2조제5호에 따른 특수학교 중 고등학교에 준한 교육을 하는 학교에서 제4항에 따른 안마사의 업무한계에 따라 물리적 시술에 관한 교육과정을 마친 자
2. 중학교 과정 이상의 교육을 받고 보건복지부장관이 지정하는 안마수련기관에서 2년 이상의 안마수련과정을 마친 자

② 제1항의 안마사는 제27조에도 불구하고 안마업무를 할 수 있다.
③ 안마사에 대하여는 이 법 중 제8조, 제25조, 제28조부터 제32조까지, 제33조제2항

제1호 · 제3항 · 제5항 · 제8항 본문, 제36조, 제40조, 제59조제1항, 제61조, 제63조(제36조를 위반한 경우만을 말한다), 제64조부터 제66조까지, 제68조, 제83조, 제84조를 준용한다. 이 경우 "의료인"은 "안마사"로, "면허"는 "자격"으로, "면허증"은 "자격증"으로, "의료기관"은 "안마시술소 또는 안마원"으로, "해당 의료관계단체의 장"은 "안마사회장"으로 한다. 〈개정 2009.1.30.〉
④ 제3항에도 불구하고 국가나 지방자치단체가 관계 법령에 따라 시행하는 장애인일자리사업 등을 수행하는 자로서 보건복지부령으로 정하는 자가 그 사업 수행과정에서 안마사를 고용하는 경우에는 제66조제1항제2호를 준용하지 아니한다. 〈신설 2023.10.31.〉
⑤ 안마사의 업무한계, 안마시술소나 안마원의 시설 기준 등에 관한 사항은 보건복지부령으로 정한다. 〈개정 2008.2.29., 2010.1.18., 2023.10.31.〉
[시행일: 2024.5.1.] 제82조

기출변형 확인 문제

Q. [의료법]에서 보기 중 의료유사업자의 조합으로 옳은 것은?

① 접골사, 물리치료사
② 구사, 간호조무사
③ 작업치료사, 임상병리사
④ 침사, 구사
⑤ 치기공사, 안마사

답: 4

제83조(경비 보조 등) ① 보건복지부장관 또는 시 · 도지사는 국민보건 향상을 위하여 필요하다고 인정될 때에는 의료인 · 의료기관 · 중앙회 또는 의료 관련 단체에 대하여 시설, 운영 경비, 조사 · 연구 비용의 전부 또는 일부를 보조할 수 있다. 〈개정 2008.2.29., 2010.1.18., 2010.7.23.〉
② 보건복지부장관은 다음 각 호의 의료기관이 인증을 신청할 때 예산의 범위에서 인증에 소요되는 비용의 전부 또는 일부를 보조할 수 있다. 〈신설 2010.7.23., 2020.3.4.〉

1. 제58조의4제2항 및 제3항에 따라 인증을 신청하여야 하는 의료기관
2. 300병상 미만인 의료기관(종합병원은 제외한다) 중 보건복지부장관이 정하는 기준에 해당하는 의료기관

제84조(청문) 보건복지부장관, 시 · 도지사 또는 시장 · 군수 · 구청장은 다음 각 호의 어느 하나에 해당하는 처분을 하려면 청문을 실시하여야 한다. 〈개정 2008.2.29., 2010.1.18., 2010.7.23., 2016.12.20., 2020.3.4.〉

1. 제23조의2제4항에 따른 인증의 취소
2. 제51조에 따른 설립 허가의 취소
3. 제58조의10에 따른 의료기관 인증 또는 조건부인증의 취소
4. 제63조에 따른 시설 · 장비 등의 사용금지 명령
5. 제64조제1항에 따른 개설허가 취소나 의료기관 폐쇄 명령
6. 제65조제1항에 따른 면허의 취소

[시행일: 2020.9.5.] 제84조

암기 Keyword

청문실시자 – 보건복지부장관, 시 · 도지사 또는 시장 · 군수 · 구청장

제85조(수수료) ① 이 법에 따른 의료인의 면허나 면허증을 재교부 받으려는 자, 국가시험등에 응시하려는 자, 진단용 방사선 발생 장치의 검사를 받으려는 자, 진단용 방사선 발생장치 안전관리책임자 교육을 받으려는 자는 보건복지부령으로 정하는 바에 따라 수수료를 내야 한다. 〈개정 2008.2.29., 2010.1.18., 2020.12.29.〉
② 제9조제2항에 따른 한국보건의료인국가시험원은 제1항에 따라 납부받은 국가시험등의 응시수수료를 보건복지부장관의 승인을 받아 시험 관리에 필요한 경비에 직접 충당할 수 있다. 〈개정 2008.2.29., 2010.1.18., 2015.6.22.〉
[시행일: 2021.6.30.] 제85조

[규칙]제79조(과징금의 징수 절차) 영 제44조제2항에 따른 과징금의 징수 절차에 관하여는 「국고금관리법 시행규칙」을 준용한다. 이 경우 납입고지서에는 이의 제기 방법 및 이의 제기 기간을 함께 적어 넣어야 한다. 〈개정 2008.9.5.〉
[제목개정 2008.9.5.]

제86조(권한의 위임 및 위탁) ① 이 법에 따른 보건복지부장관 또는 시 · 도지사의 권한은 그 일부를 대통령령으로 정하는 바에 따라 시 · 도지사, 질병관리본부장 또는 시장 · 군수 · 구청장이나 보건소장에게 위임할 수 있다. 〈개정 2008.2.29, 2010.1.18〉
② 보건복지부장관은 이 법에 따른 업무의 일부를 대통령령으로 정하는 바에 따라 관계 전문기관에 위탁할 수 있다. 〈개정 2008.2.29, 2010.1.18〉

[영]제42조의2(민감정보 및 고유식별정보의 처리) 보건복지부장관(제10조의5제1항, 제11조제2항, 제31조의6제1항 및 제42조제1항 · 제2항 · 제4항 · 제5항에 따라 보건복지부장관의 업무를 위탁받은 자를 포함한다), 질병관리청장, 시 · 도지사 및 시장 · 군수 · 구청장(해당 권한이 위임 · 위탁된 경우에는 그 권한을 위임 · 위탁받은 자를 포함한다), 의료인, 의료기관의 장, 의료기관 종사자, 법 제37조에 따른 의료기관 개설자 · 관리자 또는 국가시험등관리기관은 다음 각 호의 사무를 수행하기 위하여 불가피한 경우 「개인정보 보호법」 제23조에 따른 건강에 관한 정보(이하 이 조에서 "건강정보"라 한다), 같은 법 시행령 제18조제2호에 따른 범죄경력자료에 해당하는 정보(이하 이 조에서 "범죄경력정보"라 한다), 같은 영 제19조제1호 또는 제4호에 따른 주민등록번호 또는 외국인등록번호가 포함된 자료를 처리할 수 있다. 다만, 제1호, 제3호의3 및 제5호의2의 사무의 경우에는 범죄경력정보는 제외하고, 제4호의2의 사무의 경우에는 건강정보와 범죄경력정보는 제외한다. 〈개정 2012.4.27., 2016.9.29., 2016.12.27., 2017.2.28., 2017.6.20., 2020.2.25., 2020.9.11., 2021.6.15., 2022.8.2., 2023.2.28.〉

1. 법 제4조의2제7항에 따른 간호 · 간병통합서비스의 제공 · 확대 등을 위한 지원에 관한 사무
2. 법 제9조(법 제80조의3에서 준용하는 경우를 포함한다)에 따른 국가시험등의 관리에 관한 사무

2의2. 법 제10조(법 제80조의3에서 준용하는 경우를 포함한다)에 따른 국가시험등의 응시자격의 확인에 관한 사무

3. 법 제11조에 따른 면허증 발급에 관한 사무

3의2. 법 제17조 및 제18조에 따른 진단서 · 검안서 · 증명서 또는 처방전의 작성, 교부 또는 발송(전자처방전만 해당한다)에 관한 사무

3의3. 법 제21조에 따른 환자에 관한 기록의 내용 확인 및 이 영 제10조의3에 따른 본인진료기록열람지원시스템의 구축 · 운영에 관한 사무

3의4. 법 제21조의2제1항에 따른 진료기록의 내용 확인이나 진료기록의 사본 및 환자의 진료경과에 대한 소견 등의 송부 또는 전송에 관한 사무

3의5. 법 제21조의2제2항에 따른 진료기록의 사본 등의 이송에 관한 사무

3의6. 법 제22조에 따른 진료기록부등의 기록에 관한 사무

3의7. 법 제23조의2제2항에 따른 전자의무기록시스템의 인증에 관한 사무

4. 삭제 〈2023.2.28.〉

4의2. 법 제33조 및 제35조에 따른 의료기관의 개설 등에 관한 사무

5. 법 제37조에 따른 진단용 방사선 발생장치의 방사선 관계 종사자에 대한 피폭관리(被曝管理)에 관한 사무

5의2. 법 제40조의3에 따른 진료기록보관시스템의 구축 · 운영에 관한 사무

5의3. 삭제 〈2023.2.28.〉
6. 법 제63조부터 제66조까지의 규정에 따른 행정처분에 관한 사무
7. 법 제67조에 따른 과징금의 부과 · 징수에 관한 사무
8. 법 제77조에 따른 전문의의 자격 인정에 관한 사무
9. 법 제78조에 따른 전문간호사의 자격 인정에 관한 사무
10. 법 제80조제1항에 따른 간호조무사의 자격 인정에 관한 사무
11. 삭제 〈2022.8.2.〉
[본조신설 2012.1.6.]

[영]제43조(과징금의 산정 기준) 법 제67조에 따른 과징금의 금액은 위반행위의 종류와 위반 정도 등을 고려하여 보건복지부령으로 정하는 의료업 정지처분 기준에 따라 별표 1의2의 과징금 산정 기준을 적용하여 산정한다. 〈개정 2008.2.29., 2009.4.20., 2010.3.15., 2017. 6.20.〉

[영]제44조(과징금의 부과 · 징수 절차) ① 보건복지부장관, 시 · 도지사 또는 시장 · 군수 · 구청장은 법 제67조에 따라 과징금을 부과하려면 그 위반행위의 종류와 과징금의 금액을 서면으로 명시하여 이를 낼 것을 통지하여야 한다. 〈개정 2008.2.29., 2010.3.15.〉
② 과징금의 징수 절차는 보건복지부령으로 정한다. 〈개정 2008.2.29., 2010.3.15.〉

[영]제44조의2(규제의 재검토) ① 보건복지부장관은 다음 각 호의 사항에 대하여 다음 각 호의 기준일을 기준으로 3년마다(매 3년이 되는 해의 기준일과 같은 날 전까지를 말한다) 그 타당성을 검토하여 개선 등의 조치를 하여야 한다. 〈개정 2014.12.9., 2015.9.15., 2017. 6.20.〉
1. 제43조 및 별표 1의2에 따른 과징금 산정 기준: 2014년 1월 1일
2. 제45조 및 별표 2에 따른 과태료의 부과기준: 2014년 1월 1일
② 보건복지부장관은 제23조에 따른 의료광고 금지기준에 대하여 2015년 1월 1일을 기준으로 2년마다(매 2년이 되는 해의 1월 1일 전까지를 말한다) 그 타당성을 검토하여 개선 등의 조치를 하여야 한다. 〈신설 2014.12.9.〉
[본조신설 2013.12.30.]

[규칙]제79조의2(규제의 재검토) ① 보건복지부장관은 다음 각 호의 사항에 대하여 다음 각 호의 기준일을 기준으로 3년마다(매 3년이 되는 해의 기준일과 같은 날 전까지를 말한다) 그 타당성을 검토하여 개선 등의 조치를 해야 한다. 〈개정 2015.1.5., 2015.5.29., 2017.6.21., 2021.12.31., 2023.9.22.〉
1. 삭제 〈2021.12.31.〉
1의2. 제16조의3 및 별표 2의3에 따른 허용되는 경제적 이익등의 범위: 2014년 1월 1일

2. 삭제 〈2017.6.21.〉
3. 삭제 〈2017.6.21.〉
4. 제29조에 따른 원격의료의 시설 및 장비: 2014년 1월 1일
5. 제32조에 따른 부속 의료기관의 개설 특례: 2014년 1월 1일
6. 제39조의6에 따른 보안장비 설치 및 보안인력 배치 기준 등: 2022년 1월 1일
6의2. 제39조의12에 따른 촬영 거부의 사유: 2024년 1월 1일
7. 제60조에 따른 부대사업: 2014년 1월 1일
8. 제75조에 따른 한지 의료인의 허가지역 변경: 2014년 1월 1일

② 보건복지부장관은 다음 각 호의 사항에 대하여 다음 각 호의 기준일을 기준으로 2년마다(매 2년이 되는 해의 기준일과 같은 날 전까지를 말한다) 그 타당성을 검토하여 개선 등의 조치를 하여야 한다. 〈신설 2015.1.5., 2016.12.29., 2018.12.28.〉
1. 제13조의3에 따른 기록 열람 등의 요건: 2015년 1월 1일
2. 제17조에 따른 의료인의 실태 등의 신고 및 보고: 2015년 1월 1일
3. 제18조에 따라 외국면허 소지자에게 허용되는 의료행위: 2015년 1월 1일
4. 제34조, 별표 3 및 별표 4에 따른 의료기관의 시설기준 및 규격: 2015년 1월 1일
5. 제38조, 별표 5 및 별표 5의2에 따른 의료인 등의 정원: 2015년 1월 1일
6. 삭제 〈2022.9.14.〉

[본조신설 2013.12.31.]

제86조의2(벌칙 적용에서 공무원 의제) 제57조의2제4항에 따른 심의위원회 위원은 「형법」 제129조부터 제132조까지의 규정을 적용할 때에는 공무원으로 본다.
[본조신설 2018.3.27.]

제86조의3(기록의 보존·보관 의무에 대한 면책) 제22조제2항, 제23조제1항, 제38조의2 또는 제40조의2제1항에 따라 보존·보관하여야 하는 기록이 천재지변이나 그 밖의 불가항력으로 멸실된 경우에는 해당 기록의 보존·보관의무자는 제64조, 제66조 또는 제90조에 따른 책임을 면한다. 〈개정 2020.3.4., 2021.9.24.〉
[본조신설 2019.4.23.]

기출변형 확인 문제

Q. [의료법]에서 규제의 재검토는 몇 년마다 이루어지는가?

① 1년 ② 2년 ③ 3년 ④ 4년 ⑤ 5년

답: 3

제9장 벌 칙

★★★★ **제87조(벌칙)** 제33조제2항을 위반하여 의료기관을 개설하거나 운영하는 자는 10년 이하의 징역이나 1억원 이하의 벌금에 처한다.
[본조신설 2019.8.27.]
[종전 제87조는 제87조의2로 이동 〈2019.8.27.〉]

제87조의2(벌칙) ① 제12조제3항을 위반한 죄를 범하여 사람을 상해에 이르게 한 경우에는 7년 이하의 징역 또는 1천만원 이상 7천만원 이하의 벌금에 처하고, 중상해에 이르게 한 경우에는 3년 이상 10년 이하의 징역에 처하며, 사망에 이르게 한 경우에는 무기 또는 5년 이상의 징역에 처한다. 〈신설 2019.4.23.〉
② 다음 각 호의 어느 하나에 해당하는 자는 5년 이하의 징역이나 5천만원 이하의 벌금에 처한다. 〈개정 2009.1.30., 2015.12.29., 2016.5.29., 2016.12.20., 2019.4.23., 2019.8.27., 2020.3.4., 2020.12.29., 2021.9.24.〉

1. 제4조의3제1항을 위반하여 면허를 대여한 사람

1의2. 제4조의3제2항을 위반하여 면허를 대여받거나 면허 대여를 알선한 사람

2. 제12조제2항 및 제3항, 제18조제3항, 제21조의2제5항 · 제8항, 제23조제3항, 제27조제1항, 제33조제2항(제82조제3항에서 준용하는 경우만을 말한다) · 제8항(제82조제3항에서 준용하는 경우를 포함한다) · 제10항을 위반한 자. 다만, 제12조제3항의 죄는 피해자의 명시한 의사에 반하여 공소를 제기할 수 없다.

3. 제27조제5항을 위반하여 의료인이 아닌 자에게 의료행위를 하게 하거나 의료인에게 면허 사항 외의 의료행위를 하게 한 자

3의2. 제38조의2제5항을 위반하여 촬영한 영상정보를 열람하게 하거나 제공한 자

3의3. 제38조의2제6항을 위반하여 촬영한 영상정보를 탐지하거나 누출 · 변조 또는 훼손한 자

3의4. 제38조의2제7항을 위반하여 촬영한 영상정보를 이 법에서 정한 목적 외의 용도로 사용한 자

4. 제40조의3제3항을 위반하여 직접 보관한 진료기록부등 외 진료기록보관시스템에 보관된 정보를 열람하는 등 그 내용을 확인한 사람

5. 제40조의3제7항을 위반하여 정당한 접근 권한 없이 또는 허용된 접근 권한을 넘어 진료기록보관시스템에 보관된 정보를 훼손 · 멸실 · 변경 · 위조 · 유출하거나 검색 · 복제한 사람

[제87조에서 이동 〈2019.8.27.〉]

암기 Keyword

비밀누설 3/3, 무면허 및 대여 5/5

기출변형 확인 문제

Q. [의료법]에서 의료법 중 의료인이 면허를 대여하여 적발된 경우 벌칙은?

① 1년 이하의 징역 또는 1천만원 이하의 벌금
② 2년 이하의 징역 또는 2천만원 이하의 벌금
③ 3년 이하의 징역 또는 3천만원 이하의 벌금
④ 4년 이하의 징역 또는 4천만원 이하의 벌금
⑤ 5년 이하의 징역 또는 5천만원 이하의 벌금

답: 5

** **제88조(벌칙)** 다음 각 호의 어느 하나에 해당하는 자는 3년 이하의 징역이나 3천만원 이하의 벌금에 처한다. 〈개정 2019.8.27., 2020.3.4., 2021.9.24.〉

1. 제19조, 제21조제2항(제40조의2제4항에서 준용하는 경우를 포함한다), 제22조제3항, 제27조제3항 · 제4항, 제33조제4항, 제35조제1항 단서, 제38조제3항, 제47조제11항, 제59조제3항, 제64조제2항(제82조제3항에서 준용하는 경우를 포함한다), 제69조제3항을 위반한 자. 다만, 제19조, 제21조제2항(제40조의2제4항에서 준용하는 경우를 포함한다) 또는 제69조제3항을 위반한 자에 대한 공소는 고소가 있어야 한다.
2. 제23조의5를 위반한 자. 이 경우 취득한 경제적 이익등은 몰수하고, 몰수할 수 없을 때에는 그 가액을 추징한다.
3. 제38조의2제2항에 따른 절차에 따르지 아니하고 같은 조 제1항에 따른 폐쇄회로 텔레비전으로 의료행위를 하는 장면을 임의로 촬영한 자
4. 제82조제1항에 따른 안마사의 자격인정을 받지 아니하고 영리를 목적으로 안마를 한 자

[전문개정 2016.12.20.]

** **제88조의2(벌칙)** 다음 각 호의 어느 하나에 해당하는 자는 2년 이하의 징역이나 2천만원 이하의 벌금에 처한다. 〈개정 2016.12.20., 2020.3.4., 2021.9.24.〉

1. 제20조를 위반한 자(위헌)
2. 제38조의2제4항을 위반하여 안전성 확보에 필요한 조치를 하지 아니하여 폐쇄회로 텔레비전으로 촬영한 영상정보를 분실·도난·유출·변조 또는 훼손당한 자
3. 제47조제12항을 위반하여 자율보고를 한 사람에게 불리한 조치를 한 자

[본조신설 2009.12.31.]

[제88조의3에서 이동, 종전 제88조의2는 삭제

제88조의3

[제88조의2로 이동 〈2016.12.20.〉]

암기 Keyword

자율보고 위반 2/2

제89조(벌칙) 다음 각 호의 어느 하나에 해당하는 자는 1년 이하의 징역이나 1천만원 이하의 벌금에 처한다. 〈개정 2018.3.27.〉

1. 제15조제1항, 제17조제1항·제2항(제1항 단서 후단과 제2항 단서는 제외한다), 제23조의2제3항 후단, 제33조제9항, 제56조제1항부터 제3항까지 또는 제58조의6제2항을 위반한 자
2. 정당한 사유 없이 제40조제4항에 따른 권익보호조치를 하지 아니한 자

[전문개정 2016.12.20.]

[시행일: 2017.6.21.] 제89조제1호(제23조의2제3항 후단을 위반한 자에 대한 벌칙에 한정한다), 제89조제2호

제90조(벌칙) 제16조제1항·제2항, 제17조제3항·제4항, 제17조의2제1항·제2항(처방전을 수령한 경우만을 말한다), 제18조제4항, 제21조제1항 후단(제40조의2제4항에서 준용하는 경우를 포함한다), 제21조의2제1항·제2항, 제21조의3제1항 후단, 제22조제1항·제2항(제40조의2제4항에서 준용하는 경우를 포함한다), 제23조제4항, 제26조, 제27조제2항, 제33조제1항·제3항(제82조제3항에서 준용하는 경우를 포함한다)·제5항(허가의 경우만을 말한다), 제35조제1항 본문, 제38조의2제1항부터 제4항까지·제9항, 제41조, 제42조제1항, 제48조제3항·제4항, 제77조제2항을 위반한 자나 제63조에 따른 시정명

령을 위반한 자와 의료기관 개설자가 될 수 없는 자에게 고용되어 의료행위를 한 자는 500만원 이하의 벌금에 처한다. 〈개정 2007.7.27., 2009.1.30., 2011.4.7., 2016.12.20., 2018.3.27., 2019.8.27., 2020.3.4., 2021.9.24., 2024.12.20.〉
[시행일: 2025.6.21.] 제90조

제90조의2(「형법」상 감경규정에 관한 특례) 음주로 인한 심신장애 상태에서 제12조제3항을 위반하는 죄를 범한 때에는 「형법」 제10조제1항을 적용하지 아니할 수 있다.
[본조신설 2019.4.23.]

★ **제91조(양벌규정)** 법인의 대표자나 법인 또는 개인의 대리인, 사용인, 그 밖의 종업원이 그 법인 또는 개인의 업무에 관하여 제87조, 제87조의2, 제88조, 제88조의2, 제89조 또는 제90조의 위반행위를 하면 그 행위자를 벌하는 외에 그 법인 또는 개인에게도 해당 조문의 벌금형을 과(科)한다. 다만, 법인 또는 개인이 그 위반행위를 방지하기 위하여 해당 업무에 관하여 상당한 주의와 감독을 게을리하지 아니한 경우에는 그러하지 아니하다. 〈개정 2010.5.27., 2016.12.20., 2019.8.27.〉
[전문개정 2009.12.31.]

제92조(과태료) ① 다음 각 호의 어느 하나에 해당하는 자에게는 300만원 이하의 과태료를 부과한다. 〈개정 2015.1.28., 2016.12.20., 2019.8.27.〉

1. 제16조제3항에 따른 교육을 실시하지 아니한 자

1의2. 제23조의3제1항을 위반하여 진료정보 침해사고를 통지하지 아니한 자

1의3. 제24조의2제1항을 위반하여 환자에게 설명을 하지 아니하거나 서면 동의를 받지 아니한 자

1의4. 제24조의2제4항을 위반하여 환자에게 변경 사유와 내용을 서면으로 알리지 아니한 자

2. 제37조제1항에 따른 신고를 하지 아니하고 진단용 방사선 발생장치를 설치·운영한 자
3. 제37조제2항에 따른 안전관리책임자를 선임하지 아니하거나 정기검사와 측정 또는 방사선 관계 종사자에 대한 피폭관리를 실시하지 아니한 자
4. 삭제 〈2018.3.27.〉
5. 제49조제3항을 위반하여 신고하지 아니한 자

② 다음 각 호의 어느 하나에 해당하는 자에게는 200만원 이하의 과태료를 부과한다. 〈개정 2016.12.20., 2019.8.27., 2020.12.29.〉

1. 제21조의2제6항 후단을 위반하여 자료를 제출하지 아니하거나 거짓 자료를 제출한 자
2. 제45조의2제1항을 위반하여 보고를 하지 아니하거나 거짓으로 보고한 자
3. 제45조의2제3항을 위반하여 자료를 제출하지 아니하거나 거짓으로 제출한 자
4. 제61조제1항에 따른 보고를 하지 아니하거나 검사를 거부·방해 또는 기피한 자(제89조제4호에 해당하는 경우는 제외한다)

③ 다음 각 호의 어느 하나에 해당하는 자에게는 100만원 이하의 과태료를 부과한다. 〈개정 2009.1.30., 2012.2.1., 2015.1.28., 2015.12.29., 2016.5.29., 2020.12.29.〉

1. 제16조제3항에 따른 기록 및 유지를 하지 아니한 자

1의2. 제16조제4항에 따른 변경이나 휴업·폐업 또는 재개업을 신고하지 아니한 자

2. 제33조제5항(제82조제3항에서 준용하는 경우를 포함한다)에 따른 변경신고를 하지 아니한 자

2의2. 제37조제3항에 따른 안전관리책임자 교육을 받지 아니한 사람

3. 제40조제1항(제82조제3항에서 준용하는 경우를 포함한다)에 따른 휴업 또는 폐업 신고를 하지 아니한 자

3의2. 제40조의2제1항을 위반하여 진료기록부등을 관할 보건소장에게 넘기지 아니하거나 수량 및 목록 등을 거짓으로 보고한 자

3의3. 제40조의2제2항을 위반하여 변경신고를 하지 아니하거나 거짓으로 변경신고를 한 자

3의4. 제40조의2제2항을 위반하여 진료기록부등의 보존 및 열람을 대행할 책임자를 지정하지 아니하거나 진료기록부등을 관할 보건소장에게 넘기지 아니한 자

3의5. 제40조의2제3항에 따른 준수사항을 위반한 자

4. 제42조제3항을 위반하여 의료기관의 명칭 또는 이와 비슷한 명칭을 사용한 자
5. 제43조제5항에 따른 진료과목 표시를 위반한 자
6. 제4조제3항에 따라 환자의 권리 등을 게시하지 아니한 자
7. 제52조의2제6항을 위반하여 대한민국의학한림원 또는 이와 유사한 명칭을 사용한 자
8. 제4조제5항을 위반하여 그 위반행위에 대하여 내려진 제63조에 따른 시정명령을 따르지 아니한 사람

④ 제1항부터 제3항까지의 과태료는 대통령령으로 정하는 바에 따라 보건복지부장관 또는 시장·군수·구청장이 부과·징수한다. 〈신설 2009.1.30., 2010.1.18.〉

[영]제45조(과태료의 부과 · 징수) 법 제92조에 따른 과태료의 부과기준은 별표 2와 같다.
[전문개정 2015.9.15.]

[규칙]제80조 삭제 〈2023.3.2.〉

제93조 삭제 〈2009.1.30.〉

부칙 <제20593호, 2024. 12. 20.>

제1조(시행일) 이 법은 공포 후 6개월이 경과한 날부터 시행한다. 다만, 제20조의 개정규정은 공포한 날부터 시행하고, 제47조의3, 제58조의12의 개정규정은 공포 후 1년이 경과한 날부터 시행한다.

제2조(의료기관의 개설허가에 관한 적용례) 제33조제4항의 개정규정은 이 법 시행 이후 개설허가를 신청하는 경우부터 적용한다.

제3조(전문병원 지정 및 지정취소에 관한 경과조치) ① 이 법 시행 전에 발생한 사유로 인하여 제64조제1항에 따른 3개월 이상의 의료업 정지나 개설 허가의 취소 또는 폐쇄 명령을 받은 의료기관 또는 그 개설자에 대하여는 제3조의5제2항제3호 및 같은 조 제5항제4호의 개정규정에도 불구하고 종전의 규정에 따른다.

② 이 법 시행 전에 제3조의5제2항제1호 또는 제2호의 요건에 해당하지 아니하여 제63조에 따른 시정명령을 받은 전문병원에 대하여는 제3조의5제5항제3호의 개정규정에도 불구하고 종전의 규정에 따른다.

제4조(다른 법률의 개정) 제주특별자치도 설치 및 국제자유도시 조성을 위한 특별법 일부를 다음과 같이 개정한다.

제317조제2항 중 "같은 조 제4항 전단"을 "같은 조 제4항 전단(시 · 도지사의 허가에 관한 사항에 한정한다)"으로 한다.

의료법 시행령

부칙 <제34972호, 2024. 10. 29.>

이 영은 공포한 날부터 시행한다.

의료법 시행규칙

부칙 <제1078호, 2024. 12. 27.>

제1조(시행일) 이 규칙은 공포한 날부터 시행한다.

제2조(간호사 국가시험 시험과목 변경에 관한 적용례) 별표 1의3 제1호의 개정규정은 2028년 1월 1일 이후에 실시하는 간호사 국가시험부터 적용한다.

시행령 [별표 1] <신설 2017.6.20.>

국가시험등 응시제한 기준(제9조의2 관련)

위반행위	응시제한 횟수
1. 시험 중에 대화·손동작 또는 소리 등으로 서로 의사소통을 하는 행위 2. 시험 중에 허용되지 않는 자료를 가지고 있거나 해당 자료를 이용하는 행위 3. 제7조제1항에 따른 응시원서를 허위로 작성하여 제출하는 행위	1회
4. 시험 중에 다른 사람의 답안지 또는 문제지를 엿보고 본인의 답안지를 작성하는 행위 5. 시험 중에 다른 사람을 위해 시험 답안 등을 알려주거나 엿보게 하는 행위 6. 다른 사람의 도움을 받아 답안지를 작성하거나 다른 사람의 답안지 작성에 도움을 주는 행위 7. 본인이 작성한 답안지를 다른 사람과 교환하는 행위 8. 시험 중에 허용되지 아니한 전자장비·통신기기 또는 전자계산기기 등을 사용하여 시험답안을 전송하거나 작성하는 행위 9. 시험 중에 시험문제 내용과 관련된 물건(시험 관련 교재 및 요약자료를 포함한다)을 다른 사람과 주고받는 행위 10. 법 제8조 각 호의 어느 하나에 해당하는 사람이 시험에 응시하는 행위 11. 제8조제1항에 따른 서류를 허위로 작성하여 제출하는 행위	2회
12. 본인이 직접 대리시험을 치르거나 다른 사람으로 하여금 시험을 치르게 하는 행위 13. 사전에 시험문제 또는 시험답안을 다른 사람에게 알려주는 행위 14. 사전에 시험문제 또는 시험답안을 알고 시험을 치르는 행위	3회

비고: 위 표의 위반행위에 대한 세부 기준 및 유형 등에 대해서는 보건복지부장관이 정하여 고시할 수 있다.

시행령 [별표 1의2] <개정 2017.6.20.>

과징금 산정 기준(제43조 관련)

1. 일반기준
  가. 의료업 정지 1개월은 30일을 기준으로 한다.
  나. 위반행위 종별에 따른 과징금의 금액은 의료업 정지기간에 라목에 따라 산정한 1일당 과징금 금액을 곱한 금액으로 한다.
  다. 나목의 의료업 정지기간은 법 제68조에 따라 산정된 기간(가중 또는 감경을 한 경우에는 그에 따라 가중 또는 감경된 기간을 말한다)을 말한다.
  라. 1일당 과징금의 금액은 위반행위를 한 의료기관의 연간 총수입액을 기준으로 제2호의 표에 따라 산정한다.
  마. 과징금 부과의 기준이 되는 총수입액은 의료기관 개설자에 따라 다음과 같이 구분하여 산정한 금액을 기준으로 한다. 다만, 신규 개설, 휴업 또는 재개업 등으로 1년간의 총수입액을 산출할 수 없거나 1년간의 총수입액을 기준으로 하는 것이 불합리하다고 인정되는 경우에는 분기별, 월별 또는 일별 수입금액을 기준으로 산출 또는 조정한다.
    1) 의료인인 경우에는 「소득세법」 제24조에 따른 처분일이 속하는 연도의 전년도의 의료업에서 생기는 총수입금액
    2) 의료법인, 「민법」이나 다른 법률에 따라 설립된 비영리법인인 경우에는 「법인세법 시행령」 제11조제1호에 따른 처분일이 속하는 연도의 전년도의 의료업에서 생기는 총수입금액
    3) 법 제35조에 따른 부속 의료기관인 경우에는 처분일이 속하는 연도의 전년도의 의료기관 개설자의 의료업에서 생기는 총수입금액
  바. 나목에도 불구하고 과징금 산정금액이 5천만원을 넘는 경우에는 5천만원으로 한다.

2. 과징금 부과 기준

등급	연간 총수입금액(단위 : 100만원)	1일 과징금액(단위 : 원)
1	50 이하	75,000
2	50 초과 ~ 100 이하	112,500
3	100 초과 ~ 200 이하	150,000
4	200 초과 ~ 300 이하	187,500
5	300 초과 ~ 400 이하	225,000
6	400 초과 ~ 500 이하	287,500
7	500 초과 ~ 600 이하	325,000
8	600 초과 ~ 700 이하	350,000
9	700 초과 ~ 800 이하	375,000
10	800 초과 ~ 900 이하	400,000
11	900 초과 ~ 1,000 이하	425,000
12	1,000 초과 ~ 2,000 이하	437,500
13	2,000 초과 ~ 3,000 이하	450,000
14	3,000 초과 ~ 4,000 이하	462,500
15	4,000 초과 ~ 5,000 이하	475,000
16	5,000 초과 ~ 6,000 이하	487,500
17	6,000 초과 ~ 7,000 이하	500,000
18	7,000 초과 ~ 8,000 이하	512,500
19	8,000 초과 ~ 9,000 이하	525,000
20	9,000 초과	537,500

시행령 [별표 2] <개정 2022.8.2.>

과태료의 부과기준(제45조 관련)

1. 일반기준
   가. 위반행위의 횟수에 따른 과태료의 가중된 부과기준은 최근 1년간 같은 위반행위로 과태료 부과처분을 받은 경우에 적용한다. 이 경우 기간의 계산은 위반행위에 대하여 과태료 부과처분을 받은 날과 그 처분 후 다시 같은 위반행위를 하여 적발된 날을 기준으로 한다.
   나. 부과권자는 다음의 어느 하나에 해당하는 경우에는 제2호의 개별기준에 따른 과태료 금액의 2분의 1 범위에서 그 금액을 줄여 부과할 수 있다. 다만, 과태료를 체납하고 있는 위반행위자에 대해서는 그렇지 않다.
      1) 위반행위자가 「질서위반행위규제법 시행령」 제2조의2제1항 각 호의 어느 하나에 해당하는 경우
      2) 위반행위가 사소한 부주의나 오류로 인한 것으로 인정되는 경우
      3) 위반의 내용·정도가 경미하다고 인정되는 경우
      4) 위반행위자가 법 위반상태를 시정하거나 해소하기 위하여 노력한 것이 인정되는 경우
      5) 그 밖에 위반행위의 정도, 위반행위의 동기와 그 결과 등을 고려하여 감경할 필요가 있다고 인정되는 경우
   다. 부과권자는 위반행위의 정도, 위반행위의 동기와 그 결과 등을 고려하여 제2호의 개별기준에 따른 과태료 금액의 2분의 1 범위에서 그 금액을 늘려 부과할 수 있다. 다만, 늘려 부과하는 경우에도 법 제92조제1항부터 제3항까지에 따른 과태료 금액의 상한을 넘을 수 없다.

2. 개별기준

위반행위	근거 법조문	과태료 금액 (단위: 만원)		
		1차 위반	2차 위반	3차 이상 위반
가. 법 제4조제3항에 따라 환자의 권리 등을 게시하지 않은 경우	법 제92조제3항제6호	30	45	70
나. 법 제16조제3항에 따른 교육을 실시하지 않은 경우	법 제92조제1항제1호	100	150	300
다. 법 제16조제3항에 따른 기록 및 유지를 하지 않은 경우	법 제92조제3항제1호	15	30	60
라. 법 제16조제4항에 따른 변경이나 휴업·폐업 또는 재개업을 신고하지 않은 경우	법 제92조제3항제1호의2			
1) 변경·휴업 또는 재개업 신고를 하지 않은 경우		30	40	50
2) 폐업 신고를 하지 않은 경우		50	75	100
마. 법 제21조의2제6항 후단을 위반하여 자료를 제출하지 않거나 거짓 자료를 제출한 경우	법 제92조제2항제1호			
1) 자료를 제출하지 않은 경우		100	150	200
2) 거짓 자료를 제출한 경우		200	200	200
바. 법 제24조의2제1항을 위반하여 환자에게 설명을 하지 않거나 서면 동의를 받지 않은 경우	법 제92조제1항제1호의2	300	300	300
사. 법 제24조의2제4항을 위반하여 환자에게 변경 사유와 내용을 서면으로 알리지 않은 경우	법 제92조제1항제1호의3	300	300	300

아. 법 제33조제5항(법 제82조제3항에서 준용하는 경우를 포함한다)에 따른 변경신고를 하지 않은 경우	법 제92조제3항제2호	50	75	100
자. 법 제37조제1항에 따른 신고를 하지 않고 진단용 방사선 발생장치를 설치·운영한 경우	법 제92조제1항제2호			
1) 진단용 방사선 발생장치의 안전관리기준에 적합하지 않게 설치·운영한 경우		300	300	300
2) 진단용 방사선 발생장치의 안전관리기준에 적합하게 설치·운영한 경우		50	75	100
차. 법 제37조제2항에 따른 안전관리책임자를 선임하지 않거나 정기검사와 측정 또는 방사선 관계 종사자에 대한 피폭관리를 실시하지 않은 경우	법 제92조제1항제3호			
1) 안전관리책임자를 선임하지 않은 경우		50	75	100
2) 진단용 방사선 발생장치에 대한 검사를 검사기간 이내에 실시하지 않은 경우		100	150	200
3) 방사선 방어시설에 대한 검사를 하지 않은 경우		100	150	200
4) 방사선 관계 종사자에 대한 피폭선량을 측정하지 않은 경우		100	150	200
5) 방사선 관계 종사자에 대한 피폭선량 측정에 있어 선량한도를 넘은 사람에 대한 안전조치를 하지 않은 경우		100	150	200
6) 방사선 관계 종사자의 피폭선량 측정에 영향을 미치는 피폭선량계의 파손·분실 등 피폭선량계를 2회 이상 적정하게 관리하지 않은 경우		50	75	100
카. 법 제37조제3항에 따른 안전관리책임자 교육을 받지 않은 경우	법 제92조제3항제2호의2	50	75	100
타. 법 제40조제1항(법 제82조제3항에서 준용하는 경우를 포함한다)에 따른 휴업 또는 폐업 신고를 하지 않거나, 법 제40조제2항을 위반하여 진료기록부등을 이관하지 않은 경우	법 제92조제3항제3호			
1) 휴업 신고를 하지 않은 경우		50	75	100
2) 폐업 신고를 하지 않은 경우		80	90	100
3) 진료기록부등을 이관하지 않은 경우		80	90	100
파. 법 제42조제3항을 위반하여 의료기관의 명칭 또는 이와 비슷한 명칭을 사용한 경우	법 제92조제3항제4호	80	90	100
하. 법 제43조제5항에 따른 진료과목 표시를 위반한 경우	법 제92조제3항제5호	80	90	100
거. 법 제45조의2제1항을 위반하여 보고를 하지 않거나 거짓으로 보고한 경우	법 제92조제2항제2호			
1) 보고를 하지 않은 경우		100	150	200
2) 거짓으로 보고한 경우		200	200	200
너. 법 제45조의2제3항을 위반하여 자료를 제출하지 않거나 거짓으로 제출한 경우	법 제92조제2항제3호			
1) 자료를 제출하지 않은 경우		100	150	200

2) 거짓으로 제출한 경우		200	200	200
더. 법 제49조제3항을 위반하여 신고하지 않은 경우	법 제92조제1항제5호	100	150	300
러. 법 제52조의2제6항을 위반하여 대한민국의학한림원 또는 이와 유사한 명칭을 사용한 경우	법 제92조제3항제7호	80	90	100
머. 법 제61조제1항에 따른 보고를 하지 않거나 검사를 거부·방해 또는 기피한 경우(법 제89조제4호에 해당하는 경우는 제외한다)	법 제92조제2항제4호			
1) 보고를 하지 않은 경우		100	150	200
2) 검사를 거부·방해 또는 기피한 경우		200	200	200
버. 법 제63조에 따른 시정명령(법 제4조제5항의 위반행위에 대한 시정명령만 해당한다)을 따르지 않은 경우	법 제92조제3항제8호	30	45	70

시행규칙 [별표 1] <개정 2016.10.6.>

환자의 권리와 의무(제1조의3제1항 관련)

1. 환자의 권리

가. 진료받을 권리

환자는 자신의 건강보호와 증진을 위하여 적절한 보건의료서비스를 받을 권리를 갖고, 성별·나이·종교·신분 및 경제적 사정 등을 이유로 건강에 관한 권리를 침해받지 아니하며, 의료인은 정당한 사유 없이 진료를 거부하지 못한다.

나. 알권리 및 자기결정권

환자는 담당 의사·간호사 등으로부터 질병 상태, 치료 방법, 의학적 연구 대상 여부, 장기이식 여부, 부작용 등 예상 결과 및 진료 비용에 관하여 충분한 설명을 듣고 자세히 물어볼 수 있으며, 이에 관한 동의 여부를 결정할 권리를 가진다.

다. 비밀을 보호받을 권리

환자는 진료와 관련된 신체상·건강상의 비밀과 사생활의 비밀을 침해받지 아니하며, 의료인과 의료기관은 환자의 동의를 받거나 범죄 수사 등 법률에서 정한 경우 외에는 비밀을 누설·발표하지 못한다.

라. 상담·조정을 신청할 권리

환자는 의료서비스 관련 분쟁이 발생한 경우, 한국의료분쟁조정중재원 등에 상담 및 조정 신청을 할 수 있다.

2. 환자의 의무

가. 의료인에 대한 신뢰·존중 의무

환자는 자신의 건강 관련 정보를 의료인에게 정확히 알리고, 의료인의 치료계획을 신뢰하고 존중하여야 한다.

나. 부정한 방법으로 진료를 받지 않을 의무

환자는 진료 전에 본인의 신분을 밝혀야 하고, 다른 사람의 명의로 진료를 받는 등 거짓이나 부정한 방법으로 진료를 받지 아니한다.

시행규칙 [별표 1의2] <개정 2018.9.27.>

간호·간병통합서비스 제공기관의 인력, 시설, 운영 등 기준(제1조의4제3항 관련)

1. 인력기준: 간호·간병통합서비스 제공 병동에 다음 각 목의 구분에 따른 인력을 배치한다.

가. 간호사: 다음의 구분에 따라 배치할 것

1) 상급종합병원: 간호·간병통합서비스 제공 병동의 병상 7개당 간호사 1명 이상. 다만, 7개당의 병상 수를 계산한 후 남은 병상이 7개 미만인 경우에는 1명을 배치한다.

2) 종합병원: 간호·간병통합서비스 제공 병동의 병상 12개당 간호사 1명 이상. 다만 12개당의 병상 수를 계산한 후 남은 병상이 12개 미만인 경우에는 1명을 배치한다.

3) 병원: 간호·간병통합서비스 제공 병동의 병상 14개당 간호사 1명 이상. 다만 14개당의 병상 수를 계산한 후 남은 병상이 14개 미만인 경우에는 1명을 배치한다.

나. 간호조무사: 간호·간병통합서비스 제공 병동의 병상 40개당 1명 이상. 다만 40개당의 병상 수를 계산한 후 남은 병상이 40개 미만인 경우에는 1명을 배치한다.

다. 간병지원인력 : 1명 이상. 다만, 2명 이상인 경우에는 진료과목 또는 업무 성격 등에 따라 병동지원인력, 재활지원인력으로 구분하여 배치할 수 있다.

2. 시설기준: 다음 각 목의 기준에 따라 설치한다.

가. 간호·간병통합서비스를 제공하는 병동은 다른 병동과 구별되도록 설치할 것

나. 간호·간병통합서비스 병동 내 시설 및 장비는 다음의 기준에 따를 것

구분	설치 기준
간호사실	○ 병동의 각 층마다 1개 이상 설치할 것
입원실 및 복도	○ 입원실 및 복도에는 문턱이 없을 것. 다만, 불가피한 사유로 문턱을 두는 경우에는 환자가 쉽게이동할 수 있도록 경사로를 설치한다.
목욕실	○ 목욕실에는 문턱이 없을 것. 다만, 불가피한 사유로 문턱을 두는 경우에는 환자가 쉽게 이동할 수 있도록 경사로를 설치한다. ○ 목욕실 바닥은 미끄럼 방지 처리를 할 것
화장실	○ 입원실 내에 설치할 것. 다만, 부득이한 사유로 입원실 내 설치가 곤란한 경우에는 해당 병동의 각 층에 별도로 설치한다. ○ 화장실 바닥은 미끄럼 방지 처리를 할 것. ○ 화장실에는 문턱이 없을 것. 다만, 불가피한 사유로 문턱을 두는 경우에는 환자가 쉽게 이동할 수 있도록 경사로를 설치한다.
비상연락장치	○ 병상, 목욕실, 화장실 및 휴게실 등에 각각 설치할 것
안전손잡이	○ 복도, 계단, 화장실, 목욕실 및 휴게실 등에 각각 설치할 것
욕창방지용품	○ 운영 병상의 100분의5 이상(소수점 이하의 수는 올려 계산한다) 구비할 것

3. 운영기준: 다음 각 목의 기준에 따라 운영한다.

가. 간호·간병통합서비스 병동에 배치된 인력은 해당 서비스를 제공하는 업무에만 종사할 것

나. 간호·간병통합서비스 제공 병동의 운영기준을 작성·비치할 것

다. 안전사고 관리지침을 작성·비치할 것

라. 제2호나목에 따른 비상연락장치는 매일 정상 가동 여부를 점검할 것

비 고

위 표 제1호부터 제3호까지의 규정에 따른 인력기준, 시설기준 또는 운영기준에 필요한 세부 사항은 보건복지부장관이 정하여 고시한다.

시행규칙 [별표 1의3] <개정 2016.10.6.>

국가시험의 시험과목, 시험방법 및 합격자 결정방법(제2조 관련)

1. 시험과목

구분	시험과목	
	필기시험	실기시험
의사 국가시험	가. 의학총론(몸의 정상구조와 기능, 정상발생·성장 및 노화, 질병의 발생과 죽음, 주요 증상과 병태생리, 진찰 및 진단, 검사, 치료와 합병증, 건강증진·질병예방 및 보건의료관리를 말한다) 나. 의학각론(영양, 소화기 질환, 손상·중독, 신생물, 혈액·조혈기관 질환, 심혈관 질환, 근골격계·결합조직 질환, 신경계 질환, 알레르기 및 면역질환, 호흡기 질환, 감염 및 기생충 질환, 내분비·대사성 질환, 신장·요로 및 남성생식기 질환, 유전 질환과 선천성 기형, 주산기 및 신생아 질환, 눈 및 눈부속기 질환, 귀 및 유양돌기 질환, 피부질환, 여성생식기 질환, 임신·출산 및 산욕기 질환, 정신 질환을 말한다) 다. 보건의약관계 법규(「보건의료기본법」·「지역보건법」·「국민건강증진법」·「감염병의 예방 및 관리에 관한 법률」·「후천성면역결핍증 예방법」·「검역법」·「의료법」·「응급의료에 관한 법률」·「혈액관리법」·「마약류 관리에 관한 법률」·「국민건강보험법」과 그 시행령 및 시행규칙을 말한다. 이하 같다)	병력청취, 신체진찰, 환자와의 의사소통, 진료태도, 기본 기술적 수기
치과의사 국가시험	구강악안면외과학, 치과보존학, 치과보철학, 소아치과학, 영상치의학, 치주과학, 구강내과학, 치과재료학, 치과교정학, 구강병리학, 구강보건학, 구강생물학(구강해부학, 구강생리학, 구강생화학, 치과약리학, 구강미생물학, 구강조직학을 포함한다) 및 보건의약관계 법규	
한의사 국가시험	내과학, 침구학, 부인과학, 소아과학, 외과학, 신경정신과학, 안이비인후과학, 본초학, 한방생리학, 예방의학 및 보건의약관계 법규	
조산사 국가시험	조산학(마취학을 포함한다), 신생아간호학, 모자보건학(가족계획을 포함한다) 및 「모자보건법」	
간호사 국가시험	기본간호학, 성인간호학, 모성간호학, 아동간호학, 지역사회간호학, 정신간호학, 간호관리학 및 보건의약관계 법규	

2. 시험방법

가. 의사 국가시험의 시험방법은 필기시험과 실기시험으로 구분하여 실시하고, 필기시험 또는 실기시험 중 어느 한 시험에 합격한 자에 대하여는 다음 회의 시험에 한하여 그 시험을 면제한다.

나. 치과의사·한의사·조산사·간호사 국가시험의 시험방법은 필기시험으로 한다.

3. 합격자 결정방법

가. 의사 국가시험의 필기시험 합격자 결정은 전과목 총점의 60퍼센트 이상, 매 과목 40퍼센트 이상을 득점한 자로 하고, 실기시험의 합격자 결정은 의과대학 교수로 구성된 합격선 심의 위원회에서 결정된 합격점수 이상을 득점한 자로 하되, 합격점수의 산출방법에 관한 세부 사항은 보건복지부장관이 정하여 고시하며, 필기시험과 실기시험에 모두 합격한 자를 최종 합격자로 한다.

나. 치과의사·한의사·조산사·간호사 국가시험의 합격자 결정은 전과목 총점의 60퍼센트 이상, 매 과목 40퍼센트 이상을 득점한 자를 합격자로 한다. 이 경우 치과의사 국가시험에서 매 과목 40퍼센트 이상 득점여부는 소아치과학 및 치과교정학을 1개 과목으로, 영상치의학·구강내과학 및 구강병리학을 1개 과목으로, 치주과학 및 구강보건학을 1개 과목으로, 치과재료학 및 구강생물학을 1개 과목으로 하여 결정하고, 한의사국가시험에서 매 과목 40퍼센트 이상 득점여부는 부인과학 및 소아과학을 1개 과목으로, 외과학·안이비인후과학 및 신경정신과학을 1개 과목으로, 본초학·한방생리학 및 예방의학을 1개 과목으로 하여 결정한다.

시행규칙 [별표 2]

예비시험의 시험과목, 시험방법 및 합격자 결정방법(제2조 관련)

1. 시험과

시험 절차 및 형태 / 내용 / 직종	1차 시험(필기시험)	2차 시험(실기시험)
	시험과목	평가내용
의사	가. 의학의 기초(몸의 정상구조와 기능, 정상발생 · 성장 및 노화, 병리, 주요 증상 및 소견, 진찰과 검사, 건강증진 · 질병예방, 보건의료관리) 나. 한국어	병력청취, 신체질환, 환자와의 의사소통, 진료태도, 기본 기술적 수기(手技)(basic technical skill)
치과의사	가. 치의학의 기초(구강악안면의 구조와 발생, 성장, 기능 및 대사, 병력청취 및 진찰, 구강악안면 부위의 영상, 기능, 병리검사, 구강악안면질환, 형태이상의 진단과 치료, 치과 생체재료의 이해, 공중구강보건과 구강질환의 예방과 교육, 한국치과의료의 이해) 나. 한국어	병력청취, 신체질환, 환자와의 의사소통, 진료태도, 기본 기술적 수기(basic technical skill)
한의사	가. 한의학의 기초(인체의 구조, 기능 및 대사, 질병의 발생과 변화, 진찰, 검사 및 변증, 치료기법 및 재료, 한국한의학의 이해) 나. 한국어	병력청취, 신체질환, 환자와의 의사소통, 진료태도, 학약재관리, 기본 기술적 수기(basic technical skill)

2. 시험방법 등
   가. 예비시험의 시험방법은 1차 시험은 필기시험, 2차 시험은 실기시험으로 하되, 2차 시험은 1차 시험 합격자에 대하여만 실시한다. 이 경우 1차 시험에 합격한 자에 대하여는 다음 회의 시험에서만 1차 시험을 면제한다.
   나. 1차 시험 중 한국어 과목의 시험은 국가시험등관리기관의 장이 지정하는 한국어능력평가 전문기관(이하 "한국어시험기관"이라 한다)이 시행한다. 다만, 국내에서 한국어로 수업하는 「초 · 중등교육법」에 따른 중학교와 고등학교 과정을 모두 마친 자는 한국어 과목의 시험을 면제한다.
   다. 예비시험에 응시하는 자는 한국어시험기관이 발행한 한국어 과목 인증서를 제출하여야 하고, 한국어 과목의 면제 대상이 되는 자는 출신 학교의 장이 발행한 졸업증명서를 제출하여야 한다.
3. 합격자 결정방법
   가. 예비시험의 1차 시험 합격자는 한국어 과목에서 국가시험등관리기관의 장이 정하는 기준 이상의 성적을 취득하거나 한국어 과목 시험을 면제받은 자로서 한국어 과목을 제외한 과목 총점의 60퍼센트 이상을 득점한 자로 한다.
   나. 예비시험의 2차 시험 합격자는 국가시험등관리기관의 장이 정하는 실기시험 합격 기준에 따라 적격 판정을 받은 자로 한다.

시행규칙 [별표 2의2] <개정 2017.3.7.>

환자의 동의를 받을 수 없는 경우 기록 열람·사본 발급 요청 시 구비서류
(제13조의3제3항 관련)

구분	구비서류
환자가 사망한 경우	1. 기록 열람이나 사본 발급을 요청하는 자의 신분증 사본 2. 가족관계증명서, 주민등록표 등본 등 친족관계를 확인할 수 있는 서류 3. 가족관계증명서, 제적등본, 사망진단서 등 사망사실을 확인할 수 있는 서류
환자가 의식불명 또는 의식불명은 아니지만 중증의 질환·부상으로 자필서명을 할 수 없는 경우	1. 기록 열람이나 사본 발급을 요청하는 자의 신분증 사본 2. 가족관계증명서, 주민등록표 등본 등 친족관계를 확인할 수 있는 서류 3. 환자가 의식불명 또는 중증의 질환·부상으로 자필서명을 할 수 없음을 확인할 수 있는 진단서
환자가 행방불명인 경우	1. 기록 열람이나 사본 발급을 요청하는 자의 신분증 사본 2. 가족관계증명서, 주민등록표 등본 등 친족관계를 확인할 수 있는 서류 3. 주민등록표 등본, 법원의 실종선고 결정문 사본 등 행방불명 사실을 확인할 수 있는 서류
환자가 의사무능력자인 경우	1. 기록 열람이나 사본 발급을 요청하는 자의 신분증 사본 2. 가족관계증명서, 주민등록표 등본 등 친족관계를 확인할 수 있는 서류 3. 법원의 금치산 선고 결정문 사본 또는 의사무능력자임을 증명하는 정신과 전문의의 진단서

비고: 위 표의 규정에 불구하고 환자의 형제·자매가 요청하는 경우에는 환자의 배우자 및 직계 존속·비속, 배우자의 직계 존속이 모두 없음을 증명하는 자료를 함께 제출하여야 한다.

시행규칙 [별표 2의3] <개정 2015.1.2.>

허용되는 경제적 이익등의 범위(제16조의2 관련)

허용 행위	허용 범위
1. 견본품 제공	ㅇ 최소 포장단위로 "견본품" 또는 "sample"이라는 문자를 표기하여 의료기관에 해당 의약품 및 의료기기의 제형 · 형태 등을 확인하는데 필요한 최소 수량의 견본품을 제공하는 경우. 이 경우 제공받은 견본품은 환자에게 판매할 수 없다.
2. 학술 대회 지원	ㅇ 다음 각 호의 어느 하나에 해당하는 자가 주최하는 의학 · 약학, 의료기기 관련 학술연구 목적의 학술대회(학술대회 중에 개최되는 제품설명회를 포함한다)에 참가하는 발표자 · 좌장 · 토론자가 학술대회 주최자로부터 교통비 · 식비 · 숙박비 · 등록비 용도의 실비로 지원받는 비용. 1. 의학 · 약학, 의료기기 관련 학술연구를 목적으로 설립된 비영리법인 2. 「의료법」 제28조제1항에 따른 의사회 · 치과의사회 · 한의사회, 같은 법 제52조제1항에 따른 의료기관단체 또는 「약사법」 제11조 및 제12조에 따른 대한약사회 · 대한한약사회(이하 "보건의료단체"라 한다) 3. 「고등교육법」 제2조제1호에 따른 대학 또는 「산업교육진흥 및 산학협력촉진에 관한 법률」 제25조제1항에 따른 산학협력단 4. 보건의료단체 또는 사업자(의약품의 품목허가를 받은 자, 의약품의 품목신고를 한 자, 의약품 수입자, 의료기기 제조업자 및 수입업자를 말한다. 이하 이 표에서 같다)들로 구성된 단체가 승인 또는 인정한 학회(해외 학회를 포함한다), 학술기관 · 학술단체 또는 연구기관 · 연구단체
3. 임상 시험 지원	ㅇ 「약사법」 제34조제1항, 같은 조 제7항, 「의료기기법」 제10조제1항 및 같은 조 제7항에 따라 식품의약품안전청장의 임상시험계획 승인을 받은 임상시험(「약사법 시행규칙」 제31조제3항 및 「의료기기법 시행규칙」 제12조제3항에 해당하는 경우에는 임상시험심사위원회의 임상시험계획 승인을 받은 임상시험을 말한다)을 실시하는데 필요한 수량의 임상시험용 의약품 및 의료기기와 적절한 연구비. 이 경우 해당 요양기관에 설치된 관련 위원회의 사전 승인을 받은 비임상시험(非臨床試驗: 동물실험 또는 실험실 실험 등을 말한다)을 포함한다.
4. 제품 설명회	1. 다음 각 목의 어느 하나의 방식으로 주최하는 제품설명회에서 참석자에게 제공하는 실제 비용의 교통비, 5만원 이하의 기념품, 숙박, 식음료(세금 및 봉사료를 제외한 금액으로 1회당 10만원 이하인 경우로 한정한다) 가. 사업자가 국내에서 복수의 의료기관을 대상으로 해당 의료기관에 소속한 의사 · 치과의사 · 한의사에게 사업자의 의약품에 대한 정보제공을 목적으로 주최하는 제품설명회 나. 사업자가 국내에서 복수의 의료기관을 대상으로 주최하는 다음 어느 하나의 행사 1) 해당 의료기관에 소속한 「보건의료기본법」 제3조제3호에 따른 보건의료인(이하 이 표에서 "보건의료인"이라 한다)에게 사업자의 의료기기에 대한 정보제공을 목적으로 주최하는 제품설명회 2) 해당 의료기관에 소속한 보건의료인 및 시술 · 진단관련 종사자에게 사업자의 의료기기와 관련한 시술 및 진단기술의 습득 · 향상을 위하여 실시하는 교육 · 훈련 다. 의료기기 수입업자가 의료기관에 소속한 보건의료인을 대상으로 국내에 수입되지 않은 수입업자의 의료기기와 관련한 기술 습득 및 기술 향상을 위하여 실시하는 국외 교육과 국외 훈련(해당 의료기기에 대한 식품의약품안전청장의 변경허가 또는 사용방법의 변경 등의 경우가 아니면 반복된 교육 · 훈련은 제외한다) 라. 의료기기 제조업자가 외국에서 복수의 외국 의료기관에 소속된 보건의료인을 대상으로 자사 의료기기에 대한 정보제공을 목적으로 주최하는 제품설명회와 시술 및 진단기술의 습득 · 향상을 위하여 실시하는 교육 · 훈련. 다만, 강연자로 참석하는 경우만 해당한다. 2. 다음 각 목의 어느 하나의 방식으로 주최하는 제품설명회로서, 참석자에게 제공하는 식음료(세금 및 봉사료를 제외한 금액으로 1일 10만원 이하로 한정하며, 월 4회 이내만 허용한다) 및 사업자의 회사명 또는 제품명을 기입한 1만원 이하의 판촉물

	가. 사업자가 개별 의료기관을 방문하여 해당 의료기관에 소속한 의사·치과의사·한의사에게 사업자의 의약품에 대한 정보를 제공할 목적으로 주최하는 제품설명회 나. 사업자가 개별 의료기관을 방문하여 해당 의료기관에 소속한 보건의료인 및 시술·진단관련 종사자에게 사업자의 의료기기와 관련한 시술 및 진단기술의 습득·향상을 위하여 실시하는 교육·훈련 ※ 제품설명회는 의약품 및 의료기기에 대한 정보제공을 목적으로 개최하는 것만을 말하며, 보건의료인의 모임 등에 필요한 식음료를 지원하기 위하여 개최하는 것은 포함하지 않는다.
5. 대금결제 조건에 따른 비용 할인	o 의약품 및 의료기기 거래금액을 결제하는 경우로서 다음 각 호의 어느 하나에 해당하는 경우 1. 거래가 있은 날로부터 3개월 이내에 결제하는 경우: 거래금액의 0.6퍼센트 이하의 비용할인 2. 거래가 있은 날로부터 2개월 이내에 결제하는 경우: 거래금액의 1.2퍼센트 이하의 비용할인 3. 거래가 있은 날로부터 1개월 이내에 결제하는 경우(계속적 거래에서 1개월을 단위로 의약품 거래금액을 결제하는 경우에는 그 기간의 중간인 날로부터 1개월 이내에 결제하는 것을 포함한다): 거래금액의 1.8퍼센트 이하의 비용할인 ※ "거래가 있은 날"이란 의약품이 요양기관에 도착한 날을 말한다. ※ 거래금액의 일부를 결제하는 경우에는 전체 거래금액에 대한 그 일부의 비율에 따라 비용할인을 한다.
6. 시판 후 조사	o 「약사법」 제32조, 같은 법 제42조제4항 및 「의료기기법」 제8조에 따른 재심사 대상 의약품이나 의료기기의 시판 후 조사에 참여하는 의사, 치과의사, 한의사에게 제공하는 증례보고서에 대한 건당 5만원 이하(희귀질환, 장기적인 추적조사 등 추가 작업량이 필요한 경우에는 30만원 이하를 말한다)의 사례비. 이 경우 사례비를 줄 수 있는 증례보고서의 개수는 「의약품 등의 안전에 관한 규칙」 제22조·제23조 또는 「의료기기법 시행규칙」 제10조에 따라 제출하여야 하는 증례보고서의 최소 개수로 하되, 연구목적, 해외허가 또는 해외등록 등을 위하여 특정품목에 대한 사례보고서가 필요한 경우에는 식품의약품안전처장이 정하여 고시하는 바에 따라 그 수를 추가할 수 있다.
7. 기타	1. 금융회사가 신용카드 또는 직불카드(이하 "신용카드"라 한다) 사용을 유도하기 위하여 지급하는 의약품 및 의료기기 결제금액의 1퍼센트 이하의 적립점수(항공마일리지 및 이용적립금을 포함하되, 의약품 및 의료기기 대금결제 전용이 아닌 신용카드 또는 의약품 및 의료기기 대금결제를 주목적으로 하지 아니하는 신용카드를 사용하여 그 신용카드의 기본 적립률에 따라 적립한 적립점수는 제외한다). 2. 구매 전 의료기기의 성능을 확인하는 데 필요한 최소기한의 사용. 다만, 그 기한은 1개월을 넘을 수 없다.

시행규칙 [별표 3] <개정 2015.5.29.>

의료기관의 종류별 시설기준(제34조 관련)

시설	종합병원 병원 요양병원	치과병원	한방병원	의원	치과 의원	한의원	조산원
1. 입원실	입원환자 100명 이상(병원 · 요양병원의 경우는 30명 이상)을 수용할 수 있는 입원실		입원환자 30명 이상을 수용할 수 있는 입원실	입원실을 두는 경우 입원환자 29명 이하를 수용할 수 있는 입원실	의원과 같음	의원과 같음	1 (분만실 겸용)
2. 중환자실	1 (병상이 300개 이상인 종합병원만 해당한다)						
3. 수술실	1 (외과계 진료과목이 있는 종합병원이나 병원인 경우에만 갖춘다)	1 (외과계 진료과목이 있는 경우에만 갖춘다)	1 (외과계 진료과목이 있는 경우에만 갖춘다)	1 (외과계 진료과목이 있고, 전신 마취 하에 수술을 하는 경우에만 갖춘다)	1 (외과계 진료과목이 있고, 전신 마취 하에 수술을 하는 경우에만 갖춘다)		
4. 응급실	1 (병원 · 요양병원의 경우는 「응급의료에 관한 법률」에 따라 지정받은 경우에만 갖춘다)						
5. 임상 검사실	1 (요양병원의 경우 관련 치과 진료과목이 있는 경우에만 갖춘다)	1	1 (관련 의과 또는 치과 진료 과목이 있는 경우에만 갖춘다)				
6. 방사선 장치	1 (요양병원의 경우 관련 치과 진료과목이 있는 경우에만 갖춘다)	1	1 (관련 의과 또는 치과 진료 과목이 있는 경우에만 갖춘다)				

7. 회복실	1 (수술실이 설치되어 있는 경우에만 갖춘다)	1 (수술실이 설치되어 있는 경우에만 갖춘다)	1 (수술실이 설치되어 있는 경우에만 갖춘다)	1 (수술실이 설치되어 있는 경우에만 갖춘다)	1 (수술실이 설치되어 있는 경우에만 갖춘다)		
8. 물리 치료실	1 (종합병원에만 갖춘다)						
9. 한방 요법실	1 (관련 한의과 진료과목이 있는 경우에만 갖춘다)	1 (관련 한의과 진료과목이 있는 경우에만 갖춘다)	1				
10. 병리 해부실	1 (종합병원에만 갖춘다)						
11. 조제실	1 (조제실을 두는 경우에만 갖춘다)	1 (조제실을 두는 경우에만 갖춘다)	1 (조제실을 두는 경우에만 갖춘다)	1 (조제실을 두는 경우에만 갖춘다)	1 (조제실을 두는 경우에만 갖춘다)	1 (조제실을 두는 경우에만 갖춘다)	1 (조제실을 두는 경우에만 갖춘다)
11의2. 탕전실	1 (관련 한의과 진료과목을 두고 탕전을 하는 경우에만 갖춘다)	1 (관련 한의과 진료과목을 두고 탕전을 하는 경우에만 갖춘다)	1 (탕전을 하는 경우에만 갖춘다)			1 (탕전을 하는 경우에만 갖춘다)	
12. 의무 기록실	1	1	1				
13. 소독시설	1	1	1	1 (외래환자를 진료하지 아니하는 의원은 제외한다)	1	1	1
14. 급식시설	1 (외부 용역업체에 급식을 맡기는 경우에는 적용되지 아니한다)	1 (외부 용역업체에 급식을 맡기는 경우에는	1 (외부 용역업체에 급식을 맡기는 경우에는				

		적용되지 아니한다)	적용되지 아니한다)				
15. 세탁물 처리 시설	1 (세탁물 전량을 위탁처리하는 경우에는 갖추지 아니하여도 된다)	1 (세탁물 전량을 위탁처리하는 경우에는 갖추지 아니하여도 된다)	1 (세탁물 전량을 위탁처리하는 경우에는 갖추지 아니하여도 된다)				
16. 시체실	1 (종합병원만 갖춘다)						
17. 적출물 처리 시설	1 (적출물 전량을 위탁처리하는 경우에는 해당하지 아니한다)	1 (적출물전량을 위탁처리하는 경우에는 해당하지 아니한다)	1 (적출물전량을 위탁처리하는 경우에는 해당하지 아니한다)				
18. 자가 발전 시설	1	1	1				
19. 구급 자동차	1 (요양병원은 제외한다)						
20. 그 밖의 시설	가. 탕전실, 의무기록실, 급식시설, 세탁처리시설 및 적출물소각시설은 의료기관이 공동으로 사용할 수 있다. 나. 요양병원은 거동이 불편한 환자가 장기간 입원하는 데에 불편함이 없도록 식당, 휴게실, 욕실, 화장실, 복도 및 계단과 엘리베이터(계단과 엘리베이터는 2층 이상인 건물만 해당하고, 층간 경사로를 갖춘 경우에는 엘리베이터를 갖추지 아니할 수 있다)를 갖추어야 한다. 다. 탕전실은 의료기관에서 분리하여 따로 설치할 수 있다. 라. 종합병원, 병원, 한방병원, 요양병원은 해당 병원에서 사망하는 사람 등의 장사 관련 편의를 위하여 「장사 등에 관한 법률」 제29조에 따른 장례식장을 설치할 수 있다.						

시행규칙 [별표 4] <개정 2017.2.3.>

의료기관의 시설규격(제34조 관련)

1. 입원실

가. 입원실은 3층 이상 또는 「건축법」 제2조제1항제5호에 따른 지하층에는 설치할 수 없다. 다만, 「건축법 시행령」 제56조에 따른 내화구조(耐火構造)인 경우에는 3층 이상에 설치할 수 있다.

나. 입원실의 면적(벽·기둥 및 화장실의 면적을 제외한다)은 환자 1명을 수용하는 곳인 경우에는 10제곱미터 이상이어야 하고(면적의 측정 방법은 「건축법 시행령」 제119조의 산정 방법에 따른다. 이하 같다) 환자 2명 이상을 수용하는 곳인 경우에는 환자 1명에 대하여 6.3제곱미터 이상으로 하여야 한다.

다. 삭제 〈2017.2.3.〉

라. 입원실에 설치하는 병상 수는 최대 4병상(요양병원의 경우에는 6병상)으로 한다. 이 경우 각 병상 간 이격거리는 최소 1.5미터 이상으로 한다.

마. 입원실에는 손씻기 시설 및 환기시설을 설치하여야 한다.

바. 병상이 300개 이상인 종합병원에는 보건복지부장관이 정하는 기준에 따라 전실(前室) 및 음압시설(陰壓施設) 등을 갖춘 1인 병실(이하 "음압격리병실"이라 한다)을 1개 이상 설치하되, 300병상을 기준으로 100병상 초과할 때 마다 1개의 음압격리병실을 추가로 설치하여야 한다. 다만, 제2호카목에 따라 중환자실에 음압격리병실을 설치한 경우에는 입원실에 설치한 것으로 본다.

사. 병상이 300개 이상인 요양병원에는 보건복지부장관이 정하는 기준에 따라 화장실 및 세면시설을 갖춘 격리병실을 1개 이상 설치하여야 한다.

아. 산모가 있는 입원실에는 입원 중인 산모가 신생아에게 모유를 먹일 수 있도록 산모와 신생아가 함께 있을 수 있는 시설을 설치하도록 노력하여야 한다.

자. 감염병환자등의 입원실은 다른 사람이나 외부에 대하여 감염예방을 위한 차단 등 필요한 조치를 하여야 한다.

2. 중환자실

가. 병상이 300개 이상인 종합병원은 입원실 병상 수의 100분의 5 이상을 중환자실 병상으로 만들어야 한다.

나. 중환자실은 출입을 통제할 수 있는 별도의 단위로 독립되어야 하며, 무정전(無停電) 시스템을 갖추어야 한다.

다. 중환자실의 의사당직실은 중환자실 내 또는 중환자실과 가까운 곳에 있어야 한다.

라. 병상 1개당 면적은 15제곱미터 이상으로 하되, 신생아만을 전담하는 중환자실(이하 "신생아중환자실"이라 한다)의 병상 1개당 면적은 5제곱미터 이상으로 한다. 이 경우 "병상 1개당 면적"은 중환자실 내 간호사실, 당직실, 청소실, 기기창고, 청결실, 오물실, 린넨보관실을 제외한 환자 점유 공간[중환자실 내에 있는 간호사 스테이션(station)과 복도는 병상 면적에 포함한다]을 병상 수로 나눈 면적을 말한다.

마. 병상마다 중앙공급식 의료가스시설, 심전도모니터, 맥박산소계측기, 지속적수액주입기를 갖추고, 병상 수의 10퍼센트 이상 개수의 침습적 동맥혈압모니터, 병상 수의 30퍼센트 이상 개수의 인공호흡기, 병상 수의 70퍼센트 이상 개수의 보육기(신생아중환자실에만 해당한다)를 갖추어야 한다.

바. 중환자실 1개 단위(Unit)당 후두경, 앰부백(마스크 포함), 심전도기록기, 제세동기를 갖추어야 한다. 다만, 신생아중환자실의 경우에는 제세동기 대신 광선기와 집중치료기를 갖추어야 한다.

사. 중환자실에는 전담의사를 둘 수 있다. 다만, 신생아중환자실에는 전담전문의를 두어야 한다.

아. 전담간호사를 두되, 간호사 1명당 연평균 1일 입원환자수는 1.2명(신생아 중환자실의 경우에는 1.5명)을 초과하여서는 아니 된다.

자. 중환자실에 설치하는 병상은 벽으로부터 최소 1.2미터 이상, 다른 병상으로부터 최소 2미터 이상 이격하여 설치하여야 한다.

차. 중환자실에는 병상 3개당 1개 이상의 손씻기 시설을 설치하여야 한다.

카. 중환자실에는 보건복지부장관이 정하는 기준에 따라 병상 10개당 1개 이상의 격리병실 또는 음압격리병실을 설치하여야 한다. 이 경우 음압격리병실은 최소 1개 이상 설치하여야 한다.

3. 수술실
   가. 수술실은 수술실 상호 간에 격벽으로 구획되어야 하고, 각 수술실에는 하나의 수술대만 두어야 하며, 환자의 감염을 방지하기 위하여 먼지와 세균 등이 제거된 청정한 공기를 공급할 수 있는 공기정화설비를 갖추고, 내부 벽면은 불침투질로 하여야 하며, 적당한 난방, 조명, 멸균수세(滅菌水洗), 수술용 피복, 봉대재료, 기계기구, 의료가스, 소독 및 배수 등 필요한 시설을 갖추어야 하고, 바닥은 접지가 되도록 하여야 하며, 콘센트의 높이는 1미터 이상을 유지하게 하고, 호흡장치의 안전관리시설을 갖추어야 한다.
   나. 수술실에는 기도 내 삽관유지장치, 인공호흡기, 마취환자의 호흡감시장치, 심전도 모니터 장치를 갖추어야 한다.
   다. 수술실 내 또는 수술실에 인접한 장소에 상용전원이 정전된 경우 나목에 따른 장치를 작동할 수 있는 축전지 또는 발전기 등의 예비전원설비를 갖추어야 한다. 다만, 나목에 따른 장치에 축전지가 내장되어 있는 경우에는 예비전원설비를 갖춘 것으로 본다.
4. 응급실
   외부로부터 교통이 편리한 곳에 위치하고 산실(産室)이나 수술실로부터 격리되어야 하며, 구급용 시설을 갖추어야 한다.
5. 임상검사실
   임상검사실은 자체적으로 검사에 필요한 시설·장비를 갖추어야 한다.
6. 방사선 장치
   가. 방사선 촬영투시 및 치료를 하는 데에 지장이 없는 면적이어야 하며, 방사선 위해(危害) 방호시설(防護施設)을 갖추어야 한다.
   나. 방사선 사진필름을 현상·건조하는 데에 지장이 없는 면적과 이에 필요한 시설을 갖춘 건조실을 갖추어야 한다.
   다. 방사선 사진필름을 판독하는 데에 지장이 없는 면적과 이에 필요한 설비가 있는 판독실을 갖추어야 한다.
7. 회복실
   수술 후 환자의 회복과 사후 처리를 하는 데에 지장이 없는 면적이어야 하며, 이에 필요한 시설을 갖추어야 한다.
8. 물리치료실
   물리요법을 시술하는 데에 지장이 없는 면적과 기능회복, 재활훈련, 환자의 안전관리 등에 필요한 시설을 갖추어야 한다.
9. 한방요법실
   경락자극요법시설 등 한방요법시설과 특수생약을 증기, 탕요법에 의하여 치료하는 시설을 갖추어야 한다.
10. 병리해부실
   병리·병원에 관한 세포학검사·생검 및 해부를 할 수 있는 시설과 기구를 갖추어 두어야 한다.
11. 조제실
   약품의 소분(小分)·혼합조제 및 생약의 보관, 혼합약제에 필요한 조제대 등 필요한 시설을 갖추어야 한다.

11의2. 탕전실
   가. 탕전실에는 조제실, 한약재 보관시설, 작업실, 그 밖에 탕전에 필요한 시설을 갖추어야 한다. 다만, 의료기관 내에 조제실 및 한약재 보관시설을 구비하고 있는 경우에는 이를 충족한 것으로 본다.
   나. 조제실에는 개봉된 한약재를 보관할 수 있는 한약장 또는 기계·장치와 한약을 조제할 수 있는 시설을 두어야 한다.
   다. 한약재 보관시설에는 쥐·해충·먼지 등을 막을 수 있는 시설과 한약재의 변질을 예방할 수 있는 시설을 갖추어야 한다.
   라. 작업실에는 수돗물이나 「먹는물관리법」 제5조에 따른 먹는 물의 수질기준에 적합한 지하수 등을 공급할 수 있는 시설, 한약의 탕전 등에 필요한 안전하고 위생적인 장비 및 기구, 환기 및 배수에 필요한 시설, 탈의실 및 세척시설 등을 갖추어야 한다.
   마. 작업실의 시설 및 기구는 항상 청결을 유지하여야 하며 종사자는 위생복을 착용하여야 한다.
   바. 의료기관에서 분리하여 따로 설치한 탕전실에는 한의사 또는 한약사를 배치하여야 한다.
   사. 의료기관에서 분리하여 따로 설치한 탕전실에서 한약을 조제하는 경우 조제를 의뢰한 한의사의 처방전, 조제

작업일지, 한약재의 입출고 내역, 조제한 한약의 배송일지 등 관련 서류를 작성·보관하여야 한다.

12. 의무기록실

의무기록(외래·입원·응급 환자 등의 기록)을 보존기간에 따라 비치하여 기록·관리 및 보관할 수 있는 서가 등 필요한 시설을 설치하여야 한다.

13. 소독시설

증기·가스장치 및 소독약품 등의 자재와 소독용 기계기구를 갖추어 두고, 위생재료·붕대 등을 집중 공급하는 데에 적합한 시설을 갖추어야 한다.

14. 급식시설

가. 조리실은 식품의 운반과 배식이 편리한 곳에 위치하고, 조리, 보관, 식기 세정, 소독 등 식품을 위생적으로 처리할 수 있는 설비와 공간을 갖추어야 한다.

나. 식품저장실은 환기와 통풍이 잘 되는 곳에 두되, 식품과 식품재료를 위생적으로 보관할 수 있는 시설을 갖추어야 한다.

다. 급식 관련 종사자가 이용하기 편리한 준비실·탈의실 및 옷장을 갖추어야 한다.

15. 세탁물 처리시설

「의료기관세탁물관리규칙」에서 정하는 적합한 시설과 규모를 갖추어야 한다.

16. 시체실

시체의 부패 방지를 위한 냉장시설과 소독시설을 갖추어야 한다.

17. 적출물 처리시설

「폐기물관리법 시행규칙」 제14조에 따른 시설과 규모를 갖추어야 한다.

18. 자가발전시설

공공전기시설을 사용하지 아니하더라도 해당 의료기관의 필요한 곳에 전기를 공급할 수 있는 자가발전시설을 갖추어야 한다.

19. 구급자동차

보건복지부장관이 정하는 산소통·산소호흡기와 그 밖에 필요한 장비를 갖추고 환자를 실어 나를 수 있어야 한다.

20. 그 밖의 시설

가. 장례식장의 바닥면적은 해당 의료기관의 연면적의 5분의 1을 초과하지 못한다.

나. 요양병원의 식당 등 모든 시설에는 휠체어가 이동할 수 있는 공간이 확보되어야 하며, 복도에는 병상이 이동할 수 있는 공간이 확보되어야 한다.

다. 별표 3 제20호나목에 따라 엘리베이터를 설치하여야 하는 경우에는 「승강기시설 안전관리법 시행규칙」 별표 1에 따른 침대용 엘리베이터를 설치하여야 하며, 층간 경사로를 설치하는 경우에는 「장애인·노인·임산부 등의 편의증진에 관한 법률 시행규칙」 별표 1에 따른 경사로 규격에 맞아야 한다.

라. 요양병원의 복도 등 모든 시설의 바닥은 문턱이나 높이차이가 없어야 하고, 불가피하게 문턱이나 높이차이가 있는 경우 환자가 이동하기 쉽도록 경사로를 설치하여야 하며, 복도, 계단, 화장실 대·소변기, 욕실에는 안전을 위한 손잡이를 설치하여야 한다. 다만, 「장애인·노인·임산부 등의 편의증진에 관한 법률」 제9조에 따라 요양병원에 출입구·문, 복도, 계단을 설치하는 경우에 그 시설은 같은 법에 따른 기준에도 맞아야 한다.

마. 요양병원의 입원실, 화장실, 욕실에는 환자가 의료인을 신속하게 호출할 수 있도록 병상, 변기, 욕조 주변에 비상연락장치를 설치하여야 한다.

바. 요양병원의 욕실

1) 병상이 이동할 수 있는 공간 및 보조인력이 들어가 목욕을 시킬 수 있는 공간을 확보하여야 한다.

2) 적정한 온도의 온수가 지속적으로 공급되어야 하고, 욕조를 설치할 경우 욕조에 환자의 전신이 잠기지 않는 깊이로 하여야 한다.

사. 요양병원의 외부로 통하는 출입구에 잠금장치를 갖추되, 화재 등 비상시에 자동으로 열릴 수 있도록 하여야 한다.

시행규칙 [별표 4의2] <개정 2015.12.23.>

요양병원 개설자가 환자의 움직임을 제한하거나 신체를 묶는 경우에 준수해야 할 사항
(제36조제5항 관련)

1. "신체보호대"란 전신 혹은 신체 일부분의 움직임을 제한할 때 사용되는 물리적 장치 및 기구를 말한다.
2. 신체보호대는 입원 환자가 생명유지 장치를 스스로 제거하는 등 환자 안전에 위해가 발생할 수 있어 그 환자의 움직임을 제한하거나 신체를 묶을 필요가 있는 경우에 제3호에서 정하는 바에 따라 최소한의 시간만 사용한다.
3. 신체보호대 사용 사유 및 절차는 다음 각 목과 같다.
 가. 주된 증상, 과거력(過去歷), 투약력(投藥歷), 신체 및 인지 기능, 심리 상태, 환경적 요인 등 환자의 상태를 충분히 파악한 후 신체보호대를 대신할 다른 방법이 없는 경우에 한하여 신체보호대를 사용한다.
 나. 의사는 신체보호대 사용 사유·방법·신체 부위, 종류 등을 적어 환자에 대한 신체보호대 사용을 처방하여야 한다.
 다. 의료인은 의사의 처방에 따라 환자에게 신체보호대 사용에 대하여 충분히 설명하고 그 동의를 얻어야 한다. 다만, 환자가 의식이 없는 등 환자의 동의를 얻을 수 없는 경우에는 환자 보호자의 동의를 얻을 수 있다.
 라. 다목에 따른 동의는 신체보호대 사용 사유·방법·신체 부위 및 종류, 처방한 의사와 설명한 의료인의 이름 및 처방·설명 날짜를 적은 문서로 얻어야 한다. 이 경우 다목 단서에 따라 환자의 보호자가 대신 동의한 경우에는 그 사유를 함께 적어야 한다.
4. 신체보호대를 사용하는 경우에는 다음 각 목을 준수하여야 한다.
 가. 신체보호대는 응급상황에서 쉽게 풀 수 있거나 즉시 자를 수 있는 방법으로 사용한다.
 나. 신체보호대를 사용하고 있는 환자의 상태를 주기적으로 관찰·기록하여 부작용 발생을 예방하며 환자의 기본 욕구를 확인하고 충족시켜야 한다.
 다. 의료인은 신체보호대의 제거 또는 사용 신체 부위를 줄이기 위하여 환자의 상태를 주기적으로 평가하여야 한다.
5. 의사는 다음 각 목의 어느 하나에 해당하는 사유가 발생한 경우에는 신체보호대 사용을 중단한다.
 가. 신체보호대의 사용 사유가 해소된 경우
 나. 신체보호대를 대신하여 사용할 수 있는 다른 효과적인 방법이 있는 경우
 다. 신체보호대의 사용으로 인하여 환자에게 부작용이 발생한 경우
6. 요양병원 개설자는 신체보호대 사용을 줄이기 위하여 연 1회 이상 의료인을 포함한 요양병원 종사자에게 신체보호대 사용에 관한 교육을 하여야 한다. 이 경우 신체보호대의 정의·사용 방법·준수 사항, 신체보호대를 사용할 경우 발생할 수 있는 부작용, 신체보호대 외의 대체수단 및 환자의 권리 등을 포함하여 교육하여야 한다.

시행규칙 [별표 5] <개정 2015.5.29.>

의료기관에 두는 의료인의 정원(제38조 관련)

구분	종합병원	병원	치과병원	한방병원	요양병원	의원	치과의원	한의원
의사	연평균 1일 입원환자를 20명으로 나눈 수(이 경우 소수점은 올림). 외래환자 3명은 입원환자 1명으로 환산함	종합병원과 같음	추가하는 진료과목당 1명(법 제43조 제2항에 따라 의과 진료과목을 설치하는 경우)	추가하는 진료과목당 1명(법 제43조 제2항에 따라 의과 진료과목을 설치하는 경우)	연평균 1일 입원환자 80명까지는 2명으로 하되, 80명을 초과하는 입원환자는 매 40명마다 1명을 기준으로 함(한의사를 포함하여 환산함). 외래환자 3명은 입원환자 1명으로 환산함	종합병원과 같음		
치과의사	의사의 경우와 같음	추가하는 진료과목당 1명(법 제43조제3항에 따라 치과 진료과목을 설치하는 경우)	종합병원과 같음	추가하는 진료과목당 1명(법 제43조제3항에 따라 치과 진료과목을 설치하는 경우)	추가하는 진료과목당 1명(법 제43조제3항에 따라 치과 진료과목을 설치하는 경우)		종합병원과 같음	
한의사	추가하는 진료과목당 1명(법 제43조제1항에 따라 한의과 진료과목을 설치하는 경우)	추가하는 진료과목당 1명(법 제43조제1항에 따라 한의과 진료과목을 설치하는 경우)	추가하는 진료과목당 1명(법 제43조제1항에 따라 한의과 진료과목을 설치하는 경우)	연평균 1일 입원환자를 20명으로 나눈 수(이 경우 소수점은 올림). 외래환자 3명은 입원환자 1명으로 환산함	연평균 1일 입원환자 40명마다 1명을 기준으로 함(의사를 포함하여 환산함). 외래환자 3명은 입원환자 1명으로 환산함			한방병원과 같음
조산사	산부인과에 배정된 간호사 정원의 3분의 1 이상	종합병원과 같음(산부인과가 있는 경우에만 둠)		종합병원과 같음(법 제43조제2항에 따라 산부인과를 설치하는 경우)		병원과 같음		
간호사(치과의료기관의 경우에는 치과위생사 또는 간호사)	연평균 1일 입원환자를 2.5명으로 나눈 수(이 경우 소수점은 올림). 외래환자 12명은 입원환자 1명으로 환산함	종합병원과 같음	종합병원과 같음	연평균 1일 입원환자를 5명으로 나눈 수(이 경우 소수점은 올림). 외래환자 12명은 입원환자 1명으로 환산함	연평균 1일 입원환자 6명마다 1명을 기준으로 함(다만, 간호조무사는 간호사 정원의 3분의 2 범위 내에서 둘 수 있음). 외래환자 12명은 입원환자 1명으로 환산함	종합병원과 같음	종합병원과 같음	한방병원과 같음

시행규칙 [별표 5의2] <신설 2010.1.29>

의료기관에 두는 약사 및 한약사의 정원(제38조 관련)

의료기관 종류		약사 정원
상급종합병원		연평균 1일 입원환자를 30명으로 나눈 수와 외래환자 원내조제 처방전을 75매로 나눈 수를 합한 수 이상의 약사
종합병원	500병상 이상	연평균 1일 입원환자를 50명으로 나눈 수와 외래환자 원내조제 처방전을 75매로 나눈 수를 합한 수 이상의 약사
	300병상 이상 500병상 미만	연평균 1일 입원환자를 80명으로 나눈 수와 외래환자 원내조제 처방전을 75매로 나눈 수를 합한 수 이상의 약사
	300병상 미만	1인 이상의 약사
병 원		1인 이상의 약사. 다만, 100병상 이하의 경우에는 주당 16시간 이상의 시간제 근무 약사를 둘 수 있다.
치과병원(30병상 이상에 한정한다)		1인 이상의 약사. 다만, 100병상 이하의 경우에는 주당 16시간 이상의 시간제 근무 약사를 둘 수 있다.
한방병원		1인 이상의 한약사. 다만, 100병상 이하의 경우에는 주당 16시간 이상의 시간제 근무 한약사를 둘 수 있다.
요양병원		1인 이상의 약사 또는 한약사. 다만, 200병상 이하의 경우에는 주당 16시간 이상의 시간제 근무 약사 또는 한약사를 둘 수 있다.

비고: 약사 수의 산정 시 그 수가 1 미만인 경우에는 1로 하고, 1 이상인 경우 소수점은 반올림한다.

시행규칙 [별표 6]

의료기관의 급식관리 기준(제39조 관련)

1. 환자의 영양관리에 관한 사항을 심의하기 위하여 병원장이나 부원장을 위원장으로 하는 영양관리위원회를 둔다.
2. 환자의 식사는 일반식과 치료식으로 구분하여 제공한다.
3. 환자급식을 위한 식단은 영양사가 작성하고 환자의 필요 영양량을 충족시킬 수 있어야 한다.
4. 환자음식은 뚜껑이 있는 식기나 밀폐된 배식차에 넣어 적당한 온도를 유지한 상태에서 공급하여야 한다.
5. 영양사는 완성된 식사를 평가하기 위하여 매 끼 검식(檢食)을 실시하며, 이에 대한 평가 결과를 검식부(檢食簿)에 기록하여야 한다.
6. 영양사는 의사가 영양지도를 의뢰한 환자에 대하여 영양 상태를 평가하고, 영양 상담 및 지도를 하며, 그 내용을 기록하여야 한다.
7. 식기와 급식용구는 매 식사 후 깨끗이 세척·소독하여야 하며, 전염성 환자의 식기는 일반 환자의 식기와 구분하여 취급하고, 매 식사 후 완전 멸균소독하여야 한다.
8. 수인성 전염병환자가 남긴 음식은 소독 후 폐기하여야 한다.
9. 병원장은 급식 관련 종사자에 대하여 연 1회 이상 정기건강진단을 실시하여야 하며, 종사자가 전염성 질병에 감염되었을 경우에는 필요한 조치를 취하여야 한다.
10. 병원장은 급식 관련 종사자에게 위생교육을 실시하여야 한다.

시행규칙 [별표 7] 삭제 <2009.4.29.>

시행규칙 [별표 8] <개정 2017.11.28.>

추가로 진료과목을 설치한 의료기관이 표시할 수 있는 진료과목 및 진료에 필요한 시설·장비 기준(제41조제2항 관련)

1. 표시할 수 있는 진료과목

의료기관 종류	표시할 수 있는 진료과목
종합병원	한의과 진료과목을 추가로 설치하는 경우: 한방내과, 한방부인과, 한방소아과, 한방안·이비인후·피부과, 한방신경정신과, 한방재활의학과, 사상체질과 및 침구과
병원	가. 한의과 진료과목을 추가로 설치하는 경우 1) 모든 병원: 한방내과, 사상체질과 및 침구과 2) 신경과, 정신과, 신경외과 또는 재활의학과를 설치·운영하고 있는 병원: 한방신경정신과 및 한방재활의학과 3) 내과, 산부인과, 성형외과, 소아청소년과, 안과, 이비인후과 또는 피부과를 설치·운영하고 있는 병원: 한방부인과, 한방소아과 및 한방안·이비인후·피부과 나. 치과 진료과목을 추가로 설치하는 경우 1) 모든 병원 : 구강내과 2) 외과, 성형외과 또는 응급의학과를 설치·운영하고 있는 병원: 구강악안면외과, 치과보철과, 치과교정과, 치주과 및 치과보존과 3) 소아청소년과를 설치·운영하고 있는 병원: 소아치과
한방병원	가. 의과 진료과목을 추가로 설치하는 경우 1) 모든 한방병원: 내과, 가정의학과, 마취통증의학과 2) 한방내과, 한방신경정신과, 한방재활의학과 또는 침구과를 설치·운영하고 있는 한방병원: 신경과, 정신과, 신경외과, 정형외과, 비뇨의학과 및 재활의학과 3) 한방부인과, 한방소아과 또는 한방안·이비인후·피부과를 설치·운영하고 있는 한방병원: 산부인과, 소아청소년과, 안과, 이비인후과 및 피부과 4) 1)에서 3)까지의 의과과목을 1개 이상 설치·운영하고 있는 한방병원 : 영상의학과 및 진단검사의학과 나. 치과 진료과목을 추가로 설치하는 경우 1) 모든 한방병원: 구강내과 2) 한방소아과를 설치·운영하고 있는 한방병원: 소아치과
치과병원	가. 의과 진료과목을 추가로 설치하는 경우 1) 모든 치과병원: 내과, 가정의학과, 마취통증의학과 2) 구강악안면외과, 치과보철과, 치과교정과, 치주과 또는 치과보존과를 설치·운영하고 있는 치과병원: 성형외과 및 정신과 3) 구강내과 또는 소아치과를 설치·운영하고 있는 치과병원: 이비인후과, 정신과, 신경과 및 소아청소년과 나. 한의과 진료과목을 추가로 설치하는 경우 1) 모든 치과병원: 한방내과, 침구과 2) 소아치과를 설치·운영하고 있는 치 과병원: 한방소아과
요양병원	치과 진료과목을 추가로 설치하는 경우: 구강악안면외과, 치과보철과, 치주과, 치과보존과 및 구강내과

비고 : 치과 진료과목을 추가로 설치하는 의료기관은 2013년 12월 31일까지 진료과목을 "치과"로 표시한다.

2. 진료에 필요한 시설 · 장비 등
가. 종합병원 · 병원 · 치과병원에 추가로 한의과 진료과목을 설치하는 경우
1) 관련된 시설 · 장비 및 의료관계인을 확보하고 있는 경우에는 한방요법실을 갖출 수 있다.
2) 탕전을 하는 경우에는 관련된 시설 · 장비 및 의료관계인을 확보하고 탕전실을 갖추어야 한다.
나. 한방병원 · 치과병원에 추가로 의과 진료과목을 설치하는 경우
1) 외과계 진료과목을 설치하는 경우에는 관련된 시설 · 장비 및 의료관계인을 확보하고 수술실을 갖추어야 한다.
2) 관련된 시설 · 장비 및 의료관계인을 확보하고 있는 경우에는 임상검사실을 갖출 수 있다.
3) 관련된 시설 · 장비 및 의료관계인을 확보하고 있는 경우에는 방사선장치를 갖출 수 있다.
4) 수술실이 설치되어 있는 경우에는 회복실을 갖추어야 한다.
다. 요양병원에 추가로 치과 진료과목을 설치하는 경우
1) 관련된 시설 · 장비 및 의료관계인을 확보하고 있는 경우에는 임상검사실을 갖출 수 있다.
2) 관련된 시설 · 장비 및 의료관계인을 확보하고 있는 경우에는 방사선장치를 갖출 수 있다.
라. 가목부터 다목까지의 규정에 따라 추가로 진료과목을 설치한 의료기관은 진료절차, 의료인 간 업무분장, 응급환자 대응방법, 관련 시설 · 장비의 활용방안, 환자의 선택권 등이 포함된 진료지침을 비치하여야 한다.

시행규칙 [별표 8의2] <신설 2016.10.6.>

감염관리 업무를 수행하는 사람의 인력기준 및 배치기준(제46조제1항 관련)

1. 인력기준: 감염관리실에서 감염관리 업무를 수행하는 사람은 감염관리에 관한 경험 및 지식이 있는 사람으로서 의사, 간호사 또는 해당 의료기관의 장이 인정하는 사람으로 한다.
2. 배치기준: 다음 각 목의 구분에 따라 배치한다
가. 상급종합병원
1) 의사

구분	100~ 300 병상	301~ 600 병상	601~ 900 병상	901~ 1,200 병상	1,201~ 1,500 병상	1,501~ 1,800 병상	1,801~ 2,100 병상	2,101~ 2,400 병상	2,401 병상 이상
의사	1명 이상	2명 이상	3명 이상	4명 이상	5명 이상	6명 이상	7명 이상	8명 이상	9명 이상

2) 간호사 및 해당 의료기관의 장이 인정하는 사람

구분	100~ 200 병상	201~ 400 병상	401~ 600 병상	601~ 800 병상	801~ 1,000 병상	1,001~ 1,200 병상	1,201~ 1,400 병상	1,401~ 1,600 병상	1,601~ 1,800 병상	1,801~ 2,000 병상	2,001~ 2,200 병상	2,201~ 2,400 병상	2,401 병상이상
간호사	1명 이상	2명 이상	2명 이상	3명 이상	3명 이상	4명 이상	4명 이상	5명 이상	5명 이상	6명 이상	6명 이상	7명 이상	7명 이상
의료기관의 장이 인정하는 사람	1명 이상	1명 이상	2명 이상	2명 이상	3명 이상	3명 이상	4명 이상	4명 이상	5명 이상	5명 이상	6명 이상	6명 이상	7명 이상

나. 종합병원

구분	100~ 300 병상	301~ 600 병상	601~ 900 병상	901~ 1,200 병상	1,201~ 1,500 병상	1,501~ 1,800 병상	1,801~ 2,100 병상	2,101 병상 이상
의사	1명 이상	2명 이상	3명 이상	4명 이상	5명 이상	6명 이상	7명 이상	8명 이상
간호사	1명 이상	2명 이상	2명 이상	3명 이상	3명 이상	4명 이상	4명 이상	5명 이상
의료기관의 장이 인정하는 사람	1명 이상	1명 이상	2명 이상	2명 이상	3명 이상	3명 이상	4명 이상	4명 이상

다. 병원

인력	150~300 병상	301~600 병상	601~900 병상	901~1,200 병상	1,201 병상 이상
의사	1명 이상	2명 이상	3명 이상	4명 이상	5명 이상
간호사	1명 이상	1명 이상	1명 이상	1명 이상	1명 이상
의료기관의 장이 인정하는 사람	1명 이상	1명 이상	1명 이상	1명 이상	1명 이상

비 고

1. 위 표 제2호가목2)의 기준에도 불구하고 401병상 이상인 경우에는 해당 배치기준상의 최소인력을 기준으로 간호사를 1명씩 늘려 배치하면서 의료기관의 장이 인정하는 사람은 1명씩 줄여 배치할 수 있다. 다만, 의료기관의 장이 인정하는 사람이 최소 1명 이상 배치되어야 한다.
2. 위 표 제2호나목의 기준에도 불구하고 601병상 이상인 경우에는 해당 배치기준상의 최소인력을 기준으로 간호사를 1명씩 늘려 배치하면서 의료기관의 장이 인정하는 사람을 1명씩 줄여 배치할 수 있다. 다만, 의료기관의 장이 인정하는 사람은 최소 1명 이상 배치되어야 한다.

시행규칙 [별표 8의3] <개정 2016.10.6.>

감염관리실 근무 인력의 교육기준(제46조제3항 관련)

1. 교육 내용: 감염관리업무 개요 및 담당 인력의 역할, 감염관리 지침, 감시자료 수집 및 분석, 의료관련감염진단, 미생물학, 소독 및 멸균, 환경관리, 병원체별 감염관리, 분야별 감염관리, 역학통계, 임상미생물학, 유행조사, 감염감소 중재전략, 격리, 감염관리사업 기획·평가 등 감염관리와 관련된 내용

2. 교육 이수 시간: 매년 16시간 이상

3. 교육 기관: 다음 각 목의 어느 하나에 해당하는 기관
   가. 국가나 지방자치단체
   나. 「의료법」 제28조에 따른 의사회 또는 간호사회
   다. 「한국보건복지인력개발원법」에 따른 한국보건복지인력개발원
   라. 그 밖에 감염관리 관련 전문 학회 또는 단체

※ 비고: 감염관리실 근무 인력(감염관리 경력 3년 이상인 사람으로 한정한다)이 감염관리 관련 전문 학회에서 주관하는 학술대회 또는 워크숍에 매년 16시간 이상 참석한 경우에는 제1호부터 제3호까지의 규정에 따라 교육을 받은 것으로 본다.

시행규칙 [별표 9] <신설 2011.2.10>

의료기관 인증마크의 도안 및 표시방법(제63조의2제2항 관련)

1. 의료기관 인증마크의 도안
   가. 인증마크의 도안
   나. 도안 요령

      1) 표시는 상하 또는 좌우로 형태를 왜곡하여 사용할 수 없다.
      2) 인증마크는 원칙적으로 매뉴얼에 따른 사진제판 방식 또는 슬라이드필름에 의한 투사방식으로 복제되어야 하며, 특별히 크게 확대할 경우에는 그리드 스케일의 비례규정에 맞게 재생되어야 한다.
      3) 인증마크는 황금색을 기본 색상으로 하고 무광 금박으로 처리하며, 신문·잡지 등 적용매체의 특성에 따라 다른 색상으로 표현할 수 있다.

2. 의료기관 인증마크의 사용방법
   가. 인증마크의 사용방법
      1) 인증마크는 사용될 곳의 특성에 따라 기본형 및 단색도 적용형 등이 있으며, 필요에 따라 적절한 크기의 마크 형태를 선택하여 사용한다.
      2) 인증마크는 Vector Type(*.ai)의 컴퓨터 그래픽파일을 사용하여 재생하도록 한다.
   나. 인증마크의 표시 예
   의료기관 인증표시는 다음 중 어느 하나의 표시 예에 따라 사용한다.

〈표시 예 1〉 〈표시 예 2〉 〈표시 예 3〉

2. 의료법 요약

제1장 총 칙

1. 의료법의 목적 (법1조)

(1) 모든 국민이 수준 높은 의료 혜택 제공
(2) 국민의료에 필요한 사항을 규정함
(3) 국민의 건강을 보호·증진
◆ 핵심 키워드: 수준높은 의료혜택, 국민의료 필요사항, 국민의 건강보호증진

2. 의료인 (법2조)

1) 종별(5종) : 의사, 치과의사, 한의사, 조산사, 간호사

2) 사명(법2조 2항)

(1) 의료인 종별에 따라 임무수행을 함
(2) 국민보건 향상을 이룸
(3) 국민의 건강한 생활 확보에 이바지 함

◆ 핵심 키워드: 조산사는 면허가 2개이다.(조산사 면허, 간호사 면허).

3) 임무(법2조 2항)

(1) 의 사 : 의료와 보건지도
(2) 치과의사 : 치과 의료와 구강 보건지도
(3) 한의사 : 한방 의료와 한방 보건지도
(4) 조산사 : 조산, 임부·해산부·산욕부 및 신생아에 대한 보건과 양호지도

3. 의료기관 (법3조)

1) 정의

의료인(간호사 제외)이 공중 또는 특정다수인을 위하여 의료·조산의 업(의료업)을 하는 곳

2) 구분(총 10종류)-정신병원포함

(1) 의원급 의료기관 : 의원, 치과의원, 한의원 -시장·군수·구청장 신고
의사, 치과의사 또는 한의사가 주로 외래환자를 대상으로 각각 그 의료행위를 하는 의료기관

(2) 조산원

조산사가 조산과 임부 · 해산부 · 산욕부 및 신생아를 대상으로 보건활동과 교육 · 상담을 하는 의료기관-지도의사승낙서가 필요

(3) 병원급 의료기관

의사, 치과의사 또는 한의사가 주로 입원환자를 대상으로 의료행위를 하는 의료기관

추가 - 정신병원 기존9에서 10으로!!

◆ 핵심 키워드: 병원 30병상 이상, 종합병원 100 병상 이상

◆ 핵심 키워드: 요양병원의 입원대상(규36조)

① 노인성 질환자

② 만성질환자

③ 외과적 수술 후 또는 상해 후 회복기간에 있는 자

제외자-감염병환자, 감염병의사환자 또는 병원체보유자 제외 노인성치매환자를 제외한 정신질환자 : 정신의료기관

(4) 병원 등 : 병원 · 치과병원 · 한방병원 및 요양병원(법3조의 2)

병원 등은 30개 이상의 병상(병원 · 한방병원만 해당) 또는 요양병상(요양병원만 해당하며, 장기입원이 필요한 환자를 대상으로 의료행위를 하기 위하여 설치한 병상을 말함)을 갖추어야 한다.

(5) 종합병원(법3조의 3)

① 100개 이상의 병상을 갖출 것

② 필수 진료과목 : 각 진료과목마다 전속하는 전문의를 둘 것

► 100병상 이상 300병상 이하의 진료과목

- 내과 · 외과 · 소아청소년과 · 산부인과 중 3개 진료과목
- 영상의학과, 마취통증의학과와 진단검사의학과 또는 병리과를 포함한 7개 이상의 진료과목

► 300병상을 초과 진료과목

- 내과, 외과, 소아청소년과, 산부인과, 영상의학과, 마취통증의학과, 진단검사의학과 또는 병리과, 정신건강의학과 및 치과를 포함한 9개 이상의 진료과목

◆ 핵심 키워드: 300병상 이하인 종합병원은 영상의학과, 마취통증의학과, 진단검사의학과 또는 병리과를 반드시 두어야 한다. 아울러 숫자 7과 9를 알아두어야 한다.

③ 추가진료과목

- 종합병원은 필수진료과목 외에 필요하면 추가로 진료과목을 설치 · 운영할 수 있다.
- 필수진료과목 외의 진료과목에 대하여는 해당 의료기관에 전속하지 아니한 전문의를 둘 수 있다.

◆ 핵심 키워드: 종합병원급-추가진료과목가능

3) 상급종합병원(법3조4)

(1) 지정권자 : 보건복지부장관

(2) 중증질환에 대하여 난이도가 높은 의료행위

(3) 지정필수요건

- 보건복지부령으로 정하는 20개 이상의 진료과목을 갖추고 각 진료과목마다 전속하는 전문의를 둘 것
- 전문의가 되려는 자를 수련시키는 기관일 것
- 보건복지부령으로 정하는 인력 · 시설 · 장비 등을 갖출 것
- 질병군별 환자구성 비율이 보건복지부령으로 정하는 기준에 해당할 것

(4) 상급병원의 평가 : 보건복지부장관

① 지정요건의 각 호 및 전문성 등에 대하여 평가를 실시

② 평가업무를 관계 전문기관 또는 단체에 위탁가능

(5) 상급병원의 재지정 및 취소 : 보건복지부장관

상급종합병원으로 지정받은 종합병원에 대하여 3년마다 평가를 실시하여 재지정하거나 지정을 취소가능

◆ 핵심 키워드: 상급병원의 지정은 3년마다

4) 전문병원(법3조의 5)

(1) 지정권자 : 보건복지부장관

(2) 특정 진료과목이나 특정 질환의 의료행위를 하는 병원

(3) 지정요건

- 특정 질환별 · 진료과목별 환자의 구성비율 등이 보건복지부령으로 정하는 기준에 해당할 것
- 보건복지부령으로 정하는 수 이상의 진료과목을 갖추고 각 진료과목마다 전속하는 전문의를 둘 것

(4) 평가: 보건복지부장관

① 지정요건의 각 호 및 진료의 난이도 등에 대하여 평가를 실시하여야 한다.

② 평가업무를 관계 전문기관 또는 단체에 위탁할 수 있다.

(5) 재지정 및 취소: 보건복지부장관

전문병원으로 지정받은 의료기관에 대하여 3년마다 평가를 실시하여 재지정할 수 있다. 지정받거나 재지정받은 전문병원이 다음 각 호의 어느 하나에 해당하는 경우에는 그 지정 또는 재지정을 취소할 수 있다.

- 거짓이나 그 밖의 부정한 방법으로 지정 또는 재지정을 받은 경우(반드시 취소)
- 지정 또는 재지정의 취소를 원하는 경우
- 평가 결과 지정 요건을 갖추지 못한 것으로 확인된 경우

5) 보건복지부장관은 보건의료정책에 필요하다고 인정할 경우에는 의료기관 종류별 표준업무를 정하여 고시할 수 있다(법3조 3항).

6) 의료기관 종별에 따른 시설(규34조, 규 별표3,4 참조) 및 정원기준(규38조, 규 별표5, 5의2 참조)

◆ 핵심 키워드: <u>상급병원(중증질환)과 전문병원(특정질환)을 구분지어서 암기</u>

제2장 의료인

제1절 자격과 면허

1. 의료인과 의료기관의 장의 의무 (법4조)

- 의료인과 의료기관의 장은 의료의 질을 높이고 의료관련감염(의료기관 내에서 환자, 환자의 보호자, 의료인 또는 의료기관 종사자 등에게 발생하는 감염을 말한다. 이하 같다)을 예방하며 의료기술을 발전시키는 등 환자에게 최선의 의료서비스를 제공하기 위하여 노력하여야 한다.
- 의료인은 **다른 의료인의 명의로 의료기관을 개설하거나 운영할 수 없다.**
- **의료기관의 장**은 「보건의료기본법」에 따른 환자의 권리 등 보건복지부령으로 정하는 사항을 환자가 쉽게 볼 수 있도록 **의료기관 내에 게시**하여야 한다. (게시 방법, 게시 장소 등 게시 등은 보건복지부령으로 정함)
- 의료인은 발급받은 면허증을 다른 사람에게 빌려주어서는 아니 된다.

◆ 핵심 키워드: **면허대여시 벌칙**- 5년 이하의 징역이나 5천만원 이하의 벌금

- **의료기관의 장**은 환자와 보호자가 의료행위를 하는 사람의 신분을 알 수 있도록 의료인, 의료행위를 하는 학생, 간호조무사 및 의료기사에게 의료기관 내에서 **명찰**을 달도록 지시·감독하여야 한다 (응급의료상황, 수술실 내인 경우, 의료행위를 하지 아니할 때, 격리병실, 무균치료실 내에 있는 경우 등 제외)
- 의료인은 일회용 의료기기(한 번 사용할 목적으로 제작되거나 한 번의 의료행위에서 한 환자에게 사용하여야 하는 의료기기로서 보건복지부령으로 정하는 의료기기를 말한다. 이하 같다)를 한 번 사용한 후 다시 사용하여서는 아니 된다.

2. 의료인의 자격과 면허 (면허권자 - 보건복지부장관)

1) 의료인의 면허자격

(1) 의사·치과의사·한의사의 국가시험 응시자격(법5조)

- 의학·치의학 또는 한의학을 전공하는 대학을 졸업하고 의학사·치의학사 또는 한의학사 학위를 받은 자
- 의학·치의학 또는 한의학을 전공하는 전문대학원을 졸업하고 석사학위 또는 박사학위를 받은 자
- 보건복지부장관이 인정하는 외국의 ①이나 ②의 학교를 졸업하고 각각의 면허를 받은 자 (이 경우 예비시험과 국가시험에 합격하여야 함)

(2) 조산사 국가시험 응시자격(법6조)

- 간호사의 면허를 가지며 추후 조산사의 면허를 소지하기 때문에 면허를 2개 소유하고 있다.
- 보건복지부장관이 인정하는 외국의 조산사 면허를 받은 자

4. 의료인의 결격사유 (법8조)

- 정신질환자(다만, 전문의가 의료인으로서 적합하다고 인정하는 사람 제외)
- 마약 · 대마 · 향정신성의약품 중독자
- 피성년후견인 · 피한정후견인
- 금고 이상의 실형을 선고받고 그 집행이 끝나거나 그 집행을 받지 아니하기로 확정된 후 5년이 지나지 아니한 자
- 금고 이상의 형의 집행유예를 선고받고 그 유예기간이 지난 후 2년이 지나지 아니한 자
- 금고 이상의 형의 선고유예를 받고 그 유예기간 중에 있는 자

◆ 핵심 키워드: 의료인의 결격사유-금고이상의 선고유예 등

5. 의료인의 국가시험시행 및 면허증 교부권자 (법9조)

1) 의료인의 국가시험과 의사 · 치과의사 · 한의사 예비시험

(1) 시행횟수: **매년 1회 이상**

(2) 시행권자: 보건복지부장관

(3) 관리를 대통령령으로 정하는 바에 따라 「한국보건의료인국가시험원법」에 따른 한국보건의료인국가시험원에 위탁이 가능하다. (법9조 2항, 영4조 2항)

◆ 핵심 키워드: 국가시험 횟수 - 매년 1회 이상

2) 시험 공고(영4조 3항)

(1) 시행권자: 국가시험관리기관의 장

(2) 승인권자: 보건복지부장관

(3) 시험 실시 **90일 전**: 시험일시, 장소, 시험과목 등 시험 시행에 필요한 사항

(4) 시험 실시 **30일 전**: 지역별 응시인원이 확정된 후 시험장소

◆ 핵심 키워드: 90일 전, 30일 전(시험장소 확정 후)

3) 시험위원

국가시험관리기관의 장이 위촉(영6조)

6. 국가시험 응시자격의 제한 등 (법10조)

1) 응시제한(법10조 1항)

결격사유(법8조)에 해당자는 국가시험 등에 응시할 수 없다.

2) 부정한 방법으로 응시자, 부정행위자(법10조2, 3항)

(1) 수험을 정지시키거나 합격을 무효로 한다.

(2) 수험이 정지되거나 합격이 무효가 된 사람 : 처분의 사유와 위반 정도 등을 고려하여 그 다음에 치러지는 이 법에 따른 국가시험등의 응시를 최대 3회의 범위에서 제한할 수 있다.(영 별표 1)

◆ 핵심 키워드: 최대3회제한, 수신호1회제한, 통신장비2회, 대리시험3회제한등

7. 조건부 면허(법11조 1항)

1) **보건복지부장관**이 보건의료 시책에 필요하다고 인정하여 면허를 내줄 수 있다.

2) 기간: **3년** 이내

3) 특정 지역: 보건복지부장관이 정하는 **보건의료취약지**(영10조 1항)

4) 특정 업무: 국·공립의 보건의료기관의 업무, 국·공·사립의 보건의학연구기관의 기초의학 분야에 속하는 업무(영10조 1항)

◆ 핵심 키워드: 보건복지부장관이 보건의료의 시책에 따라 3년 이내

제2절 권리와 의무

1. 의료인의 권리

1) 의료기술 등에 대한 보호(법12조)

(1) 의료인이 하는 의료·조산·간호 등(의료행위)에 대하여는 의료법이나 다른 법령에 따로 규정된 경우 외에는 누구든지 간섭하지 못한다.

(2) 누구든지 의료기관의 의료용 시설·기재·약품, 그 밖의 기물 등을 파괴·손상하거나 의료기관을 점거하여 진료를 방해하여서는 아니 되며, 이를 교사하거나 방조하여서는 아니된다.

◆ 핵심 키워드: 벌칙 5년 이하의 징역이나 5천만원 이하의 벌금

(3) 누구든지 의료행위가 이루어지는 장소에서 의료행위를 행하는 의료인, 간호조무사 및 의료기사 또는 의료행위를 받는 사람을 폭행·협박하여서는 아니 된다.

◆ 핵심 키워드: 벌칙 5년 이하의 징역이나 5천만원 이하의 벌금
: 훼손 단어가 들어가면 5/5의 벌칙이 적용된다.

2) 의료기재의 압류금지(법13조)

의료인의 의료업무에 필요한 기구·약품 그 밖의 재료는 압류하지 못한다.

3) 기구 등의 우선공급(법14조)

(1) 의료인은 의료행위에 필요한 기구·약품 그 밖의 시설 및 재료를 우선적으로 공급받을 권리가 있다.

(2) 의료인은 (1)의 권리에 부수되는 물품·노력, 교통수단에 대하여도 (1)과 같은 권리가 있다.

2. 의료인의 의무

1) 진료거부금지 등(법15조)

(1) 의료인 또는 의료기관 개설자는 진료나 조산 요청을 받으면 정당한 사유없이 거부하지 못한다.

◆ 핵심 키워드: 벌금 1년 이하의 징역이나 1천만원 이하의 벌금

◆ 핵심 키워드: 진료거부 1/1

(2) 의료인은 응급환자에게 「응급의료에 관한 법률」에서 정하는 바에 따라 최선의 처치를 하여야 한다.(응급의료에 관한 법률 참조)

2) 세탁물처리(법16조) (의료기관세탁물관리규칙 참조)

(1) 의료기관에서 나오는 세탁물은 의료인·의료기관 또는 특별자치시장·특별자치도지사·시장·군수·구청장에게 신고한 자가 아니면 처리할 수 없다.

◆ 핵심 키워드: 벌금 500만원 이하 벌금

◆ 핵심 키워드: 세탁물처리-의료인과 의료기관은-특별자치시장·특별자치도지사·시장·군수·구청장에게 신고

(2) 처리방법 : 보건복지부령이 정하는 바에 따라 위생적으로 보관·운반·처리하여야 함

◆ 핵심 키워드: 벌칙 500만원 이하 벌금

(3) **의료기관의 개설자**와 **세탁물처리업자**는 세탁물의 처리업무에 종사하는 사람에게 **감염예방에 관한 교육**을 실시, 결과 기록 유지

◆ 핵심 키워드: 300만원 이하 과태료(교육 미실시), 100만원 이하 과태료(미기록, 미유지)

(4) 신고사항을 변경하거나, 휴업·폐업 또는 재개업 : 특별자치시장·특별자치도지사·시장·군수·구청장에게 신고

► 벌칙 : 100만원 이하 과태료(미신고)

3) 진단서 등(법17조 , 법 17조의 2, 영 10조의 2)

(1) 진단서 · 검안서 · 증명서 또는 처방전(전자처방전을 포함)

① 작성자: 의료업에 종사하고 직접 진찰하거나 검안한 의사 · 치과의사 · 한의사

② 교부 및 발송(전자처방전) 대상: 환자(환자가 사망한 경우에는 배우자, 직계존비속 또는 배우자의 직계존속을 말함) 또는 검시를 하는 지방검찰청검사(검안서에 한함)

(2) 대리수령자의 범위: 법 제17조의2제2항 각 호 외의 부분에서 "대통령령으로 정하는 사람"이란 다음 각 호의 어느 하나에 해당하는 사람을 말한다.

- 환자의 직계존속 · 비속 및 직계비속의 배우자
- 환자의 배우자 및 배우자의 직계존속
- 환자의 형제자매
- 「노인복지법」 제34조에 따른 노인의료복지시설에서 근무하는 사람
- 그 밖에 환자의 계속적인 진료를 위해 필요한 경우로서 보건복지부장관이 인정하는 사람
- 의사, 치과의사 또는 한의사는 제1항에 따라 제출받은 처방전 대리수령 신청서를 제출받은 날부터 1년간 보관해야 한다.

(3) 환자에 관한 기록 열람: 법 제21조제3항제15호에서 "대통령령으로 정하는 공공기관"이란 「국민연금법」 제24조에 따른 국민연금공단을 말한다.

◆ 핵심 키워드: 벌칙 1년 이하의 징역이나 1천만원 이하의 벌금

- 진료 중이던 환자가 최종 진료 시부터 **48시간 이내**에 사망한 경우에는 다시 진료하지 아니하더라도 진단서나 증명서를 내 줄 수 있으며, 환자 또는 사망자를 직접 진찰하거나 검안한 의사 · 치과의사 또는 한의사가 부득이한 사유로 진단서나 검안서 또는 증명서를 내줄 수 없으면 같은 의료기관에 종사하는 다른 의사 · 치과의사 또는 한의사가 환자의 진료기록부 등에 따라 내줄 수 있다.

◆ 핵심 키워드: 48시간 이내에 사망한 경우에는 다시 진료하지 않고 증명서 발급

(4) 출생 · 사망 또는 사산 증명서

① 작성자 : 의료업에 종사하고 직접 조산한 의사 · 한의사 또는 조산사

◆ 핵심 키워드: 벌칙 1년 이하의 징역이나 1천만원 이하의 벌금

② 예외사항

- 직접 조산한 의사 · 한의사 또는 조산사가 부득이한 사유로 증명서를 내줄 수 없으면 같은 의료기관에 종사하는 다른 의사 · 한의사 또는 조산사가 진료기록부 등에 따라 내줄 수 있다.

(5) 의사 · 치과의사 또는 한의사는 자신이 진찰하거나 검안한 자에 대한 진단서 · 검안서 또

는 증명서의 교부를 요구받은 때에는 정당한 사유 없이 거부하지 못한다.

◆ 핵심 키워드: 벌칙 500만원 이하 벌금

(6) 의사·한의사 또는 조산사는 자신이 조산한 것에 대한 출생·사망 또는 사산증명서교부를 요구받은 때에는 정당한 사유없이 거부하지 못한다.

◆ 핵심 키워드: 벌칙 500만원 이하 벌금
◆ 핵심 키워드: **사산증명서 - 치과의사는 제외**

4) 처방전의 작성과 교부(법18조, 규12조)

(1) 의사나 치과의사는 환자에게 의약품을 투여할 필요가 있다고 인정하면 약사법에 따라 자신이 직접 의약품을 조제할 수 있는 경우가 아니면 보건복지부령으로 정하는 바에 따라 처방전을 작성하여 환자에게 내주거나 발송(전자처방만 해당)하여야 한다.
(2) 누구든지 정당한 사유 없이 전자처방전에 저장된 개인정보를 탐지하거나 누출·**변조 또는 훼손**하여서는 아니 된다.

◆ 핵심 키워드: **훼손-벌칙 5년** 이하 징역이나 5천만원 이하 벌금

(3) 처방전을 발행한 의사 또는 치과의사, 한의사는 처방전에 따라 의약품을 조제하는 약사 또는 한약사가 문의한 때 즉시 이에 응하여야 한다. 다만, 약사 또는 한약사의 문의에 응할 수 없는 경우(응급환자 진료 중, 환자 수술 또는 처치 중 등) 사유가 종료된 때 즉시 이에 응하여야 한다.

◆ 핵심 키워드: **벌칙** 500만원 이하 벌금

(4) 의사, 치과의사 또는 한의사가 **직접 의약품을 조제**하여 환자에게 그 의약품을 내어주는 경우 용기 또는 포장에 **환자의 이름, 용법 및 용량 등**을 기재
(환자의 진료 상황이나 의약품의 성질상 용기 또는 포장에 적는 것이 어려운 경우 제외)

4-1) 의약품정보의 확인(법18조의2)

- 의사 및 치과의사는 처방전을 작성하거나 의약품을 자신이 직접 조제하는 경우에는 의약품정보를 미리 확인하여야 한다(응급의료상황이나 재해구호상황 등인 경우 제외).

(5) **질병분류기호**는 환자가 요구한 경우에는 적지 아니한다.(규12조)

5) 환자의 정보누설의 금지(법19조)

의료인은 의료, 조산 또는 간호를 하면서 알게 된 다른 사람의 비밀을 누설하거나 발표하지 못한다.

◆ 핵심 키워드: 3년 이하의 징역이나 3천만원 이하의 벌금, **친고죄**

6) 기록 열람 등(법21조)

(1) 환자는 의료인, 의료기관의 장 및 의료기관 종사자에게 본인에 관한 기록(추가 기재, 수정 기록 및 원본 포함)의 열람 또는 그 사본의 발급 등 내용의 확인을 요청할 수 있다. 이 경우 의료인, 의료기관의 장 및 의료기관 종사자는 정당한 사유가 없으면 이를 거부하여서는 아니 된다.

◆ 핵심 키워드: 500원 이하의 벌금

(의료인, 의료기관의 장 및 의료기관 종사자가 정당한 사유 없이 거부할 경우)

(2) 의료인이나 의료기관 종사자는 환자가 아닌 다른 사람에게 환자에 관한 기록을 열람하게 하거나 그 사본을 내주는 등 내용을 확인할 수 있게 하여서는 아니 된다.

◆ 핵심 키워드: 벌금 3년 이하의 징역이나 3천만원 이하의 벌금, **친고죄**

(3) (2)에도 불구하고 의료인이나 의료기관 종사자는 예외 상황(법령 참조)에 해당하면 그 기록을 열람하게 하거나 그 사본을 교부하는 등 그 내용을 확인할 수 있게 하여야 한다. 다만, 의사·치과의사 또는 한의사가 환자의 진료를 위하여 불가피하다고 인정한 경우 제외.

(4) 진료기록을 보관하고 있는 의료기관이나 진료기록이 이관된 보건소에 근무하는 의사·치과의사 또는 한의사는 자신이 직접 진료하지 아니한 환자의 과거 진료 내용의 확인 요청을 받은 경우에는 진료기록을 근거로 하여 사실을 확인하여 줄 수 있다.

(5) 제1항, 제3항 또는 제4항의 경우 의료인, 의료기관의 장 및 의료기관 종사자는 「전자서명법」에 따른 전자서명이 기재된 전자문서를 제공하는 방법으로 환자 또는 환자가 아닌 다른 사람에게 기록의 내용을 확인하게 할 수 있다.

6-1) 진료기록의 송부 등(법21조의 2)

(1) 의료인 또는 의료기관의 장은 다른 의료인 또는 의료기관의 장으로부터 진료기록의 내용 확인이나 진료기록의 사본 및 환자의 진료경과에 대한 소견 등을 송부 또는 전송할 것을 요청받은 경우 해당 **환자나 환자 보호자**의 동의를 받아 그 요청에 응하여야 한다. 다만, 해당 환자의 의식이 없거나 응급환자인 경우 또는 환자의 보호자가 없어 동의를 받을 수 없는 경우에는 환자나 환자 보호자의 동의 없이 송부 또는 전송할 수 있다.

◆ 핵심 키워드: 벌금 500만원 이하 벌금

(2) 의료인 또는 의료기관의 장이 **응급환자**를 다른 의료기관에 이송하는 경우에는 **지체 없이** 내원 당시 작성된 진료기 록의 사본 등을 이송하여야 한다.

◆ 핵심 키워드: 벌금 500만원 이하 벌금

(3) **보건복지부장관**은 진료기록의 사본 및 진료경과에 대한 소견 등의 전송 업무를 지원하기 위하여 **진료기록전송지원시스템**을 구축 · 운영할 수 있다.
(4) 보건복지부장관은 진료기록전송지원시스템의 구축 · 운영을 **관계 전문기관에 위탁**할 수 있다. 이 경우 보건복지부장관은 그 소요 비용의 전부 또는 일부를 지원할 수 있다.
(5) 업무를 위탁받은 **전문기관**은 다음 각 호의 사항을 준수하여야 한다.

1. 진료기록전송지원시스템이 보유한 정보의 누출, 변조, 훼손 등을 방지하기 위하여 접근 권한자의 지정, 방화벽의 설치, 암호화 소프트웨어의 활용, 접속기록 보관 등 안전성 확보에 필요한 기술적 · 관리적 조치를 할 것
2. 진료기록전송지원시스템 운영 업무를 다른 기관에 재위탁하지 아니할 것
3. 진료기록전송지원시스템이 보유한 정보를 제3자에게 임의로 제공하거나 유출하지 아니할 것

◆ 핵심 키워드: **벌금-훼손, 변조-5년 이하 징역이나 5천만원 이하 벌금**

(6) 보건복지부장관은 의료인 또는 의료기관의 장에게 보건복지부령으로 정하는 바에 따라 환자나 환자 보호자의 동의에 관한 자료 등 진료기록전송지원시스템의 구축 · 운영에 필요한 자료의 제출을 요구하고 제출받은 목적의 범위에서 보유 · 이용할 수 있다. 이 경우 자료 제출을 요구받은 자는 정당한 사유가 없으면 이에 따라야 한다.

◆ 핵심 키워드: 벌금 200만원 이하 과태료(정당한 사유없이 따르지 않는 경우)

(7) 누구든지 정당한 사유 없이 진료기록전송지원시스템에 저장된 정보를 누출 · 변조 또는 훼손하여서는 아니 된다.

◆ 핵심 키워드: 훼손-5년 이하 징역이나 5천만원 이하 벌금

(8) 진료기록전송지원시스템의 구축 · 운영에 관하여 이 법에서 규정된 것을 제외하고는 「개인정보 보호법」에 따른다.
(9) **진료기록전송지원시스템 구축 · 운영 업무의 위탁** : 보건복지부장관은 법 제21조의2제4항 전단에 따라 같은 조 제3항에 따른 진료기록전송지원시스템(이하 "진료기록전송지원시스템"이라 한다)의 구축 · 운영에 관한 업무를 다음 각 호의 전문기관에 위탁할 수 있다.
(10) **진료기록전송지원시스템 보유 정보의 안전성 확보 조치** : 법 제21조의2제4항 전단에 따라 진료기록전송지원시스템의 구축 · 운영 업무를 위탁받은 전문기관은 법 제21조의2 제5항제1호에 따라 진료기록전송지원시스템이 보유한 정보의 안전성 확보를 위하여 다음 각 호의 조치를 하여야 한다.

7) 진료기록부 등(법22조)

(1) 의료인은 각각 진료에 관한 기록(진료기록부 등)을 갖추어 두고 환자의 주된 증상, 진단 및 치료 내용 등 보건복지부령으로 정하는 의료행위에 관한 사항과 의견을 상세히 기록

하고 서명하여야 한다.

◆ 핵심 키워드: 벌금 500만원 이하의 벌금

(2) 의료인이나 의료기관의 개설자는 보건복지부령으로 정하는 바에 따라 보존하여야 한다.

◆ 핵심 키워드: 벌금 500만원 이하의 벌금

(3) 의료인은 진료기록부등을 거짓으로 작성하거나 고의로 사실과 다르게 추가기재 · 수정하여서는 아니 된다.

◆ 핵심 키워드: 벌금 3년 이하의 징역이나 1천만원 이하의 벌금

◆ 핵심 키워드 **보존기간(규15조 1항): 수.진 10년, 진단서 3년, 처방전 2년 등**	
10년 보존	진료기록부, 수술기록
5년 보존	환자 명부, 검사내용 및 검사소견기록, 방사선 사진(영상물을 포함한다) 및 그 소견서, 간호기록부, 조산기록부
3년 보존	진단서 등의 부본 (진단서 · 사망진단서 및 시체검안서 등을 따로 구분하여 보존할 것)
2년 보존	처방전

8) 전자의무기록(법23조)

(1) 의료인이나 의료기관 개설자는 진료기록부 등을 「전자서명법」에 의한 전자서명이 기재된 전자문서(전자의무기록)로 작성 · 보관할 수 있다.

(2) 의료인이나 의료기관의 개설자는 보건복지부령으로 정하는 바에 따라 전자의무기록을 안전하게 관리 · 보존하는데 필요한 시설과 장비를 갖추어야 한다.

(3) 누구든지 정당한 사유 없이 전자의무기록에 저장된 개인정보를 탐지하거나 **누출 · 변조 또는 훼손**하여서는 아니 된다.

◆ 핵심 키워드: 벌칙 5년 이하의 징역이나 5천만원 이하의 벌금

(4) 의료인이나 의료기관 개설자는 전자의무기록에 추가기재 · 수정을 한 경우 보건복지부령으로 정하는 바에 따라 접속기록을 별도로 보관하여야 한다.

◆ 핵심 키워드: 벌금 500만원 이하의 벌금

9) 전자의무기록의 표준화(법23조의2): 보건복지부장관이 정하여 고시하는 표준의 대상은 다음 각 호와 같다.

(1) 전자의무기록(電子醫務記錄)(이하 "전자의무기록"이라 한다)의 서식 · 용어 및 내용 등에 관한 사항

(2) 전자의무기록의 안전한 관리 · 보존에 필요한 시설 및 장비에 관한 사항

(3) 인전자의무기록시스템(이하 "전자의무기록시스템"이라 한다)의 구조 · 형태 및 기능 등에 관한 사항

(4) 그 밖에 제1호부터 제3호까지의 규정에 준하는 대상으로서 전자의무기록의 효율적 · 통일적 관리 · 활용을 위하여 보건복지부장관이 특히 필요하다고 인정하는 대상

(5) 보건복지부장관은 다음 각 호의 어느 하나에 해당하는 경우에는 인증을 취소할 수 있다.

- 거짓이나 그 밖의 부정한 방법으로 인증을 받은 경우(인증을 취소해야 함)
- 제2항에 따른 인증 기준에 미달하게 된 경우

(6) 보건복지부장관은 전자의무기록시스템의 기술 개발 및 활용을 촉진하기 위한 사업을 할 수 있다.

(7) 전자의무기록시스템의 인증

- 법 제23조의2제1항에 따라 보건복지부장관이 정하여 고시하는 표준에 적합할 것
- 전자의무기록시스템 간 전자적 전송에 필요한 호환성이 확보될 것
- 전자의무기록시스템에 대한 관리적 · 기술적 · 물리적 정보 보안이 확보될 것
- 그 밖에 제1호부터 제3호까지의 규정에 준하는 기준으로서 전자의무기록시스템의 기능 · 구조 및 형태 등을 고려하여 보건복지부장관이 특히 필요하다고 인정하는 기준

(8) 전자의무기록시스템의 인증 표시

- 법 제23조의2제2항에 따라 전자의무기록시스템의 인증을 받은 자는 같은 조 제3항 전단에 따라 인증의 내용을 표시하려는 경우에는 그 표시 내용, 표시 크기, 표시 색상 및 표시 도안 등에 관하여 보건복지부장관이 정하여 고시하는 기준에 따라 표시하여야 한다.

(9) 진료정보 침해사고의 유형

- 진료정보의 도난 · 유출
- 진료정보의 파기 · 손상 · 은닉 · 멸실
- 전자의무기록시스템의 교란 · 마비

(10) 진료정보 침해사고의 통지 방법

- 의료기관의 명칭
- 진료정보 침해사고의 발생일시
- 진료정보의 유출 범위 등 피해내역
- 진료정보 침해사고의 대응을 위한 기술지원 요청사항

(11) 진료정보 침해사고의 예방 및 대응을 위한 조치
- 의료기관의 전자의무기록시스템에 대한 취약점 점검
- 의료인 또는 의료기관 개설자에 대한 교육 및 훈련
- 그 밖에 전자의무기록의 안전성 및 신뢰성을 확보하기 위해 필요한 사항으로서 보건복지부장관이 정하여 고시하는 사항

(12) 진료정보 침해사고에 대한 긴급조치
- 의료기관의 전자의무기록시스템에 대한 접속경로의 차단 요청
- 진료정보 침해사고의 원인·경위 등에 관한 조사. 이 경우 현장조사에 관한 사항은 해당 의료기관의 장과 미리 협의해야 한다.

10) 부당한 경제적 이익 등의 취득 금지(법23조 5)

◆ 핵심 키워드: 벌칙 3년 이하의 징역이나 3천만원 이하의 벌금

(1) 대상: **의료인, 의료기관 개설자**(법인의 대표자, 이사, 그 밖에 이에 종사하는 자를 포함) 및 **의료기관 종사자**

(2) **의약품공급자**로부터 의약품 채택·처방유도·거래유지 등 판매촉진을 목적으로 제공되는 금전, 물품, 편익, 노무, 향응, 그 밖의 경제적 이익을 받거나 의료기관으로 하여금 받게 하여서는 아니 된다.
- 예외: 견본품 제공, 학술대회 지원, 임상시험 지원, 제품설명회, 대금결제조건에 따른 비용할인, 시판 후 조사 등의 행위(이하 "견본품 제공등의 행위"라 한다)로서 보건복지부령으로 정하는 범위 안의 경제적 이익등인 경우

(3) **의료기기 제조업자, 의료기기 수입업자, 의료기기 판매업자 또는 임대업자**로부터 의료기기 채택·사용유도·거래유지 등 판매촉진을 목적으로 제공되는 경제적 이익 등을 받거나 의료기관으로 하여금 받게 하여서는 아니 된다.

11) 요양방법의 지도(법24조)

의료인은 환자나 환자의 보호자에게 요양방법이나 그 밖에 건강관리에 필요한 사항을 지도

12) 의료행위에 관한 설명(법24조의 2)

(1) 의사·치과의사 또는 한의사는 사람의 생명 또는 신체에 중대한 위해를 발생하게 할 우려가 있는 수술, 수혈, 전신마취를 하는 경우 환자(환자가 의사결정능력이 없는 경우 환자의 법정대리인)에게 **설명**하고 **서면**(전자문서 포함)으로 **동의**를 받아야 한다.

(2) 의료행위에 관한 설명
- 법 제24조의2제1항 본문에 따라 의사·치과의사 또는 한의사가 환자(환자가 의사결정능

력이 없는 경우 환자의 법정대리인을 말한다. 이하 이 조에서 같다)로부터 받는 동의서에는 해당 환자의 서명 또는 기명날인이 있어야 한다.

- 법 제24조의2제4항에 따라 의사·치과의사 또는 한의사가 수술·수혈 또는 전신마취의 방법·내용 등의 변경 사유 및 변경 내용을 환자에게 서면으로 알리는 경우 환자의 보호를 위하여 필요하다고 인정하는 때에는 보건복지부장관이 정하는 바에 따라 구두의 방식을 병행하여 설명할 수 있다.
- 의사·치과의사 또는 한의사는 법 제24조의2제1항 본문에 따른 서면의 경우에는 환자의 동의를 받은 날, 같은 조 제4항에 따른 서면은 환자에게 알린 날을 기준으로 각각 2년간 보존·관리하여야 한다.

◆ 핵심 키워드: 벌칙 300만원 이하의 과태료

(2) 설명하고 동의를 받아야 하는 사항

- 환자에게 발생하거나 발생 가능한 증상의 진단명
- 수술등의 필요성, 방법 및 내용
- 환자에게 설명을 하는 의사, 치과의사 또는 한의사 및 수술등에 참여하는 주된 의사, 치과의사 또는 한의사의 성명
- 수술등에 따라 전형적으로 발생이 예상되는 후유증 또는 부작용
- 수술등 전후 환자가 준수하여야 할 사항

(3) 환자는 의사, 치과의사 또는 한의사에게 **동의서 사본**의 발급을 요청 가능

(4) 수술등의 방법 및 내용, 수술등에 참여한 주된 의사, 치과의사 또는 한의사가 **변경된 경우**에는 변경 **사유**와 **내용**을 환자에게 **서면**으로 알려야 한다.

◆ 핵심 키워드: 벌칙 300만원 이하의 과태료

13) 신고(법25조)

(1) 의료인의 신고(보건복지부장관)

① 시기: 최초로 면허를 받은 후부터 3년(면허증을 발급 또는 재발급 받은 날부터 매 3년이 되는 해의 12월 31일까지)마다

② 신고 내용: 실태와 취업상황 등

③ 신고대상: 보건복지부장관

<u>④ 반려 대상: 보수교육을 이수하지 아니한 의료인</u>

⑤ 위탁: 신고 수리 업무를 관련 단체 등에 위탁할 수 있다. 중앙회의 장에게 신고하고 중앙회의 장은 신고가 끝난 후 3월 이내에 보건복지부장관에게 보고하여야 함(영11조, 영42조, 규17조)

(2) **각 중앙회장이 보건의료시책상 필요하다고 인정**하여 신고를 하여야 할 뜻과 신고내용을 공고하는 경우에 행함

(3) 각 중앙회장은 공고 시 신고방법 · 신고절차 · 기타 신고에 필요한 사항을 정하여 **신고개시 60일 전에 공고**함(각 중앙회장은 신고인이 보수교육 이수 여부를 확인)

◆ 핵심 키워드: 최초로 면허를 받은 후부터 3년마다 신고

14) 변사체 신고(법26조)

간호사를 제외한 의료인은 사체를 검안하여 변사한 것으로 의심 되는 때에는 사체의 소재지를 관할하는 경찰서장에게 신고함

◆ 핵심 키워드: 변사체신고-관할경찰서장-벌칙 500만원 이하의 벌금

제3절 의료행위의 제한

1. 무면허의료행위 등 금지 (법27조)

1) 무면허의료행위 등 금지

(1) 의료인이 아니면 누구든지 의료행위를 할 수 없으며 의료인도 면허된 것 이외의 의료행위를 할 수 없다. 다만, 다음 어느 하나에 해당하는 자는 보건복지부령으로 정하는 범위 안에서 의료행위를 할 수 있다.(규18조, 19조)

◆ 핵심 키워드: 벌칙 5년 이하의 징역이나 5천만원 이하의 벌금
비교: 의료기사의 무면허 행위: 벌칙 3년 이하의 징역이나 3천만원 이하의 벌금
- 무면허행위는 가장큰 벌칙에 해당된다.

- 외국의 의료인 면허를 가진 자로서 일정 기간 국내에 체류하는 자
- 의과대학, 치과대학, 한의과대학, 의학전문대학원. 치의학전문대학원, 한의학전문대학원, 종합병원 또는 외국의료원조기관의 의료봉사 또는 연구 및 시범사업을 위한 의료행위를 하는 자
- 의학, 치과의학, 한방의학 또는 간호학을 전공하는 학교의 학생

2) 유사명칭 사용금지

의료인이 아니면서 의료인 각각의 명칭이나 이와 비슷한 명칭을 사용하지 못한다.

◆ 핵심 키워드: 유사명칭-벌칙 500만원 이하의 벌금

3) 환자의 소개, 알선 등의 금지(법27조 3항)

(1) 영리를 목적으로 환자를 의료기관이나 의료인에게 소개 · 알선 · 유인하는 행위 및 이를 사주하는 행위를 하여서는 아니 된다.

(2) 금지 행위

① 「국민건강보험법」이나 「의료급여법」에 따른 본인부담금을 면제하거나 할인하는 행위

② 금품 등을 제공하는 행위

③ 불특정 다수인에게 교통편의를 제공하는 행위

④ 기타 소개·알선·유인하는 행위 및 이를 사주하는 행위

◆ 핵심 키워드: 벌칙 3년 이하의 징역이나 3천만원 이하의 벌금

(3) 예외

① 환자의 경제적 사정 등을 이유로 개별적으로 관할 시장·군수·구청장의 사전승인을 받아 환자를 유치하는 행위

② 「국민건강보험법」에 따른 가입자나 피부양자가 아닌 외국인(보건복지부령으로 정하는 바에 따라 국내에 거주하는 외국인은 제외)환자를 유치하기 위한 행위

(4) 「보험업법」에 따른 보험회사, 상호회사, 보험설계사, 보험대리점 또는 보험중개사는 외국인환자를 유치하기 위한 행위를 하여서는 아니 된다.

(5) 의료인, 의료기관 개설자 및 종사자는 무자격자에게 의료행위를 하게 하거나 의료인에게 면허 사항 외의 의료행위를 하게 하여서는 아니 된다.

제4절 의료인단체

1. 의료인 중앙회와 지부 (법28조)

의사·치과의사·한의사·조산사·간호사는 각각 전국적 조직을 두는 의사회·치과의사회·한의사회·조산사회·간호사회(중앙회)를 설립하여야 한다.- **보건복지부장관의 허가**

1) 설립요건

(1) 중앙회를 설립하려면 보건복지부장관의 설립 허가를 받아야 하며, 정관을 변경하고자 할 때에도 **보건복지부장관**의 허가를 받아야 한다.(법29조)

(2) 중앙회는 **법인**으로 한다.

(3) 중앙회가 설립된 경우에는 **의료인**은 당연히 **중앙회의 회원**이 되며, **중앙회의 정관**을 지켜야 한다.

(4) 중앙회에 관하여 이 법에 규정되지 아니한 사항은 **「민법」** 중 **사단법인**에 관한 규정을 준용한다.

◆ 핵심 키워드: **의료법인의 재단법인과 중앙회의 사단법인과 혼돈하지 말 것!**

(5) 중앙회는 **시 · 도에 지부**를 설치하여야 하고(**시 · 도지사**에 지체없이 **신고**), **시 · 군 · 구에 분회**를 **설치**할 수 있다.(**시장 · 군수 · 구청장**에 지체없이 **신고**) 다만, **그 이외의 지부나 외국의 의사회 지부를 설치**하려면 **보건복지부장관**의 **승인**을 얻어야 한다.

(6) 각 중앙회는 **자격정지 처분 요구에 관한 사항** 등을 심의 · 의결하기 위하여 **윤리위원회**를 둔다.

2) 윤리위원회(영11조의2 ~ 11조의4)

각 중앙회는 자격정지 처분 요구에 관한 사항 등을 심의 · 의결하기 위하여 윤리위원회를 둔다.

(1) 구성

- 위원장 1명을 포함한 11명의 위원으로 구성한다.
- 위원장은 위원 중에서 각 중앙회의 장이 위촉한다.
- 위원은 다음 각 호의 사람 중에서 각 중앙회의 장이 위촉하되, ②에 해당하는 사람이 4명 이상 포함되어야 한다.

① 각 중앙회 소속 회원으로서 의료인 경력이 10년 이상인 사람

② 의료인이 아닌 사람으로서 법률, 보건, 언론, 소비자 권익 등에 관하여 경험과 학식이 풍부한 사람

- 위원의 임기는 3년으로 하며, 한 번만 연임할 수 있다.(영 제11조의2)

(2) 운영 등

① 윤리위원회의 회의

회의는 위원장이 필요하다고 인정하는 경우나 각 중앙회의 장 또는 재적위원 3분의 1 이상이 요청하는 경우에 위원장이 소집한다. 이 경우 위원장은 회의 개최 7일 전까지 회의의 일시, 장소 및 안건을 각 위원에게 통보하여야 한다.

② 의결

윤리위원회의 회의는 재적위원 3분의 2 이상의 출석으로 개의하고, 출석위원 3분의 2 이상의 찬성으로 의결한다.

- 윤리위원회는 다음 각 호의 사항을 심의 · 의결한다.(영 제11조의3)

① 자격정지 처분 요구에 관한 사항

② 각 중앙회 소속 회원에 대한 자격심사 및 징계에 관한 사항

③ 그 밖에 회원의 윤리 확립을 위해 필요한 사항으로서 각 중앙회의 정관으로 정하는 사항

3) 위원의 제척 등

(1) 윤리위원회의 위원은 다음 각 호의 어느 하나에 해당하는 경우 윤리위원회의 심의 · 의결에서 제척된다.

- 윤리위원회 위원 제척사유

① 위원이 윤리위원회의 심의·의결 안건의 당사자인 경우

② 위원이 해당 안건의 당사자와 친족이거나 친족이었던 경우

③ 위원이 해당 안건의 당사자가 최근 3년 이내에 소속되어 있었던 기관에 종사하거나 종사하였던 경우

(2) 해당 안건의 당사자는 위원에게 제척사유가 있거나 그 밖에 심의·의결의 공정을 기대하기 어려운 사정이 있는 경우에는 그 사유를 서면으로 밝혀 윤리위원회에 기피신청을 할 수 있다.

(3) 윤리위원회는 기피신청을 받은 경우 재적위원 과반수의 출석과 출석위원 과반수의 찬성으로 기피 여부를 의결한다. 이 경우 기피신청을 당한 위원은 그 의결에 참여하지 못한다.

(4) 윤리위원회의 위원은 위의 사유에 해당하는 경우 스스로 심의·의결에서 회피할 수 있다. (영 제11조의4)

◆ 핵심 키워드: 중앙회내의 윤리위원회 - 의료인의 자격정지에 처분 요구

2. 협조의 의무 (법30조)

1) 협조의 의무

중앙회는 보건복지부장관으로부터 의료 및 국민보건의 향상에 관한 협조 요청을 받은 때에는 이에 응하여야 하며, 회원의 자질향상을 위하여 필요한 보수교육을 실시하여야 한다.

2) 보수교육실시(법28조 2항, 3항 규20조부터 23조)

(1) **연간 8시간 이상**

- 포함되어야 할 내용

1. 직업윤리에 관한 사항
2. 업무 전문성 향상 및 업무 개선에 관한 사항
3. 의료 관계 법령의 준수에 관한 사항
4. 선진 의료기술 등의 동향 및 추세 등에 관한 사항

(2) 중앙회의 장은 보수교육을 다음의 기관으로 하여금 하게 할 수 있다.(규20조)

① 중앙회지부 또는 중앙회에 설치된 의학·치의학·한의학·간호학 분야별 전문학회 및 전문단체

② 의과대학·치과대학·한의과대학·의학전문대학원·치의학전문대학원·한의학전문대학원·간호대학 및 그 부속병원

③ 수련병원

④ 한국보건복지인력개발원

⑤ 다른 법률에 따른 보수교육 실시기관

(3) 보수교육 면제자(규20조 6항)

① 전공의

② 의과대학 · 치과대학 · 한의과대학 · 간호대학의 대학원 재학생

③ 면허증을 발급받은 신규 면허취득자

④ 보건복지부장관이 보수교육을 받을 필요가 없다고 인정하는 사람

(4) 보수교육 유예자(규20조 8항)

개념 - 면제 또는 유예되는 사람은 유예 또는 면제 대상자임을 증명할 수 있는 서류를 첨부하여 각 중앙회의 장에게 제출

(5) 보수교육의 교과과정, 실시방법 기타 보수교육에 필요한 사항은 각 **중앙회의 장**이 정한다.

(6) 관계서류는 **3년**간 보존(보수교육대상자 명단 · 보수교육면제자 명단 기타 교육이수를 확인할 수 있는 서류)

◆ 핵심 키워드: 보수교육 연간 8시간 이상/ 관계서류 3년간 보존, 벌금 100만원 이하의 과태료

3. 감독 (법32조)

보건복지부장관은 중앙회나 그 지부가 정관으로 정한 사업 외의 사업을 하거나 국민보건 향상에 장애가 되는 행위를 한 때, 또는 보건복지부장관으로부터 의료와 국민보건 향상에 관한 요청을 받고 협조하지 아니한 경우에는 정관을 변경하거나 임원을 새로 뽑을 것을 명할 수 있다.

제3장 의료기관

제1절 의료기관의 개설

1. 의료기관의 개설 등(법33조)

1) 개설

의료인은 이 법에 따른 의료기관을 개설하지 아니하고는 의료업을 할 수 없으며 그 **의료기관 내에서 의료업**을 행하여야 한다.

◆ 핵심 키워드: 벌칙 500만원 이하의 벌금

※ 의료기관내에서 의료업을 행하여야 한다는 원칙의 예외

- 「응급의료에 관한 법률」에 따른 응급환자를 진료하는 경우
- 환자나 환자 보호자의 요청에 따라 진료하는 경우

- 국가나 지방자치단체의 장이 공익상 필요하다고 인정하여 요청하는 경우
- 보건복지부령으로 정하는 바에 의하여 가정간호를 실시하는 경우
- 그 밖의 이 법 또는 다른 법령에서 특별히 정한 경우나 환자가 있는 현장에서 진료를 행하여야 하는 부득이한 사유가 있는 경우

2) 의료기관을 개설할 수 있는 자

- 의사 - 종합병원 · 병원 · 요양병원 · 의원
- 치과의사 - 치과병원 · 치과의원
- 한의사 - 한방병원 · 요양병원 · 한의원
- 조산사 - 조산원(조산원 개설시 반드시 지도의사 필요)

◆ 핵심 키워드: 조산사 - 지도의사의 승낙서가 필요

(1) **의료인**(간호사 제외)

의료인은 어떠한 명목으로도 둘 이상의 의료기관을 개설 · 운영할 수 없다. 다만, 둘 이상의 의료인 면허를 소지한 자가 의원급 의료기관을 개설하려는 경우에는 하나의 장소에 한하여 면허 종별에 따른 의료기관을 함께 개설할 수 있다. (법 33조 8항)

◆ 핵심 키워드: 의료기관을 개설할 수 없는 자가 개설 시 - 벌칙 10년 이하의 징역이나 1억원 이하의 벌금 - 개정

(2) 국가나 지방자치단체
(3) 의료업을 목적으로 설립된 법인(의료법인)
(4) 「민법」이나 특별법에 따라 설립된 비영리법인
(5) 준정부기관, 지방의료원, 한국보훈복지의료공단

개념 - 의료기관의 개설특례(법35조)

소속직원 · 종업원 그 밖의 구성원(수용자포함)이나 그 가족의 건강관리를 위하여 부속의료기관을 개설할 수 있다.

◆ 핵심 키워드: 의료법인과 비영리법인의 사명: 공중위생에 기여 및 영리를 추구해서는 아니된다. (영20조)

3) 의료기관별 개설절차

(1) 종합병원 · 병원 · 치과병원 · 한방병원 · 요양병원(**병원급**) · 개설특례에 의한 **병원급** 의료기관 ⇒ **시 · 도지사**의 **허가**(법33조 4항, 35조 1항)

◆ 핵심 키워드: 병원급의 허가자-시 · 도지사
의원급의 신고대상-시 · 군 · 구청장
위반시 3년 이하의 징역이나 3천만원 이하의 벌금

(2) 의원 · 치과의원 · 한의원 · 조산원(필히 지도의사 필요) ⇒ **시장 · 군수 · 구청장**에 **신고**

◆ 핵심 키워드: 벌칙 500만원 이하의 벌금

(3) 의료기관이 개설 장소를 이전하거나 개설에 관한 신고 또는 허가사항 중 중요사항을 변경하려는 때에도 **신고**하고, **허가**를 받아야 한다.

◆ 핵심 키워드: 벌칙 500만원 이하의 벌금(허가의 경우), 100만원 이하의 벌금(변경신고)

4) 의료기관을 개설할 수 없는 경우(법33조 4항과 7항)

(1) 개설하려는 의료기관(종합병원, 병원, 치과병원, 한방병원, 요양병원)이 법 제36조에 따른 시설기준에 맞지 아니하는 경우 **시 · 도지사**는 개설**허가**를 할 수 없다.(법33조 4항)

(2) 약국 시설과 관련하여 개설할 수 없는 경우(법33조 7항)

① 약국 시설 안이나 구내인 경우

② 약국의 시설이나 부지 일부를 분할 · 변경 또는 개수하여 의료기관을 개설하는 경우

③ 약국과 전용의 복도 · 계단 · 승강기 또는 구름다리 등의 통로가 설치되어 있거나 이런 것들을 설치하여 의료기관을 개설하는 경우

5) 의료법인 및 비영리법인의 의료기관 개설(법33조 9항)

(1) 법인의 정관에 개설하고자 하는 의료기관의 소재지를 기재하여 **정관의 변경허가**(의료법인등을 **설립**할 때에는 **설립 허가**)를 얻어야 한다.

(2) 해당 법인의 주무관청은 정관의 변경허가를 하기 전에 그 법인이 개설하고자 하는 의료기관이 소재하는 **시 · 도지사** 또는 **시장 · 군수 · 구청장**과 **협의**하여야 한다.

6) 의료기관을 개설 · 운영하는 의료법인등은 다른 자에게 그 법인의 명의를 빌려주어서는 아니 된다.

◆ 핵심 키워드: 명의대여벌칙 -무면허에 해당- 5년 이하의 징역이나 5천만원 이하의 벌금

1-2. 의료기관개설위원회 설치등(법33조의 2-신설)

① 제33조제4항에 따른 의료기관 개설 허가에 관한 사항을 심의하기 위하여 시 · 도지사 소속으로 의료기관개설위원회를 둔다.

② 제1항의 의료기관개설위원회의 위원은 제28조에 따른 의사회 · 치과의사회 · 한의사회 · 조산사회 및 간호사회의 의료인으로서 경험이 풍부한 사람과 제52조에 따른 의료기관단체의 회원으로서 해당 지역 내 의료기관의 개설 · 운영 등에 관한 경험이 풍부한 사람으로 한다.

③ 의료기관개설위원회의 구성과 운영에 필요한 사항과 그 밖에 필요한 사항은 보건복지부령으로 정한다.

2. 원격의료 (법34조)

1) 정의

의료인(의료업에 종사하는 의사 · 치과의사 · 한의사만 해당)은 컴퓨터 · 화상통신 등 정보통신기술을 활용하여 먼 곳에 있는 의료인에게 의료지식이나 기술을 지원하는 원격의료를 할 수 있다.

2) 시설 및 장비(규29조)

- 원격진료실
- 데이터 및 화상을 전송 · 수신할 수 있는 단말기, 서버, 정보통신망 등의 장비

3) 책임

(1) 원격의료를 하는 자(원격지의사)는 환자를 직접 대면하여 진료하는 경우와 같은 책임을 진다.

(2) 원격지의사의 원격의료에 따라 의료행위를 한 의료인이 의사 · 치과의사 또는 한의사(현지의사)인 경우에는 그 의료행위에 대하여 원격지의사의 과실을 인정할 만한 명백한 근거가 없으면 환자에 대한 책임은 현지의사에게 있는 것으로 본다.

◆ 핵심 키워드: **과실을 인정할 만한 명백한 근거가 없으면 환자에 대한 책임은 현지의사**

3. 의료관계인의 준수사항 (법 36조, 법36조의2)

1) 준수사항

- 의료기관의 종류에 따른 시설기준 및 규격에 관한 사항
- 의료기관의 안전관리시설 기준에 관한 사항
- 의료기관 및 요양병원의 운영 기준에 관한 사항
- 고가의료장비의 설치 · 운영 기준에 관한 사항
- 의료기관의 종류에 따른 의료인 등의 정원 기준에 관한 사항
- 급식관리 기준에 관한 사항
- 의료기관의 위생 관리에 관한 사항
- 의료기관의 의약품 및 일회용 주사 의료용품의 사용에 관한 사항
- 의료기관의 「감염병의 예방 및 관리에 관한 법률」 제41조제4항에 따른 감염병환자등의 진료 기준에 관한 사항
- 의료기관 내 수술실, 분만실, 중환자실 등 감염관리가 필요한 시설의 출입 기준에 관한 사항
- 의료인 및 환자 안전을 위한 보안장비 설치 및 보안인력 배치 등에 관한 사항
- 의료기관의 신체보호대 사용에 관한 사항

- 의료기관의 의료관련감염 예방에 관한 사항
- 감염관리가 필요한 시설의 출입 기준
  - 환자
  - 의료행위를 하는 의료인 · 간호조무사 · 의료기사
  - 환자의 보호자 등 의료기관의 장이 출입이 필요하다고 인정하여 승인한 사람으로서 감염관리 등 출입에 필요한 안내를 받은 사람
- 보안장비 설치 및 보안인력 배치 기준
  - 100개 이상의 병상을 갖춘 병원 · 정신병원 또는 종합병원을 개설하는 자는 법 제36조 제11호에 따라 보안장비 설치 및 보안인력 배치 등에 관한 다음 각 호의 기준을 지켜야 한다.

  * 의료인 및 환자에 대한 폭력행위를 관할 경찰관서에 신고할 수 있는 비상경보장치를 설치할 것

  * 보안 전담인력을 1명 이상 배치할 것

  * 의료인 및 환자에 대한 폭력행위 예방 · 대응 매뉴얼을 마련하여 의료인 및 의료기관 종사자 등을 대상으로 교육을 실시할 것

  * 의료인 및 환자에 대한 폭력행위 예방을 위한 게시물을 제작하여 의료기관의 입구 등 눈에 띄기 쉬운 곳에 게시할 것

2) 공중보건의사 등의 고용금지

(1) 의료기관 개설자는 **공중보건의사**에게 **의료행위**를 하게 하거나, **당직의료인**으로 두어서는 아니 된다.

(2) 예외사항

• 「농어촌 등 보건의료를 위한 특별조치법」 제5조의2에 따른 **배치기관 및 배치시설**
• 「농어촌 등 보건의료를 위한 특별조치법」 제6조의2에 따른 **파견근무기관 및 시설**

(3) 의료기관 개설자는 군병원 또는 병무청장이 지정하는 병원에서 직무와 관련된 수련을 실시하는 경우가 아니면 **병역판정검사전담의사**에게 의료행위를 하게 하거나 당직의료인으로 두어서는 아니 된다

◆ 핵심 키워드: 공중보건의는 당직의료인이 될 수 없다.

(4) 당직의료인

- 법 제41조제2항에 따라 각종 병원에 두어야 하는 당직의료인의 수는 입원환자 200명까지는 의사 · 치과의사 또는 한의사의 경우에는 1명, 간호사의 경우에는 2명을 두되, 입원환자 200명을 초과하는 200명마다 의사 · 치과의사 또는 한의사의 경우에는 1명, 간호사의 경우에는 2명을 추가한 인원 수로 한다.

- 제1항에도 불구하고 법 제3조제2항제3호라목에 따른 요양병원에 두어야 하는 당직의료인의 수는 다음 각 호의 기준에 따른다.
  - 의사 · 치과의사 또는 한의사의 경우에는 입원환자 300명까지는 1명, 입원환자 300명을 초과하는 300명마다 1명을 추가한 인원 수
  - 간호사의 경우에는 입원환자 80명까지는 1명, 입원환자 80명을 초과하는 80명마다 1명을 추가한 인원 수
- 제1항 및 제2항에도 불구하고 다음 각 호의 어느 하나에 해당하는 의료기관은 입원환자를 진료하는 데에 지장이 없도록 해당 병원의 자체 기준에 따라 당직의료인을 배치할 수 있다.
  - 「정신건강증진 및 정신질환자 복지서비스 지원에 관한 법률」 제3조제5호가목에 따른 정신병원
  - 「장애인복지법」 제58조제1항제4호에 따른 의료재활시설로서 법 제3조의2에 따른 요건을 갖춘 의료기관
  - 국립정신건강센터, 국립정신병원, 국립소록도병원, 국립결핵병원 및 국립재활원
  - 그 밖에 제1호부터 제3호까지에 준하는 의료기관으로서 보건복지부장관이 당직의료인의 배치 기준을 자체적으로 정할 필요가 있다고 인정하여 고시하는 의료기관

4. 진단용 방사선 발생장치 (법37조)

1) 설치

(1) **시장 · 군수 · 구청장**에게 신고

2) 운영

(1) 안전관리책임자를 선임하고, 정기적으로 검사와 측정을 받아야 하며, 방사선 관계 종사자에 대한 피폭관리를 하여야 한다.

(2) 진단용 방사선 발생장치의 범위신고검사설치 및 측정기준 등에 관하여 필요한 사항은 보건복지부령으로 정한다.

◆ 핵심 키워드: 진단용 방사선발생장치 시 · 군 · 구청장에게 신고, 안전관리에 관한 피폭관리위반시 300만원이하의 과태료

5. 특수의료장비의 설치 · 운영 (법38조)

1) 등록

특수의료장비(**보건복지부장관**이 정하여 고시하는 의료장비)를 설치 · 운영하려면 **시장 · 군수 · 구청장**에게 **등록**하여야 하며, 설치인정기준에 맞게 설치 · 운영하여야 한다.

2) 품질관리검사

의료기관의 개설자나 관리자는 **보건복지부장관**에게 정기적인 품질관리검사를 받아야 한다.

3) 부적합 장치 사용 금지

의료기관의 개설자나 관리자는 품질관리검사에서 부적합하다고 판정받은 특수의료장비를 사용하여서는 아니 된다.

◆ 핵심 키워드: 부적합 사용-벌칙 3년 이하의 징역이나 3천만원 이하의 벌금

6. 시설 등의 공동이용 (법39조)

- **의료인**은 다른 의료기관의 장의 동의를 받아 그 의료기관의 시설·장비 및 인력 등을 이용하여 진료할 수 있다. (개방병원의 법적근거)
- **의료기관의 장**은 그 의료기관의 환자의 진료하는데에 필요하면 해당 의료기관에 소속되지 아니한 의료인에게 진료하도록 할 수 있다.
- 의료사고에 대한 책임소지 : 진료를 한 의료인의 과실 때문이면 그 의료인에게, 의료기관의 시설·장비 및 인력 등의 결함 때문이면 그것을 제공한 의료기관 개설자에게 각각 책임이 있는 것으로 본다.

7. 휴업·폐업의 신고 및 진료기록부 등의 이관 (법40조, 40조의2,40조의3)

1) 신고

(1) **의료기관의 개설자**는 의료업을 폐업하거나 1개월 이상 휴업(입원환자가 있는 경우에는 1개월 미만의 휴업도 포함) 시 **시장·군수·구청장**에 신고

◆ 핵심 키워드: 벌칙 100만원 이하의 과태료

(2) 의료기관 폐업 신고를 수리하지 않을 수 있는 경우

- **질병관리본부장, 시·도지사 또는 시장·군수·구청장**이 감염병의 역학조사 및 예방접종에 관한 역학조사를 실시할 때
- 의료인 또는 의료기관의 장이 보건복지부장관 또는 시·도지사에게 역학조사 실시를 요청한 경우로서 그 역학조사를 위하여 필요하다고 판단하는 때

◆ 핵심 키워드: <u>역학조사실시시에 폐업을 반려할 수 있다.</u>

2) 보고(규30조)

시장·군수·구청장은 매월의 의료기관 폐업신고의 수리상황을 그 다음달 15일까지 보건복지부장관에게 보고하여야 한다.

3) 휴업 또는 폐업신고 기한(규30조)

의원 · 치과의원 · 한의원 또는 조산원을 개설한 의료인이 부득이한 사유로 6월을 초과하여 그 의료기관을 관리할 수 없을 경우 그 개설자는 휴업 또는 폐업신고를 하여야 한다.

4) 진료기록부 등의 이관

의료기관의 개설자는 폐업 또는 휴업신고를 할 때 기록 · 보존하고 있는 진료기록부 등을 관할 **보건소장**에게 넘겨야 한다. 다만 진료기록부 등의 보관계획서를 제출하여 관할 보건소장의 허가를 받은 경우에는 직접 보관할 수 있다. (보건복지부령)

5) 환자권익보호 조치

의료기관 개설자는 의료업을 폐업 또는 휴업하는 경우 해당 의료기관에 입원 중인 환자를 다른 의료기관으로 옮길 수 있도록 하는 등 환자의 권익을 보호하기 위한 조치를 하여야 한다.

6) 보건복지부장관은 제40조의2에 따라 폐업 또는 휴업한 의료기관의 진료기록부등을 보관하는 관할 보건소장 및 의료기관 개설자가 안전하고 효과적으로 진료기록부등을 보존 · 관리할 수 있도록 지원하기 위한 시스템(이하 "진료기록보관시스템"이라 한다)을 구축 · 운영할 수 있다.

7) 제40조의2에 따라 폐업 또는 휴업한 의료기관의 진료기록부등을 보관하는 관할 보건소장 및 의료기관 개설자는 진료기록보관시스템에 진료기록부등을 보관할 수 있다.

8) 제2항에 따라 진료기록부등을 진료기록보관시스템에 보관한 관할 보건소장 및 의료기관 개설자(해당 보건소 및 의료기관 소속 의료인 및 그 종사자를 포함한다)는 직접 보관한 진료기록부등 외에는 진료기록보관시스템에 보관된 정보를 열람하는 등 그 내용을 확인하여서는 아니 된다.

9) 보건복지부장관은 제1항에 따른 진료기록보관시스템의 구축 · 운영 업무를 관계 전문기관 또는 단체에 위탁할 수 있다. 이 경우 보건복지부장관은 진료기록보관시스템의 구축 · 운영 업무에 소요되는 비용의 전부 또는 일부를 지원할 수 있다.

10) 제4항 전단에 따라 진료기록보관시스템의 구축 · 운영 업무를 위탁받은 전문기관 또는 단체는 보건복지부령으로 정하는 바에 따라 진료기록부등을 안전하게 관리 · 보존하는 데에 필요한 시설과 장비를 갖추어야 한다.

11) 보건복지부장관은 진료기록보관시스템의 효율적 운영을 위하여 원본에 기재된 정보가 변경되지 않는 범위에서 진료기록부등의 형태를 변경하여 보존 · 관리할 수 있으며, 변경된 형태로 진료기록부등의 사본을 발급할 수 있다.

12) 누구든지 정당한 접근 권한 없이 또는 허용된 접근 권한을 넘어 진료기록보관시스템에 보관된 정보를 훼손 · 멸실 · 변경 · 위조 · 유출하거나 검색 · 복제하여서는 아니 된다.

13) 진료기록보관시스템의 구축 범위 및 운영 절차 등에 필요한 사항은 보건복지부령으로 정한다.

◆ 핵심 키워드: 벌칙 1년 이하의 징역이나 1천만원 이하의 벌금 - **시장 · 군수 · 구청장**은 의료기관 개설자가 환자의 권익을 보호하기 위한 조치를 취하였는지 여부를 확인하는 등 조치

◆ 핵심 키워드: **진료기록부 등의 이관은 보건소장에게**

8. 당직의료인 (법41조)

(1) 각종병원에는 응급환자와 입원환자의 진료 등에 필요한 당직의료인을 두어야 한다.

(2) 병원 당직의료인의 정원(규39조의 5)

① 입원환자 200명까지는 의사 · 치과의사 또는 한의사 1명, 간호사 2명

② 200명 초과시 200명마다 의사 · 치과의사 또는 한의사 1명, 간호사 2명 추가

(3) 요양병원 당직의료인의 정원(규39조의 5)

① 의사 · 치과의사 또는 한의사 : 입원환자 300명까지는 1명, 입원환자 300명을 초과하는 300명마다 1명을 추가

② 간호사 : 입원환자 80명까지는 1명, 입원환자 80명을 초과하는 80명마다 1명을 추가

(4) 정신병원 · 의료재활시설 · 국립정신건강센터, 국립정신병원, 국립소록도병원, 국립결핵병원 및 국립재활원 등은 **자체 기준**에 따라 배치할 수 있다.

9. 의료기관의 명칭 및 진료과목 (법42조)

1) 명칭의 사용제한

종합병원 또는 정신병원이 그 명칭을 병원으로 표시하는 경우, **종류에 따르는 명칭 외의 명칭**을 사용하지 못한다.

◆ 핵심 키워드: 유사명칭 - 500만원 이하의 벌금

2) 의료기관이 아니면 의료기관의 명칭이나 이와 비슷한 명칭을 사용하지 못한다.

3) 진료과목 등(법43조)

(1) **병원 · 치과병원** 또는 **종합병원**은 **한의사**를 두어 한의과 진료과목을 추가로 설치 · 운영할 수 있다.

(2) **한방병원** 또는 **치과병원**은 **의사**를 두어 의과 진료과목을 추가로 설치 · 운영할 수 있다.

(3) 병원 · 한방병원 · 요양병원 또는 정신병원은 치과의사를 두어 치과 진료과목을 추가로 설치 · 운영할 수 있다.

(4) **추가로 진료과목을 설치 · 운영**하는 경우에는 보건복지부령으로 정하는 바에 따라 진료에 필요한 **시설 · 장비**를 갖추어야 한다. (규칙 별표 8)

(5) **추가로 설치한 진료과목**을 포함한 의료기관의 **진료과목**은 보건복지부령으로 정하는 바에 따라 표시하여야 한다. 다만, **치과의 진료과목**은 종합병원과 법 제77조 제2항에 따라 보건복지부령으로 정하는 **치과병원**에 한하여 표시할 수 있다.

◆ 핵심 키워드: 100만원 이하의 과태료

10. 비급여 진료비용 (법45조, 규42조의 2, 법45조의2)

1) 비급여 진료비용 등의 고지: 의료기관 개설자(법45조)

(1) 「국민건강보험법」에 따라 요양급여의 대상에서 제외되는 사항 또는 「의료급여법」에 따라 의료급여의 대상에서 제외되는 사항의 비용(비급여 진료비용)을 환자 또는 환자의 보호자가 쉽게 알 수 있도록 고지하여야 한다.

- 비급여 대상의 항목(행위 · 약제 및 치료재료)과 그 가격을 적은 책자 등을 접수창구 등 환자 또는 환자의 보호자가 쉽게 볼 수 있는 장소에 갖추어 두어야 한다. 이 경우 비급여 대상의 항목을 묶어 1회 비용으로 정하여 총액을 표기할 수 있다. (규42조의 2)
- 진료기록부 사본 · 진단서 등 제증명수수료의 비용을 접수창구 등 환자 및 환자의 보호자가 쉽게 볼 수 있는 장소에 게시하여야 한다. (규42조의 2)

(2) 의료기관이 환자로부터 징수하는 제증명수수료의 비용을 게시하여야 한다.

(3) 고지 · 게시한 금액을 초과하여 징수할 수 없다.

(4) 인터넷 홈페이지를 운영하는 의료기관은 이용자가 알아보기 쉽도록 인터넷 홈페이지에 따로 표시하여야 한다. (규42조의 2)

2) 비급여 진료비용 등의 현황조사 등 : 보건복지부장관 (법45조의2)

(1) **보건복지부장관**은 모든 의료기관에 대하여 **비급여 진료비용** 및 **제증명수수료**의 항목, 기준 및 금액 등에 관한 현황을 조사 · 분석하여 그 결과를 공개할 수 있다. 다만, **병원급 의료기관**에 대하여는 그 결과를 **공개하여야 한다.**

(2) 보건복지부장관은 **비급여 진료비용** 및 **제증명수수료**의 현황에 대한 조사 · 분석을 위하여 **의료기관의 장**에게 관련 자료의 제출을 명할 수 있다. 이 경우 해당 의료기관의 장은 특별한 사유가 없으면 그 명령에 따라야 한다.

◆ 핵심 키워드: 벌칙 200만원 이하의 과태료

11. 환자의 진료의사 선택 (법46조, 선택진료에 관한 규칙 참조)

1) 선택진료

종합병원 · 병원 · 치과병원 · 한방병원 또는 요양병원의 특정한 의사 · 치과의사 또는 한의사

2) 변경

환자나 환자의 보호자는 종합병원 · 병원 · 치과병원 · 한방병원 · 요양병원 또는 정신병원의

특정한 의사·치과의사 또는 한의사를 선택하여 진료를 요청할 수 있다. 이 경우 의료기관의 장은 특별한 사유가 없으면 환자나 환자의 보호자가 요청한 의사·치과의사 또는 한의사가 진료하도록 하여야 한다.

3) 정보의 제공

의료기관의 장은 환자 또는 환자의 보호자에게 진료의사 선택을 위한 정보를 제공하여야 한다

4) 추가비용 징수

의료기관의 장은 진료의사를 선택하여 진료를 받게 한 경우에도 환자나 환자의 보호자로부터 추가비용을 받을 수 없다.

◆ 핵심 키워드: 선택진료는 병원급

12. 병원감염의 예방 (법47조, 규43조~46조)

1) 보건복지부령으로 정하는 일정 규모 이상의 병원급 의료기관의 장은 의료관련감염 예방을 위하여 감염관리위원회와 감염관리실을 설치·운영하고 보건복지부령으로 정하는 바에 따라 감염관리 업무를 수행하는 전담 인력을 두는 등 필요한 조치를 하여야 한다.

100병상 이상의 병원 및 종합병원으로서 중환자실을 운영하는 의료기관의 장은 병원감염예방을 위하여 **감염관리위원회**와 **감염관리실**을 **설치·운영**하고 보건복지부령으로 정하는 바에 따라 **감염관리 업무를 수행하는 전담 인력**을 두는 등 필요한 조치를 하여야 한다.

◆ 핵심 키워드: 100병상 이상의 종합병원급 및 병원

2) 교육 실시

의료기관의 장은 감염병이 유행하는 경우 **환자, 환자의 보호자, 의료인, 의료기관 종사자 및 경비원** 등 해당 의료기관 내에서 업무를 수행하는 사람에게 감염병의 예방을 위하여 필요한 **정보를 제공**하거나 **관련 교육을 실시**하여야 한다.

3) 보건복지부장관은 의료관련감염의 발생·원인 등에 대한 의과학적인 감시를 위하여 의료관련감염 감시 시스템을 구축·운영할 수 있다.

4) 의료기관은 제4항에 따른 시스템을 통하여 매월 의료관련감염 발생 사실을 등록할 수 있다.

5) 보건복지부장관은 제4항에 따른 시스템의 구축·운영 업무를 대통령령으로 정하는 바에 따라 관계 전문기관에 위탁할 수 있다.

6) 보건복지부장관은 제6항에 따라 업무를 위탁한 전문기관에 대하여 그 업무에 관한 보고 또는 자료의 제출을 명할 수 있다.

7) 의료관련감염이 발생한 사실을 알게 된 의료기관의 장, 의료인, 의료기관 종사자 또는 환자 등은 보건복지부령으로 정하는 바에 따라 보건복지부장관에게 그 사실을 보고(이하 이 조에서 "자율보고"라 한다)할 수 있다. 이 경우 보건복지부장관은 자율보고한 사람의 의사에 반하여 그 신분을 공개하여서는 아니 된다.

8) 자율보고한 사람이 해당 의료관련감염과 관련하여 관계 법령을 위반한 사실이 있는 경우에는 그에 따른 행정처분을 감경하거나 면제할 수 있다.

9) 자율보고가 된 의료관련감염에 관한 정보는 보건복지부령으로 정하는 검증을 한 후에는 개인식별이 가능한 부분을 삭제하여야 한다.

10) 자율보고의 접수 및 분석 등의 업무에 종사하거나 종사하였던 사람은 직무상 알게 된 비밀을 다른 사람에게 누설하거나 직무 외의 목적으로 사용하여서는 아니 된다.

11) 의료기관의 장은 해당 의료기관에 속한 자율보고를 한 보고자에게 그 보고를 이유로 해고 또는 전보나 그 밖에 신분 또는 처우와 관련하여 불리한 조치를 할 수 없다.

12) 보건복지부장관은 제4항 또는 제8항에 따라 수집한 의료관련감염 관련 정보를 감염 예방·관리에 필요한 조치, 계획 수립, 조사·연구, 교육 등에 활용할 수 있다.

13) 제1항에 따른 감염관리위원회의 구성과 운영, 감염관리실 운영, 제2항에 따른 교육, 제3항에 따른 정보 제공, 제5항에 따라 등록하는 의료관련감염의 종류와 그 등록의 절차·방법 등에 필요한 사항은 보건복지부령으로 정한다.

14) 입원환자의 전원(47조의 2)

- 의료기관의 장은 천재지변, 감염병 의심 상황, 집단 사망사고의 발생 등 입원환자를 긴급히 **전원(轉院)시키지 않으면** 입원환자의 생명·건강에 중대한 위험이 발생할 수 있음에도 환자나 보호자의 동의를 받을 수 없는 등 보건복지부령으로 정하는 불가피한 사유가 있는 경우에는 **보건복지부령**으로 정하는 바에 따라 **시장·군수·구청장의 승인**을 받아 입원환자를 다른 **의료기관으로 전원**시킬 수 있다.

제2절 의료법인

1. 설립허가 등 (법48조)

의료법인을 설립하려는 자는 그 법인의 주된 사무소의 소재지를 관할하는 **시·도지사**의 **허가**를 받아야 한다(정관변경시, 재산처분시에도 같음).

2. 부대사업 (법49조, 영22조, 규60조)

1) 부대사업

(1) **의료법인**은 그 법인이 개설하는 **의료기관에서** 의료업무 외에 부대사업을 할 수 있다. 부

대사업으로 얻은 **수익에 관한 회계**는 의료법인의 **다른 회계와 구분**하여 계산하여야 한다.

(2) 부대사업의 종류

① 의료인과 의료관계자 **양성이나 보수교육**

② 의료나 의학에 관한 **조사 연구**

③ 노인의료복지시설의 설치 · 운영

④ 장례식장의 설치 · 운영

⑤ 부설주차장의 설치 · 운영

⑥ 의료업 수행에 수반되는 의료정보시스템 개발 · 운영사업 중 **대통령령**으로 정하는 사업(영22조)

1. 전자의무기록을 작성 · 관리하기 위한 시스템의 개발 · 운영사업
2. 전자처방전을 작성 · 관리하기 위한 시스템의 개발 · 운영사업
3. 영상기록을 저장 · 전송하기 위한 시스템의 개발 · 운영사업

⑦ 그 밖에 휴게음식점영업, 일반음식점영업, 이용업, 미용업 등 환자 또는 의료법인이 개설한 의료기관 종사자 등의 편의를 위하여 보건복지부령으로 정하는 사업(규60조)

1. 휴게음식점영업, 일반음식점영업, 제과점영업, 위탁급식영업
2. 소매업 중 편의점, 슈퍼마켓, 자동판매기영업 및 서점

2의2. 의류 등 생활용품 판매업 및 식품판매업(건강기능식품 판매업은 제외한다). 다만, 의료법인이 직접 영위하는 경우는 제외한다.

3. 산후조리업
4. 목욕장업
5. 의료기기 임대 · 판매업. 다만, 의료법인이 직접 영위하는 경우는 제외한다.
6. 숙박업, 여행업 및 외국인환자 유치업
7. 수영장업, 체력단련장업 및 종합체육시설업
8. 장애인보조기구의 제조 · 개조 · 수리업
9. 다음 각 목의 어느 하나에 해당하는 업무를 하려는 자에게 의료법인이 개설하는 의료기관의 건물을 임대하는 사업

가. 이용업 및 미용업

나. 안경 조제 · 판매업

다. 은행업

라. 의원급 의료기관 개설 · 운영(의료관광호텔에 부대시설로 설치하는 경우로서 진료과목이 의료법인이 개설하는 의료기관과 동일하지 아니한 경우로 한정한다)

※ 4,5,7의 부대사업은 타인에게 임대 또는 위탁하여 운영할 수 있음

(3) 부대사업을 하려는 의료법인은 미리 **의료기관의 소재지**를 관할 시 · 도지사에게 신고하여야 한다. (신고사항을 변경하려는 경우에도 같다)

3. 설립 허가 취소 (법51조)

- 정관으로 정하지 아니한 사업을 한 때
- 설립된 날로부터 **2년 이내**에 의료기관을 개설하지 아니한 때
- 의료법인이 개설한 의료기관이 개설허가를 취소당한 때
- 보건복지부장관 또는 시 · 도지사가 감독을 위하여 내린 명령을 위반한 때
- 법으로 정한 부대사업 외의 사업을 한 때

◆ 핵심 키워드: **의료법인은 시 · 도지사와 관련이 깊다.**

4. 의료법인과 의료기관을 개설한 비영리법인의 사명 (영20조)

의료업(의료법인이 하는 **부대사업**을 포함)을 행함에 있어 **공중위생에 이바지**하여야 하며, **영리를 추구하여서는 아니 된다.**

5. 의료기관단체의 설립 (법52조)

병원급 의료기관의 장은 **의료기관의 건전한 발전**과 **국민보건향상**에 기여하기 위하여 **전국적 조직**을 가지는 단체를 설립할 수 있으며 단체는 **법인**으로 한다.

6. 대한민국의학한림원 (법52조의2)

(1) 의료인에 관련되는 의학 및 관계 전문분야의 연구 · 진흥기반을 조성하고 우수한 보건의료인을 발굴 · 활용하기 위하여 **대한민국의학한림원**을 둔다.

(2) 한림원은 **법인**으로 한다.

(3) 한림원의 사업

- 의학등의 연구진흥에 필요한 조사 · 연구 및 정책자문
- 의학등의 분야별 중장기 연구 기획 및 건의
- 의학등의 국내외 교류협력사업
- 의학등 및 국민건강과 관련된 사회문제에 관한 정책자문 및 홍보
- 보건의료인의 명예를 기리고 보전(保全)하는 사업
- 보건복지부장관이 의학등의 발전을 위하여 지정 또는 위탁하는 사업

(4) 보건복지부장관은 한림원의 사업수행에 필요한 경비의 전부 또는 일부를 예산의 범위에서 지원할 수 있다.

(5) 한림원에 대하여 이 법에서 정하지 아니한 사항에 관하여는 「민법」 중 사단법인에 관한 규정을 준용한다.

(6) 한림원이 아닌 자는 대한민국의학한림원 또는 이와 유사한 명칭을 사용하지 못한다.

◆ 핵심 키워드: 한림원유사명칭 벌칙 100만원 이하의 과태료

제4장 신의료기술평가

1. 신의료기술의 평가 (법53조)(신의료기술평가에 관한 규칙 참조)

1) 개요

보건복지부장관은 국민건강을 보호하고 의료기술의 발전을 촉진하기 위하여 신의료기술평가위원회의 심의를 거쳐 **신의료기술의 안전성 · 유효성** 등에 관한 평가(의료기술평가)를 하여야 한다.

2) 신의료기술의 정의

신의료기술은 새로 개발된 의료기술로서 보건복지부장관이 안전성 · 유효성을 평가할 필요성이 있다고 인정하는 것을 말한다.

3) 평가결과 통보

보건복지부장관은 신의료기술평가의 결과를 「국민건강보험법」에 따른 건강보험심사평가원의 장에게 알려야 한다. 이 경우 신의료기술평가의 결과를 보건복지부령으로 정하는 바에 따라 공표할 수 있다.

◆ 핵심 키워드: 신의료기술평가-안전성,유효성

2. 신의료기술평가위원회의 설치 등 (법54조)

1) 개요

보건복지부장관은 신의료기술평가에 관한 사항을 심의하기 위하여 보건복지부에 신의료기술평가위원회(위원회)를 둔다.

2) 구성

(1) 위원회는 위원장 1명을 포함하여 20명 이내의 위원으로 구성한다.

(2) 위원은 다음 각 호의 자 중에서 보건복지부장관이 임명한다.

- 의사회 · 치과의사회 · 한의사회에서 각각 추천하는 자
- 보건의료에 관한 학식이 풍부한 자
- 소비자단체에서 추천하는 자
- 변호사의 자격을 가진 자로서 보건의료와 관련된 업무에 5년 이상 종사한 경력이 있는 자
- 보건의료정책 관련 업무를 담당하고 있는 보건복지부 소속 5급 이상의 공무원

(3) 위원장과 위원의 임기는 3년으로 하되, 연임할 수 있다. 다만, 3)의 (5)에 따른 공무원의 경우에는 재임기간으로 한다.

(4) 위원의 자리가 빈 때에는 새로 위원을 임명하고, 새로 임명된 위원의 임기는 임명된 날

부터 기산한다.

(5) 위원회의 심의사항을 전문적으로 검토하기 위하여 위원회에 분야별 전문평가위원회를 둔다.

(6) 그 밖의 위원회·전문평가위원회의 구성 및 운영 등에 필요한 사항은 보건복지부령으로 정한다.

3. 자료의 수집 업무 등의 위탁 (법55조)

보건복지부장관은 **신의료기술평가**에 관한 업무를 수행하기 위하여 필요한 경우 **자료 수집·조사** 등 평가에 수반되는 업무를 관계 **전문기관** 또는 **단체에 위탁**할 수 있다.

◆ 핵심 키워드: 신의료기술평가위원회-보건복지부소속

제5장 의료광고

1. 의료광고의 금지 등 (법56조)

◆ 핵심 키워드: 의료광고의 규정위반은 **허가취소, 폐쇄, 의료업 정지대상이며 의료인**이 위반시 **품위손상에 해당되므로 자격정지사유로 분류된다.**

1) 개요

의료기관 개설자, 의료기관의 장 또는 의료인(의료인등)이 아닌 자는 의료에 관한 광고를 하지 못한다.

◆ 핵심 키워드: 벌칙 1년 이하의 징역이나 1천만원 이하의 벌금

2) 내용

(1) 의료인등은 다음에 해당하는 의료광고를 하지 못한다.

1. 평가를 받지 아니한 신의료기술에 관한 광고
2. 환자에 관한 치료경험담 등 소비자로 하여금 치료 효과를 오인하게 할 우려가 있는 내용의 광고
3. 거짓된 내용을 표시하는 광고
4. 다른 의료인등의 기능 또는 진료 방법과 비교하는 내용의 광고
5. 다른 의료인등을 비방하는 내용의 광고
6. 수술 장면 등 직접적인 시술행위를 노출하는 내용의 광고
7. 의료인등의 기능, 진료 방법과 관련하여 심각한 부작용 등 중요한 정보를 누락하는 광고
8. 객관적인 사실을 과장하는 내용의 광고

9. 법적 근거가 없는 자격이나 명칭을 표방하는 내용의 광고
10. 신문, 방송, 잡지 등을 이용하여 기사(記事) 또는 전문가의 의견 형태로 표현되는 광고
11. 심의를 받지 아니하거나 심의받은 내용과 다른 내용의 광고
12. 외국인환자를 유치하기 위한 국내광고
13. 소비자를 속이거나 소비자로 하여금 잘못 알게 할 우려가 있는 방법으로 비급여 진료비용을 할인하거나 면제하는 내용의 광고
14. 각종 상장·감사장 등을 이용하는 광고 또는 인증·보증·추천을 받았다는 내용을 사용하거나 이와 유사한 내용을 표현하는 광고.
15. 그 밖에 의료광고의 방법 또는 내용이 국민의 보건과 건전한 의료경쟁의 질서를 해치거나 소비자에게 피해를 줄 우려가 있는 것으로서 대통령령으로 정하는 내용의 광고

(2) 보건복지부장관, 시장·군수·구청장은 **2부터 5까지 및 7부터 9까지**를 위반한 의료인등에 대하여 처분을 하려는 경우에는 지체 없이 그 내용을 공정거래위원회에 통보하여야 한다.

(3) 의료광고는 다음의 방법으로는 하지 못한다.

1. **방송(공중파) T.V,라디오**
2. 그 밖에 국민의 보건과 건전한 의료경쟁의 질서를 유지하기 위하여 제한할 필요가 있는 경우

◆ 핵심 키워드: 벌칙 1년 이하의 징역이나 1천만원 이하의 벌금

2. 광고의 심의 (법57조)

1) 개요

(1) 의료인등이 다음에 해당하는 매체를 이용하여 **의료광고를 하려는 경우** 미리 의료광고가 의료광고 규정에 위반되는지 여부에 관하여 자율심의기구(법57조 2항)의 심의를 받아야 한다.

- 신문·인터넷신문 또는 정기간행물
- 옥외광고물 중 현수막(懸垂幕), 벽보, 전단(傳單) 및 교통시설·교통수단에 표시되는 것
- 전광판
- 인터넷 매체(이동통신단말장치에서 사용되는 애플리케이션(Application)포함)(영24조)

1. 인터넷뉴스서비스
2. 방송사업자가 운영하는 인터넷 홈페이지
3. 방송사업자의 방송프로그램을 주된 서비스로 하여 '방송', 'TV' 또는 '라디오' 등의 명칭을 사용하면서 인터넷을 통하여 제공하는 인터넷 매체
4. 정보통신서비스 제공자 중 전년도 말 기준 직전 3개월 간 일일 평균 이용자 수가 10

만명 이상인 자가 운영하는 인터넷 매체

- 그 밖에 매체의 성질, 영향력 등을 고려하여 대통령령으로 정하는 광고매체(영24조)
  전년도 말 기준 직전 3개월 간 일일 평균 이용자 수가 10만명 이상인 사회 관계망 서비스(Social Network Service)를 제공하는 광고매체

(2) 다음의 사항으로만 구성된 의료광고에 대해서는 자율심의기구의 심의를 받지 아니할 수 있다.(영24조)

- 의료기관의 명칭 · 소재지 · 전화번호
- 의료기관이 설치 · 운영하는 진료과목
- 의료기관에 소속된 의료인의 성명 · 성별 및 면허의 종류
- 의료기관 개설자 및 개설연도
- 의료기관의 인터넷 홈페이지 주소
- 의료기관의 진료일 및 진료시간
- 의료기관이 전문병원으로 지정받은 사실
- 의료기관이 의료기관 인증을 받은 사실
- 의료기관 개설자 또는 소속 의료인이 전문의 자격을 인정받은 사실 및 그 전문과목

2) 자율심의기구

(1) 의사회 · 치과의사회 · 한의사회 또는 대통령령으로 정하는 기준을 충족하는 소비자단체는 자율심의를 위한 조직 등을 갖추어 **보건복지부장관**에게 **신고**한 후 의료광고 심의 업무를 수행할 수 있다.

(2) 심의를 할 때 적용하는 심의 기준을 상호 협의하여 마련하여야 한다

(3) 의료광고 심의를 받으려는 자는 자율심의기구가 정하는 수수료를 내야 한다

(4) 자율심의기구는 의료광고 제도 및 법령의 개선에 관하여 보건복지부장관에게 의견을 제시할 수 있다.

(5) 심의의 유효기간은 심의를 신청하여 승인을 받은 날부터 **3년**으로 한다.

(6) 의료인등이 유효기간의 만료 후 계속하여 의료광고를 하려는 경우에는 유효기간 만료 **6개월 전**에 자율심의기구에 의료광고 심의를 신청하여야 한다.

(7) 자율심의기구는 제심의 관련 업무를 수행할 때에는 규정에 따라 공정하고 투명하게 하여야 한다.

◆ 핵심 키워드 : 의료광고는 공중파 텔레비전 방송은 금지된다.

3. 의료광고에 관한 심의위원회 (법57조의 2, 법57조의 3)

1) 개요

자율심의기구는 의료광고를 심의하기 위하여 심의위원회를 설치 · 운영하여야 한다.

2) 종류 및 심의대상

(1) 의료광고심의위원회: 의사, 의원, 의원의 개설자, 병원, 병원의 개설자, 요양병원(한의사가 개설한 경우는 제외한다), 요양병원의 개설자, 정신병원, 정신병원의 개설자, 종합병원(치과는 제외한다. 이하 이 호에서 같다), 종합병원의 개설자, 조산사, 조산원, 조산원의 개설자가 하는 의료광고의 심의

(2) 치과의료광고심의위원회: 치과의사, 치과의원, 치과의원의 개설자, 치과병원, 치과병원의 개설자, 종합병원(치과), 종합병원의 개설자가 하는 의료광고의 심의

(3) 한방의료광고심의위원회: 한의사, 한의원, 한의원의 개설자, 한방병원, 한방병원의 개설자, 요양병원(한의사가 개설한 경우), 요양병원의 개설자가 하는 의료광고의 심의

3) 제한

(1) 의사회는 의료광고심의위원회만, 치과의사회는 치과의료광고심의위원회만, 한의사회는 한방의료광고심의위원회만 설치 · 운영

(2) 소비자단체: 의료광고심의위원회, 치과의료광고심의위원회, 한방의료광고심의위원회 중 어느 하나에 해당하는 심의위원회만 설치 · 운영할 수 있다.

4) 구성

(1) 위원장 1명과 부위원장 1명을 포함하여 15명 이상 25명 이하의 위원으로 구성

1. 의료광고심의위원회: 의사를 제외한 심의위원회 위원을 각각 1명 이상 포함하되, 의사 · 치과의사 · 한의사를 제외한 사람이 전체 위원의 3분의 1 이상이 되도록 구성하여야 한다.
2. 치과의료광고심의위원회: 치과의사를 제외한 심의위원회 위원을 각각 1명 이상 포함하되, 의사 · 치과의사 · 한의사를 제외한 사람이 전체 위원의 3분의 1 이상이 되도록 구성하여야 한다.
3. 한방의료광고심의위원회: 한의사를 제외한 심의위원회 위원을 각각 1명 이상 포함하되, 의사 · 치과의사 · 한의사를 제외한 사람이 전체 위원의 3분의 1 이상이 되도록 구성하여야 한다.

(2) 심의위원회 위원으로 자율심의기구의 장의 위촉받을 수 있는 사람

1. 의사
2. 치과의사
3. 한의사
4. 약사
5. 소비자단체의 장이 추천하는 사람
6. 대한변호사협회에 등록한 변호사로서 대한변호사협회의 장이 추천하는 사람
7. 법인 중 여성의 사회참여 확대 및 복지 증진을 주된 목적으로 설립된 법인의 장이 추천하는 사람

8. 비영리민간단체로서 환자의 권익 보호를 주된 목적으로 하는 단체의 장이 추천하는 사람
9. 그 밖에 보건의료 또는 의료광고에 관한 학식과 경험이 풍부한 사람

(3) 심의위원회 위원은 「형법」 제129조부터 제132조까지의 규정을 적용할 때에는 공무원으로 본다. (법86조의 2)

5) 의료광고 모니터링(법57조의 3, 규61조의 3)

자율심의기구는 의료광고가 규정을 준수하는지 여부에 관하여 모니터링하고, 모니터링 결과를 매 **분기별**로 분기가 끝난 후 **30일 이내**에 **보건복지부장관**에게 제출

◆ 핵심 키워드: 이의 신청시 30일 이내-보건복지부장관에게

제6장 감 독

1. 의료기관 인증 (법58조)

1) 개요

보건복지부장관은 의료의 질과 환자 안전의 수준을 높이기 위하여 병원급 의료기관 및 대통령령으로 정하는 의료기관에 대한 인증(이하 "의료기관 인증"이라 한다)을 할 수 있다.

2) 위탁

보건복지부장관은 대통령령으로 정하는 바에 따라 의료기관 인증에 관한 업무를 제58조의11에 따른 의료기관평가인증원에 위탁할 수 있다.

3) 평가

보건복지부장관은 다른 법률에 따라 의료기관을 대상으로 실시하는 평가를 통합하여 제58조의11에 따른 의료기관평가인증원으로 하여금 시행하도록 할 수 있다.

◆ 핵심 키워드: 의료기간 인증-병원급의료기관-보건복지부장관

2. 의료기관인증위원회 (법58조의2)

1) 개요

보건복지부장관은 의료기관 인증에 관한 주요 정책을 심의하기 위하여 **보건복지부장관 소속**으로 의료기관인증위원회(위원회)를 둔다.

2) 구성

(1) 위원회는 위원장 1명을 포함한 15인 이내의 위원으로 구성한다.

(2) 위원회의 위원장은 보건복지부차관으로 하고, 위원회의 위원은 다음 각 호의 사람 중에서 보건복지부장관이 임명 또는 위촉한다.

- 의료인 단체 및 의료기관단체에서 추천하는 자
- 노동계, 시민단체(「비영리민간단체지원법」에 따른 비영리민간단체를 말함), 소비자단체(「소비자기본법」에 따른 소비자단체를 말함)에서 추천하는 자
- 보건의료에 관한 학식과 경험이 풍부한 자
- 보건복지부 소속 3급 이상 공무원 또는 고위공무원단에 속하는 공무원

3) 위원회의 심의 내용

(1) 인증기준 및 인증의 공표를 포함한 의료기관 인증과 관련된 주요 정책에 관한 사항

(2) 의료기관 대상 평가제도 통합에 관한 사항

(3) 의료기관 인증 활용에 관한 사항

(4) 그 밖에 위원장이 심의에 부치는 사항

◆ 핵심 키워드: 의료기관인증위원회-보건복지부소속

3. 의료기관 인증기준 및 방법 등 (법58조의3)

(1) 인증 기준에 포함될 사항

- 환자의 권리와 안전
- 의료기관의 의료서비스 질 향상 활동
- 의료서비스의 제공과정 및 성과
- 의료기관의 조직·인력관리 및 운영
- 환자 만족도

(2) 보건복지부장관은 인증을 신청한 의료기관에 대하여 **인증기준의 충족 여부**를 평가하여야 한다.

(3) 보건복지부장관은 평가한 결과와 인증등급을 지체 없이 해당 의료기관의 장에게 통보하여야 한다.

- 인증등급은 인증, 조건부인증 및 불인증으로 구분한다.
- 인증의 유효기간은 4년으로 한다(조건부인증의 경우에는 1년).
- 조건부인증을 받은 의료기관의 장은 유효기간 내에 보건복지부령으로 정하는 바에 따라 재인증을 받아야 한다.
- 제1항에 따른 인증기준의 세부 내용은 보건복지부장관이 정한다.

◆ 핵심 키워드: 유효기간4년, 조건부1년 - 인증, 조건부인증, 불인증 - 이의제기 30일 이내

4. 의료기관 인증의 신청 (법58조의4)

(1) 의료기관 인증을 받고자 하는 의료기관의 장은 보건복지부령으로 정하는 바에 따라 보건복지부장관에게 신청할 수 있다.

(2) 제1항에도 불구하고 제3조제2항제3호에 따른 요양병원(「장애인복지법」 제58조제1항제4호에 따른 의료재활시설로서 제3조의2에 따른 요건을 갖춘 의료기관은 제외한다)의 장은 보건복지부령으로 정하는 바에 따라 보건복지부장관에게 인증을 신청하여야 한다. 〈개정 2020.3.4.〉

(3) 제2항에 따라 인증을 신청하여야 하는 요양병원이 조건부인증 또는 불인증을 받거나 제58조의10제1항제4호 및 제5호에 따라 인증 또는 조건부인증이 취소된 경우 해당 요양병원의 장은 보건복지부령으로 정하는 기간 내에 다시 인증을 신청하여야 한다. 〈개정 2020.3.4.〉

(4) 보건복지부장관은 인증을 신청한 의료기관에 대하여 제58조의3제1항에 따른 인증기준 적합 여부를 평가하여야 한다. 이 경우 보건복지부장관은 보건복지부령으로 정하는 바에 따라 필요한 조사를 할 수 있고, 인증을 신청한 의료기관은 정당한 사유가 없으면 조사에 협조하여야 한다. 〈신설 2020.3.4.〉

(5) 보건복지부장관은 제4항에 따른 평가 결과와 인증등급을 지체 없이 해당 의료기관의 장에게 통보하여야 한다.

5. 이의신청 (법58조의5)

(1) 의료기관 인증을 신청한 의료기관의 장은 평가결과 또는 인증등급에 관하여 보건복지부장관에게 이의신청을 할 수 있다.

(2) 이의신청은 평가결과 또는 인증등급을 **통보받은 날부터 30일 이내**에 하여야 한다. 다만, 책임질 수 없는 사유로 그 기간을 지킬 수 없었던 경우에는 그 사유가 없어진 날부터 기산한다.

6. 인증서와 인증마크 (법58조의6)

(1) 보건복지부장관은 인증을 받은 의료기관에 인증서를 교부하고 인증을 나타내는 표시(인증마크)를 제작하여 인증을 받은 의료기관이 사용하도록 할 수 있다.

(2) 누구든지 인증을 받지 아니하고 인증서나 인증마크를 제작·사용하거나 그 밖의 방법으로 인증을 사칭하여서는 아니 된다.

◆ 핵심 키워드: 벌칙 1년 이하의 징역이나 1천만원 이하의 벌금

7. 인증의 공표 및 활용 (법58조의7)

(1) 보건복지부장관은 인증을 받은 의료기관에 관하여 인증기준, 인증 유효기간 및 제58조의4제4항에 따라 평가한 결과 등 보건복지부령으로 정하는 사항을 인터넷 홈페이지 등에 공표하여야 한다.

(2) 보건복지부장관은 제58조의4제4항에 따른 평가 결과와 인증등급을 활용하여 의료기관에 대하여 다음 각 호에 해당하는 행정적·재정적 지원 등 필요한 조치를 할 수 있다.

- 상급종합병원 지정
- 전문병원 지정
- 의료의 질 및 환자 안전 수준 향상을 위한 교육, 컨설팅 지원
- 그 밖에 다른 법률에서 정하거나 보건복지부장관이 필요하다고 인정한 사항

8. 의료기관 인증의 취소 (법58조의9 , 법58조의 10, 법58조의 11)

(1) 보건복지부장관은 인증의 실효성을 유지하기 위하여 보건복지부령으로 정하는 바에 따라 인증을 받은 의료기관에 대하여 제58조의3제1항에 따른 인증기준의 충족 여부를 조사할 수 있다.

- 거짓이나 그 밖의 부정한 방법으로 인증 또는 조건부인증을 받은 경우
- 의료기관 개설 허가가 취소되거나 폐쇄명령을 받은 경우
- 의료기관의 종별 변경 등 인증 또는 조건부인증의 전제나 근거가 되는 중대한 사실이 변경된 경우
- 인증기준을 충족하지 못하게 된 경우
- 인증마크의 사용정지 또는 시정명령을 위반한 경우

(2) 인증이 취소된 의료기관은 인증 또는 조건부인증이 **취소된 날부터 1년 이내**에 인증 신청을 할 수 없다.

(3) 제1항에 따른 의료기관 인증 또는 조건부인증의 취소 및 인증마크의 사용정지 등에 필요한 절차와 처분의 기준 등은 보건복지부령으로 정한다.

(4) 의료기관 인증에 관한 업무와 의료기관을 대상으로 실시하는 각종 평가 업무를 효율적으로 수행하기 위하여 의료기관평가인증원(이하 "인증원"이라 한다)을 설립한다.

(5) 인증원은 다음 각 호의 업무를 수행한다.

- 의료기관 인증에 관한 업무로서 제58조제2항에 따라 위탁받은 업무
- 다른 법률에 따라 의료기관을 대상으로 실시하는 평가 업무로서 보건복지부장관으로부터 위탁받은 업무
- 그 밖에 이 법 또는 다른 법률에 따라 보건복지부장관으로부터 위탁받은 업무

(6) 인증원은 법인으로 하고, 주된 사무소의 소재지에 설립등기를 함으로써 성립한다.

(7) 인증원에는 정관으로 정하는 바에 따라 임원과 필요한 직원을 둔다.

(8) 보건복지부장관은 인증원의 운영 및 사업에 필요한 경비를 예산의 범위에서 지원할 수 있다.

(9) 인증원은 보건복지부장관의 승인을 받아 의료기관 인증을 신청한 의료기관의 장으로부터 인증에 소요되는 비용을 징수할 수 있다.

(10) 인증원은 제2항에 따른 업무 수행에 지장이 없는 범위에서 보건복지부령으로 정하는 바에 따라 교육, 컨설팅 등 수익사업을 할 수 있다.

(11) 인증원에 관하여 이 법 및 「공공기관의 운영에 관한 법률」에서 정하는 사항 외에는 「민법」 중 재단법인에 관한 규정을 준용한다.

◆ 핵심 키워드: 취소기간의 인증신청금지 기간 - 1년 이내

9. 지도와 명령 (법59조)

1) 개요

보건복지부장관 또는 **시 · 도지사**는 보건의료정책을 위하여 필요하거나 국민보건에 중대한 위해가 발생하거나 발생할 우려가 있으면 **의료기관**이나 **의료인**에게 필요한 **지도와 명령**을 할 수 있다.

2) 업무개시명령

(1) **보건복지부장관, 시 · 도지사** 또는 **시장 · 군수 · 구청장**은 의료인이 정당한 사유 없이 진료를 중단하거나 의료기관 개설자가 집단으로 휴업하거나 폐업하여 환자 진료에 막대한 지장을 초래하거나 초래할 우려가 있다고 인정할 만한 상당한 이유가 있으면 그 의료인이나 의료기관 개설자에게 **업무개시 명령**을 할 수 있다.

(2) 의료인과 의료기관의 개설자는 정당한 사유없이 업무개시명령을 거부할 수 없다.

◆ 핵심 키워드: 업무개시 명령위반 시 벌칙 3년 이하의 징역이나 3천만원 이하의 벌금

10. 병상 수급계획의 수립 등 (법60조)

1) 기본시책의 수립

보건복지부장관은 병상의 합리적인 공급과 배치에 관한 기본시책을 수립하여야 한다.

2) 시 · 도 병상수급계획의 수립

시 · 도지사는 지역 실정을 고려하여 특별시 · 광역시 또는 도 단위의 병상 수급계획을 수립한 후 보건복지부장관에게 제출하여야 한다.

3) 조정 권고

기본시책에 맞지 아니하는 등 보건복지부령으로 정하는 사유가 있으면 **시 · 도지사에게** 보건복지부령으로 정하는 바에 따라 그 조정을 권고할 수 있다.

◆ 핵심 키워드: 병상수급계획 - 시 · 도지사

11. 의료인 수급계획 등 (법60조의2)

1) 기본시책의 수립

(1) **보건복지부장관**은 우수한 의료인의 확보와 적절한 공급을 위한 「보건의료기본법」 제15조에 따른 **보건의료발전계획**과 연계하여 기본시책을 수립하여야 한다.

12. 간호인력 취업교육센터 설치 및 운영 (법60조의3)

1) 설치 및 운영

(1) **보건복지부장관**은 간호 · 간병통합서비스 제공 · 확대 및 간호인력의 원활한 수급을 위하여 간호인력 취업교육센터를 지역별로 설치 · 운영할 수 있다.

(2) **보건복지부장관**은 운영에 관한 업무를 관계 전문기관 또는 단체에 위탁할 수 있다.

(3) **국가 및 지방자치단체**는 운영에 관한 업무를 위탁한 경우에는 비용을 지원할 수 있다.

2) 수행 업무

- 지역별, 의료기관별 간호인력 확보에 관한 현황 조사
- 간호학을 전공하는 대학이나 전문대학 졸업예정자와 신규 간호인력에 대한 취업교육 지원
- 간호인력의 지속적인 근무를 위한 경력개발 지원
- 유휴 및 이직 간호인력의 취업교육 지원
- 그 밖에 간호인력의 취업교육 지원을 위하여 보건복지부령으로 정하는 사항

13. 보고와 업무검사 등 (법61조)

1) 개요

보건복지부장관, 시 · 도지사 또는 **시장 · 군수 · 구청장**은 의료법인, 의료기관 또는 의료인에게 필요한 사항을 보고하도록 명할 수 있고, **관계 공무원**을 시켜 그 업무 상황, 시설 또는 진료기록부 · 조산기록부 · 간호기록부 등 **관계 서류**를 검사하게 하거나 관계인에게서 진술을 들어 사실을 확인받게 할 수 있다. 이 경우 의료법인, 의료기관 또는 의료인은 정당한 사유 없이 이를 거부하지 못한다.

◆ 핵심 키워드: 벌칙 200만원 이하의 과태료

14. 의료기관회계기준 (법62조)

(1) 의료기관의 개설자는 의료기관 회계를 투명하게 하도록 노력하여야 한다.

(2) 100병상 이상의 병원급 의료기관으로서 보건복지부령으로 정하는 일정 규모 이상의 병원급 의료기관 개설자는 회계를 투명하게 하기 위하여 의료기관 회계기준을 지켜야 한다.

◆ 핵심 키워드: 의료기관의 회계기준 - 100병상 이상의 병원, 보건복지부령의 회계기준

15. 시정명령 등 (법63조)

1) 개요

① 보건복지부장관 또는 시장·군수·구청장은 의료기관이 제15조제1항, 제16조제2항, 제21조제1항 후단 및 같은 조 제2항·제3항, 제23조제2항, 제34조제2항, 제35조제2항, 제36조, 제36조의2, 제37조제1항·제2항, 제38조제1항·제2항, 제41조부터 제43조까지, 제45조, 제46조, 제47조제1항, 제58조의4제2항 및 제3항, 제62조제2항을 위반한 때, 종합병원·상급종합병원·전문병원이 각각 제3조의3제1항·제3조의4제1항·제3조의5제2항에 따른 요건에 해당하지 아니하게 된 때, 의료기관의 장이 제4조제5항을 위반한 때 또는 자율심의기구가 제57조제11항을 위반한 때에는 일정한 기간을 정하여 그 시설·장비 등의 전부 또는 일부의 사용을 제한 또는 금지하거나 위반한 사항을 시정하도록 명할 수 있다.

◆ 핵심 키워드: 500만원 이하의 벌금

2) 의료광고에 대한 시정명령 조치

(1) 위반행위의 중지

(2) 위반사실의 공표

(3) 정정광고

16. 개설 허가 취소 등 (법64조)

1) 개요

(1) **보건복지부장관** 또는 **시장·군수·구청장**은 의료기관에 대해 의료업을 **1년의 범위**에서 **정지**시키거나 **개설 허가의 취소** 또는 **의료기관 폐쇄**를 명할 수 있다.

(2) 의료기관 개설자가 **거짓으로 진료비를 청구**하여 **금고 이상**의 형을 선고받고 그 **형이 확정**된 때는 **의료기관 개설 허가의 취소** 또는 **의료기관 폐쇄**를 명하여야 한다.

(3) 의료기관의 폐쇄는 의원·치과의원·한의원·조산원 및 개설특례에 의한 개설된 부속 의료기관에 따라 신고한 의료기관만 해당됨

2) 행정처분 사유

- 개설 신고나 개설 허가를 한 날부터 3개월 이내에 정당한 사유 없이 업무를 시작하지 아니한 때
- 의료인이나 의료기관 종사자가 무자격자에게 의료행위를 하게 하거나 의료인에게 면허 사항 외의 의료행위를 하게 한 때
- 보고와 업무 검사 등에 따른 관계 공무원의 직무 수행을 기피 또는 방해하거나 지도와 명령 또는 시정 명령 등에 따른 명령을 위반한 때
- 의료기관 개설에 따른 의료법인·비영리법인, 준정부기관·지방의료원 또는 한국보훈복지

의료공단의 설립허가가 취소되거나 해산된 때

- 의료기관을 개설할 수 없는 자가 의료기관을 개설한 때
- 제33조제5항 · 제7항 · 제9항 · 제10항, 제40조, 제40조의2 또는 제56조를 위반한 때. 다만, 의료기관 개설자 본인에게 책임이 없는 사유로 제33조제7항제4호를 위반한 때에는 그러하지 아니하다.
- 정당한 사유 없이 제40조제1항에 따른 폐업 · 휴업 신고를 하지 아니하고 6개월 이상 의료업을 하지 아니한 때
- 의료법인 및 비영리법인이 정관의 변경허가 없이 의료기관 개설 시
- 의료기관을 개설 · 운영하는 의료법인등이 다른 자에게 그 법인의 명의를 빌려줄 때
- 폐업 · 휴업 신고와 진료기록부등의 이관 위반
- 의료광고의 금지 위반
- 약사법을 위반하여 담합행위를 한 때
- 의료기관 개설자가 거짓으로 진료비를 청구하여 금고 이상의 형을 선고받고 그 형이 확정된 때
- 제36조에 따른 준수사항을 위반하여 사람의 생명 또는 신체에 중대한 위해를 발생하게 한 때
- 제1항에 따라 개설 허가를 취소당하거나 폐쇄 명령을 받은 자는 그 취소된 날이나 폐쇄 명령을 받은 날부터 6개월 이내에, 의료업 정지처분을 받은 자는 그 업무 정지기간 중에 각각 의료기관을 개설 · 운영하지 못한다. 다만, 제1항제8호에 따라 의료기관 개설 허가를 취소당하거나 폐쇄 명령을 받은 자는 취소당한 날이나 폐쇄 명령을 받은 날부터 3년 안에는 의료기관을 개설 · 운영하지 못한다.
- 보건복지부장관 또는 시장 · 군수 · 구청장은 의료기관이 제1항에 따라 그 의료업이 정지되거나 개설 허가의 취소 또는 폐쇄 명령을 받은 경우 해당 의료기관에 입원 중인 환자를 다른 의료기관으로 옮기도록 하는 등 환자의 권익을 보호하기 위하여 필요한 조치를 하여야 한다.

3) 경과규정

(1) **개설 허가가 취소**되거나 **폐쇄 명령**을 받은 자는 취소된 날이나 폐쇄 명령을 받은 날로부터 **6개월** 이내에 의료기관을 개설 · 운영하지 못한다.

(2) **의료업 정지처분을 받은 자**는 **업무정지기간 중**에 의료기관을 개설 · 운영하지 못한다.

◆ 핵심 키워드: 벌칙 3년 이하의 징역이나 3천만원 이하의 벌금
6개월 이내 개설. 운영금지

4) 환자의 권익을 보호하기 위하여 필요한 조치

(1) **보건복지부장관** 또는 **시장 · 군수 · 구청장**은 의료기관이 그 의료업이 정지되거나 개설 허

가의 취소 또는 폐쇄 명령을 받은 경우 해당 의료기관에 입원 중인 환자를 다른 의료기관으로 옮기도록 하는 등 필요한 조치를 하여야 한다.

17. 의료인의 행정처분

1) 면허 취소(법65조)

보건복지부장관은 다음 어느 하나에 해당할 때는 의료인 면허를 취소할 수 있다.

(1) 결격사유(법8조)의 어느 하나에 해당하게 된 경우(**취소**)

(2) 자격정지처분기간 중에 의료행위를 하거나 **3회 이상** 자격정지처분을 받은 경우

(3) 면허 조건(11조1항)을 이행하지 아니한 경우

(4) 의료인이 제5조(의사, 치과의사, 한의사), 제6조(조산사), 제7조(간호사)에 따라 발급받은 면허증을 다른 사람에게 빌려준 경우

(5) 의료인이 일회용 주사 의료용품을 한 번 사용한 후 다시 사용하여 사람의 생명 또는 신체에 중대한 위해를 발생하게 한 경우

◆ 핵심 키워드: 자격정지 3회 이상은 면허 취소

2) 면허의 재교부(법65조 2항)

(1) 취소의 원인이 된 사유가 없어질 때

(2) 개전(改悛)의 정이 뚜렷하다고 보건복지부장관이 인정할 때

(3) 재교부의 제한기간

- 취소된 날부터 1년: 면허의 조건을 이행하지 아니한 때
- 취소된 날부터 2년
  ① 자격정지처분 기간 중에 의료행위를 한 때
  ② 3회 이상 자격정지처분을 받은 때
  ③ 태아의 성감별 행위 등의 금지를 위반하여 면허가 취소된 때
  ④ 면허증을 대여하여 면허가 취소된 때
- 취소된 날부터 3년: 결격사유 중 의료관련법령에 위반하여 금고 이상의 형의 선고를 받아 면허가 취소된 때

3) 자격정지 등(기간: 1년의 범위에서)(법66조, 영32조)

(1) 의료인의 품위를 심하게 손상시키는 행위를 한 때(영32조)

: 이 경우 **각 중앙회의 장**은 각 **중앙회의 윤리위원회**의 심의·의결을 거쳐 **보건복지부장관**에게 **자격정지 처분을 요구**할 수 있음(법66조의2)

(2) 사유

① 의료인의 품위를 심하게 손상시키는 행위를 한 때

② 의료기관의 개설자가 될 수 없는 자에게 고용되어 의료행위를 한 때
(위반한 의료인이 **자진**하여 그 사실을 **신고**한 경우에는 **그 처분을 감경하거나 면제**할 수 있다.)
③ 진단서 · 검안서 또는 증명서를 거짓으로 작성하여 내주거나 진료기록부등을 거짓으로 작성하거나 고의로 사실과 다르게 추가기재 · 수정한 때
④ 태아 또는 임부에 대한 진찰. 검사를 통하여 알게 된 태아의 성별을 임신 32주 이전에 임부 본인, 그 가족 기타 다른 사람이 알 수 있도록 한 때
⑤ 의료인이 아닌 자로 하여금 의료행위를 하게 한 때
⑥ 의료기사가 아닌 자로 하여금 의료기사의 업무를 하게 하거나 의료기사에게 그 업무의 범위를 일탈하게 한 때
⑦ 관련서류를 위조 · 변조하거나 사위 그 밖의 부정한 방법으로 진료비를 거짓청구한 때
(이 경우, 의료기관은 그 의료기관 개설자의 자격정지기간 중 의료업을 할 수 없다.(제66조 3항))
⑧ 의료인, 의료기관 개설자 및 의료기관 종사자가 의료기기 제조, 수입, 판매 또는 임대업자로부터 의료기기 채택 · 사용유도 등 판매촉진을 목적으로 제공되는 경제적 이익 등을 제공받은 때, 그 밖에 의료법 또는 그에 따른 명령을 위반한 때
⑨ 자격정지처분은 그 사유가 발생한 날부터 5년(제1항제5호 · 제7호에 따른 자격정지처분의 경우에는 7년으로 한다)이 지나면 하지 못한다. 다만, 그 사유에 대하여 「형사소송법」 제246조에 따른 공소가 제기된 경우에는 공소가 제기된 날부터 해당 사건의 재판이 확정된 날까지의 기간은 시효 기간에 산입하지 아니 한다.

◆ 핵심 키워드: 의료인의 자격정지기간 1년 이내
비교 - 의료기사의 자격정지 기간 6개월 이내

(3) 보건복지부장관은 의료인이 신고를 하지 아니 한 때에는 신고를 할 때까지 효력을 정지할 수 있다.

4) 의료인의 품위손상행위의 범위(영32조)

(1) 학문적으로 인정되지 아니하는 진료행위(조산 업무와 간호 업무를 포함한다. 이하 같다)
(2) 비도덕적 진료행위
(3) 거짓 또는 과대 광고행위
(3-2) 「방송법」 제2조제1호에 따른 방송, 신문 · 인터넷신문 또는 정기간행물의 매체에서 건강 · 의학정보(의학, 치의학, 한의학, 조산학 및 간호학의 정보)에 대하여 거짓 또는 과장하여 제공하는 행위
가. 식품에 대한 건강 · 의학정보
나. 건강기능식품에 대한 건강 · 의학정보

다. 의약품, 한약, 한약제제 또는 의약외품에 대한 건강 · 의학정보
라. 의료기기에 대한 건강 · 의학정보
마. 화장품, 기능성화장품 또는 유기농화장품에 대한 건강 · 의학정보

(4) 불필요한 검사 · 투약(投藥) · 수술 등 지나친 진료행위를 하거나 부당하게 많은 진료비를 요구하는 행위
(5) 전공의(專攻醫)의 선발 등 직무와 관련하여 부당하게 금품을 수수하는 행위
(6) 다른 의료기관을 이용하려는 환자를 영리를 목적으로 자신이 종사하거나 개설한 의료기관으로 유인하거나 유인하게 하는 행위
(7) 자신이 처방전을 발급하여 준 환자를 영리를 목적으로 특정 약국에 유치하기 위하여 약국개설자나 약국에 종사하는 자와 담합하는 행위

18. 과징금 처분 (법67조)

보건복지부장관이나 시장 · 군수 · 구청장은 의료기관이 행정처분을 받은 때에는 대통령령으로 정하는바에 따라 의료업 정지 처분을 갈음하여 10억원 **이하**의 과징금을 부과할 수 있다. 이 경우 과징금의 부과는 **3회**까지만 부과할 수 있다.

◆ 핵심 키워드: 과징금 최대 5천만원 3회

19. 의료지도원 (법69조, 규65 내지 69조)

(1) 보건복지부, 시 · 도 및 시 · 군 · 구에 둔다.
(2) 직무상 지득한 의료기관, 의료인, 환자의 비밀을 누설하지 못한다.

◆ **핵심 키워드**: 벌칙 3년 이하의 징역이나 3천만원 이하의 벌금(친고죄)

- 의료인의 비밀누설
- 진료기록부 등의 기록열람
- 의료지도원의 비밀누설

(3) 임명권자: 보건복지부장관, 시 · 도지사 또는 시장 · 군수 · 구청장

제7장 보 칙

1. 전문의 (법77조)

1) 자격조건

의사·치과의사 또는 **한의사**로서 전문의가 되고자 하는 자는 수련을 거쳐 **보건복지부장관**에게 **자격인정**을 받아야 한다.

2) 전문과목의 표시

전문의의 자격 인정을 받은 자가 아니면 전문과목을 표시하지 못한다. 다만, 보건복지부장관은 의료체계를 효율적으로 운영하기 위하여 전문의 자격을 인정받은 치과의사와 한의사에 대하여 종합병원·치과병원·한방병원 중 보건복지부령으로 정하는 의료기관에 한하여 전문과목을 표시하도록 할 수 있다.

◆ 핵심 키워드: 벌칙 500만원 이하의 벌금

2. 전문간호사 (법78조)

(1) 보건복지부장관은 간호사에게 간호사 면허 외에 전문간호사 자격을 인정할 수 있다.

(2) 보건·마취·정신·가정·감염관리·산업·응급·노인·중환자·호스피스·종양·임상 및 아동분야

◆ 핵심 키워드: 전문의 및 전문간호사-보건복지부장관 자격인정

3. 한지의료인 (법79조)

(1) 면허를 받은 한지 의료인(**한지 의사, 한지 치과의사, 한지 한의사**)은 **허가받은 지역**에서 의료업무에 종사하는 경우 의료인으로 본다.

(2) 허가받은 지역 밖에서 의료행위를 하는 경우에는 그 면허를 취소할 수 있다.

(3) 한지의료인이 허가받은 지역에서 10년 이상 의료업무에 종사한 경력이 있는 자 또는 의료업무에 종사하고 있는 자 중 경력이 5년 이상인 자에게는 의료인의 면허를 줄 수 있다.

(4) 한지의료인의 허가지역 변경(규75조)

① 허가지역 변경시 관할 시·도지사에게 허가를 받아야 한다.

② 다른 도나 2개도 이상의 지역으로 변경하고자 할 때 보건복지부장관의 허가를 받아야 한다. 이때 다음이 정하는 바에 의한다.

가. 의료취약지인 읍, 면에 한하되 인구, 교통 기타 지리적 여건에 따라 그 진료구역을 제한할 수 있다.

나. 허가대상은 변경전의 허가지역에서 3년 이상 계속하여 의료기관을 개설하고 의료행위를

한 자에 한한다. 다만 허가지역 안에 같은 업종에 해당되는 다른 의료인이 있거나 벽지·오지·도서 등 보건복지부장관이 정하는 지역으로 변경하고자 하는 경우에는 그 기간의 제한을 받지 아니한다.

◆ 핵심 키워드: 특정지역의 근무의료인 한지의료인

4. 의료유사업자 (법81조)

접골사, 침사, 구사

◆ 핵심 키워드: 의료유사업자 - 접골사, 침사, 구사

5. 안마사 (법82조)

안마사는 장애인복지법에 따른 시각장애인 중에서 **시·도지사**에게 **자격인정**을 받아야 한다.

◆ 핵심 키워드: 무자격자 3년 이하의 징역이나 3천만원 이하의 벌금

6. 경비 보조 등 (법83조)

(1) **보건복지부장관** 또는 **시·도지사**는 국민보건 향상을 위하여 필요하다고 인정될 때에는 의료인·의료기관·중앙회 또는 의료 관련 단체에 대하여 시설, 운영 경비, 조사·연구비용의 전부 또는 일부를 보조할 수 있다

(2) **보건복지부장관**은 다음의 의료기관이 인증을 신청할 때 예산의 범위에서 인증에 소요되는 비용의 전부 또는 일부를 보조할 수 있다.

① 제58조의4제2항 및 제3항에 따라 인증을 신청하여야 하는 의료기관

② 300병상 미만인 의료기관(종합병원은 제외) 중 보건복지부장관이 정하는 기준에 해당하는 의료기관

7. 청문 (법84조)

보건복지부장관, **시·도지사** 또는 **시장·군수·구청장**은 다음에 해당하는 처분을 하려면 청문을 실시하여야 한다.

- 제23조의2제4항에 따른 인증의 취소
- 제51조의 규정에 따른 설립 허가의 취소
- 제58조의10에 따른 의료기관 인증 또는 조건부인증의 취소
- 제63조에 따른 시설·장비 등의 사용금지 명령
- 제64조 제1항에 따른 개설허가 취소나 의료기관 폐쇄 명령
- 제65조 제1항에 따른 면허의 취소

8. 보관의무의 면책 (법 86조의 3)

- 제22조제2항, 제23조제1항 또는 제40조의2제1항에 따라 보존·보관하여야 하는 기록이 천재지변이나 그 밖의 불가항력으로 멸실된 경우에는 해당 기록의 보존·보관의무자는 제64조, 제66조 또는 제90조에 따른 책임을 면한다.

9. 업무의 위탁 (법86조)

1) 보건복지부장관은 법 제86조제2항에 따라 법 제22조제4항에 따른 의학용어와 진료기록부등의 서식 및 세부내용에 관한 표준 마련에 관한 업무를 다음 각 호의 기관에 위탁할 수 있다.

- 「공공기관의 운영에 관한 법률」 제4조에 따른 공공기관 중 그 설립 목적이 보건의료 또는 보건산업과 관련되는 공공기관
- 위탁업무 수행에 필요한 조직·인력 및 전문성 등을 갖춘 전문기관으로서 보건복지부장관이 정하여 고시하는 기관

10. 규제의 재검토

- 건복지부장관은 다음 각 호의 사항에 대하여 다음 각 호의 기준일을 기준으로 3년마다(매 3년이 되는 해의 기준일과 같은 날 전까지를 말한다) 그 타당성을 검토하여 개선 등의 조치를 하여야 한다.

◆ 핵심 키워드: 의료법 규제의 재검토 – 3년마다

제8장 벌 칙

1. 10년 이하의 징역이나 1억원 이하의 벌금 (법 87조)

- 제33조제2항을 위반하여(의료기관을 개설할 수 없는 자) 의료기관을 개설하거나 운영하는 자

2. 7년 이하의 징역 또는 1천만원 - 7천만원 이하의 벌금 중상에 이르면 3년 이상 10년 이하의 징역 또는 사망시 무기 또는 5년 이상의 징역 (법 87조의 1항)

- 12조제3항을 위반한 죄를 범하여 사람(의료인의 폭행등)

3. 5년 이하의 징역이나 5천만원 이하의 벌금 (법 87조의 2의 2항)

- 제5조(의사 · 치과의사 및 한의사), 제6조(조산사) 및 제7조(간호사)에 따라 발급받은 면허증을 다른 사람에게 빌려준 사람
- 의료기관의 의료용 시설, 기재 · 약품 그 밖의 기물 등을 파괴 · 손상하거나 의료기관을 점거하여 진료를 방해한 자 및 이를 교사 또는 방조한 자(법12조 2항)
- 의료행위가 이루어지는 장소에서 의료행위를 행하는 의료인, 간호조무사 및 의료기사 또는 의료행위를 받는 사람을 폭행 · 협박한 자(법12조 3항, 이 경우 피해자의 명시한 의사에 반하여 공소를 제기할 수 없다)
- 정당한 사유 없이 전자처방전에 저장된 개인정보를 탐지하거나 누출 · 변조 또는 훼손한 자(법18조 3항)
- 진료기록전송지원시스템의 구축 · 운영 업무를 위탁받은 전문기관이 준수사항을 지키지 못한 경우(법21조의2 5항)
- 정당한 사유 없이 진료기록전송지원시스템에 저장된 정보를 누출 · 변조 또는 훼손한 자(법21조의2 8항)
- 정당한 사유 없이 전자의무기록에 저장된 개인정보를 탐지하거나 누출 · 변조 또는 훼손한 자(법23조 3항)
- 무면허로 의료인의 면허된 것 외의 의료행위를 한 자(법27조 1항)
- 의료기관을 개설할 수 없는 자가 의료기관을 개설한 경우(법33조 2항)
- 의료인은 하나의 의료기관만 개설할 수 있다. 다만, 2 이상의 의료인 면허를 소지한 자가 의원급 의료기관을 개설하려는 경우에는 하나의 장소에 한하여 면허 종별에 따른 의료기관을 함께 개설할 수 있는 조항을 위반한 자(법33조 8항)
- 의료기관을 개설 · 운영하는 의료법인등이 다른 자에게 그 법인의 명의를 빌려준 경우(법33조 10항) - 5년 이하의 징역이나 5천만원 이하의 벌금 (법87조)

- 제40조의3제3항을 위반하여 직접 보관한 진료기록부등 외 진료기록보관시스템에 보관된 정보를 열람하는 등 그 내용을 확인한 사람, 제40조의3제7항을 위반하여 정당한 접근 권한 없이 또는 허용된 접근 권한을 넘어 진료기록보관시스템에 보관된 정보를 훼손·멸실·변경·위조·유출하거나 검색·복제한 사람 (신설)

2. 3년 이하의 징역이나 3천만원 이하의 벌금 (법88조)

- 업무상 지득한 타인의 비밀을 누설한 의료인(법19조, 친고죄)
- 환자가 아닌 다른 사람에게 환자에 관한 기록을 열람하게 하거나 그 사본을 내주는 등 내용을 확인할 수 있게 한 자(법21조 2항, 친고죄)
- 진료기록부등을 거짓으로 작성하거나 고의로 사실과 다르게 추가기재·수정한 의료인(법22조 3항)
- 영리를 목적으로 환자를 의료기관 또는 의료인에게 소개, 알선 기타 유인하거나 이를 사주한 자(법27조 3항)
- 보험회사, 상호회사, 보험설계사, 보험대리점 또는 보험중개사이 외국인환자를 유치하기 위한 행위를 한 때(법27조 4항)
- 허가를 받지 않고 종합병원, 병원, 치과병원, 한방병원 또는 요양병원을 개설한 자(법33조 4항)
- 허가를 받아야 부속 의료기관으로 개설할 수 있는 의료기관을 허가없이 개설한 자(법35조 1항)
- 품질관리검사에서 부적합하다고 판정받은 특수의료장비를 사용한 의료기관의 개설자나 관리자(법38조 3항)
- 정당한 사유 없이 진료를 중단하거나 집단으로 휴업 또는 폐업한 때 업무개시명령을 거부한 의료인 또는 의료기관의 개설자(법59조 3항)
- 개설허가 취소 또는 폐쇄 명령을 받거나 또는 의료업정지처분을 받은 자가 당해 업무정지기간 중에 의료기관을 개설·운영한 경우(법64조 2항, 안마사 포함)
- 의료지도원 및 기타 공무원이 그 직무상 지득한 의료기관, 의료인 또는 환자의 비밀을 누설한 때(법69조 3항)
- 부당한 경제적 이익등의 취득을 한 의료인, 의료기관 개설자 및 의료기관 종사자, 이 경우 취득한 경제적 이익등은 몰수하고, 몰수할 수 없을 때에는 그 가액을 추징(법23조의3)
- 안마사의 자격 없이 영리목적으로 안마행위를 한 자(법82조 1항)

3. 2년 이하의 징역이나 2천만원 이하의 벌금 (법88조의 2)

- 삭제
- 제47조제12항을 위반하여 자율보고를 한 사람에게 불리한 조치를 한 자 - 감염병과 관련

4. 1년 이하의 징역이나 1천만원 이하의 벌금 (법89조)

- 진료나 조산의 요청을 받고 정당한 사유없이 이를 거절한 자(법15조 1항)
- 진단서 등의 교부 의무를 위반한 자[1항 단서 후단과 2항 단서는 제외](법17조 1 · 2항)
- 전자의무기록시스템 인증을 받지 아니한 자가 인증의 표시 또는 이와 유사한 표시를 한 경우(법23조의 2 3항)
- 의료법인 및 비영리법인이 의료기관을 개설시 그 법인의 정관에 개설하고자 하는 의료기관의 소재지를 기재하여 정관의 변경허가(설립 허가)를 얻지 않은 경우(법33조 9항)
- 의료광고 금지등 규정을 위반한 자(법56조 1항부터 3항까지)
- 인증을 받지 아니하고 인증서나 인증마크를 제작 · 사용하거나 그 밖의 방법으로 인증을 사칭한 자(법58조의 6 2항)
- 정당한 사유 없이 환자의 권익보호조치를 하지 아니한 자

5. 500만원 이하의 벌금 (법90조, 법90조의 2)

- 신고하지 아니한 자가 의료기관 세탁물을 처리한 자(법16조 1항)
- 세탁물을 위생적으로 보관 · 운반 · 처리하지 아니한 자(법16조 2항)
- 정당한 사유없이 진단서 등의 교부를 받은 때에 거부한 자(법17조 3항 · 4항)
- 처방전을 발행한 자(의사, 치과의사, 한의사)가 처방전에 따라 의약품을 조재하는 약사 또는 한약사가 「약사법」에 따라 문의한 즉시 이에 응하지 아니한 자(다만, 다음 법에서 정한 사유로 약사 또는 한약사의 문의에 응할 수 없는 사유가 종료된 때 즉시 응해야 한다)(법18조4항)
- 환자가 본인에 관한 기록의 열람 또는 그 사본의 발급 등 내용의 확인을 요청시 정당한 사유 없이 거부한 의료인, 의료기관의 장 및 의료기관 종사자(법21조 1항)
- 다른 의료인 또는 의료기관의 장으로부터 진료기록의 내용 확인이나 진료기록의 사본 및 환자의 진료경과에 대한 소견 등의 송부 또는 전송의 요청에 응하지 않은 의료인 또는 의료기관의 장(법21조2 1항)
- 응급환자를 다른 의료기관에 이송하는 경우 진료기록의 사본 등을 이송하지 않은 경우(법21조2 2항)
- 진료기록부 등을 비치, 기록, 서명하지 아니하거나 보존기간동안 보존하지 아니한 자(법22조 1항 · 2항)
- 전자의무기록에 추가기재 · 수정하고 접속기록을 별도로 보관하지 않은 경우(법23조 4항)
- 시체를 검안하여 변사한 것으로 의심되는 때 경찰서장에게 신고하지 않은 자(법26조)
- 의료인이 아니면서 의료인의 명칭이나 이와 비슷한 명칭을 사용한 자(법27조 2항)
- 의료기관을 개설하지 아니하고 의료업을 행한 자(법33조 1항)

- 시장 · 군수 · 구청장에게 개설신고 없이 의원 · 치과의원 · 한의원 · 조산원 또는 안마시술소를 개설한 자(33조 3항)
- 허가를 받아 의료기관을 개설한 자가 허가없이 장소의 이전, 허가사항 중 중요사항을 변경할 때(33조 5항)
- 의료기관개설특례로 부속의료기관을 개설하면서 신고하지 아니한 자(법35조1항 본문)
- 각종 병원에는 진료 등에 필요한 당직의료인을 두지 아니한 때(법41조)
- 의료기관의 종별에 따르는 명칭 이외의 명칭을 사용한 자(법42조 1항)
- 의료법인이 시 · 도지사의 허가를 받지 아니하고 재산의 처분, 정관의 변경을 한 자(법48조 3항)
- 의료법인이 아니면서 의료법인 또는 유사명칭을 사용한 자(법48조 4항)
- 전문의 자격을 인정받지 자가 전문과목을 표시한 자(법77조 2항)
- 보건복지부장관 또는 시 · 도지사 시장 · 군수 · 구청장의 시정명령을 위반한 자(법63조)
- 의료기관개설자가 될 수 없는 자에게 고용되어 의료행위를 한 자
- 음주로 인한 심신장애 상태에서 제12조제3항을 위반하는 죄를 범한 때에는 「형법」 제10조 제1항을 적용하지 아니할 수 있다.-신설

6. 양벌규정 (법91조)

법인의 대표자나 법인 또는 개인의 대리인, 사용인, 그 밖의 종업원이 그 법인 또는 개인의 업무에 관하여 제87조, 제88조, 제88조의2, 제89조 또는 제90조의 위반행위를 하면 그 행위자를 벌하는 외에 그 법인 또는 개인에게도 해당 조문의 벌금형을 과(科)한다. 다만, 법인 또는 개인이 그 위반행위를 방지하기 위하여 해당 업무에 관하여 상당한 주의와 감독을 게을리하지 아니한 경우에는 그러하지 아니하다.

7. 과태료 (법92조)

1) 300만원 이하의 과태료

(1) 세탁물의 처리업무에 종사하는 사람에게 감염 예방에 관한 교육을 실시하지 않은 의료기관의 개설자와 세탁물처리업자(법16조 3항)

(1-2) 진료정보 침해사고를 통지하지 아니한 자

(1-3) 의료행위에 관하여 환자에게 설명을 하지 아니하거나 서면 동의를 받지 아니한 자(법24조의2제1항)

(1-4) 동의 받은 사항 중 변경된 경우 환자에게 변경 사유와 내용을 서면으로 알리지 아니한 자(법24조의2제4항)

(2) 신고를 하지 아니하고 진단용 방사선 발생장치를 설치 · 운영한 자(법37조 1항)

(3) 안전관리책임자를 선임하지 아니하거나 정기검사와 측정 또는 방사선 관계 종사자에 대

한 피폭관리를 실시하지 아니한 자(법37조 2항)

(4) 의료법인이 하는 부대사업에 대한 신고를 하지 아니한 자(법49조 3항)

2) 200만원 이하의 과태료

(1) 진료기록전송지원시스템의 구축 · 운영에 필요한 자료를 제출하지 아니하거나 거짓 자료를 제출한 자(법21조의2 6항)

(2) 비급여진료비용등의 현황에 대한 조사 · 분석 자료를 제출하지 아니하거나 거짓으로 제출한 자(법45조의2 2항)

(3) 의료법인, 의료기관 또는 의료인에게 필요한 사항의 보고를 하지 아니하거나 업무 상황, 시설 또는 진료기록부 · 조산기록부 · 간호기록부 등 관계 서류의 검사를 거부 · 방해 또는 기피한 자(법61조 1항)

3) 100만원 이하의 과태료

(1) 세탁물의 처리업무에 종사하는 사람에 감염 예방에 관한 교육 기록 및 유지를 하지 아니한 자(법16조 3항)

(1-2) 의료기관세탁물처리업 신고사항 변경이나 휴업 · 폐업 또는 재개업을 신고하지 아니한 자(법16조 4항)

(2) 의료기관(안마시술소 또는 안마원을 포함한다)의 신고사항을 변경하였을 때 변경신고를 하지 아니한 자(법33조 5항)

(3) 제40조제1항(제82조제3항에서 준용하는 경우를 포함한다)에 따른 휴업 또는 폐업 신고를 하지 아니한 자

3의2. 제40조의2제1항을 위반하여 진료기록부등을 관할 보건소장에게 넘기지 아니하거나 수량 및 목록 등을 거짓으로 보고한 자

3의3. 제40조의2제2항을 위반하여 변경신고를 하지 아니하거나 거짓으로 변경신고를 한 자

3의4. 제40조의2제2항을 위반하여 진료기록부등의 보존 및 열람을 대행할 책임자를 지정하지 아니하거나 진료기록부등을 관할 보건소장에게 넘기지 아니한 자

3의5. 제40조의2제3항에 따른 준수사항을 위반한 자

(4) 의료기관의 명칭 또는 이와 비슷한 명칭을 사용한 자(법42조 3항)

(5) 진료과목 표시를 위반한 자(법43조 5항)

(6) 환자의 권리 등을 게시하지 아니한 자(법4조 3항)

(7) 대한민국의학한림원 또는 이와 유사한 명칭을 사용한 자(법52조의2 6항)

(8) 의료인 등에게 명찰 착용 사항을 위반하여 그 위반행위에 대하여 내려진 시정명령을 따르지 아니한 의료기관의 장(법4조 5항)

3. 의료법 필수 핵심정리

- 마무리 점검으로 사용 -

1. 신고, 허가 간단요약

1) 상급종합병원의 지정 - 보건복지부 장관
2) 전문병원의 지정 - 보건복지부 장관
3) 의료인의 면허 권자 - 보건복지부 장관
4) 응시인원이 확정된 후 - 장소는 30일전에 공고
5) 의료인의 면허 조건부여 - 보건복지부 장관(보건시책시 필요하다 인정할 때) - 3년마다
6) 의원- 외래환자, 병원 - 30병상이상, 종합병원- 100병상 이상
7) 의료인의 자격정지기간 - 1년 이내
8) 세탁물의 처리 - 의료인 및 의료기관장 그리고 시장 · 군수 · 구청장 신고(보건 복지부령)한 자
9) 방사선사진 - 5년 보존
10) 의료 기관 폐업시 진료에 관한 기록부 - 관할 보건소장 이관
11) 실태 및 취업 상황 - 보건복지부 장관에게 신고(3년마다) - 대통령령으로 정함
12) 보수교육 불응자의 신고를 반려 - 보건복지부 장관(면허정지사유)
13) 일반의료장비의 관리위반 - 300만원 이하의 과태료, 특수의료장비는 3/3
14) 변사체 신고 - 관할 경찰서장
15) 중앙회의 시 · 도 지부 설치 - 지체없이 시 · 도지사 신고
16) 중앙회의 구 · 시 · 군 분회 설치 - 지체없이 시장 · 군수 · 구청장 신고
17) 외국의 지부 설치 - 보건 복지부 장관의 승인 - 해외 10주 이내, 국내 - 3주 이내
18) 중앙회 설립 - 보건복지부 장관의 설립허가
19) 의료법인 - 시도지사의 허가
20) 삭제
21) 원격의료의 실정과 장비 - 보건복지부령
22) 병원급개설 및 변경 - 시 · 도지사 허가
23) 진료기록부이관 - 보건소장
24) 비급여 진료비용의 고지 - 보건복지부령
25) 의원급개설 및 변경 - 시 · 군 · 구 신고
26) 삭제
27) 진단용 방사선 발생장치 설치 · 운영 - 시장 · 군수 · 구청장에게 미신고(과태료 300 이하)
28) 특수의료장비 설치 운영 - 시장 · 군수 · 구청장 등록

29) 의료기관의 폐업 또는 휴업 - 시장 · 군수 · 구청장에게 신고
30) 진료 과목의 표시 - 보건 복지부령이 정하는 기준에 따라
31) 선택진료 - 병원급
32) 감염관리 위원회의 구성 및 조치 - 100병상 이상의 병원 또는 종합병원
33) 의료법인의 설립허가 및 정관변경 재산처분 - 시 · 도지사의 허가
34) 방사선종사자의 피폭관리 위반시 - 1차위반 100만원 과태료

2. 필수 암기 각종위원회 간단요약

- **감염관리위원회**

1) 설치: 100병상 이상의 종합병원
2) 구성: 위원장 1인을 포함한 7인 이상 15인 이하의 위원
3) 위원장: 해당 종합병원의 장
4) 임기는 2년, 간호사 포함

- **신의료기술평가위원회(보건복지부소속)-안전성, 유효성**

1) 설치: 보건복지부 산하
2) 구성: 위원장 1인을 포함하여 20명 이내
3) 위원장: 의사회 · 치과의사회 · 한의사회 추천자, 보건의료학식이 풍부한 자, 소비자단체에서 추천하는 자, 변호사의 자격을 가진 자로서 보건의료와 관련된 업무에 5년 이상 종사자, 보건의료정책 관련 업무를 담당하고 있는 보건복지부 소속 5급 이상의 공무원
4) 임기 3년, 연임가능

- **의료기관 인증위원회**

1) 설치: 보건복지부 산하
2) 구성: 위원장 1인을 포함한 15인 이내
3) 위원장: 보건복지부차관(보건복지부장관이 임명)
4) 위원: 의료기관단체 추천자(5명), 노동계, 시민단체, 소비자단체(5명), 보건의료에 관한 학식과 경험이 풍부한 자(3명), 보건복지부 소속3급이상 공무원 또는 고위 공무원단에 속하는 공무원(1명)
5) 임기는 2년

- **광고심의 위원회(보건복지부장관의 위탁으로구성)**

1) 설치: 보건복지부 장관의 위탁으로 의사회, 치과의사회, 한의사회에 위탁
2) 구성: 위원장 1인, 부위원장 1인 포함한 10명 이상 20명 이하
3) 위원장: 심의기관장이 위촉
4) 위원: 특이사항(해당 직역의료인이 아닌 경우, 의료인중 간호사, 조산사 제외하여 위원선발)

5) 임기 1년 연임가능

- **의료광고 자율심의위원회(보건복지부장관의 위탁이 아님)**

1) 종류: 의료광고심의위원회, 치과의료광고심의위원회, 한방의료광고심의위원회
2) 구성: 위원장, 부위원장 각각한명을 포함하여 15명-25명 이하로 구성
3) 위원장: 각 심의기관장이 위촉
4) 위원가능자: 의사. 치과의사, 한의사, 약사, 소비자단체장이 추전하는자, 변호사장이 추전하는자 등
5) 의료광고모니터링 최종보고자: 보건복지부장관

- **윤리 위원회(중앙회의 소속)**

1) 위원장 1명 포함 11명 위원 구성, 중앙회장이 위촉
2) 이들 중 4명 이상 포함 중앙회회원소속으로 의료인 경력이 10년 이상인 자, 의료인 아닌 사람으로서 법률, 보건, 언론, 소비자권익 등에 경험이 풍부한 사람
3) 주내용: 의료인의 자격정지에 관한 심의
4) 위원임기 3년

3. 필수 암기 키워드 벌칙 요약

* **신설: 10년 이하의 징역 또는 1억원 이하의 벌금 - 의료기관을 개설할 수 없는 자가 개설시**

* **신설:** 12조제3항을 위반한 죄를 범하여 사람을 상해에 이르게 한 경우에는 7년 이하의 징역 또는 1천만원 이상 7천만원 이하의 벌금에 처하고, 중상해에 이르게 한 경우에는 3년 이상 10년 이하의 징역에 처하며, 사망에 이르게 한 경우에는 무기 또는 5년 이상의 징역에 처한다.

1) 5년 이하의 징역이나 5천만원 이하의 벌금

(1) 면허증을 대여한 자
(2) 의료용 시절, 기재 등을 파괴, 의료기관을 점검하여 진료를 방해한 자
(3) 전자처방전에 저장된 개인정보의 탐지, 누출, 변조, 훼손을 한 자
(4) 전자의무기록에 저장된 개인정보의 탐지, 누출, 변조, 훼손을 한 자
(5) 무면허 의료행위
(6) 의료기관 개설자이외의 자가 의료기관 개설을 한 자(안마사 포함) 및 의료인이 2개 이상의 의료기관을 개설한 자
(7) 직접 보관한 진료기록부등 외 진료기록보관시스템에 보관된 정보를 열람하는 등 그 내용을 확인한 사람, 정당한 접근 권한 없이 또는 허용된 접근 권한을 넘어 진료기록보관시스템에 보관된 정보를 훼손·멸실·변경·위조·유출하거나 검색·복제한 사람(신설)

2) 3년 이하의 징역 또는 3천만원 이하의 벌금

(1) 품질관리검사에서 부적합하다고 판정받은 특수의료장비를 사용한 자

3) 3년 이하의 징역이나 3천만원 이하의 벌금

(1) 의료인이 기밀을 누설한 자
(2) 환자의 기록 열람 등 내용 확인을 할 수 있게 한 자: 친고죄
(3) 진료기록부 등을 거짓으로 작성 또는 고의로 사실과 다르게 추가기재. 수정 금지
(4) 영리를 목적으로 환자를 소개, 알선 하는 자
(5) 병원급 의료기관이 시·도지사의 개설 허가를 받지 아니한 자
(6) 병원급 부속 의료기관이 시·도지사의 개설 허가를 받지 아니한 자
(7) 의료인, 의료기관 개설자가 정당한 사유 없이 업무개시 명령을 거부한 자
(8) 개설허가를 취소당하거나 폐쇄명령을 받은 자가 그 금지기간 중에 의료기관을 개설, 운영한 자(안마사 포함)
(9) 의료지도원·공무원이 비밀을 누설한 자: 친고죄
(10) 안마사의 자격인정을 받지 아니하고 영리를 목적으로 안마를 한 자
(11) 부당한 경제이익의 취하였을 때

4) 2년 이하의 징역이나 2천만원 이하의 벌금

(1) 삭제
(2) 감염병에 관한 자율보고를 한 사람에게 불리한 조치를 한 자

5) 1년 이하의 징역이나 1천만원 이하의 벌금

(1) 진료나 조산 요청을 거부한 자
(2) 진단서교부의무 위반
(3) 증명서 교부위반
(4) 비영리기관의 의료기관 개설
(5) 의료법인, 의료기관, 의료인이 의료광고 금지사항을 광고한 자
(6) 의료법인, 의료기관, 의료인이 보건 복지부장관의 심의를 받지 아니하고 광고를 한 자

6) 500만원 이하의 벌금

(1) 의료인, 의료기관 또는 시장·군수·구청장에게 신고하지 아니한 자가 의료기관 세탁물을 처리한 경우
(2) 세탁물을 위생적으로 보관, 운반, 처리하지 아니한 자
(3) 의사, 치과의사, 한의사가 진단서, 검안서 또는 증명서 교부 요구를 정당한 사유 없이 거부한 자
(4) 의사, 한의사, 조산사가 자신이 조산한 것에 대한 출생, 사망 또는 사산 증명서 교부 요구를 정당한 사요없이 거부한 자

(5) 약사 또는 한약사의 처방전 문의에 대하여 의사, 치과의사 및 한의사의 응답의무를 이행하지 아니한 자
(6) 응급환자를 다른 의료기관으로 이송할 때 환자 이송과 함께 초진기록을 보내지 아니한 자
(7) 응급환자를 다른 의료기관에 이송할 때에 환자 이송과 함께 초진기록을 보내지 아니한 자
(8) 진료기록부 등을 기록하지 아니하거나 보존기간 동안 보존하지 아니한 자
(9) 변사체를 신고하지 아니한 자
(10) 의료인이 아니면서 의료인의 명칭을 사용(유사명칭)
(11) 의료기관을 개설하지 않고 의료업을 한 자
(12) 의원급 의료기관 개설 신고를 시장 · 군수 · 구청장에게 하지 아니한 자(안마사 포함)
(13) 개설된 의료기관이 시 · 도지사 또는 시장, 군수, 구청장에게 허가를 받아야 하는 사항을 받지 아니한 자
(14) 의원급 부속 의료기관을 시장 · 군수 · 구청장에게 개설 신고를 하지 아니한 자
(15) 각종 병원에 당직의료인을 두지 아니한 자
(16) 의료기관의 종별에 따르는 명칭을 사용하지 아니한 자
(17) 시 · 도지사의 허가를 받지 아니하고 의료법인의 재산을 처분하거나 정관을 변경한 자
(18) 의료법인이 아니면서 의료법인이나 이와 비슷한 명칭을 사용한 자
(19) 전문의가 아니면서 전문과목을 표시한 자
(20) 보건복지부장관이나 시장 · 군수 · 구청장의 시정 명령을 위반한 자
(21) 의료기관 개설자가 될 수 없는 자에게 고용되어 의료행위를 한 자

- **과태료**

1. 300만원 이하의 과태료

1) 신고를 하지 아니하고 진단용 방사선 발생장치를 설치 · 운용한 자
2) 안전관리 책임자를 선임하지 아니하거나 정기검사와 측정 또는 <u>방사선 관계 종사자에 대한 피폭관리를 실시하지 아니한 자 (1차위반100만원과태료)</u>
3) 선택진료에 관한 정보를 제공하지 아니한 자
4) 부대사업에 관한 신고(시 · 도지사)를 위반한 자
5) 의료기관의 감염예방교육을 위반한 자
6) 의료행위에관하여 환자의 동의를 구하지 않거나 설명하지 않은 자
7) 세탁물처리 관한 교육미실시시

2. 200만원 이하의 과태료

1) 보건복지부장관, 시장 · 군수 · 구청장등의 보고 명령에 따른 보고를 하지 않거나 검사를 거부, 방해 또는 기피한 자
2) 의료지도원의 거부 방해

3. 100만원 이하의 과태료

1) 한림의학원의 유사명칭
2) 변경신고를 하지 아니한 자
3) 휴업 또는 폐업 신고를 하지 아니한 자, 진료기록부를 이관하지 아니한 자
4) 의료기관의 명칭 또는 이와 비슷한 명칭을 사용한 자
5) 진료과목 표시를 위반한 자
6) 환자의 권리게시 위반한 자
7) 명찰을 달지 않은 자

4. 의료법 정리문제

1. 의료법의 목적으로 옳은 것은?

① 국민의 건강을 보호하고 증진함
② 지역주민의 병원 혜택을 받을 수 있도록 함
③ 국민들이 신속하고 적절한 의료 서비스를 받을 수 있도록 함
④ 의료인의 인재 향상에 이바지함
⑤ 국민의료에 필요한 사항을 규정함

해설 법1조

2. 의료인의 면허 부여권자는 누구인가?

① 질병관리본부장 ② 행정자치부장관 ③ 보건복지부장관
④ 보건소장 ⑤ 시·도지사

해설 법2조1항

3. 병원의 규모를 정하는 병상수로서 옳은 것은?

① 20개 이상 ② 30개 이상 ③ 50개 이상 ④ 80개 이상 ⑤ 100개 이상

해설 법3조의3

4. 의료법에서 의료인으로 규정한 자로 옳은 것은?

① 방사선사 ② 임상병리사 ③ 접골사 ④ 물리치료사 ⑤ 조산사

해설 의료인이라 함은 의사, 치과의사, 한의사, 조산사, 간호사만을 말함(법2조 1항).

5. 의료인 종별 업무가 옳은 것은?

① 의사: 한방 보건지도
② 조산사: 조산과 신생아에 대한 보건과 양호지도
③ 한의사: 상병자나 해산부의 요양지도
④ 치과의사: 의료와 보건지도
⑤ 간호사: 구강보건지도

해설 법3조

6. 300병상을 초과하는 종합병원이 꼭 갖추어야 하는 진료과목은?

① 신경외과 ② 정형외과 ③ 비뇨의학과 ④ 마취통증의학과 ⑤ 안과

해설 법3조의3

7. 의료법상 의료기관의 종별 수는 몇 종인가?

① 5종류 ② 7종류 ③ 10종류 ④ 12종류 ⑤ 15종류

해설 법3조3항

정답 1. ① 2. ③ 3. ② 4. ⑤ 5. ② 6. ④ 7. ③

8. 조산사의 면허 부여권자는 누구인가?

① 대통령 ② 도지사 ③ 보건복지부장관 ④ 보건소장 ⑤ 조산사협회장

해설 법2조2항

9. 보기 중 전문병원 의료기관 내용으로 옳은 것은?

① 의료법이 정하고 있는 모든 의료기관
② 병원급 의료기관
③ 300병상을 초과하는 종합병원
④ 20개 이상의 진료과목을 갖추고 각 진료과목마다 전속전문의를 둔 종합병원
⑤ 특정 진료과목이나 특정 질환 등에 대하여 난이도가 높은 의료행위를 하는 병원급 의료기관

해설 법3조의5

10. 300병상을 초과하는 종합병원이 꼭 갖추어야 하는 필수 진료과목이 아닌 것은?

① 마취통증의학과 ② 소아청소년과 ③ 신경정신건강의학과
④ 진단검사의학과 ⑤ 산부인과

11. 다음 중 의료법에서 의료기관 구분으로 정한 의료기관으로 옳은 것은?

① 보건소 ② 산후조리원 ③ 보건원 ④ 한의원 ⑤ 보건지소

해설 법3조2항

12. 의료기관에 관하여 옳은 내용은?

① 종합병원은 의사가 개설할 수 있다.
② 요양병원은 반드시 100개 이상의 병상을 갖추어야 한다.
③ 상급종합병원 및 전문병원의 평가주기는 5년이다.
④ 종합병원은 정신건강의학과와 치과를 반드시 두어야 한다.
⑤ 전문병원은 중증질환에 대하여 난이도가 높은 의료행위를 전문적으로 하는 병원급 의료기관이다.

해설 법3조 및 33조

13. 전문병원의 지정 및 평가를 실시하는 사람으로 옳은 것은?

① 의료기관의 장 ② 국립중앙의료원장 ③ 건강보험심사평가원장
④ 각 중앙회장 ⑤ 보건복지부장관

해설 법3조의5

14. 300병상을 초과하는 종합병원의 필수 진료과목의 수는?

① 5개 ② 6개 ③ 7개 ④ 9개 ⑤ 12개

해설 법3조의3

15. 정신건강의학과를 설치해야 하는 종합병원의 최소한 병상수로 옳은 것은?

① 80병상 ② 300병상 ③ 200병상 ④ 100병상 ⑤ 30병상

해설 법3조의3

정답 8. ③ 9. ⑤ 10. ③ 11. ④ 12. ① 13. ⑤ 14. ④ 15. ②

16. 전문병원의 평가주기로 옳은 것은?

① 1년 ② 2년 ③ 3년 ④ 4년 ⑤ 5년

해설 법3조의4

17. 2개의 면허를 가지고 있어야만 하는 의료인은 누구인가?

① 치과의사 ② 의사 ③ 간호사 ④ 조산사 ⑤ 한의사

해설 조산사는 간호사의 면허를 가진 자중에서 소정의 수습과정을 마친 자가 국가시험에 응시 가능(법6조)

18. 300병상 이하의 종합병원은 최소한 몇 개 이상의 진료과목을 개설하여야 하나?

① 4개 ② 5개 ③ 7개 ④ 9개 ⑤ 11개

해설 300병상 초과시 9개 이상, 300병상 이하의 경우는 7개 이상의 진료과목(법3조의3)

19. 의료법에서 구분한 의료기관 명칭 중 틀린 것은?

① 요양병원 ② 종합병원 ③ 치과병원 ④ 한방병원 ⑤ 약국

해설 약사가 의료인이 아니듯이 약국도 의료기관이 아님(법3조 2항)

20. 상급병원의 지정권자는?

① 보건복지부장관 ② 시·도지사 ③ 시장·군수·구청장
④ 각 중앙회장 ⑤ 보건소장

해설 법3조의4

21. 모든 종합병원에서 필수적으로 갖추어야 하는 진료과목은?

① 치과 ② 신경외과 ③ 영상의학과
④ 정신건강의학과 ⑤ 정형외과

해설 300병상 이하의 종합병원은 내과·외과·소아청소년과·산부인과 중 3개 진료과목과 영상의학과·마취통증의학과·진단검사의학과 또는 병리과를 포함한 7개 이상의 진료과목

22. 전문병원으로 지정될 수 있는 의료기관의 내용으로 옳은 것은?

① 전문의가 근무하는 곳이면 모두 가능
② 중증질환을 대상으로하는 난이도가 높은 의료행위를 하는 종합병원급 의료기관
③ 200병상을 초과하는 종합병원
④ 15개 이상의 진료과목을 갖추고 각 진료과목마다 전속전문의를 둔 종합병원
⑤ 특정 진료과목이나 특정 질환 등에 대하여 난이도가 높은 의료행위를 하는 병원급 의료기관

해설 법3조의5

23. 다음 보기 중 요양병원의 개설 가능한 자는 누구인가?

① 간호사 ② 약사 ③ 조산사
④ 치과의사 ⑤ 한의사

정답 16. ③ 17. ④ 18. ③ 19. ⑤ 20. ① 21. ③ 22. ⑤ 23. ⑤

24. 종합병원에서 감염에 관한 음압시설(陰壓施設) 등 설치해야 하는 기준 병상 수는 몇 병상 이상인가?

① 80병상 ② 100병상 ③ 200병상 ④ 300병상 ⑤ 30병상

해설 300병상 이상의 종합병원에 음압시설을 설치(별표3,4).

25. 의료인들에게 면허를 부여하는 자는?

① 보건복지부장관 ② 시·도지사 ③ 시장·군수·구청장
④ 각 중앙회장 ⑤ 보건소장

해설 법5조

26. 의료인의 결격사유에 해당되지 않는 항목은?

① 마약·대마 중독자
② 정신질환자
③ 항정신성의약품 중독자
④ 미성년자
⑤ 의료법을 위반하여 금고이상의 형의 선고를 받고 그 형의 집행 종료되지 아니한 자

해설 미성년자는 의료인의 결격사유가 아니다(법8조).

27. 보기 중 의료인이 될 수 있는 자로 옳은 것은?

① 대마중독자 ② 피성년후견인 ③ 정신질환자
④ 피한정후견인 ⑤ 금고이상의 형이 종료된 자

해설 금고형이 종료가 되면 결격사유가 소멸된다.(법8조)

28. 의료인에게 면허 조건은 보건의료 시책 상 몇 년 이내의 기간을 정할 수 있는가?

① 1년 ② 3년 ③ 5년 ④ 7년 ⑤ 10년

해설 법11조

29. 다음 중 의료인 국가시험에 관한 내용 중 틀린 것은?

① 국가시험관리 능력이 있다고 인정되는 관계전문기관으로 하여금 하게 할 수 있다.
② 국가시험은 매년 보건복지부장관이 시행하나 그 권한을 국가시험관리기관의 장에게 위임하고 있다.
③ 결격사유 해당자는 국가시험에 응시할 수 없다.
④ 국가시험에 관하여 부정행위를 한 자는 수험을 정지시키거나 합격을 무효로 하고 그 자에 대하여 그 다음에 치러지는 3년간의 국가시험에 응시할 수 없게 한다.
⑤ 국가시험관리기관의 장은 국가시험을 시행하고자 할 경우 보건복지부장관의 승인을 얻어 시험에 관한 사항을 시험 실시 90일 전까지 공고하도록 한다.

해설 ④는 3년이 아니고 3회임(법10조 3항), ⑤는(영4조 3항)

정답 24. ④ 25. ① 26. ④ 27. ⑤ 28. ② 29. ④

30. 다음 중 의료인의 권리가 아닌 것은?

① 기구 등의 우선공급
② 의료기술 등에 대한 보호
③ 의료업무에 필요한 약품의 압류 금지
④ 진료기록부작성
⑤ 의료업무에 필요한 기구의 압류 금지

해설 진료기록부작성은 의무임(법12조, 법13조, 법14조)

31. 의료인의 면허조건으로 틀린 것은?

① 국·공사립의 보건의학 연구기관의 기초의학에 속하는 업무를 수행하는 경우도 해당된다.
② 특정지역에 한해 면허 허가기간은 3년 이내이다.
③ 대통령이 보건의료시책에 필요하다고 인정하면 조건을 부여한다.
④ 지역은 보건의료취약지이다.
⑤ 국·공립보건의료기관의 업무를 수행하는 것이다.

해설 대통령이 아니고 보건복지부장관임(법11조, 영10조1항)

32. 의료인의 경우 부정행위를 하였을 시에 최대 제제 조치는?

① 당해 국가고시를 본 날로부터 2년간 시험에 응시할 수 없다.
② 부정한 방법으로 시험에 응시한 날로부터 최대2회 시험에 응시할 수 없다.
③ 부정행위를 한 날로부터 2년간 시험에 응시할 수 없다.
④ 처분이 있는 날로부터 최대 3회 시험에 응시할 수 없다.
⑤ 해당시험 합격자 발표일로부터 3년간 시험에 응시할 수 없다.

해설 법10조

33. 의료인 등에게 명찰을 달도록 지시·감독하는 사람은?

① 보건복지부장관
② 의료기관의 장
③ 시장·군수·구청장
④ 각 중앙회장
⑤ 보건소장

해설 법4조 5항

34. 보기중 한의사가 의료법에 규정된 권리로서 우선적으로 공급받을 수 있는 기구는?

① 엑스선장비 ② 인공호흡기 ③ 실험기구 ④ 침구 ⑤ 수술도구

해설 법14조

35. 진료 중이던 환자가 최종진료 시로부터 몇 시간 이내에 사망한 경우에는 다시 진료하지 아니하더라도 진단서 등을 내줄 수 있는가?

① 1시간 ② 12시간 ③ 24시간 ④ 48시간 ⑤ 72시간

해설 법17조1항

36. 진료에 관한 기록과 그 보존기간의 연결이 틀린 것은?

① 방사선사진- 5년
② 환자명부- 5년
③ 진료기록부- 5년
④ 수술기록- 10년
⑤ 간호기록부- 5년

해설 규칙15조

정답 30. ④ 31. ③ 32. ④ 33. ② 34. ④ 35. ④ 36. ③

37. 보기 중 세탁물을 처리하고자 하는 자는 이를 누구에게 신고하여야 하는가?

① 질병관리본부장 ② 시·도지사 ③ 시장·군수·구청장
④ 보건소장 ⑤ 보건복지부장관

해설 법16조, 최근에는 의료인과 의료기관장이 답으로 자주 출제됨

38. 진단서의 기재사항으로 옳은 것은?

① 투약에 관한 사항 ② 향후 치료에 대한 소견
③ 의약품 제조시 참고 사항 ④ 섭취 및 배설물에 관한 사항
⑤ 체온, 맥박, 호흡, 혈압에 관한 사항

해설 규칙9조

39. 보기 중 조산사가 될 수 있는 자는?

① 의사
② 한의사
③ 치과의사
④ 간호사
⑤ 간호조무사

해설 규칙3조

40. 다음 중 의료법에서 정하는 것이 아닌 것은?

① 의료인이 의료행위를 위하여 우선적으로 교통수단을 제공받을 수 없다.
② 의료인은 임신 32주 이전에 임부를 진찰하면서 알게 된 태아의 성을 임부의 가족이 알게 하여서는 아니 된다.
③ 의료인은 실태와 취업상황에 대하여 신고해야 한다.
④ 다른 법령에 따로 규정된 경우 외에는 환자에 관한 기록을 열람시켜서는 아니 된다.
⑤ 의료인은 환자의 보호자에게 요양방법을 지도해야 한다.

해설 법14조부터 법20, 21, 24, 25조까지

41. 의료인이 변사체를 검사하였을 경우 누구에게 신고하는가?

① 관할 경찰서장 ② 관할 보건소장 ③ 지방법원판사
④ 지방검찰청검사 ⑤ 시·도지사

해설 법17조

42. 직접 조산하고 출생·사태 또는 사산증명서 발급이 불가한 의료인은?

① 의사 ② 한의사 ③ 조산사 ④ 치과의사 ⑤ 수련의

해설 법17조 2항

정답 37. ③ 38. ② 39. ④ 40. ① 41. ① 42. ④

43. 보기 중 성인의 변사체 및 태아의 사산 변사체 발견 시 신고를 할 수 있는 의료인이 아닌 자는?

① 한의사 ② 간호사 ③ 치과의사 ④ 조산사 ⑤ 의사

해설 변사체신고는 간호사를 제외한 의료인이 관할 경찰서장에게 함(법26조)

44. 의료인의 취업신고는 몇 년마다 누구에게 신고하는가?

① 2년- 도지사 ② 3년- 보건소장 ③ 3년- 시장
④ 3년- 보건복지부장관 ⑤ 3년- 구청장

해설 법25조, 영11조

45. 다음 중 진료에 관한 기록의 보존기간을 옳게 짝지은 것은?

① 환자명부- 2년 ② 수술기록- 10년 ③ 처방전- 5년
④ 방사선사진- 10년 ⑤ 진단서 등의 부본- 5년

해설 규칙15조

46. 보기 중 성인의 사망진단서 또는 시체검안서를 교부할 수 있는 자는?

① 응급구조사 ② 한의사 ③ 방사선사
④ 조산사 ⑤ 간호사

해설 법17조

47. 다음 중 의료인의 면허 취소 사유로 옳은 것은?

① 3회 이상의 면허정지 ② 비도덕적 진료행위
③ 학문적으로 인정되지 아니하는 진료행위 ④ 허위 또는 과대 광고행위
⑤ 영리를 목적으로 환자를 유인하는 행위

해설 법65조 1항

48. 산부인과 의사의 태아의 성감별 진료는 임신 몇 주 이후에 가능한가?

① 임신 30주 ② 임신 31주 ③ 임신 32주 ④ 임신 33주 ⑤ 임신 34주

해설 법20조

49. 의료법인을 설립하고자 할 때 누구의 허가를 받아야 하는가?

① 보건복지부장관 ② 시·도지사 ③ 시장·군수·구청장
④ 중앙회의 장 ⑤ 지방자치단체의 장

해설 법48조

50. 의료인 보수교육은 연간 몇 시간 이상 이수해야 하는가?

① 5시간 ② 8시간 ③ 10시간 ④ 12시간 ⑤ 15시간

해설 규칙20조

정답 43. ② 44. ④ 45. ② 46. ② 47. ① 48. ③ 49. ② 50. ②

51. 의료기관을 개설할 수 없는 자는?

① 의료법인 ② 조산사 ③ 간호사
④ 국가 또는 지방자치단체 ⑤ 특별법에 따라 설립된 비영리법인

해설 법33조의2 간호사는 의료기관을 개설할 수 없다.

52. 의료인의 면허자격을 정지시킬 수 있는 기간은?

① 1개월의 범위에서 ② 2개월의 범위에서 ③ 3개월의 범위에서
④ 6개월의 범위에서 ⑤ 1년의 범위에서

해설 법66조 1년 이내에

53. 의료인의 품위손상행위에 해당되지 않는 것은?

① 학문적으로 인정되지 아니한 진료행위
② 비도덕적인 진료행위
③ 전공의의 선발조건으로 금품수수
④ 과대광고행위
⑤ 검사결과를 사실과 다르게 판시하는 경우

해설 ⑤는 의료기사등의 품위손상행위

54. 의료기관이 정지명령을 받은 날로부터 의료기관을 개설할 수 없는 정지 기간으로 옳은 것은?

① 1개월 이내 ② 2개월 이내 ③ 3개월 이내
④ 12개월 이내 ⑤ 24개월 이내

해설 법64조 2항

55. 의료기관이 실시하는 가정간호의 범위에 해당하지 않는 것은?

① 간호 ② 상담 ③ 주사 ④ 진료 ⑤ 검체의 채취 및 운반

해설 규칙24조. 진료는 아님

56. 조산원의 개설자는 누구에게 지도의사 신고서를 제출하는가?

① 보건복지부장관 ② 시·도지사 ③ 시장·군수·구청장
④ 중앙회의 장 ⑤ 지방자치단체의 장

해설 규칙31조 지도의사 승낙서도 필요

57. 의사가 개설할 수 없는 의료기관은?

① 종합병원 ② 조산원 ③ 의원 ④ 요양병원 ⑤ 병원

해설 법33조 조산원은 조산사가 개원할 수 있다.

정답 51. ③ 52. ⑤ 53. ⑤ 54. ④ 55. ④ 56. ③ 57. ②

58. 다음 의료법 내용 중 연결이 틀린 것은?

① 종합병원이 3개월 이상의 휴업시 - 시장·군수·구청장에게 신고하여야 한다.
② 병원급 이상 의료기관 개설시 - 시·도지사의 허가를 받아야 한다.
③ 간호조무사 - 보건복지부장관의 자격인정을 받는다.
④ 세탁물처리업자 - 시장·군수·구청장에게 신고를 한 자이어야 한다.
⑤ 의료법인 설립 - 시·도지사의 허가를 받아야 한다.

해설 3월이 아니고 1개월 이상임(법40조), ② 법35조, ③ 법80조, ④ 법16조, ⑤ 법48조

59. 다음 중 의료법에서 보수교육과 관련된 서류 보존기간은?

① 1년 ② 2년 ③ 3년 ④ 4년 ⑤ 5년

해설 법6조

60. 의료법상 의료인의 자격정지 등에 해당되지 않은 내용으로 옳은 것은?

① 의료기관 개설자가 될 수 없는 자에게 고용되어 의료행위를 한 경우
② 지나친 진료행위를 하는 행위
③ 처방전을 교부한 환자를 영리 목적으로 특정약국에 유치하기 위하여 약국 종사자와 담합
④ 근무시간을 초과한 경우
⑤ 관련 서류를 고의로 사실과 다르게 수정한 때

해설 ④는 자격정지 항목이 아님(법66조, 영32조)

61. 병원감염예방을 위하여 감염대책위원회를 설치 운영해야 하는 의료기관의 병상 규모는?

① 30병상
② 100병상
③ 200병상
④ 300병상
⑤ 400병상

해설 법47조 규43조

62. 의료인의 자격정지 처분 요구에 관한 사항 등을 심의·의결하기 위하여 각 중앙회에 두는 것은?

① 윤리위원회
② 의료지도원
③ 자격처별위원회
④ 의료상별위원회
⑤ 의료심사조정위원회

해설 법28조

정답 58. ① 59. ③ 60. ④ 61. ② 62. ①

63. 의료기관을 1개월 이상 휴업·폐업할 경우로 옳은 것은?

① 1개월 이상 휴업·폐업시 시·도지사 허가를 받아야 한다.
② 1개월 이상 휴업·폐업시 대통령의 허가를 받아야 한다.
③ 1개월 이상 휴업·폐업시 시·군·구청장 에게 신고해야 한다.
④ 1개월 이상 휴업할 경우 시장에게 신고, 폐업할 경우 도지사 허가를 받아야 한다.
⑤ 1개월 이상 휴업할 경우 구청장 허가, 폐업할 경우 보건소장에게 신고를 해야 한다.

해설 의료기관은1개월이상 휴.폐업시 시·군·구청장에게 신고해야 한다(법40조).

64. 다음의 의료기관 중 주로 입원환자를 대상으로 의료행위를 하는 의료기관이 아닌 것은?

① 종합병원 ② 병원 ③ 전문병원 ④ 상급병원 ⑤ 의원

해설 의원은 주로 외래환자에 대하여 의료를 행할 목적으로 개설된 의료기관임(법3조)

65. 병원급을 개설하고자 하면 누구에게 어떤 조치를 받는가?

① 대통령에게 신고
② 보건소장에게 허가
③ 보건복지부장관에게 허가
④ 시·도지사에게 허가
⑤ 구청장에게 신고

해설 병원급의 개설은 시·도지사에게 허가(법64조 1항).

66. 다음 중 의료인의 면허취소 사항이 아닌 것은?

① 면허증을 빌려준 경우
② 3회 이상 자격정지처분을 받은 경우
③ 면허의 조건을 이행하지 아니한 경우
④ 자격정지처분중에 의료행위를 한 경우
⑤ 의료인의 품위손상경우

해설 품위손상행위는 자격정지사항임.

67. 의료인의 자격정지에 사항에 해당하는 것으로 옳은 것은?

① 면허증을 대여한 경우
② 의료인의 품위손상경우
③ 면허의 조건 이행을 무시한 경우
④ 초과야간당직
⑤ 응급환자를 돌보지 않은 경우

해설 의료인은 품위손상에 해당하는 경우 (전공의의 금품수수) 자격정지가 될 수 있다(윤리위원회 심의).

68. 다음 중 의료지도원을 두어야 하는 곳은?

① 상급병원 ② 건강생활지원센터 ③ 보건지소 ④ 보건복지부 ⑤ 보건소

해설 법69조 1항

69. 보건복지부장관은 보건의료정책을 위하여 필요하거나 국민보건에 중대한 위해가 발생하면 의료기관에 대하여 어떻게 할 수 있나?

① 허가취소 ② 폐쇄 ③ 지도와 명령 ④ 시정명령 ⑤ 업무정지

해설 법59조 1항 업무개시명령이 이에 해당한다.

정답 63. ③ 64. ⑤ 65. ④ 66. ⑤ 67. ② 68. ④ 69. ③

70. 의료인에 관련되는 의학 및 관계 전문분야의 연구·진흥기반을 조성하고 우수한 보건의료인을 발굴·활용하기 위하여 두는 것은?

① 의료기관인증위원회
② 연구진흥위원회
③ 신의료기술평가위원회
④ 의료전문연구소
⑤ 대한민국의학한림원

해설 법52조의2

71. 인증전담기관의 장이 이의신청을 받은 경우 그 이의신청 내용을 조사한 후 처리 결과를 의료기관의 장에게 통보하여야 하는 기간은?

① 지체 없이
② 이의신청을 받은 날부터 7일 이내
③ 이의신청을 받은 날부터 15일 이내
④ 이의신청을 받은 날부터 30일 이내
⑤ 이의신청을 받은 날부터 6월 이내

해설 법58조의5

72. 의료기관 인증의 유효기간은?

① 6개월 ② 1년 ③ 1년 6개월 ④ 2년 ⑤ 4년

해설 법58조의3 5항

73. 과징금은 몇 회, 얼마까지 초과하여 부과할 수 없는가?

① 1회, 1억원
② 2회, 3억원
③ 3회, 10억원
④ 3회, 3억원
⑤ 4회, 5억원

해설 법67조

74. 폐쇄명령을 받은 의료기관은 몇 개월 내에 다시 의료기관을 개설하지 못하는가?

① 12개월 ② 18개월 ③ 24개월 ④ 36개월 ⑤ 48개월

해설 법64조 2항

75. 의료인의 품위손상행위에 해당하는 내용은?

① 무면허자의 고용행위
② 면허증 대여 행위
③ 거짓 또는 과대 광고행위
④ 결격사유에 해당하는 행위
⑤ 의료기관을 개설하지 않고 행하는 의료행위

해설 영32조

76. 관련서류를 위조·변조 또는 부정한 방법으로 진료비를 거짓청구한 자에 대한 자격정지처분의 시효는 몇 년인가?

① 1년 ② 2년 ③ 3년 ④ 5년 ⑤ 7년

해설 법66조

정답 70. ⑤ 71. ④ 72. ⑤ 73. ③ 74. ① 75. ③ 76. ⑤

77. 다음 중 진단서에 기재할 사항이 아닌 것은?

① 환자의 주소·성명　② 병명　③ 진료비용
④ 향후치료에 대한 소견　⑤ 의료기관의 명칭

해설 진료비용은 기재사항이 아님(규9조)

78. 의료법에서 종합병원의 기준은 최소한 몇 병상 이상이 되어야 하나?

① 300　② 100　③ 80　④ 30　⑤ 20

해설 법3조의2

79. 의료법에서 병원의 기준은 최소한 몇 병상 이상이 되어야 하나?

① 300　② 100　③ 80　④ 30　⑤ 20

해설 법3조의2

80. 종합병원의 경우 입원환자 200명일 경우 당직의사와 간호사는 몇 명 두어야 하나?

① 의사 1인-간호사 2인　② 의사 1인-간호사 3인　③ 의사 3인-간호사 2인
④ 의사 2인-간호사 2인　⑤ 의사 1인-간호사 4인

해설 입원환자 200인까지는 의사·치과의사 또는 한의사 1인, 간호사 2인을 두되, 입원환자가 200인을 초과하는 경우는 입원환자 200인마다 의사·치과의사 또는 한의사 1인, 간호사 2인을 추가한다(영18조).

81. 한지 의료인이 허가지역을 변경하고자 하는 경우 2개 시·도 이상에 걸쳐진 경우 변경 하려면 누구에게 허가를 받는가?

① 도지사　② 보건소장　③ 군수　④ 보건복지부장관　⑤ 대통령

해설 법79조.

82. 한의사의 전문과목을 표시할 수 있는 의료기관으로 옳은 것은?

① 수련재활병원　② 수련치과병원　③ 수련요양병원
④ 100병상 이상의 종합병원　⑤ 300병상이상 한방 전문의 수련병원

해설 규칙74조

83. 의사, 치과의사, 한의사를 선택하여 진료를 요청할 수 있는 의료기관 중 잘못된 것은?

① 의원　② 병원　③ 치과병원　④ 한방병원　⑤ 요양병원

해설 의원은 해당되지 않음(법46조)

84. 다음은 의료기관의 개설에 관한 사항으로 옳은 것은?

① 종합병원 개설시 시·도지사에 신고를 한다.
② 한방병원 개설시 시·도지사에 허가를 받는다.
③ 의원의 개설시 시장·군수·구청장에게 허가를 받는다.
④ 치과병원 개설시 시·도지사에 신고를 해야한다.
⑤ 조산원 개설시 시·도지사에 허가를 받는다.

해설 병원의 개설시 시·도지사에게 허가를 받는다(법33조).

정답 77. ③　78. ②　79. ④　80. ①　81. ④　82. ⑤　83. ①　84. ②

85. 다음 보기 중 의료인에게 적용되는 면허취소 요건이 아닌 것은?

① 결격사유에 해당하게 된 경우
② 3회 이상 자격정지처분을 받은 경우
③ 면허조건을 이행하지 아니한 경우
④ 면허증을 빌려준 경우
⑤ 품위를 손상한 경우

해설 ①, ②, ③은 면허취소, ④는 5년 이하의 징역이나 5천만원 이하의 벌금과 면허취소, ⑤는 자격정지 사유이다.

86. 400병상을 갖춘 종합병원에서 필수적으로 개설해야 하는 최소한의 진료과목 수는?

① 23과목 ② 25과목 ③ 35과목 ④ 9과목 ⑤ 7과목

해설 법3조의3

87. 법적으로 치과병원의 최소 병상 수는?

① 제한 없음 ② 30병상 ③ 80병상 ④ 100병상 ⑤ 200병상

해설 병원, 한방병원, 요양병원은 30병상이상이며 치과병원의 경우 제한받지 않음(법3조의2).

88. 안마사가 아닌 자가 안마업무를 행한 때의 벌칙은?

① 5년 이하의 징역이나 5천만원 이하의 벌금
② 3년 이하의 징역이나 3천만원 이하의 벌금
③ 1년 이하의 징역이나 1천만원 이하의 벌금
④ 500만원 이하의 벌금
⑤ 300만원 이하의 과태료

해설 3년 이하의 징역이나 3천만원 이하의 벌금에 해당(법89조)

89. 의료기관이 감염관리위원회를 설치·운영하여야 하는 기준은?

① 종합병원급 및 100개 이상의 병상을 갖춘 병원
② 병상이 300개 이상인 종합병원
③ 종합병원, 병원, 의원
④ 상급종합병원 및 전문병원
⑤ 병원급 의료기관

해설 법47조, 규칙43조

90. 조산에 관한 수습의료기관으로 알맞은 수련병원으로 짝지어진 것은?

① 산부인과 및 소아청소년과
② 산부인과 및 비뇨의학과
③ 비뇨의학과 및 소아청소년과
④ 내과 및 비뇨의학과
⑤ 내과 및 산부인과

해설 법6조, 규칙3조 1항

91. 보건복지부장관의 면허를 받는 자의 연결이 옳은 것은?

① 의사 - 간호조무사
② 한의사 - 접골사
③ 안마사 - 간호조무사
④ 조산사 - 간호사
⑤ 한의사 - 구사

해설 안마사와 구사는 면허가 아니고 자격임(법81조, 법82조)

정답 85. ⑤ 86. ④ 87. ① 88. ② 89. ① 90. ① 91. ④

92. "의료기관을 개설할 수 있는 자"에 관한 내용 중 틀린 것은?

① 모든 의료인 ② 의료법인 ③ 지방의료원
④ 비영리법인 ⑤ 한국보훈복지의료공단

해설 ① 의료인 중 간호사는 의료기관을 개설할 수 없음(법33조 2항)

93. 의료법인 설립 후 몇 년 안에 의료기관을 개설하지 않으면 그 설립허가가 취소되는가?

① 1년 ② 2년 ③ 3년 ④ 4년 ⑤ 5년

해설 법51조

94. 의료법인에 관한 사항 중 옳은 것은?

① 시·도지사의 설립허가를 받아야 한다.
② 의료법인은 영리단체가 만들 수 있다.
③ 설립된 날부터 3년 안에 의료기관을 개설하지 않을 경우는 허가취소를 할 수 있다.
④ 민법 중 사단법인에 준용한다.
⑤ 의료법인의 정관을 변경하고자 할 경우 보건복지부장관의 허가를 받아야 한다.

해설 ③은 3년이 아니고 2년임(법48조부터 법51조까지)

95. 다음 벌칙 중 2년 이하의 징역이나 2천만원 이하의 벌금으로 옳은 것은?

① 의료기관의 개설자가 될 수 없는 자가 의료기관을 개설한 경우
② 면허증을 대여한 자
③ 의료기관의 의료용시설 등을 파괴한 자
④ 무면허 의료행위를 한 자
⑤ 태아의 성감별행위를 한 자

해설 태아성감별행위는 2년 이하의 징역이나 2천만원 이하의 벌금임(법87조, 법88조)

96. 보기 중 조산사가 조산원을 개원 신고 시 반드시 필요한 것은?

① 직원들의 명부 ② 시장의 동의서 ③ 건물구조계획서
④ 지도의사의 승낙서 ⑤ 입원실 안전관리등록대장

해설 규3조 1항

97. 영양사 1인 이상을 두어야 하는 의료기관 중 가장 옳은 것은?

① 조산원을 제외한 모든 의료기관에 둔다.
② 치과의원이 입원시설을 갖추면 두어야 한다.
③ 모든 의료기관에 두어야 한다.
④ 입원시설을 갖춘 모든 의료기관에 둔다.
⑤ 종합병원·병원·한방병원·요양병원의 입원시설을 갖춘 의료기관은 필수적으로 두어야 한다.

해설 영양사는 입원시설을 갖춘 병원급 이상에 영양사 1인 이상을 두기 때문에 입원시설을 가지지 않은 치과병원의 경우 영양사를 두지 않을 수 있음(규38조 2항)

정답 92. ① 93. ② 94. ① 95. ⑤ 96. ④ 97. ⑤

98. 사체를 검안하여 변사한 것으로 의심되는 경우에는 누가 누구에게 사체의 소재지를 신고해야 하나? 연결이 가장 옳은 것은?

① 의사- 파출소장 ② 한의사- 검찰청장 ③ 치과의사- 경찰서장
④ 간호사- 대법원장 ⑤ 조산사- 지도의사

해설 간호사를 제외한 의료인이 관할 경찰서장에게 신고함(법26조)

99. 다음 중 보건복지부장관의 자격인정을 받아야 하는 자만으로 옳은 것은?

① 가정간호분야간호사- 방사선사 ② 안경사- 의무기록사
③ 전문의- 마취전문간호사 ④ 안마사- 간호조무사
⑤ 치과위생사- 보건간호분야간호사

해설 보건복지부장관의 면허는 의료기사, 안경사, 의무기록사이며 간호조무사는 보건복지부장관의 자격인정. 안마사는 시·도지사의 자격인정, 보건복지부장관의 자격인정은 분야별간호사, 전문의, 응급구조사임(법80조, 법82조, 의료기사 등에 관한 법률, 응급의료법 참조)

100. 전문의가 되기 위한 조건으로 옳은 것은?

① 보건복지부장관의 자격인정을 받아야 한다.
② 시·도지사의 면허를 받아야 한다.
③ 보건복지부장관의 면허를 받아야 한다.
④ 시·도지사의 자격인정을 받아야 한다.
⑤ 시·도지사의 인가를 받아야 한다.

해설 법77조

101. 특수의료장비의 설치·운영하는 의료기관의 내용으로 옳은 것은?

① 시장·군수·구청장에게 등록해야 한다. ② 보건복지부장관의 허가를 받아야 한다.
③ 시·도지사의 허가를 받아야 한다. ④ 시·도지사에게 신고해야 한다.
⑤ 시장·군수·구청장에 허가를 받아야 한다.

해설 법38조 1항

102. 진단용방사선발생장치를 설치·운영하는 의료기관의 설명 중 옳은 것은?

① 시장·군수·구청장에게 신고해야 한다. ② 보건복지부장관의 허가를 받아야 한다.
③ 시·도지사의 허가를 받아야 한다. ④ 시·도지사에게 신고해야 한다.
⑤ 시장·군수·구청장에 허가를 받아야 한다.

해설 법37조 1항

103. 처방전 보존기간으로 옳은 것은?

① 1년 ② 2년 ③ 3년 ④ 5년 ⑤ 10년

해설 규칙15조

정답 98. ③ 99. ③ 100. ① 101. ① 102. ① 103. ②

104. 의료기관이 환자 등으로부터 징수하는 비급여진료비용에 대하여 틀린 것은?

① 환자 또는 환자의 보호자가 쉽게 알 수 있도록 고지하여야 한다.
② 비급여 대상의 항목은 의료 행위만을 말한다
③ 비급여 대상의 항목을 묶어 1회 비용으로 정하여 총액을 표기할 수 있다
④ 인터넷 홈페이지를 운영하는 병원급 의료기관은 인터넷 홈페이지에 따로 표시하여야 한다.
⑤ 고지·게시한 금액을 초과하여 징수할 수 없다

해설 법45조, 규42조의 2

105. 개설특례의 규정에 의하여 의원 개설 사항으로 옳은 것은?

① 보건복지부장관의 허가 ② 시·도지사의 신고 ③ 시장·군수·구청장의 신고
④ 시·도지사의 허가 ⑤ 시장·군수·구청장의 허가

해설 개설특례에 의한 의료기관도 의료기관개설에 준용함(법35조)

106. 신의료기술 평가에 관한 내용으로 옳은 것은?

① 신의료기술은 새로 개발된 의료기술로서 보건복지부장관이 안정성·유효성을 평가할 필요성이 있다고 인정하는 것을 말한다.
② 신의료기술 평가 위원회는 행정안전부에 둔다.
③ 위원장은 보건복지부 차관이 임명한다.
④ 위원은 대통령이 임명한다.
⑤ 위원회는 위원장 1인을 포함하여 15인 이내로 위원으로 구성한다.

해설 위원장은 보건복지부장관이 위촉·임명한다(법53조, 54조).

107. 개설하는 경우에 반드시 지도의사를 정하여야 하는 의료기관은?

① 전문병원 ② 상급종합병원 ③ 요양병원 ④ 한의원 ⑤ 조산원

해설 법33조

108. 보기 중 의료인이 면허취소 후 1년 이내에 재교부를 받지 못하는 경우로 옳은 것은?

① 정신질환으로 면허가 취소된 경우 ② 3회 이상 자격정지처분을 받은 경우
③ 면허의 조건을 이행하지 아니한 경우 ④ 태아성감별행위의 금지를 위반시한 경우
⑤ 면허증 빌려준 경우

해설 법65조 2항

109. 의료인의 신고와 실태사항에 관해 옳은 내용은?

① 면허를 받은 후부터 매년마다 12월 31일까지 그 실태와 취업상황 등을 신고한다.
② 보건복지부장관은 보수교육을 이수하지 아니한 의료인에 대하여 신고를 반려할 수 있다.
③ 보건복지부장관은 신고 수리 업무를 관련 단체 등에 위탁할 수 없다.
④ 각 중앙회장은 신고 내용과 결과를 반기별로 대통령에게 보고하여야 한다.
⑤ 신고수리 업무는 위탁이 불가능하다.

해설 법25조, 영11조, 규17조

정답 104. ② 105. ③ 106. ① 107. ⑤ 108. ③ 109. ②

110. 의료인이 중앙회의 설립 허가를 받기 위해 갖추어야 하는 서류가 아닌 것은?

① 정관 ② 설립결의서 ③ 사업계획서
④ 임원의 선발 경위에 관한 서류 ⑤ 자산명세서

해설 영12조

111. 보건복지부장관이 인증을 할 수 있는 의료기관으로 옳은 것은?

① 요양병원 ② 한의원 ③ 치과의원 ④ 조산원 ⑤ 의원

해설 법58조

112. 중환자실을 반드시 운영해야 하는 병상 수는?

① 100병상 이상 ② 200병상 이상 ③ 300병상 이상
④ 400병상 이상 ⑤ 모든종합병원

해설 법41조

113. 상급종합병원으로 지정 받기 위한 진료과목은 몇 개 이상인가?

① 7개 ② 9개 ③ 15개 ④ 20개 ⑤ 25개

해설 법3조의 4 1항

114. 의료법에서 병상 수급계획을 조정권고하는 자는 누구인가?

① 보건복지부장관 ② 대통령 ③ 보건소장 ④ 구청장 ⑤ 국회의장

해설 법60조

115. 감염관리위원회의 위원의 될 수 없는 자는 누구인가?

① 수술부장 ② 진료부장 ③ 간호과장
④ 진단검사의학과장 ⑤ 수의사

116. 전문병원으로 지정받은 종합병원에 대하여 몇 년마다 재지정을 받을 수 있나?

① 1년 ② 2년 ③ 3년 ④ 4년 ⑤ 5년

해설 법3조의 4

117. 의료기관 광고를 하려면 누구의 심의를 받아야 하는가?

① 보건복지부장관 ② 건강보험공단 이사장 ③ 중앙회의 장
④ 건강보험심사평가원 장 ⑤ 보건복지부차관

해설 법57조

118. 병원급에 대한 의료기관 인증을 할 수 있는 자로 옳은 것은?

① 보건복지부장관 ② 건강보험공단 이사장 ③ 중앙회의 장
④ 건강보험심사평가원 원장 ⑤ 보건복지부 차관

해설 법58조

정답 110. ④ 111. ① 112. ③ 113. ④ 114. ① 115. ⑤ 116. ③ 117. ① 118. ①

119. 개설 신고를 한 날부터 3개월 이내에 정당한 사유 없이 업무를 시작하지 아니하여 의료기관의 폐쇄 명령을 받은 자가 그 의료기간을 개설·운영하지 못하는 기간은?

① 폐쇄 명령을 받은 의료기간은 다시 의료기관을 개설·운영하지 못한다.
② 폐쇄 명령을 받은 날부터 5년 이내
③ 폐쇄 명령을 받은 날부터 3년 이내
④ 폐쇄 명령을 받은 날부터 1년 이내
⑤ 폐쇄 명령을 받은 날부터 6개월 이내

120. 의료기관 인증이 취소된 경우 몇 년까지 재인증 신청이 불가능한가?

① 1년 이내 ② 2년 이내 ③ 3년 이내 ④ 4년 이내 ⑤ 5년 이내

해설 법58조의 9 2항

121. 다음 사항 중 의료법인의 허가취소로 옳은 것은?

① 의료법인이 개설한 병원에서 의사 1명이 면허취소 받았을 경우
② 정관으로 정한 사업을 한 경우
③ 설립된 날로부터 3년 이내에 의료기관을 개설하지 아니한 경우
④ 의료법인단체에서 실시하는 보수교육이 너무 많은 경우
⑤ 보건복지부장관 또는 시·도지사가 감독을 위하여 내린 명령을 위반한 경우

해설 ⑤은 허가취소항목(법51조)

122. 다음 중 의료인이나 의료기관에 대한 행정처분에 해당되지 <u>않는</u> 것은?

① 개설허가를 한날로부터 3개월 이내에 정당한 사유없이 그 업무를 시작하지 아니한 경우
② 의료인에게 면허된 의료행위를 하게 한 경우
③ 의료기관의 개설자가 거짓으로 진료비를 청구하여 금고 이상의 형의 선고를 받고 그 형이 확정된 경우
④ 병원이 개설장소를 이전할 경우 신고를 하지 아니한 경우
⑤ 의료법인이 설립허가가 취소된 경우

해설 ② 면허된 의료행위는 위법이 아니므로 행정처분사항이 아님(법64조)

123. 다음 중 의료인 단체에 대해 옳은 것은?

① 중앙회의 설립은 보건소장이 허가해 준다.
② 중앙회가 설립된 경우에는 의료인은 당연히 해당하는 중앙회의 회원이 된다.
③ 의사·치과의사·한의사·조산사 및 간호사의 중앙회의 통합하여 설립하여야 한다.
④ 법에 규정되지 아니한 사항에 대하여는 민법중 재단법인에 관한 규정을 준용한다.
⑤ 자격정지 처분 요구에 관한 사항 등을 심의·의결하기 위하여 한림의학원을 둔다.

해설 법28조

정답 119. ⑤ 120. ① 121. ⑤ 122. ② 123. ②

124. 다음 보기 중 의료유사업자는 누구인가?

① 의사 ② 안마사 ③ 치과의사 ④ 한의사 ⑤ 구사

해설 의료유사업자는 접골사.침사.구사이다.

125. 환자의 정보 누설 시 의료인에게 적용되는 벌칙은?

① 1년 이하의 징역 또는 1천만원 이하 벌금
② 2년 이하의 징역 또는 2천만원 이하 벌금
③ 3년 이하의 징역 또는 3천만원 이하 벌금
④ 4년 이하의 징역 또는 4천만원 이하 벌금
⑤ 5년 이하의 징역 또는 5천만원 이하 벌금

해설 법88조

126. 다음 중 의료법의 규정에 틀린 것은?

① 의료인은 다른 의료기관의 동의를 받아 의료기관의 시설장비 및 인력 등을 공동이용할 수 있다.
② 의료인 국가시험은 의료인이 갖추어야 할 지식과 기능에 관해서 시행한다.
③ 중앙회는 공제사업을 하려면 보건복지부장관에게 신고를 하여야 한다.
④ 중앙회의 윤리위원회는 위원장 1명을 포함한 11명의 위원으로 구성한다.
⑤ 의료인의 면허증에 기재사항 변경이 있을 경우는 면허증 재발급 받는다.

해설 ① (법39조), ② (영3조), ③ (법31조), ④ (영11조의2), ⑤ 면허증재발급이 아니고 면허증 갱신의 신청임(규5조 2항)

127. 의료법에 관한 내용 중 틀린 것은?

① 의사·치과의사 또는 한의사는 환자에게 전자 처방전을 작성하여 내주어야 한다.
② 추가처방전을 환자가 요구한 경우에는 모사전송(Fax)로 송부할 수 있다.
③ 질병분류기호는 환자의 요구가 있을 경우 기재하지 않는다.
④ 환자의 치료 목적상 필요한 경우에는 다음 내원일에 사용할 의약품을 미리 처방할 수 있다.
⑤ 처방전에는 의료인의 성명을 기재하여야 한다.

해설 ①의 한의사는 해당하지 않음(법18조)

128. 다음 중 의료인이 면허 대여 시 벌칙으로 옳은 것은?

① 1년 이하의 징역 또는 1천만원 이하 벌금
② 3년 이하의 징역 또는 3천만원 이하 벌금
③ 2년 이하의 징역 또는 2천만원 이하 벌금
④ 4년 이하의 징역 또는 4천만원 이하 벌금
⑤ 5년 이하의 징역 또는 5천만원 이하 벌금

해설 법87조.

129. 의료유사업자로 옳은 조합은?

① 접골사·침사·위생사 ② 접골사·침사·구사 ③ 안마사·접골사·침사·구사
④ 안마사·침사·구사 ⑤ 안마사·접골사·구사

해설 의료유사업자는 접골사·침사·구사를 말함(법81조)

정답 124. ⑤ 125. ③ 126. ⑤ 127. ① 128. ⑤ 129. ②

130. 치과의사가 개설할 수 있는 의료기관은?

① 모든 의료기관 ② 조산원을 제외한 모든 의료기관
③ 종합병원, 치과병원, 치과의원 ④ 치과의원만
⑤ 치과병원, 치과의원

해설 의사는 종합병원, 병원, 요양병원, 의원만을, 치과의사는 치과병원, 치과의원만을, 한의사는 한방병원, 한의원, 요양병원만을, 조산사는 조산원만을 개설할 수 있음(법33조 2항)

131. 의료법에서 정한 의료인으로 옳게 연결된 것은?

① 약사- 간호조무사 ② 침사- 한의사 ③ 의사- 구사
④ 치과의사- 응급구조사 ⑤ 조산사- 간호사

해설 법2조

132. 방사선종사자가 피폭관리 안전 관리 위반 시 과태료는?

① 300만원이하 ② 500만원이하 ③ 600만원이하
④ 800만원이하 ⑤ 900만원이하

해설 300만원이하의 과태료. 별칙2

133. 의료법의 내용으로 옳은 것은?

① 의료기관이 폐업할 경우에는 기록·보존하고 있는 진료기록부 등을 관할 시장에게 이관하여 보관할 수 있다.
② 국가시험의 시험장소는 지역별로 응시인원이 확정된 후 시험 30일 전까지 공고할 수 있다.
③ 300병상을 초과하는 종합병원에 필수 진료과목은 최소 7개 이상이다.
④ 의료인이 면허취소처분을 받았을 경우에는 그 면허증을 지체없이 주소지를 관할하는 보건소장을 통하여 보건복지부장관에게 반환하게 하여야 한다.
⑤ 모든 의료인의 시험은 예비시험이 있다.

해설 ① 법40조, ② 90일 전까지가 아니고 30일 전까지임(영4조 3항), ③ 법3조 3항, ④ 규 6조 2항, ⑤ 규1조규 별표 1

134. 다음 의료법에 관한 내용 중 옳은 것은?

① 전문의는 보건복지부장관에게 면허를 받는다.
② 300병상을 초과하는 종합병원의 경우 필수적인 진료과목이외의 진료과목을 설치·운영하는 경우에는 비전속전문의를 둘 수 있다.
③ 의원급 의료기관의 장은 병원감염예방을 위하여 감염대책위원회를 설치하는 등 필요한 조치를 하여야 한다.
④ 진료기록부의 보존기간은 5년이다.
⑤ 의료인의 신고는 신고개시 30일 전에 공고한다.

해설 ① 법77조 ② 법3조의 3 ③ 병원급 의료기관임(법47조, 규43조), ④ 규15조, ⑤ 영11조

정답 130. ⑤ 131. ⑤ 132. ① 133. ② 134. ②

135. 다음은 의료기관인증위원회에 관한 것으로 옳은 것은?

① 인증은 3년마다 받는다.
② 보건의료에 관한 학식과 경험이 풍부한 자를 위원으로 임명 또는 위촉할 수 있다.
③ 대통령 소속으로 의료기관인증위원회를 둔다.
④ 위원장 1명을 포함한 20인 이내의 위원으로 구성한다.
⑤ 인증은 1등급, 2등급, 3등급 인증으로 나눈다.

해설 법58조의 2

136. 의료기관 인증을 조건부인증으로 받은 경우에 유효기간은?

① 6개월 ② 1년 ③ 18개월 ④ 2년 ⑤ 3년

해설 법58조의 3

137. 보건복지부장관 시·도지사, 또는 시장·군수·구청장은 의료기관 개설자가 집단으로 휴업하여 환자진료에 막대한 지장을 초래할 경우 의료기관 개설자에게 가능한 행정처분으로 옳은 것은?

① 허가를 취소할 수 있다.
② 업무개시 명령을 할 수 있다.
③ 지도와 명령을 할 수 있다.
④ 업무의 정지를 명할 수 있다.
⑤ 폐업을 명할 수 있다.

해설 법59조 2항

138. 다음 중 의료법에서 300만원 이하의 과태료에 해당하는 위반사항은?

① 의료법인이 부대사업을 신고하지 않을시
② 휴업을 신고하지 않을시
③ 의료기사가 아닌 자에게 의료기사의 업무를 하게 하거나 의료기사에게 그 업무를 벗어나게 한 경우
④ 의료인이 아닌 자로 하여금 의료행위를 하게 한 경우
⑤ 면허 또는 업무에 관하여 광고 행위를 한 경우

해설 법92조

139. 의료법에서 규정을 위반하였을 경우 행위자와 행위대상자까지 처벌받는 법률용어는 무엇이라 하는가?

① 쌍벌규정 ② 연식벌칙 ③ 중복규정 ④ 쌍방과실 ⑤ 양벌규정

해설 법91조

정답 135. ② 136. ② 137. ② 138. ① 139. ⑤

140. 다음 중 면허증 재교부와 관계가 적은 것은?

① 의료인이 개전의 정이 뚜렷하다고 인정된 경우
② 의료기사가 면허증을 분실한 경우
③ 의료인의 면허증기재사항에 변경이 있을 경우
④ 의료인의 면허증이 훼손되었을 경우
⑤ 의료기사가 취소의 원인이 된 사유가 없어진 경우

해설 기재사항변경시 면허증갱신이며, 의료기사는 재발급임(법 65조, 규6조)

141. 종합병원의 규모에서 연평균 입원환자 100명, 외래환자 3,000명인 경우 의사의 최소 정원수는 몇 명 이상인가?

① 40명 ② 48명 ③ 55명 ④ 60명 ⑤ 85명

해설 법36조, 의료인의 정원

142. 의료인이 진료비를 거짓으로 청구하였을 경우 벌칙은?

① 1년 이하의 징역 또는 1천만원 이하의 벌금
② 2년 이하의 징역 또는 2천만원 이하의 벌금
③ 3년 이하의 징역 또는 3천만원 이하의 벌금
④ 5년 이하의 징역 또는 5천만원 이하의 벌금
⑤ 10년 이하의 징역 또는 1억 이하의 벌금

해설 법87조

143. 감염병 사실을 위반하여 자율보고를 한 사람에게 불리한 조치를 한 자의 벌칙은?

① 1년 이하의 징역 또는 1천만원 이하의 벌금
② 2년 이하의 징역 또는 2천만원 이하의 벌금
③ 3년 이하의 징역 또는 3천만원 이하의 벌금
④ 5년 이하의 징역 또는 5천만원 이하의 벌금
⑤ 10년 이하의 징역 또는 1억 이하의 벌금

해설 법87조

144. 의료기관을 개설할 수 없는 자가 의료기관을 개설하였을 시에 벌칙은?

① 1년 이하의 징역 또는 1천만원 이하의 벌금
② 2년 이하의 징역 또는 2천만원 이하의 벌금
③ 3년 이하의 징역 또는 3천만원 이하의 벌금
④ 5년 이하의 징역 또는 5천만원 이하의 벌금
⑤ 10년 이하의 징역 또는 1억 이하의 벌금

해설 법33조

정답 140. ③ 141. ③ 142. ③ 143. ② 144. ⑤

Ⅱ. 의료기사법

1. 의료기사법 전문(총칙)
2. 의료기사법 요약
3. 의료기사법 필수 핵심정리
4. 의료기사법 문제

1. 의료기사 등에 관한 법률 전문

제1장 총 칙

** **제1조(목적)** 이 법은 의료기사, 보건의료정보관리사 및 안경사의 자격·면허 등에 관하여 필요한 사항을 정함으로써 국민의 보건 및 의료 향상에 이바지함을 목적으로 한다. 〈개정 2017.12.19.〉
[전문개정 2011.11.22.]

암기 Keyword

의료기사법의 목적-국민의 보건 및 의료 향상

기출변형 확인 문제

Q. [의료기사법]에서 의료기사법의 목적 내용으로 옳은 것은?
① 지역보건업무에 이바지 ② 의료기사의 복리후생 ③ 의료향상에 이바지
④ 국민의료 개선 ⑤ 의료기사 등의 임금 규정제시

답: 3

*** **제1조의2(정의)** 이 법에서 사용하는 용어의 뜻은 다음과 같다. 〈개정 2016.5.29., 2017.12.19.〉

1. "의료기사"란 의사 또는 치과의사의 지도 아래 진료나 의화학적(醫化學的) 검사에 종사하는 사람을 말한다.
2. "보건의료정보관리사"란 의료 및 보건지도 등에 관한 기록 및 정보의 분류·확인·유지·관리를 주된 업무로 하는 사람을 말한다.
3. "안경사"란 안경(시력보정용에 한정한다. 이하 같다)의 조제 및 판매와 콘택트렌즈(시력보정용이 아닌 경우를 포함한다. 이하 같다)의 판매를 주된 업무로 하는 사람을 말한다.

[본조신설 2011.11.22.]

[영]제1조(목적) 이 영은 「의료기사 등에 관한 법률」에서 위임된 사항과 그 시행에 필요한 사항을 규정함을 목적으로 한다.
[전문개정 2012.5.22.]

[규칙]제1조(목적) 이 규칙은 「의료기사 등에 관한 법률」 및 같은 법 시행령에서 위임된 사항과 그 시행에 필요한 사항을 규정함을 목적으로 한다.
[전문개정 2012.5.23.]

암기 Keyword

의료기사정의-의사 및 치과의사 지도아래 진료 및 의화학적 검사(한의사 제외!)

기출변형 확인 문제

Q. [의료기사법]에서 다음 중 의료기사로 바르게 조합된 것은?

① 임상병리사 - 방사선사 ② 간호사 - 치과기공사 ③ 안경사 - 방사선사
④ 물리치료사 - 의무기록사 ⑤ 안경사 - 작업치료사

답: 1

*** **제2조(의료기사의 종류 및 업무)** ① 의료기사의 종류는 임상병리사, 방사선사, 물리치료사, 작업치료사, 치과기공사 및 치과위생사로 한다. 〈개정 2016.5.29.〉
② 의료기사는 종별에 따라 다음 각 호의 업무 및 이와 관련하여 대통령령으로 정하는 업무를 수행한다. 〈신설 2016.5.29.〉
1. 임상병리사: 각종 화학적 또는 생리학적 검사
2. 방사선사: 방사선 등의 취급 또는 검사 및 방사선 등 관련 기기의 취급 또는 관리
3. 물리치료사: 신체의 교정 및 재활을 위한 물리요법적 치료
4. 작업치료사: 신체적·정신적 기능장애를 회복시키기 위한 작업요법적 치료
5. 치과기공사: 보철물의 제작, 수리 또는 가공
6. 치과위생사: 치아 및 구강질환의 예방과 위생 관리 등

[전문개정 2011.11.22.]
[제목개정 2016.5.29.]

★★ 제3조(업무 범위와 한계) 의료기사, 보건의료정보관리사 및 안경사(이하 "의료기사등"이라 한다)의 구체적인 업무의 범위와 한계는 대통령령으로 정한다. 〈개정 2016.5.29., 2017.12.19.〉
[전문개정 2011.11.22.]

암기 Keyword

의료기사의 업무한계 -대통령령-

[영]제1조의2 삭제 〈2018.12.18.〉

[영]제2조(의료기사, 보건의료정보관리사 및 안경사의 업무 범위 등) ① 「의료기사 등에 관한 법률」(이하 "법"이라 한다) 제2조제2항에 따른 의료기사의 종류에 따른 업무 및 법 제3조에 따른 의료기사, 보건의료정보관리사 및 안경사(이하 "의료기사등"이라 한다)의 구체적인 업무범위는 별표 1에 따른다.
② 의료기사는 의사 또는 치과의사의 지도를 받아 별표 1에 따른 업무를 수행한다.
[전문개정 2018.12.18.]

[규칙]제2조에서 제6조까지 삭제

기출변형 확인 문제

Q. [의료기사법]에서 의료기사법의 업무영역의 한계는 어느 법으로 정하는가?

① 보건복지부령　② 대통령령　③ 지역단체의 조례
④ 보건소법　⑤ 시장령

답: 2

기출변형 확인 문제

Q. [의료기사법]에서 보기 중 의료기사가 아닌 종별은?

① 방사선사　② 치기공사　③ 안경사
④ 임상병리사　⑤ 치위생사

답: 3

암기 Keyword

안경사와 의료정보관리사는 의료기사가 아님

**** 제4조(면허)** ① 의료기사등이 되려면 다음 각 호의 어느 하나에 해당하는 사람으로서 의료기사등의 국가시험(이하 "국가시험"이라 한다)에 합격한 후 보건복지부장관의 면허를 받아야 한다. 〈개정 1997.12.13., 1999.2.8., 2003.5.15., 2008.2.29., 2010.1.18., 2011.11.22., 2016.5.29., 2017.12.19., 2018.12.11., 2023.10.31.〉

1. 「고등교육법」 제2조에 따른 대학·산업대학·전문대학(이하 "대학등"이라 한다)에서 취득하려는 면허에 상응하는 보건의료에 관한 학문을 전공하고 보건복지부령으로 정하는 현장실습과목을 이수하여 졸업한 사람. 다만, 보건의료정보관리사의 경우 「고등교육법」 제11조의2에 따른 인정기관(이하 "인정기관"이라 한다)의 보건의료정보관리사 교육과정 인증을 받은 대학등에서 보건의료정보 관련 학문을 전공하고 보건복지부령으로 정하는 교과목을 이수하여 졸업한 사람이어야 한다.
2. 삭제 〈1999.2.8.〉
3. 삭제 〈1999.2.8.〉
4. 외국의 제1호에 해당하는 학교(보건복지부장관이 정하여 고시하는 인정기준에 해당하는 학교를 말한다)와 같은 수준 이상의 교육과정을 이수하고 외국의 해당 의료기사등의 면허를 받은 사람

② 다음 각 호의 구분에 따른 사람으로서 6개월 이내에 졸업할 것으로 예정된 사람은 제1항제1호에 해당하는 사람으로 본다. 다만, 그 졸업예정시기에 졸업하여야 면허를 받을 수 있다. 〈신설 2020.12.15., 2023.10.31.〉

1. 의료기사·안경사: 대학등에서 취득하려는 면허에 상응하는 보건의료에 관한 학문을 전공하고 보건복지부령으로 정하는 현장실습과목을 이수한 사람
2. 보건의료정보관리사: 인정기관의 보건의료정보관리사 교육과정 인증을 받은 대학등에서 보건의료정보 관련 학문을 전공하고 보건복지부령으로 정하는 교과목을 이수한 사람

③ 제1항제1호 단서에도 불구하고 다음 각 호의 어느 하나에 해당하는 경우에는 보건의료정보관리사 국가시험 응시자격을 갖춘 것으로 본다. 〈개정 2020.12.15.〉

1. 입학 당시 인정기관의 인증을 받은 대학등에 입학한 사람으로서 그 대학등에서 보건의료정보 관련 학문을 전공하고 보건복지부령으로 정하는 교과목을 이수하여 졸업하였으나 졸업 당시 해당 대학등이 인정기관의 인증을 받지 못한 경우
2. 대학등이 인정기관의 인증을 처음 신청한 날부터 그 인증신청의 결과가 나오기 전까지의 기간 동안 해당 대학등에 입학한 사람이 그 대학등에서 보건의료정보 관련 학문을 전공하고 보건복지부령으로 정하는 교과목을 이수하여 졸업한 경우

[제목개정 2011.11.22.]

[시행일: 2024.11.1.] 제4조

암기 Keyword

의료기사의 면허부여권자-보건복지부장관

기출변형 확인 문제

Q. [의료기사법]에서 의료기사법의 면허 부여권자는?

① 보건소장 ② 대통령 ③ 보건복지부장관 ④ 시장 ⑤ 도지사

답: 3

[규칙]제7조(보건의료정보관리사 국가시험 응시 요건) 「의료기사 등에 관한 법률」(이하 "법"이라 한다) 제4조제1항제1호에 따라 보건의료정보관리사 국가시험에 응시하려는 경우에는 별표 1에 따른 보건의료정보 관련 과목을 모두 이수해야 한다. 〈개정 2018.12.20.〉

[본조신설 2016.11.30.]

[제목개정 2018.12.20.]

★★★★★ **제5조(결격사유)** 다음 각 호의 어느 하나에 해당하는 사람에 대하여는 의료기사 등의 면허를 하지 아니한다. 〈개정 1999.2.8., 2001.12.19., 2007.10.17., 2007.12.14., 2011.11.22., 2013.6.4., 2017.9.19., 2017.12.19.〉

1. 「정신건강증진 및 정신질환자 복지서비스 지원에 관한 법률」 제3조제1호에 따른 정신질환자. 다만, 전문의가 의료기사등으로서 적합하다고 인정하는 사람의 경우에는 그러하지 아니하다.
2. 「마약류 관리에 관한 법률」에 따른 마약류 중독자
3. 피성년후견인, 피한정후견인
4. 이 법 또는 「형법」 중 제234조, 제269조, 제270조제2항부터 제4항까지, 제317조 제1항, 「보건범죄 단속에 관한 특별조치법」, 「지역보건법」, 「국민건강증진법」, 「후천성면역결핍증 예방법」, 「의료법」, 「응급의료에 관한 법률」, 「시체해부 및 보존에 관한 법률」, 「혈액관리법」, 「마약류 관리에 관한 법률」, 「모자보건법」 또는 「국민건강보험법」을 위반하여 금고 이상의 실형을 선고받고 그 집행이 끝나지 아니하거나 면제되지 아니한 사람

[제목개정 2011.11.22.]

암기 Keyword

의료기사의 결격사유는 의료인과 같다.

★★ 제6조(국가시험) ① 국가시험은 대통령령으로 정하는 바에 따라 해마다 1회 이상 보건복지부장관이 실시한다.
② 보건복지부장관은 대통령령으로 정하는 바에 따라 「한국보건의료인국가시험원법」에 따른 한국보건의료인국가시험원으로 하여금 국가시험을 관리하게 할 수 있다. 〈개정 2015.6.22.〉
[전문개정 2011.11.22.]

[영]제3조(국가시험의 범위) ① 법 제6조에 따른 의료기사등의 국가시험(이하 "국가시험"이라 한다)은 의료기사등의 종류에 따라 임상병리 · 방사선 · 물리치료 · 작업치료 · 치과기공 · 치과위생 · 보건의료정보관리 · 안경광학 및 보건의료 관계 법규에 대하여 의료기사등이 갖추어야 할 지식과 기능에 관하여 실시한다. 〈개정 2018.12.18.〉
② 국가시험은 필기시험과 실기시험으로 구분하여 실시하되, 실기시험은 필기시험 합격자에 대해서만 실시한다. 다만, 보건복지부장관이 필요하다고 인정하는 경우에는 필기시험과 실기시험을 병합하여 실시할 수 있다.
③ 제2항의 필기시험의 과목, 실기시험의 범위 및 합격자 결정, 그 밖에 필요한 사항은 보건복지부령으로 정한다.
[전문개정 2012.5.22.]

암기 Keyword

의료기사의 시험은 매년 1회 이상 실시

기출변형 확인 문제

Q. [의료기사법]에서 의료기사의 시험은 매년 몇 회 이상 실시하는가?

① 1회 ② 2회 ③ 3회 ④ 4회 ⑤ 5회

답: 1

[규칙]제8조(시험과목) 「의료기사 등에 관한 법률 시행령」(이하 "영"이라 한다) 제3조제1항에 따른 의료기사 · 보건의료정보관리사 및 안경사(이하 "의료기사등"이라 한다) 국가시험의 필기시험과목과 실기시험의 범위는 별표 1의2와 같다. 〈개정 2016.11.30., 2018.12.20.〉
[전문개정 2012.5.23.]

[규칙]제9조(합격자 결정 등) ① 영 제3조제1항에 따른 의료기사등의 국가시험(이하 "국가시험"이라 한다)의 합격자는 필기시험에서는 각 과목 만점의 40퍼센트 이상 및 전 과목 총점의

60퍼센트 이상 득점한 사람으로 하고, 실기시험에서는 만점의 60퍼센트 이상 득점한 사람으로 한다.

② 국가시험의 출제방법, 과목별 배점비율, 그 밖에 시험 시행에 필요한 사항은 영 제4조제1항에 따라 보건복지부장관이 지정·고시하는 관계 전문기관(이하 "국가시험관리기관"이라 한다)의 장이 정한다.

[전문개정 2012.5.23.]

*** [영]제4조(국가시험의 시행과 공고) ① 보건복지부장관은 법 제6조제2항에 따라 「한국보건의료인국가시험원법」에 따른 한국보건의료인국가시험원(이하 "국가시험관리기관"이라 한다)으로 하여금 국가시험을 관리하도록 한다. 〈개정 2015.12.22.〉

② 국가시험관리기관의 장은 국가시험을 실시하려는 경우에는 미리 보건복지부장관의 승인을 받아 시험일시·시험장소·시험과목, 응시원서 제출기간, 그 밖에 시험 실시에 필요한 사항을 시험일 <u>90일 전까지 공고하여야 한다.</u> 다만, <u>시험장소는 지역별 응시인원이 확정된 후 시험일 30일 전까지 공고할 수 있다.</u>

[전문개정 2012.5.22.]

암기 Keyword

시험시행공고는 의료법과 같다. 90일 전 시행공고, 응시인원 확정 후 장소는 30일 이전

[영]제5조(시험위원) 국가시험관리기관의 장은 국가시험을 실시할 때마다 시험과목별로 전문지식을 갖춘 사람 중에서 시험위원을 위촉한다.

[전문개정 2012.5.22.]

[영]제6조(국가시험의 응시) 국가시험에 응시하려는 사람은 국가시험관리기관의 장이 정하는 응시원서를 국가시험관리기관의 장에게 제출하여야 한다.

[전문개정 2012.5.22.]

*** **제7조(응시자격의 제한 등)** ① 제5조 각 호의 어느 하나에 해당하는 사람은 국가시험에 응시할 수 없다.

② 부정한 방법으로 국가시험에 응시한 사람 또는 국가시험에 관하여 부정행위를 한 사람에 대하여는 그 시험을 정지시키거나 합격을 무효로 한다.

③ 보건복지부장관은 제2항에 따라 시험이 정지되거나 합격이 무효가 된 사람에 대하여 처분의 사유와 위반 정도 등을 고려하여 보건복지부령으로 정하는 바에 따라 그 다음에

치러지는 국가시험 응시를 3회의 범위에서 제한할 수 있다. 〈개정 2013.6.4.〉
[전문개정 2011.11.22.]

[규칙]제10조(부정행위자의 국가시험 응시제한) 법 제7조제3항에 따른 국가시험 응시제한의 기준은 별표 2와 같다. 〈개정 2016.11.30.〉
[본조신설 2013.12.5.]

암기 Keyword

부정행위자는 최대 3회 제한

기출변형 확인 문제

Q. [의료기사법]에서 의료기사 시험의 부정행위자는 최대 몇 회까지 제한하는가?

① 1회 ② 2회 ③ 3회 ④ 4회 ⑤ 5회

답: 3

제8조(면허의 등록 등) ① 보건복지부장관은 의료기사등의 면허를 할 때에는 그 종류에 따르는 면허대장에 그 면허에 관한 사항을 등록하고 그 면허증을 발급하여야 한다.
② 제1항에 따른 면허의 등록과 면허증에 관하여 필요한 사항은 보건복지부령으로 정한다.
[전문개정 2011.11.22.]

[규칙]제11조(면허대장) 법 제8조제1항의 의료기사등의 면허대장은 별지 제1호서식에 따른다. 〈개정 2013.12.5.〉
[전문개정 2012.5.23.]

[영]제7조(면허증의 발급) ① 국가시험에 합격한 사람은 보건복지부령으로 정하는 서류를 첨부하여 보건복지부장관에게 면허증 발급을 신청하여야 한다.
② 보건복지부장관은 제1항에 따라 면허증 발급을 신청한 사람에게 보건복지부령으로 정하는 바에 따라 면허증을 발급한다.
[전문개정 2012.5.22.]

[규칙]제12조(면허증의 발급) ① 영 제7조제1항에 따라 의료기사등의 면허증 발급을 신청하려는 사람은 별지 제2호서식의 의료기사등 면허증 발급신청서(전자문서로 된 신청서를 포함한다)

에 다음 각 호의 서류를 첨부하여 국가시험관리기관을 거쳐 보건복지부장관에게 제출하여야 한다. 〈개정 2012.5.23., 2015.2.3., 2016.12.30., 2024.11.28.〉

1. 졸업증명서 또는 이수증명서. 다만, 법 제4조제1항제4호에 해당하는 사람의 경우에는 졸업증명서 또는 이수증명서 및 해당 면허증 사본

1의2. 성적증명서

2. 법 제5조제1호 및 제2호의 결격사유에 해당하지 아니함을 증명하는 의사의 진단서

3. 응시원서의 사진과 같은 사진(가로 3.5센티미터, 세로 4.5센티미터) 1장

② 삭제 〈1998.9.23.〉

③ 보건복지부장관은 제1항에 따라 면허증의 발급 신청을 받았을 때에는 그 신청인에게 면허증 발급을 신청받은 날부터 14일 이내에 종류에 따라 각각 별지 제3호서식의 면허증을 발급하여야 한다. 다만, 법 제4조제1항제4호에 해당하는 사람의 경우에는 외국에서 면허를 받은 사실 등에 대한 조회가 끝난 날부터 14일 이내에 발급하여야 한다. 〈개정 2012.5.23.〉

[제목개정 2012.5.23.]

암기 Keyword

면허는 조회가 끝난 후 14일 이내에 발급되어야 한다.

**** 제9조(무면허자의 업무금지 등)** ① 의료기사등이 아니면 의료기사등의 업무를 하지 못한다. 다만, 대학등에서 취득하려는 면허에 상응하는 교육과정을 이수하기 위하여 실습 중에 있는 사람의 실습에 필요한 경우에는 그러하지 아니하다. 〈개정 2017.12.19.〉

② 의료기사등이 아니면 의료기사등의 명칭 또는 이와 유사한 명칭을 사용하지 못한다.

③ 의료기사등은 제4조에 따라 받은 면허를 다른 사람에게 대여하여서는 아니 된다. 〈개정 2020.4.7.〉

④ 누구든지 제4조에 따라 받은 면허를 대여받아서는 아니 되며 면허 대여를 알선하여서도 아니 된다. 〈신설 2020.4.7.〉 **- 3년 이하의 징역 또는 3천만원 이하의 벌금**

[전문개정 2011.11.22.]

[시행일 : 2020.7.8.] 제9조

암기 Keyword

무면허 벌칙 - 3년 이하의 징역 또는 3천만원 이하의 벌금 / 제9조 제1항, 제9조 제3항 (제9조 제3항은 면허취소 사유도 됨)

암기 Keyword

벌칙 - 유사명칭 - 500만원 이하의 벌금

★★★ **제10조(비밀누설의 금지)** 의료기사등은 이 법 또는 다른 법령에 특별히 규정된 경우를 제외하고는 업무상 알게 된 비밀을 누설하여서는 아니 된다.
[전문개정 2011.11.22.]

암기 Keyword

비밀누설 벌칙 - 3년 이하의 징역 또는 3천만원 이하의 벌금 - 친고죄

기출변형 확인 문제

Q. [의료기사법]에서 의료기사법에서 업무상 비밀 누설시 벌칙은?

① 1년 이하의 징역 또는 1천만원 이하의 벌금
② 1년 이하의 징역 또는 2천만원 이하의 벌금
③ 2년 이하의 징역 또는 2천만원 이하의 벌금
④ 3년 이하의 징역 또는 1천만원 이하의 벌금
⑤ 3년 이하의 징역 또는 3천만원 이하의 벌금

답: 5

★★★ **제11조(실태 등의 신고)** ① 의료기사등은 대통령령으로 정하는 바에 따라 최초로 면허를 받은 후부터 3년마다 그 실태와 취업상황을 보건복지부장관에게 신고하여야 한다.
② 보건복지부장관은 제20조의 보수교육을 받지 아니한 의료기사등에 대하여 제1항에 따른 신고를 반려할 수 있다.
③ 보건복지부장관은 대통령령으로 정하는 바에 따라 제1항에 따른 신고 업무를 전자적으로 처리할 수 있는 전자정보처리시스템(이하 "신고시스템"이라 한다)을 구축·운영할 수 있다. 〈신설 2016.5.29.〉
[전문개정 2011.11.22.]

암기 Keyword

의료기사등의 실태신고 - 보건복지부장관 - 3년마다 위반시: 100만원 이하의 과태료

기출변형 확인 문제

Q. [의료기사법]에서 의료기사법에서 실태신고는 보건복지부장관에게 몇 년마다 하는가?

① 6개월 ② 1년 ③ 2년 ④ 3년 ⑤ 4년

답: 4

[영]제8조(실태등의 신고) 의료기사등은 법 제11조제1항에 따라 그 실태와 취업상황을 제7조에 따른 면허증을 발급받은 날부터 매 3년이 되는 해의 12월 31일까지 보건복지부령으로 정하는 바에 따라 보건복지부장관에게 신고하여야 한다. 다만, 다음 각 호의 어느 하나에 해당하는 경우에는 그 구분에 따른 날부터 매 3년이 되는 해의 12월 31일까지 신고하여야 한다.

1. 법 제21조에 따라 면허가 취소된 후 면허증을 재발급받은 경우: 면허증을 재발급받은 날
2. 법률 제11102호 의료기사 등에 관한 법률 일부개정법률 부칙 제3조제1항에 따라 신고를 한 경우: 신고를 한 날

[전문개정 2014.11.19.]

[영]제8조의2(신고시스템의 구축 · 운영) ① 법 제11조제3항에 따른 전자정보처리시스템(이하 "신고시스템"이라 한다)에서 처리할 수 있는 업무는 다음 각 호와 같다. 〈개정 2016.11.29.〉

1. 법 제11조제1항에 따른 의료기사등의 실태와 취업상황에 관한 다음 각 목의 업무
   가. 의료기사등의 실태와 취업상황에 관한 신고 접수 및 신고 자료의 확인 · 관리
   나. 의료기사등의 실태와 취업상황에 대한 각종 통계의 생산 · 분석 및 제공
2. 법 제20조에 따른 보수교육의 이수 여부 확인 및 이수 자료 관리
3. 그 밖에 법 제11조제1항에 따른 의료기사등의 실태와 취업상황의 신고와 관련된 업무로서 보건복지부장관이 특별히 필요하다고 인정하는 업무

② 보건복지부장관은 신고시스템의 구축 · 운영을 위하여 필요하다고 인정하는 경우에는 관계 기관, 법인 또는 단체 등에 자료 또는 의견의 제출을 요청할 수 있다. 〈신설 2016.11.29.〉

③ 보건복지부장관은 신고시스템의 구축 · 운영에 관한 업무를 국가시험관리기관으로 하여금 수행하게 할 수 있다. 〈개정 2016.11.29.〉

[본조신설 2014.11.19.]

[규칙]제12조의2(실태 등의 신고) ① 법 제11조제1항 및 영 제8조에 따라 의료기사등의 실태와 취업상황을 신고하려는 사람은 별지 제3호의2서식의 의료기사등의 실태 신고서(전자문서로 된 신고서를 포함한다)에 다음 각 호의 서류를 첨부하여 법 제16조제1항에 따른 중앙회의 장(이하 "각 중앙회의 장"이라 한다)에게 제출해야 한다. 〈개정 2018.12.20.〉

1. 제19조제3항에 따른 보수교육 이수증(이수한 사람만 해당한다)

2. 제18조제7항에 따른 보수교육 면제 · 유예 확인서(면제 · 유예된 사람만 해당한다)

② 제1항에 따라 신고서를 제출받은 각 중앙회의 장은 법 제20조에 따른 신고인의 보수교육 이수 여부 등을 확인해야 한다. 〈개정 2018.12.20.〉

③ 각 중앙회의 장은 제1항에 따른 신고가 법 제11조제2항에 따른 반려 사유에 해당하지 않는 경우에는 신고인이 영 제8조의2에 따른 신고시스템을 통하여 별지 제3호의3서식의 면허신고 확인서를 발급받을 수 있도록 해야 한다. 〈신설 2024.11.28.〉

④ 각 중앙회의 장은 제1항에 따른 신고 내용과 결과를 분기별로 보건복지부장관에게 보고해야 한다. 다만, 법 제22조제3항에 따라 면허의 효력이 정지된 의료기사등이 제1항에 따른 신고를 한 경우에는 그 내용과 결과를 지체 없이 보건복지부장관에게 보고해야 한다. 〈개정 2018.12.20., 2024.11.28.〉

[본조신설 2014.11.21.]

[종전 제12조의2는 제12조의3으로 이동 〈2014.11.21.〉]

제11조의2(치과기공소의 개설등록 등) ① 치과의사 또는 치과기공사가 아니면 치과기공소를 개설할 수 없다.

② 치과의사 또는 치과기공사는 1개소의 치과기공소만을 개설할 수 있다.

③ 치과기공소를 개설하려는 자는 보건복지부령으로 정하는 바에 따라 특별자치시장 · 특별자치도지사 · 시장 · 군수 · 구청장(자치구의 구청장에 한한다. 이하 같다)에게 개설등록을 하여야 한다. 〈개정 2011.11.22., 2013.6.4.〉

④ 제3항에 따라 치과기공소를 개설하고자 하는 자는 보건복지부령으로 정하는 시설 및 장비를 갖추어야 한다.

[본조신설 2011.4.28.]

암기 Keyword

3년 이하의 징역 또는 3천만원 이하의 벌금-제11조의2 제1항(단, 1항에 따라 개설등록을 한 치과의사는 제외)

암기 Keyword

벌칙 - 500만원 이하의 벌금 / 제11조의2 제2항, 제3항

암기 Keyword

치기공사의 업무개업은 '개설등록'이라는 용어를 사용한다. 시장 · 군수 · 구청장과 관련이 깊다. 1개의 면허로 1개만 개설 할 수 있다.

기출변형 확인 문제

Q. [의료기사법]에서 치과기공소의 개설등록은 누구에게 하는가?

① 시장 ② 도지사 ③ 보건복지부장관 ④ 대통령 ⑤ 보건소장

답: 1

[규칙]제12조의3(치과기공소의 개설등록 등) ① 법 제11조의2제3항에 따라 치과기공소를 개설하려는 사람은 별지 제4호서식의 치과기공소 개설등록 신청서에 다음 각 호의 서류를 첨부하여 특별자치시장·특별자치도지사·시장·군수·구청장(자치구의 구청장을 말한다. 이하 같다)에게 제출하여야 한다. 〈개정 2013.12.5., 2014.11.21., 2024.11.28.〉

1. 별지 제3호의3서식의 면허신고 확인서(개설자가 법 제11조제1항에 따른 실태신고 대상인 치과기공사의 경우만 해당한다)
2. 별지 제4호의2서식의 치과기공소 시설·장비 개요서

② 제1항에 따른 신청을 받은 특별자치시장·특별자치도지사·시장·군수·구청장은 「전자정부법」 제36조제1항에 따른 행정정보의 공동이용(이하 "행정정보의 공동이용"이라 한다)을 통하여 치과의사 면허증(개설자가 치과의사인 경우만 해당한다) 또는 치과기공사 면허증(개설자가 치과기공사인 경우만 해당한다)을 확인하여야 한다. 다만, 신청인이 확인에 동의하지 아니하는 경우에는 신청인이 면허증 사본을 첨부하도록 하여야 하며, 신청인이 면허증 원본을 제시하는 경우에는 담당 공무원의 확인으로 사본 제출을 갈음할 수 있다. 〈개정 2013.12.5., 2014.11.21.〉

③ 특별자치시장·특별자치도지사·시장·군수·구청장은 제1항에 따라 개설등록 신청을 받았을 때에는 치과기공소 등록대장에 다음 각 호의 사항을 적고 신청인에게 별지 제5호서식의 치과기공소 개설등록증을 발급하여야 한다. 〈개정 2013.12.5.〉

1. 개설등록번호와 개설등록 연월일
2. 개설자의 성명, 주소 및 주민등록번호
3. 치과기공소의 명칭과 소재지

[전문개정 2012.5.23.]

[제12조의2에서 이동, 종전 제12조의3은 제12조의4로 이동 〈2014.11.21.〉]

[규칙]제12조의4(치과기공소의 시설 및 장비) 법 제11조의2제4항에서 "보건복지부령으로 정하는 시설 및 장비"란 다음 각 호의 시설 및 장비를 말한다. 〈개정 2018.12.20.〉

1. 기공용 레이드(lathe) 1대 이상
2. 전산설계(CAD/CAM), 삼차원(3D)프린터 또는 주조기 1대 이상
3. 기공용 모터 1대 이상
4. 기공용 컴프레서 1대 이상

5. 치과용 프레스 1대 이상
6. 전기로(電氣爐) 1대 이상
7. 포설린로(porcelain furnace) 1대 이상
8. 초음파 청소기 1대 이상
9. 서베이어(surveyor) 1대 이상
10. 진동기 1대 이상
11. 트리머(trimmer) 1대 이상
12. 샌드기(sand blast machine) 1대 이상
13. 진공 매몰기 1대 이상
14. 삭제 〈2018.12.20.〉

[전문개정 2012.5.23.]

[제12조의3에서 이동, 종전 제12조의4는 제12조의5로 이동 〈2014.11.21.〉]

제11조의3(치과기공사 등의 준수사항) ① 치과기공사는 제3조에 따른 업무(이하 "치과기공물제작등 업무"라 한다)를 수행할 때 치과의사가 발행한 치과기공물제작의뢰서에 따라야 한다.

② 치과기공물제작등 업무를 의뢰한 치과의사 및 치과기공소 개설자는 보건복지부령으로 정하는 바에 따라 치과기공물제작의뢰서를 보존하여야 한다.

③ 치과기공물제작등 업무를 의뢰한 치과의사는 실제 기공물 제작 등이 치과기공물제작의뢰서에 따라 적합하게 이루어지고 있는지 여부를 확인할 수 있으며 해당 치과기공소 개설자는 이에 따라야 한다.

[본조신설 2011.4.28]

암기 Keyword

치과기공물제작서 반드시 2년간 보존, 분실 시 면허정지사유
치과의사 지도하에 따르지 않은 경우 - 3년 이하의 징역 또는 3천만원 이하의 벌금 - 면허 취소 사유

기출변형 확인 문제

Q. [의료기사법]에서 치과기공물제작서의 보존기간은?

① 1년 ② 2년 ③ 3년 ④ 4년 ⑤ 5년

답: 2

[규칙]제12조의5(치과기공물제작의뢰서) ① 법 제11조의3제1항의 치과기공물제작의뢰서는 별지 제6호서식에 따른다.

② 법 제11조의3제2항에 따라 치과의사 및 치과기공소 개설자는 치과기공물제작의뢰서를 각자 2년 동안 보존하여야 한다.

[전문개정 2012.5.23.]

[제12조의4에서 이동 〈2014.11.21.〉]

제12조(안경업소의 개설등록 등) ① 안경사가 아니면 안경을 조제하거나 안경 및 콘택트렌즈의 판매업소(이하 "안경업소"라 한다)를 개설할 수 없다.

② 안경사는 1개의 안경업소만을 개설할 수 있다.

③ 안경업소를 개설하려는 사람은 보건복지부령으로 정하는 바에 따라 특별자치시장 · 특별자치도지사 · 시장 · 군수 · 구청장에게 개설등록을 하여야 한다. 〈개정 2013.6.4.〉

④ 제3항에 따라 안경업소를 개설하려는 사람은 보건복지부령으로 정하는 시설 및 장비를 갖추어야 한다.

⑤ 누구든지 안경 및 콘택트렌즈를 다음 각 호의 어느 하나에 해당하는 방법으로 판매 등을 하여서는 아니 된다. 〈개정 2011.11.22., 2016.5.29.〉

1. 「전자상거래 등에서의 소비자보호에 관한 법률」 제2조에 따른 전자상거래 및 통신판매의 방법
2. 판매자의 사이버몰(컴퓨터 등과 정보통신설비를 이용하여 재화 등을 거래할 수 있도록 설정된 가상의 영업장을 말한다) 등으로부터 구매 또는 배송을 대행하는 등 보건복지부령으로 정하는 방법

⑥ 안경사는 안경 및 콘택트렌즈를 안경업소에서만 판매하여야 한다. 〈신설 2011.11.22.〉

⑦ 안경사는 콘택트렌즈를 판매하는 경우 콘택트렌즈의 사용방법과 유통기한 및 부작용에 관한 정보를 제공하여야 한다. 〈신설 2011.11.22., 2016.5.29.〉

[전문개정 2011.11.22.]

암기 Keyword

벌칙-무면허 개설자 - 3년 이하의 징역 또는 3천만원 이하의 벌금

암기 Keyword

500만원 이하의 벌금 - 제12조 제2항, 제3항, 제5항, 제6항

암기 Keyword

안경사의 개설등록 - 특별자치시장 · 특별자치도지사 · 시장 · 군수 · 구청장, 1개의 면허로 1개소만 개설

[규칙]제13조(안경업소의 개설등록 등) ① 법 제12조제3항에 따라 같은 조 제1항에 따른 안경업소(이하 "안경업소"라 한다)를 개설하려는 사람은 별지 제7호서식의 안경업소 개설등록 신청서에 다음 각 호의 서류를 첨부하여 특별자치시장·특별자치도지사·시장·군수·구청장에게 제출하여야 한다. 〈개정 2013.12.5., 2015.2.3., 2018.12.20., 2024.11.28.〉

1. 별지 제3호의3서식의 면허신고 확인서(개설자가 법 제11조제1항에 따른 실태신고 대상인 경우만 해당한다)
2. 별지 제7호의2서식의 안경업소 시설·장비 개요서

② 제1항에 따른 신청을 받은 특별자치시장·특별자치도지사·시장·군수·구청장은 행정정보의 공동이용을 통하여 안경사 면허증을 확인하여야 한다. 다만, 신청인이 확인에 동의하지 아니하는 경우에는 신청인이 면허증 사본을 첨부하도록 하여야 하며, 신청인이 면허증 원본을 제시하는 경우에는 담당 공무원의 확인으로 사본 제출을 갈음할 수 있다. 〈개정 2013.12.5.〉

[전문개정 2012.5.23.]

[규칙]제14조(안경업소등록대장과 등록증) 특별자치시장·특별자치도지사·시장·군수·구청장은 제13조에 따라 안경업소 개설등록 신청을 받았을 때에는 안경업소 등록대장에 다음 각 호의 사항을 적고 신청인에게 별지 제8호서식의 안경업소 개설등록증을 발급하여야 한다. 〈개정 2013.12.5.〉

1. 개설등록번호 및 개설등록 연월일
2. 개설자의 성명, 주소 및 주민등록번호
3. 안경업소의 명칭과 소재지

[전문개정 2012.5.23.]

[규칙]제15조(안경업소의 시설기준 등) 법 제12조제4항에서 "보건복지부령으로 정하는 시설 및 장비"란 채광과 환기가 잘 되고 청결하며 안경(시력보정용으로 한정한다)의 조제 및 판매와 콘택트렌즈(시력보정용이 아닌 것을 포함한다)의 판매에 적합한 시설과 다음 각 호의 장비를 말한다. 〈개정 2018.12.20.〉

1. 시력표(vision chart)
2. 시력검사 세트(phoroptor and unit set)
3. 시험테와 시험렌즈 세트(trial frame and trial lens set)
4. 동공거리계(PD meter)
5. 자동굴절검사기(auto refractor meter)
6. 렌즈 정점굴절력계(lens meter)

[전문개정 2015.2.3.]

[규칙]제15조의2(안경 및 콘택트렌즈의 판매 제한) 법 제12조제5항제2호에서 "구매 또는 배송을 대행하는 등 보건복지부령으로 정하는 방법"이란 해외로부터 구매를 대행하는 방법으로서 다음 각 호의 요건을 모두 충족하는 방법을 말한다. 〈개정 2019.9.27.〉

1. 판매자가 법 제12조제5항제2호에 따른 사이버몰에 안경 또는 콘택트렌즈에 대한 상품 정보와 가격 등을 게시할 것
2. 판매자가 국내 구매자의 구매요청을 받아 해외 판매자로부터 안경 또는 콘택트렌즈를 수입할 것
3. 판매자가 제2호에 따른 수입거래에 대하여 손익의 위험을 부담하는 수입화물주의 지위에 해당할 것
4. 판매자가 제2호 및 제3호에 따라 수입한 안경 또는 콘택트렌즈를 국내 구매자에게 판매할 것

[본조신설 2016.11.30.]

★ **제13조(폐업 등의 신고)** 치과기공소 또는 안경업소의 개설자는 폐업을 하거나 등록사항을 변경한 경우에는 보건복지부령으로 정하는 바에 따라 지체 없이 특별자치시장 · 특별자치도지사 · 시장 · 군수 · 구청장에게 신고하여야 한다. 〈개정 2013.6.4.〉
[전문개정 2011.11.22.]

암기 Keyword

폐업 신고하지 않으면-100만원 이하의 과태료

암기 Keyword

폐업신고는-지체 없이 특별자치시장 · 특별자치도지사 · 시장 · 군수 · 구청장에게 신고

[규칙]제16조(폐업 등의 신고) ① 법 제13조에 따라 치과기공소 또는 안경업소의 폐업 또는 등록사항 변경 신고를 하려는 사람은 별지 제9호서식의 치과기공소 · 안경업소 폐업 또는 등록사항 변경 신고서에 개설등록증을 첨부하여 폐업하거나 등록사항을 변경한 날부터 14일 이내에 특별자치시장 · 특별자치도지사 · 시장 · 군수 · 구청장에게 제출하여야 한다. 〈개정 2013.12.5.〉

② 치과기공소를 양도 · 양수하여 개설자가 변경된 경우에는 제1항에도 불구하고 양수인이 별지 제10호서식의 치과기공소 양도 · 양수 신고서에 다음 각 호의 서류를 첨부하여 양도 · 양수한 날부터 14일 이내에 특별자치시장 · 특별자치도지사 · 시장 · 군수 · 구청장에게 신고하여야 한다. 〈개정 2013.12.5., 2014.11.21., 2024.11.28.〉

1. 치과기공소 개설등록증

2. 양도계약서 사본 등 양도·양수 사실을 증명할 수 있는 서류
3. 양수인의 별지 제3호의3서식의 면허신고 확인서(양수인이 법 제11조제1항에 따른 실태 신고 대상인 치과기공사의 경우만 해당한다)

③ 제2항에 따른 신고를 받은 특별자치시장·특별자치도지사·시장·군수·구청장은 행정정보의 공동이용을 통하여 양수인의 치과의사 면허증(양수인이 치과의사인 경우만 해당한다) 또는 치과기공사 면허증(양수인이 치과기공사인 경우만 해당한다)을 확인하여야 한다. 다만, 신고인이 확인에 동의하지 아니하는 경우에는 신고인이 면허증 사본을 첨부하도록 하여야 하며, 신고인이 면허증 원본을 제시하는 경우에는 담당 공무원의 확인으로 사본 제출을 갈음할 수 있다. 〈개정 2013.12.5., 2014.11.21.〉

④ 안경업소를 양도·양수하여 개설자가 변경된 경우에는 제1항에도 불구하고 양수인이 별지 제11호서식의 안경업소 양도·양수 신고서에 다음 각 호의 서류를 첨부하여 양도·양수한 날부터 14일 이내에 특별자치시장·특별자치도지사·시장·군수·구청장에게 신고하여야 한다. 〈개정 2013.12.5., 2024.11.28.〉

1. 안경업소 개설등록증
2. 양도계약서 사본 등 양도·양수 사실을 증명할 수 있는 서류
3. 양수인의 별지 제3호의3서식의 면허신고 확인서(양수인이 법 제11조제1항에 따른 실태 신고 대상인 경우만 해당한다)

⑤ 제4항에 따른 신고를 받은 특별자치시장·특별자치도지사·시장·군수·구청장은 행정정보의 공동이용을 통하여 양수인의 안경사 면허증을 확인하여야 한다. 다만, 신고인이 확인에 동의하지 아니하는 경우에는 신고인이 면허증 사본을 첨부하도록 하여야 하며, 신고인이 면허증 원본을 제시하는 경우에는 담당 공무원의 확인으로 사본 제출을 갈음할 수 있다. 〈개정 2013.12.5.〉

[전문개정 2012.5.23.]

★ 제14조(과장광고 등의 금지) ① 치과기공소 또는 안경업소는 해당 업무에 관하여 거짓 광고 또는 과장광고를 하지 못한다. 〈개정 2016.5.29.〉

② 누구든지 영리를 목적으로 특정 치과기공소·안경업소 또는 치과기공사·안경사에게 고객을 알선·소개 또는 유인하여서는 아니 된다.

③ 제1항 및 제2항에 따른 과장광고 등의 금지와 관련하여 필요한 사항은 「표시·광고의 공정화에 관한 법률」 및 「독점규제 및 공정거래에 관한 법률」에서 정하는 바에 따른다. 〈개정 2016.5.29.〉

[전문개정 2011.11.22.]

[제목개정 2016.5.29.]

암기 Keyword

벌칙 - 500만원 이하의 벌금 - 제14조 제2항

암기 Keyword

안경사 과대광고 면허 정지사유

★ **제15조(보고와 검사등)** ① 특별자치시장 · 특별자치도지사 · 시장 · 군수 · 구청장은 치과기공소 또는 안경업소의 개설자에게 그 지도 · 감독에 필요한 범위에서 보고를 명하거나 소속 공무원으로 하여금 업무 상황, 시설 등을 검사하게 할 수 있다. 〈개정 2013.6.4.〉
② 제1항의 경우에 소속 공무원은 그 권한을 나타내는 증표 및 조사기간, 조사범위, 조사담당자 및 관계 법령 등 보건복지부령으로 정하는 사항이 기재된 서류를 지니고 이를 관계인에게 보여주어야 한다. 〈개정 2016.5.29.〉
③ 소속 공무원이 제1항에 따라 업무 상황, 시설 등을 검사하는 경우 그 절차 · 방법 등에 관하여는 이 법에서 정하는 사항을 제외하고는 「행정조사기본법」에서 정하는 바에 따른다. 〈신설 2016.5.29.〉
[전문개정 2011.11.22.]

암기 Keyword

벌칙 - 100만원 이하의 과태료-제15조 제1항

[규칙]제17조(출입 · 검사를 위한 현장 조사서류) 법 제15조제2항에서 "조사기간, 조사범위, 조사담당자 및 관계 법령 등 보건복지부령으로 정하는 사항"이란 다음 각 호의 사항을 말한다.

1. 조사목적 · 조사기간 · 조사범위 및 조사내용
2. 조사담당자의 성명 및 직위
3. 제출자료 목록
4. 조사에 대한 근거 법령
5. 조사의 거부 · 방해 · 기피 등에 대한 행정처분 또는 벌칙 등의 내용 및 근거 법령
6. 그 밖에 제1호부터 제5호까지에 준하는 사항으로서 보건복지부장관이 해당 조사를 위하여 필요하다고 인정하는 사항

[본조신설 2016.11.30.]

★ **제16조(중앙회)** ① 의료기사등은 대통령령으로 정하는 바에 따라 그 면허의 종류에 따라 전국적으로 조직을 가지는 단체(이하 "중앙회"라 한다)를 설립하여야 한다. 〈개정 2017.12.19.〉
② 중앙회는 법인으로 한다. 〈개정 2011.11.22., 2017.12.19.〉
③ 중앙회에 관하여 이 법에 규정되지 아니한 사항은 「민법」 중 사단법인에 관한 규정을 준용한다. 〈개정 2011.11.22., 2017.12.19.〉
④ 중앙회는 대통령령으로 정하는 바에 따라 특별시·광역시·도 및 특별자치도에 지부를 설치하여야 하며, 시·군·구(자치구를 말한다)에 분회를 설치할 수 있다. 다만, 그외의 지부나 외국에 지부를 설치하려면 보건복지부장관의 승인을 받아야 한다. 〈신설 2017.12.19.〉
⑤ 중앙회가 지부나 분회를 설치한 때에는 그 지부나 분회의 책임자는 지체 없이 특별시장·광역시장·도지사·특별자치도지사 또는 시장·군수·구청장에게 신고하여야 한다. 〈신설 2017.12.19.〉
⑥ 각 중앙회는 제22조의2에 따른 자격정지 처분 요구에 관한 사항을 심의·의결하기 위하여 윤리위원회를 둔다. 〈신설 2017.12.19.〉
⑦ 제6항에 따른 윤리위원회의 구성, 운영 등에 필요한 사항은 대통령령으로 정한다. 〈신설 2017.12.19.〉
[제목개정 2017.12.19.]

암기 Keyword

✎ 의료기사의 단체 - 중앙회

기출변형 확인 문제

Q. [의료기사법]에서 의료기사의 단체를 무엇이라 하는가?

① 중앙회 ② 협회 ③ 기사회 ④ 이사회 ⑤ 의료기사단체

답: 1

[영]제9조(중앙회의 설립 등) ① 법 제16조제1항에 따른 중앙회(이하 "중앙회"라 한다)를 설립하려는 자는 다음 각 호의 서류(전자문서를 포함한다)를 보건복지부장관에게 제출해 설립 인가를 받아야 한다.

1. 정관
2. 사업계획서

3. 자산명세서
4. 설립결의서
5. 설립대표자의 선출 경위에 관한 서류
6. 임원의 취임승낙서와 이력서

② 중앙회는 설립 등기를 한 날부터 3주일 이내에 특별시 · 광역시 · 도 및 특별자치도에 각각 지부를 설치해야 한다.

③ 중앙회의 정관에 기재할 사항은 다음 각 호와 같다.

1. 목적
2. 명칭
3. 업무
4. 중앙회 · 지부 · 분회의 소재지
5. 재산 또는 회계와 그 밖에 관리 · 운영에 관한 사항
6. 임원의 선임(選任)에 관한 사항
7. 회원의 자격 및 징계에 관한 사항
8. 정관 변경에 관한 사항
9. 공고 방법에 관한 사항
10. 법 제16조제6항에 따른 윤리위원회(이하 "윤리위원회"라 한다)의 운영 등에 관한 사항

④ 중앙회는 정관을 변경하려면 다음 각 호의 서류(전자문서를 포함한다)를 보건복지부장관에게 제출해 변경 인가를 받아야 한다.

1. 정관 변경 이유서
2. 정관 변경에 관한 중앙회 회의록 사본
3. 개정될 정관(신 · 구조문대비표를 포함한다)
4. 그 밖에 보건복지부장관이 필요하다고 인정하는 서류

⑤ 중앙회의 업무는 다음 각 호와 같다.

1. 의료기사등의 권익 보호
2. 국내외 관련 기관 · 단체 등과의 정보 · 기술 교류
3. 의료기사등의 업무에 대한 연구개발
4. 그 밖에 보건복지부장관이 필요하다고 인정하는 업무

[본조신설 2018.12.18.]

[영]제10조(윤리위원회의 구성) ① 윤리위원회는 위원장을 포함해 11명의 위원으로 구성한다.

② 위원은 다음 각 호의 어느 하나에 해당하는 사람 중에서 중앙회의 장이 성별을 고려해 위촉하되, 제2호에 해당하는 사람이 4명 이상 포함되어야 한다.

1. 중앙회 소속 회원으로서 의료기사등의 경력이 10년 이상인 사람

2. 의료기사등이 아닌 사람으로서 법률, 보건, 언론, 소비자 권익 등에 관한 학식과 경험이 풍부한 사람

③ 위원장은 위원 중에서 중앙회의 장이 위촉한다.

④ 위원의 임기는 3년으로 하며, 한 차례만 연임할 수 있다.

[본조신설 2018.12.18.]

[영]제10조의2(윤리위원회의 운영) ① 윤리위원회는 다음 각 호의 사항을 심의 · 의결한다.

1. 법 제22조의2에 따른 자격정지 처분의 요구에 관한 사항
2. 중앙회 소속 회원에 대한 자격심사 및 징계에 관한 사항
3. 그 밖에 회원의 윤리 확립을 위해 필요한 사항으로서 중앙회의 정관으로 정하는 사항

② 윤리위원회의 회의는 제1항제1호 및 제2호의 사항이 있는 경우 및 같은 항 제3호의 사항을 심의 · 의결하기 위해 위원장이 필요하다고 인정하거나 중앙회의 장 또는 재적위원 3분의 1 이상이 요청하는 경우에 위원장이 소집한다.

③ 위원장은 회의 개최 7일 전까지 회의의 일시 · 장소 및 안건을 각 위원에게 통보해야 한다. 다만, 긴급히 개최해야 하거나 부득이한 사유가 있을 때에는 회의 개최 전날까지 통보할 수 있다.

④ 윤리위원회의 회의는 재적위원 3분의 2 이상의 출석으로 개의(開議)하고, 출석위원 3분의 2 이상의 찬성으로 의결한다. 다만, 제1항제2호 및 제3호의 사항에 대한 심의 · 의결에 필요한 정족수는 중앙회의 정관으로 정할 수 있다.

⑤ 위원장은 제1항제1호 및 제2호의 사항에 관하여 심의 · 의결하려는 경우에는 해당 안건의 당사자에게 구술 또는 서면(전자문서를 포함한다)으로 의견을 진술할 기회를 줘야 한다.

⑥ 윤리위원회는 소관 심의 · 의결 사항을 전문적으로 검토하기 위해 필요한 경우 보건복지부장관이 정하여 고시하는 기준에 따라 분야별 전문자문단을 구성 · 운영할 수 있다.

⑦ 제1항부터 제6항까지에서 규정한 사항 외에 윤리위원회 또는 제6항에 따른 분야별 전문자문단의 운영에 필요한 사항은 중앙회의 정관으로 정한다.

[본조신설 2018.12.18.]

암기 Keyword

의료기사등의 중앙회 회원의 징계 - 윤리위원회

[영]제10조의3(위원의 제척 · 기피 · 회피) ① 위원이 다음 각 호의 어느 하나에 해당하는 경우에는 윤리위원회의 심의 · 의결에서 제척(除斥)된다.

1. 위원 또는 배우자나 배우자였던 사람이 윤리위원회의 심의 · 의결 안건(이하 이 조에서 "해당 안건"이라 한다)의 당사자가 되거나 그 안건의 당사자와 공동권리자 또는 공동의무

자인 경우

2. 위원이 해당 안건의 당사자와 친족이거나 친족이었던 경우
3. 위원이 해당 안건에 대해 증언, 진술 또는 자문한 경우
4. 위원이 현재 소속되어 있거나 소속되었던 기관에 해당 안건의 당사자가 최근 3년 이내에 소속되었던 경우

② 당사자는 위원에게 공정한 심의·의결을 기대하기 어려운 사정이 있는 경우에는 윤리위원회에 기피 신청을 할 수 있고, 윤리위원회는 재적위원 과반수의 출석과 출석위원 과반수의 찬성으로 이를 의결한다. 이 경우 기피 신청의 대상인 위원은 그 의결에 참여하지 못한다.

③ 위원이 제1항 각 호에 따른 제척 사유에 해당하는 경우에는 스스로 해당 안건의 심의·의결에서 회피(回避)해야 한다.

[본조신설 2018.12.18.]

[영]제10조의4(위원의 해촉) 중앙회의 장은 위원이 다음 각 호의 어느 하나에 해당하는 경우에는 해당 위원을 해촉(解囑)할 수 있다.

1. 심신장애로 직무를 수행할 수 없게 된 경우
2. 직무와 관련된 비위사실이 있는 경우
3. 직무태만, 품위손상이나 그 밖의 사유로 위원으로 적합하지 않다고 인정되는 경우
4. 제10조의3제1항 각 호의 어느 하나에 해당하는데도 불구하고 회피하지 않은 경우
5. 위원 스스로 직무를 수행하기 어렵다는 의사를 밝히는 경우

[본조신설 2018.12.18.]

★★★ **제17조(설립 인가 등)** ① 중앙회를 설립하려면 대통령령으로 정하는 바에 따라 정관과 그 밖에 필요한 서류를 보건복지부장관에게 제출하여 설립 인가를 받아야 한다. 중앙회가 정관을 변경하고자 하는 때에도 또한 같다.

② 보건복지부장관은 제1항에 따른 인가를 하였을 때에는 그 사실을 공고하여야 한다.

③ 중앙회의 업무, 정관에 기재할 사항 및 그 밖에 필요한 사항은 대통령령으로 정한다.

[본조신설 2017.12.19.]

암기 Keyword

중앙회 설립인가 - 보건복지부장관

기출변형 확인 문제

Q. [의료기사법]에서 의료기사단체인 중앙회의 설립인가 자는?

① 보건복지부차관 ② 보건복지부장관 ③ 대통령
④ 중앙회장 ⑤ 보건소장

답: 2

제18조(협조 의무) 중앙회는 보건복지부장관으로부터 국민의 보건 및 의료 향상에 관한 협조 요청을 받으면 협조하여야 한다.
[본조신설 2017.12.19.]

제19조(감독) ① 보건복지부장관은 중앙회나 그 지부가 다음 각 호의 어느 하나에 해당하는 때에는 정관의 변경 또는 시정을 명할 수 있다.
1. 정관이 정하는 사업 외의 사업을 한 때
2. 국민의 보건 및 의료향상에 장애가 되는 행위를 한 때
3. 제18조에 따른 요청을 받고 협조하지 아니한 때
② 보건복지부장관은 감독상 필요한 경우 중앙회나 그 지부에 대하여 그 업무에 관한 사항을 보고하게 할 수 있다
[본조신설 2017.12.19.]

*** **제20조(보수교육)** ① 보건기관 · 의료기관 · 치과기공소 · 안경업소 등에서 각각 그 업무에 종사하는 의료기사등(1년 이상 그 업무에 종사하지 아니하다가 다시 업무에 종사하려는 의료기사등을 포함한다)은 보건복지부령으로 정하는 바에 따라 보수(補修)교육을 받아야 한다. 〈개정 2016.5.29.〉
② 제1항에 따른 보수교육의 시간 · 방법 · 내용 등에 필요한 사항은 대통령령으로 정한다. 〈신설 2016.5.29.〉
[전문개정 2011.11.22.]

[영]제11조(보수교육) ① 법 제20조제1항에 따른 보수교육(이하 "보수교육"이라 한다)의 시간 · 방법 및 내용은 다음 각 호의 구분에 따른다. 〈개정 2018.12.18.〉
1. 보수교육의 시간: 매년 8시간 이상
2. 보수교육의 방법: 대면 교육 또는 정보통신망을 활용한 온라인 교육

3. 보수교육의 내용: 다음 각 목의 사항
가. 직업윤리에 관한 사항
나. 업무 전문성 향상 및 업무 개선에 관한 사항
다. 의료 관계 법령의 준수에 관한 사항
라. 그 밖에 가목부터 다목까지와 유사한 사항으로서 보건복지부장관이 보수교육에 필요하다고 인정하는 사항

② 보건복지부장관은 제1항제1호에 따른 교육시간의 인정과 관련하여 그 인정기준, 운영기준 및 평가기준 등에 관한 사항을 정하여 고시하여야 한다.
[본조신설 2016.11.29.]

암기 Keyword

의료기사등의 보수교육 - 매년 8시간 이상

기출변형 확인 문제

Q. [의료기사법]에서 의료기사가 보수교육을 받지 않은 경우는?
① 면허취소사유 ② 면허정지사유 ③ 전문방사 시험결격사유
④ 1개월간 면허정지 ⑤ 1년간 면허 취소

답: 2

*** **제21조(면허의 취소 등)** ① 보건복지부장관은 의료기사등이 다음 각 호의 어느 하나에 해당하면 그 면허를 취소할 수 있다. 다만, 제1호의 경우에는 면허를 취소하여야 한다. 〈개정 1995.12.29., 1997.12.13., 1999.2.8., 2008.2.29., 2010.1.18., 2011.4.28., 2011.11.22., 2016.5.29., 2020.4.7.〉
1. 제5조제1호부터 제4호까지의 규정에 해당하게 된 경우
2. 삭제 〈1999.2.8.〉
3. 제9조제3항을 위반하여 다른 사람에게 면허를 대여한 경우
3의2. 제11조의3제1항을 위반하여 치과의사가 발행하는 치과기공물제작의뢰서에 따르지 아니하고 치과기공물제작등 업무를 한 때
4. 제22조제1항 또는 제3항에 따른 면허자격정지 또는 면허효력정지 기간에 의료기사등의 업무를 하거나 3회 이상 면허자격정지 또는 면허효력정지 처분을 받은 경우

② 의료기사등이 제1항에 따라 면허가 취소된 후 그 처분의 원인이 된 사유가 소멸되는 등 대통령령으로 정하는 사유가 있다고 인정될 때에는 보건복지부장관은 그 면허증을 재발급할 수 있다. 다만, 제1항제3호 및 제4호에 따라 면허가 취소된 경우와 제5조제4

> 호에 따른 사유로 면허가 취소된 경우에는 그 취소된 날부터 1년 이내에는 재발급하지 못한다. 〈개정 2011.11.22.〉
> [제목개정 2011.11.22.]
> [시행일: 2020.7.8.] 제21조 - **3년 이하의 징역 또는 3천만원 이하의 벌금**

★★★ [영]제12조(면허증의 재발급) ① 법 제21조제2항에 따른 면허증의 재발급 사유는 다음 각 호의 구분에 따른다.

1. 법 제5조제1호부터 제3호까지의 사유로 면허가 취소된 경우: 취소의 원인이 된 사유가 소멸되었을 때
2. 법 제5조제4호의 사유로 면허가 취소된 경우: 해당 형의 집행이 끝나거나 면제된 후 1년이 지난 사람으로서 뉘우치는 빛이 뚜렷할 때
3. 법 제21조제1항제3호 또는 제4호에 따라 면허가 취소된 경우: 면허가 취소된 후 1년이 지난 사람으로서 뉘우치는 빛이 뚜렷할 때
4. 법 제21조제1항제3호의2에 따라 면허가 취소된 경우: 면허가 취소된 후 6개월이 지난 사람으로서 뉘우치는 빛이 뚜렷할 때

② 제1항에 따른 면허증 재발급의 절차·방법 등에 관하여 필요한 사항은 보건복지부령으로 정한다.
[전문개정 2012.5.22.]

[규칙]제22조(면허증의 재발급신청) ① 의료기사등이 면허증을 분실 또는 훼손하였거나 면허증의 기재사항이 변경되어 면허증의 재발급을 신청하려는 경우에는 별지 제15호서식의 의료기사등 면허증 재발급 신청서(전자문서로 된 신청서를 포함한다)에 다음 각 호의 서류 또는 자료를 첨부하여 보건복지부장관에게 제출하여야 한다. 〈개정 2015.2.3., 2016.12.30.〉

1. 면허증(면허증을 분실한 경우에는 그 사유설명서)
2. 사진(신청 전 6개월 이내에 모자 등을 쓰지 않고 촬영한 천연색 상반신 정면사진으로 가로 3.5센티미터, 세로 4.5센티미터의 사진을 말한다) 1장
3. 변경 사실을 증명할 수 있는 서류(면허증 기재사항이 변경되어 재발급을 신청하는 경우만 해당한다)

② 영 제12조제1항에 따른 사유로 면허증을 재발급받으려는 사람은 별지 제15호서식의 의료기사등 면허증 재발급 신청서에 다음 각 호의 서류 또는 자료를 첨부하여 주소지를 관할하는 특별시장·광역시장·특별자치시장·도지사 및 특별자치도지사(이하 "시·도지사"라 한다)를 거쳐 보건복지부장관에게 제출하여야 한다. 〈개정 2013.12.5., 2015.2.3., 2016.12.30.〉

1. 사진(신청 전 6개월 이내에 모자 등을 쓰지 않고 촬영한 천연색 상반신 정면사진으로

가로 3.5센티미터, 세로 4.5센티미터의 사진을 말한다) 1장

2. 면허취소의 원인이 된 사유가 소멸하였음을 증명할 수 있는 서류(영 제12조제1항제1호의 사유에 해당하는 경우에만 제출한다)
3. 뉘우치는 빛이 뚜렷하다고 인정될 수 있는 서류(영 제12조제1항제2호부터 제4호까지의 사유에 해당하는 경우에만 제출한다)

③ 의료기사등이 제1항에 따라 면허증을 재발급받은 후 분실된 면허증을 발견하였을 때에는 지체 없이 그 면허증을 보건복지부장관에게 반납하여야 한다.

[전문개정 2012.5.23.]

★★ **[규칙]제23조(면허증을 갈음하는 증서)** 의료기사등이 제22조제1항에 따라 면허증의 재발급을 신청한 경우에는 면허증을 재발급받을 때까지 그 신청서에 대한 보건복지부장관의 접수증으로 면허증을 갈음할 수 있다.

[전문개정 2012.5.23.]

암기 Keyword

면허증의 갈음증서-보건복지부장관의 접수증

기출변형 확인 문제

Q. [의료기사법]에서 면허증 재발급 시 면허증을 갈음하는 증서로 사용되는 것은?

① 면허 시험 봤던 해 합격증 ② 면허 재발급 접수증 ③ 면허증사본
④ 예전 소속의료기관 사원증서 ⑤ 보험공단의 건강득실확인서

답: 2

[규칙]제24조(면허증의 회수) ① 보건복지부장관은 법 제21조제1항 또는 제22조제1항에 따라 면허의 취소 또는 면허자격의 정지처분을 하였을 때에는 그 사실을 주소지를 관할하는 시·도지사에게 통보하여야 하며, 시·도지사(특별자치시장 및 특별자치도지사는 제외한다)는 지체 없이 시장·군수·구청장에게 통보하여야 한다. 〈개정 2013.12.5.〉

② 제1항에 따른 통보를 받은 특별자치시장·특별자치도지사·시장·군수·구청장은 지체 없이 면허의 취소처분을 받은 해당 의료기사등의 면허증을 회수하여 보건복지부장관에게 제출하여야 한다. 이 경우 시장·군수·구청장은 시·도지사를 거쳐 제출하여야 한다. 〈개정 2013.12.5.〉

[전문개정 2012.5.23.]

***** 제22조(자격의 정지)** ① 보건복지부장관은 의료기사등이 다음 각 호의 어느 하나에 해당하는 경우에는 6개월 이내의 기간을 정하여 그 면허자격을 정지시킬 수 있다. 〈개정 1997.12.13., 2008.2.29., 2010.1.18., 2011.4.28., 2011.11.22.〉

1. 품위를 현저히 손상시키는 행위를 한 경우
2. 치과기공소 또는 안경업소의 개설자가 될 수 없는 사람에게 고용되어 치과기공사 또는 안경사의 업무를 한 경우

2의2. 치과진료를 행하는 의료기관 또는 제11조의2제3항에 따라 등록한 치과기공소가 아닌 곳에서 치과기공사의 업무를 행한 때

2의3. 제11조의2제3항을 위반하여 개설등록을 하지 아니하고 치과기공소를 개설·운영한 때

2의4. 제11조의3제2항을 위반하여 치과기공물제작의뢰서를 보존하지 아니한 때

2의5. 제11조의3제3항을 위반한 때

3. 그 밖에 이 법 또는 이 법에 따른 명령을 위반한 경우

② 제1항제1호에 따른 품위손상행위의 범위에 관하여는 대통령령으로 정한다. 〈개정 2011.11.22.〉

③ 보건복지부장관은 의료기사등이 제11조에 따른 신고를 하지 아니한 때에는 신고할 때까지 면허의 효력을 정지할 수 있다. 〈신설 2011.11.22.〉

④ 제1항에 따른 자격정지처분은 그 사유가 발생한 날부터 5년이 지나면 하지 못한다. 다만, 그 사유에 대하여 「형사소송법」 제246조에 따른 공소가 제기된 경우에는 공소가 제기된 날부터 해당 사건의 재판이 확정된 날까지의 기간은 시효기간에 산입하지 아니한다. 〈신설 2016.12.2.〉

[제목개정 2011.11.22.]

암기 Keyword

의료기사의 자격정지기간 - 6개월 이내, - 의료인은 1년 이내!

기출변형 확인 문제

Q. [의료기사법]에서 의료기사의 자격정지 기간은?

① 6개월 이내 ② 1년 이내 ③ 3년 이내
④ 4년 이내 ⑤ 5년 이내

답: 1

제22조의2(중앙회의 자격정지 처분의 요구) 각 중앙회의 장은 의료기사등이 제22조제1항제1호에 해당하는 행위를 한 경우에는 제16조제6항에 따른 윤리위원회의 심의·의결을 거쳐 보건복지부장관에게 자격정지 처분을 요구할 수 있다.
[본조신설 2017.12.19.]

★★★ [영]제13조(의료기사 등의 품위손상행위의 범위) 법 제22조제1항제1호에 따른 품위손상행위의 범위는 다음 각 호와 같다. 〈개정 2018.12.18.〉
1. 제2조에 따른 의료기사등의 업무 범위를 벗어나는 행위
2. 의사나 치과의사의 지도를 받지 아니하고 제2조의 업무를 하는 행위(보건의료정보관리사와 안경사의 경우는 제외한다)
3. 학문적으로 인정되지 아니하거나 윤리적으로 허용되지 아니하는 방법으로 업무를 하는 행위
4. 검사 결과를 사실과 다르게 판시하는 행위

[전문개정 2012.5.22.]

암기 Keyword

✎ 의료기사의 품위손상행위 - 검사결과를 사실과 다르게 판시하는 경우

기출변형 확인 문제

Q. [의료기사법]에서 의료기사의 품위손상행위가 아닌 것은?
① 의료기사등의 업무 범위를 벗어나는 행위
② 의사나 치과의사의 지도를 받지 아니하는 행위
③ 학문적으로 인정되지 아니하거나 윤리적으로 허용되지 아니하는 방법으로 업무
④ 방사선검사를 환자에게 충분하게 설명하지 않은 행위
⑤ 검사 결과를 사실과 다르게 판시하는 행위

답: 4

[규칙]제24조(면허증의 회수) ① 보건복지부장관은 법 제21조제1항 또는 제22조제1항에 따라 면허의 취소 또는 면허자격의 정지처분을 하였을 때에는 그 사실을 주소지를 관할하는 시·도지사에게 통보하여야 하며, 시·도지사(특별자치시장 및 특별자치도지사는 제외한다)는 지체 없이 시장·군수·구청장에게 통보하여야 한다. 〈개정 2013.12.5.〉
② 제1항에 따른 통보를 받은 특별자치시장·특별자치도지사·시장·군수·구청장은 지체 없이 면허의 취소처분을 받은 해당 의료기사등의 면허증을 회수하여 보건복지부장관에게 제출하여야

한다. 이 경우 시장·군수·구청장은 시·도지사를 거쳐 제출하여야 한다. 〈개정 2013.12.5.〉
[전문개정 2012.5.23.]

* **제23조(시정명령)** ①특별자치시장·특별자치도지사·시장·군수·구청장은 치과기공소 또는 안경업소의 개설자가 다음 각 호의 어느 하나에 해당되는 때에는 위반된 사항의 시정을 명할 수 있다. 〈개정 2011.4.28., 2011.11.22., 2013.6.4., 2016.5.29.〉

1. 제11조의2제4항 및 제12조제4항에 따른 시설 및 장비를 갖추지 못한 때

1의2. 제12조제7항을 위반하여 안경사가 콘택트렌즈의 사용방법과 유통기한 및 부작용에 관한 정보를 제공하지 아니한 경우

2. 제13조에 따라 폐업 또는 등록의 변경사항을 신고하지 아니한 때

② 보건복지부장관은 제28조제2항에 따른 업무의 수탁기관이 제20조제2항에 따른 보수교육의 시간·방법·내용 등에 관한 사항을 위반하여 보수교육을 실시하거나 실시하지 아니한 경우에는 시정을 명할 수 있다. 〈신설 2016.5.29.〉
[제목개정 2011.11.22.]

기출변형 확인 문제

Q. [의료기사법]에서 시정명령 실시권자는?

① 시장·군수·구청장 ② 대통령 ③ 보건소장 ④ 보건복지부장관 ⑤ 보건지소장

답: 1

암기 Keyword

벌칙 - 500만원 이하의 과태료 - 제23조 제2항(보건복지부장관이 부과, 징수)

** **제24조(개설등록의 취소 등)** ① 특별자치시장·특별자치도지사·시장·군수·구청장은 치과기공소 또는 안경업소의 개설자가 다음 각 호의 어느 하나에 해당할 때에는 6개월 이내의 기간을 정하여 영업을 정지시키거나 등록을 취소할 수 있다. 〈개정 2011.4.28., 2011.11.22., 2013.6.4., 2016.5.29.〉

1. 제11조의2제2항 또는 제12조제2항을 위반하여 2개 이상의 치과기공소 또는 안경업소를 개설한 경우
2. 제14조제1항을 위반하여 거짓광고 또는 과장광고를 한 경우
3. 안경사의 면허가 없는 사람으로 하여금 안경의 조제 및 판매와 콘택트렌즈의 판매

를 하게 한 경우
4. 이 법에 따라 영업정지처분을 받은 치과기공소 또는 안경업소의 개설자가 영업정지 기간에 영업을 한 경우
5. 치과기공사가 아닌 자로 하여금 치과기공사의 업무를 하게 한 때
6. 제23조에 따른 시정명령을 이행하지 아니한 경우

② 제1항에 따라 개설등록의 취소처분을 받은 사람은 그 등록취소처분을 받은 날부터 6개월 이내에 치과기공소 또는 안경업소를 개설하지 못한다. 〈개정 2011.11.22.〉

③ 치과기공소 또는 안경업소의 개설자가 제22조에 따른 면허자격정지처분을 받은 경우에는 그 면허자격정지기간 동안 해당 치과기공소 또는 안경업소는 영업을 하지 못한다. 다만, 치과기공소의 개설자가 제22조제1항제2호의4 및 제2호의5에 따른 면허자격정지처분을 받은 경우로서 해당 치과기공소에 그 개설자가 아닌 치과의사 또는 치과기공사가 종사하고 있는 경우에는 그러하지 아니하다. 〈개정 2011.4.28., 2011.11.22., 2013.6.4.〉

④ 제1항에 따른 치과기공소 및 안경업소의 업무정지처분의 효과는 그 처분이 확정된 치과기공소 및 안경업소를 양수한 자에게 승계되고, 업무정지처분절차가 진행 중인 때에는 양수인에 대하여 그 절차를 계속 진행할 수 있다. 다만, 양수인이 그 처분 또는 위반 사실을 알지 못하였음을 증명하는 때에는 그러하지 아니하다. 〈신설 2011.4.28.〉

⑤ 제1항에 따른 업무정지처분을 받았거나 업무정지처분의 절차가 진행 중인 자는 행정처분을 받은 사실 또는 행정처분 절차가 진행 중인 사실을 보건복지부령으로 정하는 바에 따라 양수인에게 지체 없이 통지하여야 한다. 〈신설 2011.4.28.〉

[제목개정 2011.11.22.]

암기 Keyword

기공소 및 안경소 개설등록취소자 – 특별자치시장 · 특별자치도지사 · 시장 · 군수 · 구청장 – 6개월 이내

기출변형 확인 문제

Q. [의료기사법]에서 의료기사의 개설등록 취소기간은?

① 6개월 이내 ② 12개월 이내 ③ 15개월 이내
④ 18개월 이내 ⑤ 24개월 이내

답: 1

[규칙]제24조의2(행정처분 사실등의 통지) 법 제24조제5항에 따라 같은 조 제1항에 따른 영업정지처분을 받았거나 영업정지처분의 절차가 진행 중인 사람은 행정처분을 받은 사실이나 행정처분절차가 진행 중인 사실을 「우편법 시행규칙」 제25조제1항제4호가목에 따른 내용증명

으로 양수인에게 지체 없이 알려야 한다.

제25조(행정처분의 기준) 제21조부터 제24조까지의 규정에 따른 행정처분의 세부적인 사항은 보건복지부령으로 정한다.
[전문개정 2011.11.22.]

* **제26조(청문)** 보건복지부장관 또는 특별자치시장 · 특별자치도지사 · 시장 · 군수 · 구청장은 다음 각 호의 어느 하나에 해당하는 처분을 하려면 청문을 하여야 한다. 〈개정 2013.6.4.〉

1. 제21조제1항에 따른 면허의 취소
2. 제24조제1항에 따른 등록의 취소

[전문개정 2011.11.22.]

제26조의2(자료 제공의 요청 등) 보건복지부장관은 이 법에 따른 업무를 수행하기 위하여 필요한 경우에는 지방자치단체의 장에게 치과기공소 또는 안경업소의 설치 및 운영 현황에 관한 자료 제공을 요청할 수 있다. 이 경우 요청을 받은 지방자치단체의 장은 특별한 사유가 없으면 이에 따라야 한다.
[본조신설 2013.6.4]

제27조(수수료) 다음 각 호의 어느 하나에 해당하는 사람은 보건복지부령으로 정하는 바에 따라 수수료를 내야 한다.

1. 의료기사등의 면허를 받으려는 사람
2. 면허증을 재발급받으려는 사람
3. 국가시험에 응시하려는 사람

[전문개정 2011.11.22.]

[규칙]제25조(수수료 등) ① 국가시험에 응시하려는 사람은 법 제27조제3호에 따라 국가시험관리기관의 장이 보건복지부장관의 승인을 받아 결정한 수수료를 현금이나 정보통신망을 이용한 전자화폐 또는 전자결제 등의 방법으로 내야 한다. 이 경우 수수료의 금액 및 납부방법 등은 영 제4조제2항에 따라 국가시험관리기관의 장이 공고한다.

② 국가시험관리기관의 장은 국가시험에 응시하려는 사람이 다음 각 호의 어느 하나에 해당하는 경우에는 제1항에 따른 수수료의 전부 또는 일부를 반환해야 한다. 〈신설 2024.9.26.〉

1. 수수료를 과오납(過誤納)한 경우
2. 국가시험관리기관의 귀책사유로 시험에 응시하지 못한 경우
3. 시험시행일 5일 전까지 응시원서의 접수를 취소하는 경우
4. 본인의 사고 또는 질병으로 입원(시험시행일이 입원기간에 포함되는 경우로 한정한다)하여 시험에 응시하지 못한 경우
5. 「감염병의 예방 및 관리에 관한 법률」에 따른 진찰 · 치료 · 입원 또는 격리(시험시행일이 진찰 · 치료 · 입원 또는 격리 기간에 포함되는 경우로 한정한다) 처분을 받아 시험에 응시하지 못한 경우
6. 본인이 사망하거나 다음 각 목의 사람이 시험시행일 7일 전부터 시험시행일까지의 기간에 사망하여 시험에 응시하지 못한 경우

가. 응시하려는 자의 배우자
나. 응시하려는 자 본인 및 배우자의 자녀
다. 응시하려는 자 본인 및 배우자의 부모
라. 응시하려는 자 본인 및 배우자의 조부모 · 외조부모
마. 응시하려는 자 본인 및 배우자의 형제자매

③ 제2항에 따른 수수료의 반환 기준, 방법 및 절차 등에 관한 세부사항은 국가시험관리기관의 장이 정한다. 〈신설 2024.9.26.〉

④ 제22조에 따른 면허증의 재발급 신청을 하거나 면허사항에 관한 증명 신청을 하는 사람은 다음 각 호의 구분에 따른 수수료를 수입인지나 정보통신망을 이용한 전자화폐 또는 전자결제 등의 방법으로 내야 한다. 〈개정 2013.4.17., 2024.9.26.〉

1. 면허증의 재발급 수수료: 2천원
2. 면허사항에 관한 증명 수수료: 500원(정보통신망을 이용하여 발급받는 경우 무료)

[전문개정 2012.5.23.]

제28조(권한의 위임 또는 위탁) ① 이 법에 따른 보건복지부장관의 권한은 그 일부를 대통령령으로 정하는 바에 따라 소속 기관의 장, 특별시장 · 광역시장 · 특별자치시장 · 도지사 · 특별자치도지사, 시장 · 군수 · 구청장 또는 보건소장에게 위임할 수 있다. 〈개정 2013.6.4〉

② 보건복지부장관은 의료기사등의 실태 등의 신고 수리, 의료기사등에 대한 교육 등 업무의 일부를 대통령령으로 정하는 바에 따라 관계 전문기관 또는 단체 등에 위탁할 수 있다.

[전문개정 2011.11.22]

[영]제14조(업무의 위탁) ① 법 제28조제2항에 따라 보건복지부장관은 법 제11조제1항에 따른 신고 수리 업무를 법 제16조에 따라 의료기사등의 면허 종류별로 설립된 단체(이하 이 조에서 "중앙회"라 한다)에 위탁한다. 〈개정 2018.12.18.〉

② 제1항에 따라 업무를 위탁받은 중앙회는 위탁받은 업무의 처리 내용을 보건복지부령으로 정하는 바에 따라 보건복지부장관에게 보고하여야 한다. 〈개정 2018.12.18.〉

③ 법 제28조제2항에 따라 보건복지부장관은 법 제20조에 따른 의료기사등에 대한 보수교육을 다음 각 호의 어느 하나에 해당하는 기관 중 교육 능력을 갖춘 것으로 인정되는 기관에 위탁한다. 〈개정 2018.12.18.〉

1. 「고등교육법」 제2조에 따른 학교로서 해당 의료기사등의 면허에 관련된 학과가 개설된 전문대학 이상의 학교
2. 중앙회
3. 해당 의료기사등의 업무와 관련된 연구기관

④ 보건복지부장관은 제3항에 따라 보수교육을 위탁한 때에는 수탁기관 및 위탁업무의 내용을 고시하여야 한다.

[전문개정 2014.11.19.]

** [규칙]제18조(보수교육) ① 영 제14조제3항에 따라 의료기사등에 대한 보수교육 업무를 위탁받은 기관(이하 "보수교육실시기관"이라 한다)은 매년 법 제20조 및 영 제11조에 따른 보수교육(이하 "보수교육"이라 한다)을 실시하여야한다. 〈개정 2016.11.30.〉

② 보건복지부장관은 다음 각 호의 어느 하나에 해당하는 사람에 대해서는 해당 연도의 보수교육을 면제할 수 있다. 〈신설 2018.12.20.〉

1. 대학원 및 의학전문대학원 · 치의학전문대학원에서 해당 의료기사등의 면허에 상응하는 보건의료에 관한 학문을 전공하고 있는 사람
2. 군 복무 중인 사람(군에서 해당 업무에 종사하는 의료기사등은 제외한다)
3. 해당 연도에 법 제4조에 따라 의료기사등의 신규 면허를 받은 사람
4. 보건복지부장관이 해당 연도에 보수교육을 받을 필요가 없다고 인정하는 요건을 갖춘 사람

③ 보건복지부장관은 다음 각 호의 어느 하나에 해당하는 사람에 대해서는 해당 연도의 보수교육을 유예할 수 있다. 〈신설 2018.12.20.〉

1. 해당 연도에 보건기관 · 의료기관 · 치과기공소 또는 안경업소 등에서 그 업무에 종사하지 않은 기간이 6개월 이상인 사람
2. 보건복지부장관이 해당 연도에 보수교육을 받기가 어렵다고 인정하는 요건을 갖춘 사람

④ 보건기관 · 의료기관 · 치과기공소 또는 안경업소 등에서 그 업무에 종사하지 않다가 다시 그 업무에 종사하려는 사람은 제3항제1호에 따라 보수교육이 유예된 연도(보수교육이 2년

이상 유예된 경우에는 마지막 연도를 말한다)의 다음 연도에 다음 각 목의 구분에 따른 보수교육을 받아야 한다. 〈개정 2018.12.20.〉

가. 제3항에 따라 보수교육이 1년 유예된 경우: 12시간 이상

나. 제3항에 따라 보수교육이 2년 유예된 경우: 16시간 이상

다. 제3항에 따라 보수교육이 3년 이상 유예된 경우: 20시간 이상

⑤ 보건복지부장관은 보수교육실시기관의 보수교육 내용과 그 운영에 대하여 평가할 수 있다. 〈개정 2018.12.20.〉

⑥ 제2항 또는 제3항에 따라 보수교육을 면제받거나 유예받으려는 사람은 해당 연도의 보수교육 실시 전에 별지 제12호서식의 보수교육 면제·유예 신청서에 보수교육 면제 또는 유예의 사유를 증명할 수 있는 서류를 첨부하여 보수교육실시기관의 장에게 제출해야 한다. 〈개정 2018.12.20.〉

⑦ 제6항에 따른 신청을 받은 보수교육실시기관의 장은 보수교육 면제 또는 유예 대상자 여부를 확인하고, 신청인에게 별지 제12호의2서식의 보수교육 면제·유예 확인서를 발급해야 한다. 〈개정 2018.12.20.〉

[전문개정 2014.11.21.]

기출변형 확인 문제

Q. [의료기사법]에서 보수교육2년 유예자인 경우 업무를 다시 시작하는 경우 받아야 할 보수교육 시간은 최소 몇 시간 이상인가?

① 4시간 이상 ② 8시간 이상 ③ 16시간 이상
④ 20시간 이상 ⑤ 24시간 이상

답: 3

[규칙]제19조(보수교육 계획서 및 실적보고서 제출 등) ① 보수교육실시기관의 장은 매년 12월 31일까지 별지 제13호서식의 다음 연도 보수교육 계획서(전자문서로 된 보수교육 계획서를 포함한다)에 다음 각 호의 서류를 첨부하여 보건복지부장관에게 제출하여야 한다. 이 경우 보수교육 계획서에는 교과과정, 실시방법, 교육받는 사람의 경비부담액 및 보수교육 이수 인정기준 등 보수교육의 운영에 필요한 사항이 포함되어야 한다. 〈개정 2019.9.27.〉

1. 교육받는 사람의 경비부담액 산출근거
2. 과목별 보수교육 인정기준

② 보수교육실시기관의 장은 매년 3월 31일까지 별지 제13호의2서식의 전년도 보수교육 실적보고서(전자문서로 된 보수교육 실적보고서를 포함한다)를 보건복지부장관에게 제출하여야 한다.

③ 보수교육실시기관의 장은 보수교육을 받은 사람에게 별지 제14호서식의 보수교육 이수증

을 발급하여야 한다.
[전문개정 2014.11.21.]

암기 Keyword

보수교육 면제자 - 군입대 등

기출변형 확인 문제

Q. [의료기사법]에서 의료기사의 보수 교육3년 이상 유예자의 경우 다시 업무를 개시하려고 하면 몇 시간 이상 보수교육을 받아야 하는가?

① 4시간이상 ② 8시간 이상 ③ 12시간 이상
④ 16시간 이상 ⑤ 20시간 이상

답:5

[규칙]제20조(보수교육 실시방법 등) 보수교육의 교과과정, 실시방법, 그 밖에 보수교육의 실시에 필요한 사항은 제18조제5항에 따른 평가 결과를 반영하여 보수교육실시기관의 장이 정한다. 〈개정 2018.12.20.〉
[본조신설 2014.11.21.]

★★ **[규칙]제21조(보수교육 관계서류의 보존)** 보수교육실시기관의 장은 다음 각 호의 서류를 3년 동안 보존하여야 한다.
1. 보수교육 대상자 명단(대상자의 교육 이수 여부가 적혀 있어야 한다)
2. 보수교육 면제자 명단
3. 그 밖에 교육 이수자가 교육을 이수하였다는 사실을 확인할 수 있는 서류

[전문개정 2012.5.23.]

암기 Keyword

보수교육 관계서류보존 - 3년간

[영]제14조의2(민감정보 및 고유식별정보의 처리) 보건복지부장관, 특별자치시장, 특별자치도지사, 시장, 군수, 자치구의 구청장(해당 권한이 위임·위탁된 경우에는 그 권한을 위임·위탁받은 자를 포함한다) 또는 국가시험관리기관은 다음 각 호의 사무를 수행하기 위하여 불가피한 경우 「개인정보 보호법」 제23조에 따른 건강에 관한 정보, 같은 법 시행령 제18조제2호에 따른 범죄경력자료에 해당하는 정보, 같은 법 시행령 제19조제1호 또는 제4호에 따

른 주민등록번호 또는 외국인등록번호가 포함된 자료를 처리할 수 있다. 〈개정 2014.11.19., 2015.3.3.〉

1. 법 제6조에 따른 국가시험의 관리
2. 법 제7조에 따른 국가시험 응시자격의 확인
3. 법 제8조에 따른 의료기사등의 면허의 등록과 면허증 발급

3의2. 삭제 〈2022.12.20.〉

4. 삭제 〈2022.12.20.〉

제29조(다른 법률과의 관계) 이 법에 따른 안경업소의 등록 및 그 취소 등에 대하여는 「의료기기법」 제17조와 제36조를 적용하지 아니한다.

[전문개정 2011.11.22.]

** **제30조(벌칙)** ① 다음 각 호의 어느 하나에 해당하는 사람은 3년 이하의 징역 또는 3천만원 이하의 벌금에 처한다. 〈개정 2011.4.28., 2011.11.22., 2016.12.2., 2020.4.7.〉

1. 제9조제1항 본문을 위반하여 의료기사등의 면허 없이 의료기사등의 업무를 한 사람
2. 제9조제3항을 위반하여 다른 사람에게 면허를 대여한 사람

2의2. 제9조제4항을 위반하여 면허를 대여받거나 면허 대여를 알선한 사람

3. 제10조를 위반하여 업무상 알게 된 비밀을 누설한 사람
4. 제11조의2제1항을 위반하여 치과기공사의 면허 없이 치과기공소를 개설한 자. 다만, 제11조의2제1항에 따라 개설등록을 한 치과의사는 제외한다.
5. 제11조의3제1항을 위반하여 치과의사가 발행한 치과기공물제작의뢰서에 따르지 아니하고 치과기공물제작등 업무를 행한 자
6. 제12조제1항을 위반하여 안경사의 면허 없이 안경업소를 개설한 사람

② 제1항제3호의 죄는 고소가 있어야 공소를 제기할 수 있다. 〈개정 2011.11.22.〉

[제목개정 2011.11.22.]

*** **제31조(벌칙)** 다음 각 호의 어느 하나에 해당하는 자는 500만원 이하의 벌금에 처한다. 〈개정 2011.4.28., 2011.7.14., 2011.11.22., 2016.5.29., 2016.12.2.〉

1. 제9조제2항을 위반하여 의료기사등의 면허 없이 의료기사등의 명칭 또는 이와 유사한 명칭을 사용한 자

1의2. 제11조의2제2항을 위반하여 2개소 이상의 치과기공소를 개설한 자

2. 제12조제2항을 위반하여 2개 이상의 안경업소를 개설한 자
2의2. 제11조의2제3항을 위반하여 등록을 하지 아니하고 치과기공소를 개설한 자
3. 제12조제3항을 위반하여 등록을 하지 아니하고 안경업소를 개설한 자
3의2. 제12조제5항을 위반한 사람
3의3. 제12조제6항을 위반하여 안경 및 콘택트렌즈를 안경업소 외의 장소에서 판매한 안경사
4. 제14조제2항을 위반하여 영리를 목적으로 특정 치과기공소·안경업소 또는 치과기공사·안경사에게 고객을 알선·소개 또는 유인한 자

[제목개정 2011.11.22.]

★ **제32조(양벌규정)** 법인의 대표자나 법인 또는 개인의 대리인, 사용인, 그 밖의 종업원이 그 법인 또는 개인의 업무에 관하여 제30조 또는 제31조의 위반행위를 하면 그 행위자를 벌하는 외에 그 법인 또는 개인에게도 해당 조문의 벌금형을 과(科)한다. 다만, 법인 또는 개인이 그 위반행위를 방지하기 위하여 해당 업무에 관하여 상당한 주의와 감독을 게을리하지 아니한 경우에는 그러하지 아니하다.

[전문개정 2011.11.22.]

제33조(과태료) ① 제23조제2항에 따른 시정명령을 이행하지 아니한 자에게는 500만원 이하의 과태료를 부과한다. 〈신설 2016.5.29.〉

② 다음 각 호의 어느 하나에 해당하는 자에게는 100만원 이하의 과태료를 부과한다. 〈개정 1999.2.8., 2011.11.22., 2016.5.29.〉

1. 제11조에 따른 실태와 취업 상황을 허위로 신고한 사람
2. 제13조에 따른 폐업신고를 하지 아니하거나 등록사항의 변경신고를 하지 아니한 사람
3. 제15조제1항에 따른 보고를 하지 아니하거나 검사를 거부·기피 또는 방해한 자
4. 삭제 〈1999.2.8.〉
5. 삭제 〈1999.2.8.〉

③ 제1항 및 제2항에 따른 과태료는 대통령령으로 정하는 바에 따라 다음 각 호의 자가 부과·징수한다. 〈개정 2016.5.29.〉

1. 보건복지부장관: 제1항에 따른 과태료
2. 특별자치시장·특별자치도지사·시장·군수·구청장: 제2항에 따른 과태료

④ 삭제 〈2011.7.14.〉

⑤ 삭제 〈2011.7.14.〉
[제목개정 2011.11.22.]

[영]제15조(과태료의 부과기준) 법 제33조제1항 및 제2항에 따른 과태료의 부과기준은 별표 2와 같다. 〈개정 2016.11.29., 2018.12.18.〉
[전문개정 2011.11.16.]

* **[규칙]제26조(규제의 재검토)** ① 보건복지부장관은 다음 각 호의 사항에 대하여 다음 각 호의 기준일을 기준으로 2년마다(매 2년이 되는 해의 기준일과 같은 날 전까지를 말한다) 그 타당성을 검토하여 개선 등의 조치를 하여야 한다. 〈개정 2024.11.28.〉
  1. 제10조 및 별표 2에 따른 국가시험 응시제한의 기준: 2015년 1월 1일
  2. 삭제 〈2024.11.28.〉

② 보건복지부장관은 다음 각 호의 사항에 대하여 다음 각 호의 기준일을 기준으로 3년마다(매 3년이 되는 해의 기준일과 같은 날 전까지를 말한다) 그 타당성을 검토하여 개선 등의 조치를 하여야 한다. 〈신설 2024.11.28.〉
  1. 제7조, 별표 1 및 별표 1의2에 따른 국가시험 응시요건: 2025년 1월 1일
  2. 제12조에 따른 면허증 발급 신청 시 제출서류: 2025년 1월 1일
  3. 제12조의3에 따른 치과기공소 개설등록 시 제출서류: 2025년 1월 1일
  4. 제13조에 따른 안경업소 개설등록 시 제출서류: 2025년 1월 1일
  5. 제16조제2항 및 제4항에 따른 치과기공소 및 안경업소 양도·양수 시 제출서류: 2025년 1월 1일

[본조신설 2015.1.5.]

암기 Keyword

규제의 재검토 2년마다

기출변형 확인 문제

Q. [의료기사법]에서 의료기사법의 규제의 재검토는 몇 년마다 이루어지는가?

① 2년마다 ② 3년마다 ③ 4년마다 ④ 5년마다 ⑤ 매년

답: 1

부칙 <제19817호, 2023. 10. 31.>

제1조(시행일) 이 법은 공포 후 1년이 경과한 날부터 시행한다.

제2조(국가시험 응시자격에 관한 경과조치) 이 법 시행 당시 종전의 규정에 따라 국가시험의 응시자격을 인정받은 사람은 제4조제1항 및 제2항의 개정규정에도 불구하고 종전의 규정에 따른다.

의료기사 등에 관한 법률 시행령

부칙 <제33112호, 2022. 12. 20.>
(개인정보 침해요인 개선을 위한 49개 법령의 일부개정에 관한 대통령령)

이 영은 공포한 날부터 시행한다.

의료기사 등에 관한 법률 시행규칙

부칙 <제1072호, 2024. 11. 28.>
(어려운 법령용어 정비를 위한 48개 법령의 일부개정에 관한 보건복지부령)

제1조(시행일) 이 규칙은 공포한 날부터 시행한다.

제2조(현장실습과목 최소 이수 시간에 관한 특례) 다음 각 호의 어느 하나에 해당하는 경우에는 제7조제1항 및 별표 1의 개정규정에도 불구하고 법 제4조제1항제1호 본문 및 같은 조 제2항제1호에 따른 현장실습과목을 이수한 것으로 본다.

1. 2025년 3월 1일부터 2027년 2월 28일까지의 기간 내에 대학 등을 졸업하는 사람이 별표 1의 최소 이수시간의 25퍼센트 이상을 이수한 경우
2. 2027년 3월 1일부터 2028년 2월 29일까지의 기간 내에 대학 등을 졸업하는 사람이 별표 1의 최소 이수시간의 50퍼센트 이상을 이수한 경우

제3조(현장실습과목명에 관한 특례) 보건복지부장관은 의료기사 또는 안경사 국가시험에 응시하려는 사람이 2025년 3월 1일 전에 이수한 현장실습 관련 과목명이 별표 1에 따른 '과목명' 또는 '인정 과목명'과 다른 경우 별표 1의 개정규정에도 불구하고 교육 내용 등을 검토하여 보건복지부장관이 고시하는 바에 따라 별표 1에 따른 현장실습과목으로 인정할 수 있다.

시행령 [별표 1] <신설 2018.12.18.>

의료기사, 보건의료정보관리사 및 안경사의 업무 범위(제2조제1항 관련)

1. 임상병리사
  가. 기생충학 · 미생물학 · 법의학 · 병리학 · 생화학 · 세포병리학 · 수혈의학 · 요화학(尿化學) · 혈액학 · 혈청학 분야, 방사성동위원소를 사용한 검사물 분야 및 기초대사 · 뇌파 · 심전도 · 심폐기능 등 생리기능 분야의 화학적 · 생리학적 검사에 관한 다음의 구분에 따른 업무
    1) 검사물 등의 채취 · 검사
    2) 검사용 시약의 조제
    3) 기계 · 기구 · 시약 등의 보관 · 관리 · 사용
    4) 혈액의 채혈 · 제제 · 제조 · 조작 · 보존 · 공급
  나. 그 밖의 화학적 · 생리학적 검사

2. 방사선사
  가. 방사선 등의 취급 · 검사 및 방사선 등 관련 기기의 취급 · 관리에 관한 다음의 구분에 따른 업무
    1) 방사선기기와 부속 기자재의 선택 · 관리
    2) 방사성동위원소를 이용한 핵의학적 검사
    3) 의료영상진단기와 초음파진단기의 취급
    4) 전리방사선(電離放射線, 물질을 통과할 때에 이온화를 일으키는 방사선) · 비전리방사선의 취급
  나. 그 밖에 방사선 등의 취급 · 검사 및 방사선 등 관련 기기의 취급 · 관리에 관한 업무

3. 물리치료사
  가. 신체의 교정 및 재활을 위한 물리요법적 치료에 관한 다음의 구분에 따른 업무
    1) 물리요법적 기능훈련 · 재활훈련
    2) 기계 · 기구를 이용한 물리요법적 치료
    3) 도수치료: 기구나 약물을 사용하지 않고 손으로 하는 치료
    4) 도수근력(손근력) · 관절가동범위 검사
    5) 마사지
    6) 물리요법적 치료에 필요한 기기 · 약품의 사용 · 관리
    7) 신체 교정운동
    8) 온열 · 전기 · 광선 · 수(水)치료
    9) 물리요법적 교육
  나. 그 밖에 신체의 교정 및 재활을 위한 물리요법적 치료에 관한 업무

4. 작업치료사
  가. 신체적 · 정신적 기능장애를 회복시키기 위한 작업요법적 치료에 관한 다음의 구분에 따른 업무
    1) 감각 · 지각 · 활동 훈련
    2) 삼킴장애 재활치료
    3) 인지 재활치료
    4) 일상생활 훈련: 일상생활에서 사용하는 물체나 기구를 활용한 훈련
    5) 운전 재활훈련
    6) 직업 재활훈련
    7) 작업수행능력 분석 · 평가
    8) 작업요법적 치료에 필요한 기기의 사용 · 관리
    9) 팔보조기 제작 및 팔보조기를 사용한 훈련

10) 작업요법적 교육
나. 그 밖에 신체적 · 정신적 기능장애를 회복시키기 위한 작업요법적 훈련 · 치료에 관한 업무

5. 치과기공사
가. 치과의사의 진료에 필요한 다음의 구분에 따른 치과기공물을 전산설계(CAD/CAM), 삼차원(3D)프린터 또는 주조기 등을 이용해 디자인, 제작, 수리 또는 가공하는 업무
1) 교정장치 · 충전물(充塡物) · 작업 모형
2) 보철물
3) 임플란트 맞춤 지대주(支臺柱, 인공치관과 인공치근을 연결하는 구조물) · 상부구조
나. 그 밖에 치과의사의 진료에 필요한 치과기공물의 디자인, 제작, 수리 또는 가공에 관한 업무

6. 치과위생사
가. 치아 및 구강질환의 예방과 위생 관리 등에 관한 다음의 구분에 따른 업무
1) 교정용 호선(弧線)의 장착 · 제거
2) 불소 도포
3) 보건기관 또는 의료기관에서 수행하는 구내 진단용 방사선 촬영
4) 임시 충전
5) 임시 부착물의 장착
6) 부착물의 제거
7) 치석 등 침착물(沈着物)의 제거
8) 치아 본뜨기
나. 그 밖에 치아 및 구강질환의 예방과 위생 관리 등에 관한 업무

7. 보건의료정보관리사
가. 의료기관에서의 의료 및 보건지도 등에 관한 기록 및 정보의 분류 · 확인 · 유지 · 관리에 관한 다음의 구분에 따른 업무
1) 보건의료정보의 분석
2) 보건의료정보의 전사(轉寫)
3) 암 등록
4) 진료통계 관리
5) 질병 · 사인(死因) · 의료행위의 분류
나. 그 밖에 의료기관에서의 의료 및 보건지도 등에 관한 기록 및 정보의 분류 · 확인 · 유지 · 관리에 관한 업무

8. 안경사
가. 안경(시력보정용에 한정한다. 이하 같다)의 조제(調製) 및 판매와 콘택트렌즈(시력보정용이 아닌 경우를 포함한다. 이하 같다)의 판매에 관한 다음의 구분에 따른 업무
1) 안경의 조제 및 판매. 다만, 6세 이하의 아동을 위한 안경은 의사의 처방에 따라 조제 · 판매해야 한다.
2) 콘택트렌즈의 판매. 다만, 6세 이하의 아동을 위한 콘택트렌즈는 의사의 처방에 따라 판매해야 한다.
3) 안경 · 콘택트렌즈의 도수를 조정하기 위한 목적으로 수행하는 자각적(주관적) 굴절검사로서 약제를 사용하지 않는 검사
4) 안경 · 콘택트렌즈의 도수를 조정하기 위한 목적으로 수행하는 타각적(객관적) 굴절검사로서 약제를 사용하지 않는 검사 중 자동굴절검사기기를 이용한 검사
나. 그 밖에 안경의 조제 및 판매와 콘택트렌즈의 판매에 관한 업무

시행령 [별표 2] <개정 2016.11.29.>

과태료의 부과기준(제15조 관련)

1. 일반기준

가. 위반행위의 횟수에 따른 과태료 부과기준은 최근 1년간 같은 위반행위로 과태료를 부과받은 경우에 적용한다. 이 경우 같은 위반행위로 과태료 부과처분을 한 날과 다시 같은 위반행위(과태료 부과처분 후의 위반행위만 해당한다)로 적발한 날을 기준으로 하여 위반횟수를 계산한다.

나. 보건복지부장관, 특별자치시장·특별자치도지사 또는 시장·군수·구청장(자치구의 구청장을 말한다)은 다음의 어느 하나에 해당하는 경우에는 제2호에 따른 과태료 금액의 2분의 1의 범위에서 그 금액을 감경할 수 있다. 다만, 과태료를 체납하고 있는 위반행위자의 경우에는 그러하지 아니하다.

1) 위반행위자가 「질서위반행위규제법 시행령」 제2조의2제1항 각 호의 어느 하나에 해당하는 경우

2) 위반행위자가 처음 해당 위반행위를 한 경우로서 1년 이상 해당 영업을 모범적으로 경영한 사실이 인정되는 경우

3) 위반행위가 사소한 부주의나 오류로 인한 것으로 인정되는 경우

4) 위반행위자의 법 위반상태를 시정하거나 해소하기 위한 노력이 인정되는 경우

5) 그 밖에 위반행위의 정도, 위반행위의 동기와 결과 등을 고려하여 감경할 필요가 있다고 인정되는 경우

2. 개별기준

(단위: 만원)

위반행위	근거 법조문	과태료 금액		
		1차 위반	2차 위반	3차 이상 위반
가. 법 제11조에 따른 실태와 취업 상황을 허위로 신고한 경우	법 제33조제2항제1호	80	90	100
나. 법 제13조에 따른 폐업신고를 하지 않거나 등록사항의 변경신고를 하지 않은 경우	법 제33조제2항제2호	20	30	40
다. 법 제15조제1항에 따른 보고를 하지 않거나 검사를 거부·기피 또는 방해한 경우	법 제33조제2항제3호	80	90	100
라. 법 제28조제2항에 따른 업무수탁기관이 법 제23조제2항에 따른 다음의 시정명령을 이행하지 않는 경우	법 제33조제1항			
1) 법 제20조제2항에 따른 보수교육의 시간·방법 및 내용 등에 관한 사항을 위반하여 받은 시정명령을 이행하지 않는 경우		300	400	500
2) 법 제20조에 따른 보수교육을 실시하지 않아 받은 시정명령을 이행하지 않는 경우		500	500	500

시행규칙 [별표 1]〈개정 2018.12.20.〉

<u>보건의료정보 관련 과목</u>(제7조 관련)

과목명
1. 건강보험 이론 및 실무 2. 건강정보보호 3. 병리학 4. 보건의료데이터 관리 5. 보건의료정보관리 실무 6. 보건의료정보관리학 7. 보건의료조직 관리 8. 보건의료 통계 9. 암 등록 10. 의료관계 법규 11. 의료의 질 관리 12. 의료정보기술 13. 의무기록정보 분석 실무 14. 의무기록정보 질 향상 실무 15. 의학 용어 16. 질병 및 의료행위 분류 17. 해부생리학 18. 현장 실습

비고: 위 표의 과목명과 같지 않아도 「고등교육법」 제11조의2제2항에 따른 인정기관이 그 내용을 심사하여 위 표의 과목과 내용이 같다고 인정하는 경우에는 그 과목을 위 표의 과목으로 본다.

시행규칙 [별표 1의2] <개정 2018.12.20.>

의료기사등 국가시험의 필기시험 과목과 실기시험 범위(제8조관련)

구분 / 의료기사 등의 종별	필기시험 과목	실기시험 범위
1. 임상병리사	가. 임상검사이론 I : 공중보건학, 해부생리학, 조직병리학(세포학 포함), 임상생리학(순환계, 신경계, 호흡기계 및 기타생리학적 기능검사 포함) 나. 임상검사이론II : 임상화학(뇨화학, 방사성동위원소를 이용한 가검물등의 검사 포함), 혈액학(수혈검사학 포함), 임상미생물학(진균학, 바이러스학, 기생충학, 면역혈청학 포함) 다. 의료관계법규 : 「의료법」·「의료기사 등에 관한 법률」·「감염병의 예방 및 관리에 관한 법률」·「지역보건법」·「혈액관리법」과 그 시행령 및 시행규칙	임상검사에 관한 것
2. 방사선사	가. 방사선이론 : 방사선물리, 방사선계측, 방사선생물, 방사선관리, 전기전자개론, 방사선장치(기기), 의료영상정보, 인체해부, 인체생리, 공중보건 나. 방사선응용 : 방사선영상, 투시조영검사, 심혈관 및 중재술, 초음파기술, 전산화단층검사, 자기공명영상검사, 핵의학기술, 방사선 치료 다. 의료관계법규 : 「의료법」·「의료기사 등에 관한 법률」·「지역보건법」과 그 시행령 및 시행규칙	방사선 임상응용 기술에 관한 것
3. 물리치료사	가. 물리치료 기초 : 해부생리, 운동학, 물리적 인자치료, 공중보건 나. 물리치료 진단평가 : 진단평가원리, 검사와 평가, 임상의사결정, 물리치료 진단평가 문제해결 다. 물리치료 중재 : 근골격계, 신경계, 심폐혈관계, 피부계, 물리치료중재 문제해결 라. 의료관계법규 : 「의료법」·「의료기사 등에 관한 법률」·「장애인복지법」·「노인복지법」·「국민건강보험법」과 그 시행령 및 시행규칙	물리치료에 관한 것
4. 작업치료사	가. 작업치료학 기초 : 해부생리, 공중보건, 운동/감각, 인지/지각, 심리/사회발달, 전문가자질 나. 작업치료학 : 측정 및 평가, 작업분석 및 적용, 신체기능장애 작업치료, 정신사회 작업치료, 일상생활 및 여가활동, 학교 작업치료, 직업재활, 지역사회 작업치료, 보조공학(부목(스플린트) 및 보조기기, 환경개조(환경수정), 운전재활), 치료적 도구, 수예/공작활동 다. 의료관계법규 : 「의료법」·「의료기사 등에 관한 법률」·「장애인복지법」·「정신건강증진 및 정신질환자 복지서비스 지원에 관한 법률」·「노인복지법」과 그 시행령 및 시행규칙	작업치료에 관한 것
5. 치과기공사	가. 치과기공학 기초 : 구강해부학, 치아형태학, 공중구강보건학개론, 치과재료학 나. 치과기공학 : 관교의치(손상된 치아를 덮어씌우는 치과 장치물)기공학, 치과도재기공학, 총의치기공학, 국소의치(부분틀니)기공학, 치과충전기공학, 치과교정기공학	치과기공에 관한 것

	다. 의료관계법규 :「의료법」·「의료기사 등에 관한 법률」과 그 시행령 및 시행규칙	
6. 치과위생사	가. 치위생학 : 기초 치위생, 치위생 관리, 임상 치위생 나. 의료관계법규 :「의료법」·「의료기사 등에 관한 법률」·「지역보건법」·「구강보건법」과 그 시행령 및 시행규칙	치과위생에 관한 것
7. 보건의료정보관리사	가. 보건의료정보관리학 : 보건의료 정보관리, 질병 및 의료행위 분류, 의학용어, 기초 및 임상의학, 암 등록, 건강보험, 보건의료 통계분석 나. 의료관계법규 :「의료법」·「의료기사 등에 관한 법률」·「감염병의 예방 및 관리에 관한 법률」·「국민건강보험법」·「암관리법」과 그 시행령 및 시행규칙	보건의료 정보관리실무에 관한 것
8. 안경사	가. 시광학이론 : 안경광학, 기하광학, 물리광학, 안경재료학, 시기해부학(눈해부학), 시기생리학(눈생리학), 안질환 나. 시광학응용 : 안경조제/가공 및 이를 위한 굴절검사, 시기능이상, 콘택트렌즈(조제제외), 안광학기기 다. 의료관계법규 :「의료법」·「의료기사 등에 관한 법률」과 그 시행령 및 시행규칙	시광학 실무에 관한 것

시행규칙[별표 2] <신설 2013.12.5.>

국가시험 응시제한의 기준(제10조 관련)

응시제한 횟수	시험정지·합격무효 처분의 사유 및 위반의 정도
1회	가. 시험 중에 대화, 손동작 또는 소리 등으로 서로 의사소통을 하는 행위 나. 허용되지 아니한 자료를 가지고 있거나 이용하는 행위
2회	가. 시험 중에 다른 응시한 사람의 답안지(실기작품의 제작방법을 포함한다. 이하 같다) 또는 문제지를 엿보고 자신의 답안지를 작성하는 행위 나. 시험 중에 다른 응시한 사람을 위하여 답안 등을 알려주거나 엿보게 하는 행위 다. 다른 사람으로부터 도움을 받아 답안지를 작성하거나 다른 응시한 사람의 답안지 작성에 도움을 주는 행위 라. 답안지를 다른 응시한 사람과 교환하는 행위 마. 시험 중에 허용되지 아니한 전자장비, 통신기기, 전자계산기기 등을 사용하여 답안을 전송하거나 작성하는 행위 바. 시험 중에 시험문제 내용과 관련된 물건(시험 관련 교재 및 요약자료를 포함한다)을 주고 받는 행위
3회	가. 대리시험을 치르거나 치르게 하는 행위 나. 사전에 시험문제 또는 답안을 타인에게 알려주거나 알고 시험을 치른 행위

2. 의료기사법 요약

제1장 목적 및 의료기사의 종별

1. 목적 (법1조)

(1) 의료기사, 의무기록사 및 안경사의 자격 · 면허 등에 관하여 필요한 사항을 정함
(2) 국민보건향상 및 의료향상에 이바지하기 위함: 궁극적인 목적

◆ 핵심 키워드: 의료향상에 이바지

2. 의료기사 등의 업무에 따른 정의 (법1조)

(1) 의료기사: 의사 · 치과의사의 지도 아래 진료나 의화학적 검사에 종사하는 사람
(2) 보건의료정보관리사: 의료 및 보건지도 등에 관한 기록 및 정보의 분류 · 확인 · 유지 · 관리를 주된 업무로 하는 사람
(3) 안경사: 안경(시력보정용에 한정)의 조제 및 판매와 콘텍트렌즈(시력보정용이 아닌 경우 포함)의 판매를 주된 업무로 하는 사람

◆ 핵심 키워드: 의료향상에 이바지

3. 의료기사의 종류(6종) (법2조)

(1) 임상병리사: 각종 화학적 또는 생리학적 검사
(2) 방사선사: 방사선 등의 취급 또는 검사 및 방사선 등 관련 기기의 취급 또는 관리
(3) 물리치료사: 신체의 교정 및 재활을 위한 물리요법적 치료
(4) 작업치료사: 신체적·정신적 기능장애를 회복시키기 위한 작업요법적 치료
(5) 치과기공사: 보철물의 제작, 수리 또는 가공
(6) 치과위생사: 치아 및 구강질환의 예방과 위생 관리 등

◆ 핵심 키워드: 6종의 의료기사, 안경사 보건의료정보관리사는 의료기사가 아님.

4. 의료기사 등의 업무와 범위 및 한계(법3조, 영2조)

1) 임상병리사

기생충학 · 미생물학 · 법의학 · 병리학 · 생화학 · 세포병리학 · 수혈의학 · 요화학(尿化學) · 혈액학 · 혈청학 분야, 방사성동위원소를 사용한 검사물 분야 및 기초대사 · 뇌파 · 심전도 · 심폐기능 등 생리기능 분야의 화학적 · 생리학적 검사에 관한 업무

2) 방사선사

방사선 등의 취급·검사 및 방사선 등 관련 기기의 취급·관리에 관한 업무

3) 물리치료사

신체의 교정 및 재활을 위한 물리요법적 치료에 관한 업무

4) 작업치료사

신체적·정신적 기능장애를 회복시키기 위한 작업요법적 치료에 관한 업무

5) 치과기공사

치과의사의 진료에 필요한 치과기공물을 전산설계(CAD/CAM), 삼차원(3D)프린터 또는 주조기 등을 이용해 디자인, 제작, 수리 또는 가공하는 업무

6) 치과위생사

치아 및 구강질환의 예방과 위생 관리 등에 관한 업무

7) 보건의료정보관리사

의료기관에서의 의료 및 보건지도 등에 관한 기록 및 정보의 분류·확인·유지·관리에 관한 업무

8) 안경사

안경(시력보정용에 한정)의 조제(調製) 및 판매와 콘택트렌즈(시력보정용이 아닌 경우 포함)의 판매에 관한 업무

9) 의료기사는 의사 또는 치과의사의 지도를 받아 업무를 수행

◆ 핵심 키워드: 보건의료정보관리사 와 안경사는 의료기사가 아님

제2장 의료기사 등의 면허와 국가시험

1. 국가시험 응시자격 (법4조)

(1) 의료기사등이 되려면 다음 각 호의 어느 하나에 해당하는 사람으로서 의료기사등의 국가시험(이하 "국가시험"이라 한다)에 합격한 후 보건복지부장관의 면허를 받아야 한다

신규 - 「고등교육법」 제2조에 따른 대학·산업대학·전문대학(이하 "대학등"이라 한다)에서 취득하려는 면허에 상응하는 보건의료에 관한 학문을 전공하고 보건복지부령으로 정하는 현장실습과목을 이수하여 졸업한 사람. 다만, 보건의료정보관리사의 경우 「고등교육법」 제11조의2에 따른 인정기관(이하 "인정기관"이라 한다)의 보건의료정

보관리사 교육과정 인증을 받은 대학등에서 보건의료정보 관련 학문을 전공하고 보건복지부령으로 정하는 교과목을 이수하여 졸업한 사람이어야 한다.

(2) 다음 각 호의 구분에 따른 사람으로서 6개월 이내에 졸업할 것으로 예정된 사람은 제1항제1호에 해당하는 사람으로 본다. 다만, 그 졸업예정시기에 졸업하여야 면허를 받을 수 있다.

신규 - ① 의료기사·안경사: 대학등에서 취득하려는 면허에 상응하는 보건의료에 관한 학문을 전공하고 보건복지부령으로 정하는 현장실습과목을 이수한 사람

(3) 제1항제1호 단서에도 불구하고 다음 각 호의 어느 하나에 해당하는 경우에는 보건의료정보관리사 국가시험 응시자격을 갖춘 것으로 본다.

신규 - ① 입학 당시 인정기관의 인증을 받은 대학등에 입학한 사람으로서 그 대학등에서 보건의료정보 관련 학문을 전공하고 보건복지부령으로 정하는 교과목을 이수하여 졸업하였으나 졸업 당시 해당 대학등이 인정기관의 인증을 받지 못한 경우

② 대학등이 인정기관의 인증을 처음 신청한 날부터 그 인증신청의 결과가 나오기 전까지의 기간 동안 해당 대학등에 입학한 사람이 그 대학등에서 보건의료정보 관련 학문을 전공하고 보건복지부령으로 정하는 교과목을 이수하여 졸업한 경우

2. 결격사유 (법5조)

(1) **정신질환자**. 다만, 전문의가 의료기사 등으로서 적합하다고 인정하는 사람 제외

(2) **마약류 중독자**

(3) **피성년후견인, 피한정후견인**

(4) 의료기사 등에 관한 법률, 형법 일부, 보건범죄 단속에 관한 특별조치법 등의 법령을 위반하여 금고 이상의 실형을 선고받고 그 집행이 끝나지 아니하거나 **면제되지 아니한 사람**

◆ 핵심 키워드: 의료기사의 면허는 보건복지부장관이 부여

3. 국가시험 (법6조)

(1) 대통령령이 정하는 바에 따라 해마다 1회 이상 보건복지부장관이 이를 실시하며, 「한국보건의료인국가시험원법」에 따른 **한국보건의료인국가시험원**으로 하여금 행하게 한다.(법6조, 영4조 1항)

(2) 국가시험관리기관의 장은 국가시험을 실시하려는 경우 미리 보건복지부장관의 승인을 얻어 시험일시, 장소, 시험과목, 응시원서 제출기간 기타 시험 실시 필요한 사항을 시험 실시 90일 전까지 공고해야 한다. 다만, 시험장소는 지역별 응시인원이 확정된 후 시험일 30일 전까지 공고할 수 있다(영4조 2항)

(3) 시험위원 - 국가시험관리기관의 장이 위촉(영5조)

(4) 국가시험에 응시하려는 사람은 국가시험관리기관의 장이 정하는 응시원서를 국가시험관리기관의 장에게 제출(영6조)

(5) 국가시험 응시자격의 제한(법7조)

① 결격사유 해당자

② **부정한 방법**으로 국가시험에 응시한 사람, 국가시험에 **부정행위**를 한 사람에 대하여는 그 시험을 정지시키거나 합격을 무효로 하며, 보건복지부장관은 이런 사람에 대하여 처분의 사유와 위반 정도 등을 고려하여 보건복지부령으로 정하는 바에 따라 그 다음에 치러지는 국가시험 응시를 **3회의 범위에서 제한**할 수 있다. (응시제한 기준 - 규칙 별표 2 참조)

(6) 국가시험의 범위(영3조)

① 의료기사 등이 갖추어야 할 **지식과 기능**에 관하여 시행

② 국가시험은 **필기시험**과 **실기시험**으로 구분하여 실시하되, 실기시험은 필기시험의 합격자에 대하여만 실시한다. 다만 보건복지부장관이 필요하다고 인정하는 경우에는 필기시험과 실기시험을 병합하여 실시할 수 있다.

③ 필기시험의 시험과목과 실기시험의 범위 및 합격자 결정, 기타 필요한 사항은 다음과 같다.(보건복지부령으로 정함)

가. 시험과목 - 규칙 별표 1의2 참조

나. 합격자 결정 방법(규9조)

a. 의료기사 등 국가시험의 합격자 결정은 필기시험에서는 각 과목 만점의 40% 이상, 전과목 총점의 60% 이상 득점한 사람으로 하고, 실기시험에서는 만점의 60%이상 득점한 사람으로 한다.

b. 의료기사 등 국가시험의 출제방법, 교목별 배점비율 그 밖에 시험 시행에 관하여 필요한 사항은 **관계 전문기관(국가시험관리기관)의 장**이 정한다.

4. 면허의 등록 (법8조)

보건복지부장관은 면허를 할 때에는 의료기사 등의 종류에 따르는 면허대장에 그 면허에 관한 사항을 등록하고 면허증을 교부하여야 한다.

◆ 핵심 키워드: 국사시험에 필요한 사항 90일 전 - 응시인원 확정 30일전 - 의료법과 같음

제3장 의료기사 등의 의무사항

1. 무면허자의 업무금지 등 (법9조)

(1) 의료기사 등이 아니면 의료기사 등의 업무를 행하지 못한다.(다만, 대학교, 산업대학, 전문대학에서 취득하려는 면허에 상응하는 교육과정을 이수하기 위하여 실습 중에 있는 사람의 실습에 필요한 경우 제외)

◆ 핵심 키워드 - **무면허** 벌칙: 3년 이하의 징역 또는 3천만원 이하의 벌금

(2) 의료기사 등이 아니면 의료기사 등의 **명칭 또는 유사한 명칭**을 사용하지 못한다.

◆ 핵심 키워드 - **유사명칭** 벌칙: 500만원 이하의 벌금

(3) 의료기사 등의 면허증은 타인에게 빌려주지 못한다.

◆ 핵심 키워드 - **면허 대여** 벌칙: 3년 이하의 징역 또는 3천만원 이하의 벌금

2. 비밀누설금지 (법10조)

의료기사 등은 이 법 또는 다른 법령에 특히 규정된 경우를 제외하고는 그 업무상 알게 된 비밀을 누설하여서는 아니 된다.

◆ 핵심 키워드 - **비밀누설** 벌칙: 3년 이하의 징역 또는 3천만원 이하의 벌금(친고죄)

3. 실태신고 (법11조)

(1) 의료기사 등은 대통령령으로 정하는 바에 따라 **최초로 면허를 받은 후부터(또는 면허증을 재발급받은 날, 신고를 한 날로부터) 3년**마다(매 3년이 되는 해의 12월 31일까지) 그 실태와 취업상황을 **보건복지부장관에게 신고**하여야 한다. 이 때 보건복지부장관은 **보수교육을 받지 아니한 의료기사** 등에 대하여 **신고를 반려 가능하다.**

◆ 핵심 키워드 - 벌칙: 100만원 이하의 과태료

(2) 보건복지부장관은 신고 업무를 전자적으로 처리할 수 있는 전자정보처리시스템(신고시스템)을 구축·운영할 수 있다.

4. 보수교육 (법20조 및 21조)

보건기관·의료기관·치과기공소·안경업소 등에서 각각 그 업무에 종사하는 의료기사등은 보수(補修)교육을 받아야 한다(1년 이상 그 업무에 종사하지 아니하다가 다시 업무에 종

사하려는 의료기사등을 포함).

(1) 보수교육의 시간: 매년 8시간 이상

- 1년 이상 의료기사등의 업무에 종사하지 아니하다가 다시 그 업무에 종사하려는 사람의 경우의 교육시간

  가. 1년 이상 2년 미만 그 업무에 종사하지 아니한 사람: 12시간 이상

  나. 2년 이상 3년 미만 그 업무에 종사하지 아니한 사람: 16시간 이상

  다. 3년 이상 그 업무에 종사하지 아니한 사람: 20시간 이상

◆ 핵심 키워드: 3년 이상 미이수 보수교육자 - 20시간 이상

(2) 보수교육의 방법: 대면 교육 또는 정보통신망을 활용한 온라인 교육

(3) 보수교육의 내용

- 직업윤리에 관한 사항
- 업무 전문성 향상 및 업무 개선에 관한 사항
- 의료 관계 법령의 준수에 관한 사항
- 그 밖에 위와 유사한 사항으로서 보건복지부장관이 보수교육에 필요하다고 인정하는 사항

(4) 보수교육의 위탁

- 해당 의료기사등의 면허에 관련된 학과가 개설된 전문대학 이상의 학교
- 협회
- 해당 의료기사등의 업무와 관련된 연구기관

(5) 보수교육이 면제되는 자

① 신고일 기준 1년 내에 보건기관·의료기관·치과기공소 또는 안경업소 등에서 그 업무에 종사한 기간이 6개월 미만인 사람

② 군 복무 중인 사람(군에서 해당 업무에 종사하는 의료기사 등은 제외한다)

③ 각 의료기사등의 해당 전공 관련 대학원 및 의학전문대학원·치의학전문대학원의 재학생

④ 면허증을 발급받은 신규 면허 취득자

⑤ 보건복지부장관이 보수교육에 상응하다고 인정하는 교육을 받은 사람 등 보건복지부장관이 보수교육을 받을 필요가 없다고 인정하는 사람

참고 - 본인의 질병이나 그 밖의 불가피한 사유로 보수교육을 받기가 곤란하다고 인정하는 사람에 대해서는 해당 연도의 보수교육을 유예할 수 있다. 이 경우 보수교육이 유예된 사람은 유예사유가 해소(解消)된 후 유예된 보수교육을 받아야 한다.

(6) 보수교육을 면제받거나 유예받으려는 사람은 해당 연도의 보수교육 실시 전에 보수교육

면제·유예 신청서에 보수교육 면제 또는 유예의 사유를 증명할 수 있는 서류를 첨부하여 보수교육실시기관의 장에게 제출하여야 한다. 보수교육실시기관의 장은 보수교육 면제 또는 유예 대상자 여부를 확인하고, 신청인에게 보수교육 면제·유예 확인서를 발급하여야 한다.

◆ 핵심 키워드: **보수교육면제자-신규면허, 군입대, 관련학과 대학원재학 등**

제4장 의료기사 등의 면허관련사항

1. 면허취소(취소할 수 있다) (법21조)

(1) 결격사유에 해당하게 된 경우(취소하여야 한다)
(2) 타인에게 면허증을 빌려 준 경우(1년 이내에 재발급하지 못함)
(3) 치과의사가 발행하는 치과기공물제작의뢰서에 따르지 아니하고 치과기공물제작등 업무를 한 경우
(4) 면허자격정지 또는 면허효력정지 기간 중 의료기사등의 업무를 행하거나 3회 이상 면허자격정지 또는 면허효력정지 처분을 받은 경우(1년 이내에 재발급하지 못함)

참고 - 면허조건 불이행시 - 의료인의 면허취소

의료기사 등의 면허취소 외에 "면허의 조건을 이행하지 아니하는 경우"가 추가됨

◆ 핵심 키워드: **치기공사 면허 취소사유**-치과기공물제작의뢰서에 따르지 아니하고

2. 면허증의 재발급 (법21조)

(1) 해당 형의 집행이 끝나거나 또는 면제된 후 1년이 지난 사람으로서 뉘우치는 빛이 뚜렷한 때(의료기사 등에 관한 법률, 형법일부, 보건의료관계법 일부를 위반하여 금고이상의 형의 선고를 받고 그 집행이 종료되지 아니하거나 면제되지 아니하여 면허가 취소된 경우)
(2) 취소의 원인이 된 사유가 소멸할 때(정신질환자, 마약·대마 또는 향정신성의약품중독자, 피성년후견인, 피한정후견인으로 면허가 취소된 경우)
(3) 면허가 취소된 후 1년이 지난 사람으로서 뉘우치는 빛이 뚜렷한 때(면허증 대여 또는 면허자격정지기간 중 의료기사 등의 업무를 행하거나 3회 이상 면허자격정지 처분을 받아 면허가 취소된 경우)
(4) 분실, 훼손, 기재사항 변경 시(규칙22조)

- 취소된 날부터 1년 이내에 재발급하지 못하는 사유(법21조 2항)
  ① 타인에게 면허증을 빌려 준 경우
  ② 면허자격정지 기간 중 의료기사 등의 업무를 행하거나 3회 이상 면허자격정지처분을 받은 경우
  ③ 의료기사 등에 관한 법률, 형법일부, 보건의료관계법 일부를 위반하여 금고이상의 실형을 선고받은 경우

◆ 핵심 키워드: 의료기사 면허 재발급자-보건복지부장관

3. 면허자격정지(6개월 이내) (법22조)

(1) 품위손상행위를 한 경우(이 때 각 중앙회의 장은 윤리위원회의 심의 · 의결을 거쳐 보건복지부장관에게 자격정지 처분을 요구할 수 있다.)
(2) 치과기공소 또는 안경업소의 개설자가 될 수 없는 사람에게 고용되어 안경사의 업무를 행한 경우
(3) 치과진료를 행하는 의료기관 또는 등록한 치과기공소가 아닌 곳에서 치과기공사의 업무를 행한 경우
(4) 개설등록을 하지 아니하고 치과기공소를 개설 · 운영한 경우
(5) 치과기공물제작의뢰서를 보존하지 아니한 경우(법제11조의 3 제2항을 위반)
(6) 치과기공사의 준수사항(법제11조의 3 제3항)을 위반한 경우
(7) 그 밖에 이 법 또는 이 법에 의한 명령을 위반한 경우
(8) 보건복지부장관은 의료기사등이 신고를 하지 아니한 때에는 신고할 때까지 면허의 효력을 정지할 수 있다

◆ 핵심 키워드: 면허정지 의료인은 1년 이내 / 면허정지 의료기사 6개월

4. 품위손상행위의 범위 (영13조)

(1) 의료기사 등의 업무범위를 벗어나는 행위
(2) 의사 · 치과의사의 지도를 받지 아니하고 의료기사의 업무를 하는 행위(의무기록사와 안경사는 제외)
(3) 학문적으로 인정되지 아니하거나 윤리적으로 허용되지 아니하는 방법으로 업무를 하는 행위
(4) 검사결과를 사실과 다르게 판시하는 행위

* 면허증에 갈음하는 증서(규칙23조)

의료기사 등이 면허증의 훼손, 분실, 기재사항변경 등으로 재발급을 신청한 때에는 재발급 받을 때까지 보건복지부장관의 접수증으로 면허증에 갈음할 수 있다.

* 면허증의 회수(규칙24조)

- 보건복지부장관은 의료기사 등이 면허취소, 면허자격의 정지처분을 한 때에는 그 사실을 주소지를 관할하는 시 · 도지사(특별자치도지사 제외)에게 통보한다.
- 통보받은 시 · 도지사(특별자치도지사는 제외)는 지체없이 시장 · 군수 · 구청장에게 통보하여야 하며, 통보받은 특별자치도지사 · 시장 · 군수 · 구청장은 지체없이 해당 의료기사 등의 면허증을 회수하여 시 · 도지사를 거쳐 보건복지부장관에 제출해야 한다.
- 보건복지부장관은 2)에 의하여 제출된 면허증의 뒷면에 그 처분사항을 기재하고 면허자격정지기간이 만료된 때에는 지체없이 그 면허증을 관할 시 · 도지사 및 시장 · 군수 · 구청장을 거쳐 당해 의료기사 등에 돌려준다.

◆ 핵심 키워드: 면허증을 갈음하는 증서-접수증

제5장 치과기공소와 안경업소 등

1. 치과기공소의 개설등록 등 (법11조의2)

- 치과의사 또는 치과기공사가 아니면 치과기공소를 개설할 수 없다.
- 치과의사 또는 치과기공사는 1개소의 치과기공소만을 개설할 수 있다.
- 치과기공소를 개설하려는 사람은 보건복지부령으로 정하는 바에 따라 **특별자치시장 · 특별자치도지사 · 시장 · 군수 · 구청장**에게 **개설등록**을 하여야 한다.
- 치과기공소를 개설하고자 하는 자는 보건복지부령(규12조의 3)으로 정하는 시설 및 장비를 갖추어야 한다.

◆ 핵심 키워드: 치과기공소, 안경소 – 개설등록 – 특별자치시장 · 특별자치도지사 · 시장 · 군수 · 구청장에게

2. 치과기공사 등의 준수상항 (법11조)

- 치과기공사는 법제3조에 따른 업무(치과기공물제작등 업무)를 수행할 때 치과의사가 발행한 치과기공물제작의뢰서에 따라야 한다.

◆ 핵심 키워드: 벌칙 – 치과기공물제작 업무 위반시 – 3년 이하의 징역 또는 3천만원 이하의 벌금

- 치과기공물제작등 업무를 의뢰한 치과의사 및 치과기공소 개설자는 보건복지부령으로 정하는 바에 따라 치과기공물제작의뢰서를 보존(2년)하여야 한다.
- 치과기공물제작등 업무를 의뢰한 치과의사는 실제 기공물 제작 등이 치과기공물제작의뢰서에 따라 적합하게 이루어지고 있는지 여부를 확인할 수 있으며 해당 치과기공소 개설자는 이에 따라야 한다.

3. 안경업소의 개설등록 (법12조)

- 안경사가 아니면 안경을 조제하거나 안경 및 콘텍트렌즈의 판매업소(안경업소)를 개설할 수 없다.

◆ 핵심 키워드: 벌칙-3년 이하의 징역 또는 3천만원 이하의 벌금

- 안경사는 1개소의 안경업소만을 개설할 수 있다.

◆ 핵심 키워드: 벌칙-500만원 이하의 벌금

- 안경업소를 개설하고자 하는 자는 **특별자치시장 · 특별자치도지사 · 시장 · 군수 · 구청장**에게 **개설등록**을 해야 한다.

◆ 핵심 키워드: 벌칙-500만원 이하의 벌금

- 안경업소를 개설하려는 사람은 보건복지부령이 정하는 인력, 시설 및 장비를 갖추어야 한다.(규15조) (시장 · 군수 · 구청장은 위반된 사항에 대하여 시정을 명할 수 있음)
- 누구든지 안경 및 콘택트렌즈를 다음과 같은 방법으로 판매 등을 하여서는 아니 된다.
  1. 전자상거래 및 통신판매의 방법
  2. 판매자의 사이버몰 등으로부터 구매 또는 배송을 대행하는 등의 방법

◆ 핵심 키워드: 벌칙-500만원 이하의 벌금

- 안경사는 안경 및 콘택트렌즈를 안경업소에서만 판매하여야 한다.

◆ 핵심 키워드: 벌칙-500만원 이하의 벌금

- 안경사는 콘택트렌즈를 판매하는 경우 콘택트렌즈의 사용방법과 부작용에 관한 정보를 제공하여야 한다.

4. 안경업소의 폐업 등의 신고 (법13조)

(1) 치과기공소 또는 안경업소가 폐업하거나 등록사항을 변경할 때에는 지체없이 특별자치시장 · 특별자치도지사 · 시장 · 군수 · 구청장에게 신고해야 한다.

◆ 핵심 키워드: 벌칙 - 100만원 이하의 과태료

5. 과대광고금지 (법14조)

(1) 치과기공소 또는 안경업소는 해당 업무에 관하여 거짓광고 또는 과대광고를 하지 못한다.

(2) 누구든지 영리를 목적으로 특정 치과기공소 · 안경업소 또는 치과기공사 · 안경사에게 고객을 알선, 소개 또는 유인하여서는 아니 된다.

◆ 핵심 키워드: 벌칙 - 500만원 이하의 벌금

(3) 치과기공소와 안경업소의 해당 업무에 관한 광고의 범위 그 밖에 필요한 사항은 독점규제 및 공정거래에 관한 법률에서 정하는 바에 따른다.

6. 보고와 검사 (법15조)

특별자치시장 · 특별자치도지사 · 시장 · 군수 · 구청장은 치과기공소 또는 안경업소의 개설자에 대하여 지도 · 감독에 필요한 범위에서 보고를 명하거나 소속 공무원으로 하여금 업무상황, 시설 등의 검사를 하게 할 수 있다.

◆ 핵심 키워드: 벌칙 - 거부, 기피 또는 방해한 자는 **100만원 이하의 과태료**

7. 시정명령 (법23조)

특별자치시장 · 특별자치도지사 · 시장 · 군수 · 구청장은 치과기공소 또는 안경업소의 개설자가 다음에 해당하는 때에는 위반된 사항의 시정을 명할 수 있다.

- 시설 및 장비를 갖추지 못한 때(법제11조의 2 제4항 및 제12조 제4항)
- 안경사가 콘택트렌즈의 사용방법과 부작용에 관한 정보를 제공하지 아니한 경우(법제12조 제7항)
- 폐업 또는 등록의 변경사항을 신고하지 아니한 때(법제13조)

◆ 핵심 키워드: **시정명령자** - 특별자치시장 · 특별자치도지사 · 시장 · 군수 · 구청장

8. 개설등록취소 (법24조)

(1) 특별자치시장 · 특별자치도지사 · 시장 · 군수 · 구청장은 치과기공소 또는 안경업소의 개설자가 다음에 해당할 때에는 6개월 이내의 기간을 정하여 영업을 정지시키거나 등록을 취소할 수 있다.

- 2개 이상의 치과기공소 또는 안경업소를 개설한 경우
- 거짓광고 또는 과대한 광고를 한 경우
- 안경사의 면허가 없는 사람으로 하여금 안경의 조제 및 판매와 콘택트렌즈의 판매를 하게 한 경우
- 영업정지처분을 받은 치과기공소 또는 안경업소의 개설자가 영업정지기간에 영업을 한 경우
- 치과기공사가 아닌 자로 하여금 치과기공사의 업무를 하게 한 경우
- 제23조의 규정에 의한 시정명령을 이행하지 아니한 경우

(2) 개설등록의 취소처분을 받은 자는 그 등록취소처분을 받은 날부터 6월 이내에 치과기공소 또는 안경업소를 개설하지 못한다.

(3) 치과기공소 또는 안경업소의 개설자가 면허자격정지처분을 받은 때에는 그 면허자격정지기간 동안 해당 치과기공소 또는 안경업소는 영업을 하지 못한다. 다만, 치과기공소의 개설자가 치과기공물제작의뢰서를 보존하지 아니한 때(법제22조 제1항 제2호의 4) 및 치과기공사의 준수사항(법22조 1항 2호의 5)에 따른 면허자격정지처분을 받은 경우로서 해당 치과기공소에 그 개설자가 아닌 치과의사 또는 치과기공사가 종사하고 있는 경우에는 그러하지 아니하다.

(4) 치과기공소 및 안경업소의 업무정지처분의 효과는 그 처분이 확정된 치과기공소 및 안경업소를 양수한 자에게 승계되고, 업무정지처분절차가 진행 중인 때에는 양수인에 대하여 그 절차를 계속 진행할 수 있다. 다만, 양수인이 그 처분 또는 위반사실을 알지 못하였음을 증명하는 때에는 그러하지 아니하다.

(5) 업무정지처분을 받았거나 업무정지처분의 절차가 진행 중인 자는 행정처분을 받은 사실 또는 행정처분 절차가 진행 중인 사실을 보건복지부령으로 정하는 바에 따라 양수인에게 지체 없이 통지하여야 한다.

◆ 핵심 키워드: **개설등록 취소자** – 특별자치시장 · 특별자치도지사 · 시장 · 군수 · 구청장/6개월이내

제6장 중앙회와 보수교육

1. 중앙회 (법16조, 17조, 18조, 19조)

(1) 의료기사 등은 그 종류에 따라 각각 전국적으로 조직을 가지는 단체(중앙회)를 설립하여야한다.

(2) 중앙회는 법인으로 한다.

(3) 중앙회에 관하여 이 법에 규정되지 아니한 사항은 민법 중 사단법인에 관한 규정을 준용한다.

(4) 중앙회는 특별시 · 광역시 · 도 및 특별자치도에 지부를 필히 설치. 시 · 군 · 구에 분회를 설치 가능. 그 외의 지부나 외국에 지부를 설치하려면 보건복지부장관의 승인

(5) 중앙회가 지부나 분회를 설치한 때에는 책임자는 지체 없이 특별시장 · 광역시장 · 도지사 · 특별자치도지사 또는 시장 · 군수 · 구청장에게 신고

(6) 윤리위원회 : 자격정지 처분 요구에 관한 사항을 심의 · 의결

(7) 중앙회를 설립하려면 정관과 그 밖에 필요한 서류를 보건복지부장관에게 제출하여 설립인가를 받아야 한다. 중앙회가 정관을 변경하고자 하는 때에도 또한 같다(인가 후 공고 : 보건복지부장관).

(8) 중앙회는 보건복지부장관으로부터 국민의 보건 및 의료 향상에 관한 협조 요청을 받으면 협조하여야 한다.

(9) 정관의 변경 및 시정 명령

① 정관이 정하는 사업 외의 사업을 한 때

② 국민의 보건 및 의료향상에 장애가 되는 행위를 한 때

③ 협조 요청을 받고 협조하지 아니한 때

(10) 보건복지부장관은 감독상 필요한 경우 중앙회나 그 지부에 대하여 그 업무에 관한 사항을 보고하게 할 수 있다.

◆ 핵심 키워드: 의료기사단체 - 중앙회 - 윤리위원회(의료법과 같음)

2. 보수교육의 업무위탁 (법20조)

1) 보건복지부장관이 보수교육을 위탁할 수 있는 기관

① 의료기사 등 면허와 관련된 학과가 개설된 전문대학 이상의 학교

② 협회

③ 해당의료기사 등의 업무와 관련된 연구기관

3. 청문 (법26조)

보건복지부장관 또는 특별자치시장 · 특별자치도지사 · 시장 · 군수 · 구청장은 다음에 해당하는 처분을 하려면 청문을 하여야 한다.

- 면허의 취소
- 등록의 취소

4. 자료 제공의 요청 등 (법26조)

보건복지부장관은 이 법에 따른 업무를 수행하기 위하여 필요한 경우에는 지방자치단체의 장에게 치과기공소 또는 안경업소의 설치 및 운영 현황에 관한 자료 제공을 요청할 수 있다. 이 경우 요청을 받은 지방자치단체의 장은 특별한 사유가 없으면 이에 따라야 한다.

5. 수수료 (법27조)

- 의료기사등의 면허를 받으려는 사람
- 면허증을 재발급 받으려는 사람
- 국가시험에 응시하려는 사람

6. 권한의 위임 또는 위탁 (법28조)

(1) 이 법에 의한 보건복지부장관의 권한은 그 일부를 소속 기관의 장, 특별시장·광역시장·특별자치시장·도지사·특별자치도지사, 시장·군수·구청장 또는 보건소장에게 위임할 수 있다.

(2) 보건복지부장관은 의료기사등의 실태 등의 신고 수리, 의료기사등에 대한 교육 등 업무의 일부를 관계 전문기관 또는 단체 등에 위탁할 수 있다.

제7장 벌 칙

1. 3년 이하의 징역 또는 3천만원 이하의 벌금 (법30조)

- 의료기사 등의 면허없이 의료기사 등의 업무를 행한 사람
- 타인에게 의료기사 등의 면허증을 빌려 준 사람
- 업무상 알게된 비밀을 누설한 사람(친고죄)
- 치과기공사의 면허 없이 치과기공소를 개설한 사람.
  다만, 제11조의 2 제1항에 따라 개설등록을 한 치과의사는 제외한다.
- 치과의사가 발행한 치과기공물제작의뢰서에 따르지 아니하고 치과기공물제작등 업무를 행한 사람
- 안경사 면허 없이 안경업소를 개설한 사람

2. 500만원 이하의 벌금 (법31조)

- 의료기사등의 면허 없이 의료기사등의 명칭 또는 이와 유사한 명칭을 사용한 자
- 치과기공사로서 2개소 이상의 치과기공소를 개설한 자
- 안경사로서 2개 이상의 안경업소를 개설한 자
- 등록을 하지 아니하고 치과기공소를 개설한 자
- 등록을 하지 아니하고 안경업소를 개설한 자
- 전자상거래 또는 통신판매, 사이버몰 등으로부터 구매 또는 배송을 대행의 방법으로 안경 및 콘택트렌즈를 판매한 사람
- 안경 및 콘택트렌즈를 안경업소 외의 장소에서 판매한 안경사
- 영리를 목적으로 특정 치과기공소·안경업소 또는 치과기공사·안경사에게 고객을 알선·소개 또는 유인한 자

3. 양벌규정 (법32조)

법인의 대표자나 법인 또는 개인의 대리인, 사용인, 그 밖의 종업원이 그 법인 또는 개인의 업무에 관하여 제30조 또는 제31조의 위반행위를 하면 그 행위자를 벌하는 외에 그 법인 또는 개인에게도 해당 조문의 벌금형을 과(科)한다. 다만, 법인 또는 개인이 그 위반행위를 방지하기 위하여 해당 업무에 관하여 상당한 주의와 감독을 게을리하지 아니한 경우에는 그러하지 아니하다.

4. 과태료 (법33조)

1) 500만원 이하의 과태료(부과·징수: 보건복지부장관)

시간 · 방법 · 내용 등에 관한 사항을 위반하여 보수교육을 실시하거나 실시하지 아니하여 내린 시정명령을 이행하지 아니한 자

2) 100만원 이하의 과태료(부과·징수: 특별자치시장·특별자치도지사·시장·군수·구청장)

- 실태와 취업 상황을 허위로 신고한 사람
- 폐업신고를 하지 아니하거나 등록사항의 변경신고를 하지 아니한 사람
- 치과기공소 또는 안경업소의 개설자가 보고를 하지 아니하거나 검사를 거부·기피 또는 방해한 자

3. 의료기사법 필수 핵심정리

- 마무리 점검으로 사용 -

1. 필수 암기 키워드 요약- 신고, 허가 간단요약

** 의료기사법 **

1) 의료기사의 업무의 한계 - 대통령령
2) 의료기사의 면허 등록, 발급 - 보건복지부장관
3) 국가시험의 공고 - 90일 이전, 응시인원확정시 장소는 30일 이전
4) 의료기사의 실태 및 신고 - (대통령령)보건복지부 장관에게 신고 3년마다
5) 보수교육의 실시 - 연간 8시간 이상
6) 안경사와 보건의료정보관리사는 의료기사가 아니다.
7) 의료기사의 자격정지기간 - 6개월 이내
8) 의료기사의 단체 - 중앙회
9) 치과 기공소 개설(보건복지부령) - 특별자치도사, 시장 · 군수 · 구청장에게 등록
10) 안경업소의 개설 - 특별자치도사, 시장 · 군수 · 구청장에게 등록
11) 치과기공소 및 안경업소 폐업신고 등록변경 - 신고는 지체없이 서류준비는 시장 · 군수 · 구청에게 신고(14일 이내)
12) 치과기공소 및 안경업소의 보고와 검사 - 보건복지부장관, 시 · 도지사, 시장 · 군수 · 구청장 권한
13) 치과기공소 및 안경업소 개설등록 취소 - 시장 · 군수 · 구청장에게 등록
14) 권한의 위임- 보건복지부장관은 대통령령에 따라 그 일부를 시 · 도지사, 질병관리본부장, 시장 · 군수 · 구청장, 보건소장에게 위임할 수 있다.
15) 의료기사법의 규제의 재검토 2년마다
16) 보수교육 유예자 1년 12시간, 2년 16시간, 3년 20시간
17) 부정행위 시 손짓발짓 1회 제한, 통신장비소지 2회 제한, 대리시험 3회 제한
18) 의료기사법의 과태료부과권자 - 특별자치시장 · 특별자치도지사 · 시장 · 군수 · 구청장, 보건복지부장관

2. 필수 암기 키워드 요약- 벌칙 간단요약

*** 의료기사법 벌칙 ***

1) 3년 이하의 징역 또는 3천만원 이하의 벌금

(1) 의료기사 등의 면허 없이 의료기사 업무를 한 자
(2) 타인에게 의료기사 등의 면허증을 빌려준 사람
(3) 업무상 알게 된 비밀을 누설한 사람
(4) 치과 기공사의 면허 없이 치과기공소를 개설한 자
(5) 치과의사가 발행한 치과 기공물제작의뢰서에 따르지 아니하고 치과 기공물제작 등 업무를 행한 자
(6) 안경사 면허 없이 안경업소를 개설한 사람

2) 500만원 이하의 벌금

(1) 의료기사 등의 면허 없이 의료기사 등의 명칭 또는 이와 유사한 명칭을 사용한 자
(2) 2개소 이상의 치과기공소를 개설한 자
(3) 2개소 이상의 안경업소를 개설한 자
(4) 등록을 하지 아니하고 치과기공소를 개설한 자
(5) 등록을 하지 아니하고 안경업소를 개설한 자
(6) 안경 및 콘택트렌즈를 전자상거래 및 통신판매의 방법으로 판매한 자
(7) 안경 및 콘택트렌즈를 안경업소 외의 장소에서 판매한 안경사
(8) 영리를 목적으로 특정 치과기공소, 안경업소 또는 치과기공사, 안경사에게 고객을 알선, 소개 또는 유인한 자

** 의료기사법 과태료 **

보건복지부 장관, 시 · 도 지사 또는 시장 · 군수 · 구청장이 부과

(1) 법 11조에 따른 실태와 취업상황에 관한 신고를 하지 않은 경우(30만원)
(2) 법 13조에 따른 폐업신고를 하지 않거나 등록사항의 변경신고를 하지 않은 경우(30만원)
(3) 법 15조 1항에 따른 보고를 하지 않거나 검사를 거부, 기피 또는 방해한 경우(100만원)
(4) 보수교육실시를 제대로 하지않아 시정명령을 받은 경우(500만원)

4. 의료기사법 정리문제

1. 의료기사 등에 관한 법률의 제정 목적으로 옳은 것은?

① 의료기사의 법률적 제제
② 의료기사의 진료향상
③ 국민의 정신건강을 보호
④ 공중보건의 위생을 위해
⑤ 국민의 보건 및 의료향상에 이바지하기 위해

해설 보건의료정보관리사는 의료기사 등에 관한 법률(법1조)

2. 보기 중 의료기사는 누구인가?

① 물리치료사
② 보건의료정보관리사
③ 위생사
④ 접골사
⑤ 조산사

해설 보건의료정보관리사는 의료기사 등에 관한 법률에 적용을 받지만 의료기사는 아님(법1조의2)

3. 의료기사를 지도할 수 있는 자는 누구인가?

① 조산사 ② 간호사 ③ 한의사 ④ 임상병리사 ⑤ 치과의사

해설 (법1조)

4. "의료기사란 (　　)의 지도아래 진료나 의화학적 검사에 종사하는 사람"에서 (　　)안에 들어갈 알맞은 것은?

① 의사
② 의사 또는 치과의사
③ 의사, 치과의사 또는 한의사
④ 의사 또는 한의사
⑤ 치과의사 또는 한의사

해설 법1조의2

5. 의료기사 등의 면허권자로 옳은 것은?

① 보건복지부장관
② 시 · 도지사
③ 대통령
④ 보건소장
⑤ 국시원장

해설 법4조

6. 치과기공소를 개설하고자 하는 자의 누구에게 어떤 조치를 받아야 하는가?

① 보건복지부장관의 허가
② 보건복지부장관에게 신고
③ 특별자치시장 · 특별자치도지사 · 시장 · 군수 · 구청장에게 신고
④ 특별자치시장 · 특별자치도지사 · 시장 · 군수 · 구청장에게 개설등록
⑤ 특별자치시장 · 특별자치도지사 · 시장 · 군수 · 구청장의 허가

해설 법11조의2 3항

정답 1. ⑤ 2.① 3. ⑤ 4. ② 5. ① 6. ④

7. 응시인원이 확정된 후 의료기사의 국가시험 장소공고 시기로 옳은 것은?
① 시험실시 2주 전 ② 시험실시 20일 전 ③ 시험실시 2개월 전
④ 시험실시 90일 전 ⑤ 시험실시 30일 전

해설 영4조 2항

8. "의료기사란 의사 또는 치과의사의 지도아래 ( )에 종사하는 사람"에서 ( )안에 들어갈 알맞은 것은?
① 생리학 검사 및 진료 ② 환자에게 시행하는 검사 ③ 진료나 의화학적 검사
④ 보건 및 의료 ⑤ 환자치료 및 진료보조

해설 법1조의2

9. 의료기사 등의 결격사유에 해당하는 것으로 옳은 것은?
① 금고이상의 형을 선고받고 형이 확정되지 아니한 자 ② 피성년후견인
③ 파산 선고를 받은 자 ④ 미성년자
⑤ 게임 중독자

해설 법5조

10. 의료기사의 국가시험은 실시 횟수로 옳은 것은?
① 연간 1회 ② 연간 1회 이상 ③ 연간 2회 ④ 연간 2회 이상 ⑤ 연간 3회 이상

해설 법6조 영4조

11. 의료기사 등의 업무와 내용의 연결로 옳은 것은?
① 방사선사- 전리와 비전리 방사선의 취급 ② 임상병리사- 혈액의 제작
③ 안경사- 콘텍트렌즈의 조제 ④ 치과위생사- 치과보철물 제작
⑤ 물리치료사- 도수치료를 위한 수술

해설 영2조

12. 의료기사의 면허취소권자로 옳은 것은?
① 보건복지부장관 ② 보건지소장 ③ 대통령
④ 관련중앙회장 ⑤ 국시원장

해설 법21조

13. 의료기사 등의 실태와 취업상황에 관한 신고는 시기로 옳은 것은?
① 대통령이 보건의료시책상 필요하다고 인정할 때
② 면허증을 신규 발급받고 매 3년이 되는 해
③ 시 · 도지사의 요청이 있을 때
④ 국시원장이 필요하다고 인정할 때
⑤ 정기적으로 매년 1회

해설 법11조, 영8조

정답 7. ⑤ 8. ③ 9. ② 10. ② 11. ① 12. ① 13. ②

14. 의료기사 등의 업무 범위는 다음 중 어떤 법으로 정하는가?

① 지역 조례법 ② 대통령령 ③ 보건소장의 규칙
④ 의료기사 등의 단체의 장의 명령 ⑤ 보건복지부 장관의 조례

해설 법3조

15. 의료기사의 국가시험 응시자격에 제한받지 않는 경우는?

① 대마중독자 ② 부정한 방법으로 국가시험에 응시한 자
③ 미성년자 ④ 정신질환자
⑤ 국가시험 중 부정행위를 한 자

해설 법7조

16. 의료기사의 면허증 재발급 요건으로 옳은 것은?

가. 분실시	나. 훼손시	다. 기재사항 변경시	라. 국가시험 합격시

① 가, 나, 다 ② 가, 다 ③ 나, 라 ④ 라 ⑤ 가, 나, 다, 라

해설 법21조, 규22조

17. 의료기사의 국가시험에 응시할 수 있는 자는?

① 전문대학에서 임상병리학을 2년 재학중인 자
② 보건복지부장관이 인정하는 외국의 대학에서 방사선과를 이수하고 면허를 취득한 자
③ 산업대학에서 방사선학과를 휴학한 자
④ 고등학교 졸업 후 병원에서 20년이상 근무한 자
⑤ 고등학교 이상의 학교를 졸업하고 보건복지부장관이 지정하는 의료기관에서 보건의료업무를 3년 이상 수습한 자

해설 법4조

18. 보기 중 의료기사 등에 관한 법률에서 과태료를 징수할 수 있는 사람은?

① 질병관리본부장 ② 보건소장 ③ 특별자치도지사
④ 중앙회장 ⑤ 보건지소장

해설 법33조

19. 의료기사 등의 면허자격 정지처분 등의 내용 등으로 옳은 것은?

① 6개월 이내의 기간에 대하여 할 수 있다. ② 면허를 대여한자
③ 야간당직을 초과하면 자격정지를 받을 수 있다. ④ 음주운전을 한 자
⑤ 보수교육을 받지 않아도 업무를 계속할 수 있다.

해설 법22조

20. 의료기사의 보수교육 시간으로 옳은 것은?

① 연간 10시간 이상 ② 연간 16시간 이상 ③ 연간 8시간 이상
④ 연간 4시간 이상 ⑤ 연간 12시간 이상

해설 법20조, 규18조

정답 14. ② 15. ③ 16. ① 17. ② 18. ③ 19. ① 20. ③

21. 의료기사의 보수교육업무를 위탁받을 수 있는 기관으로 옳은 것은?

가. 의료기사 중앙회	나. 의료기사의 업무와 관련된 연구기관
다. 의료기사의 면허와 관련된 학과가 개설된 전문대학	라. 건강보험증진센터

① 가, 나, 다 ② 가, 다 ③ 나, 라 ④ 라 ⑤ 가, 나, 다, 라

해설 법20조, 영14조

22. 의료기사 등이 국가시험에 관하여 대리시험 부정행위를 하여 수험이 정지되었다면 국가시험에 응시할 수 없는 횟수 몇 회인가?

① 1회 ② 2회 ③ 3회 ④ 4회 이상 ⑤ 2년

해설 대리시험의 경우 다음에 치러지는 국가시험 응시를 3회의 범위에서 제한할 수 있다.(법10조) 별표2

23. 안경사가 되고자 하는 자의 면허 부여권자로 옳은 것은?

① 시 · 도지사 ② 시 · 군 · 구청장 ③ 대통령
④ 보건복지부장관 ⑤ 시 · 도지사

해설 안경사는 의료기사는 아니지만 의료기사 등에 관한 법률에 적용을 받고 있음(법4조)

24. 의료기사의 결격사유가 아닌 것은?

① 정신질환자 ② 대마중독자 ③ 마약중독자
④ 향정신성의약품 중독자 ⑤ 미성년자

해설 미성년 자는 결격사유가 아님(법5조)

25. 의료기사 등의 벌칙규정 중 옳은 것은?

① 의료기사 등의 면허 없이 의료기사 등의 업무를 행한 사람은 2년 이하의 징역 또는 2천만원 이하의 벌금
② 의료기사 등의 면허없이 의료기사 등의 명칭과 유사명칭 사용한 자는 3백만원 이하의 벌금
③ 면허증대여시 2년 이하의 징역 또는 2천만원 이하의 벌금
④ 비밀누설 위반 시(친고죄) 1년 이하의 징역 또는 1천만원 이하의 벌금
⑤ 2개소 이상의 안경업소를 개설한자 500만원 이하의 벌금

해설 법 31조

26. 국가시험을 해마다 1회 이상 보는 자와 관계가 적은 자는?

① 의료기사 ② 안경사 ③ 의사 ④ 조산사 ⑤ 접골사

해설 의료인, 의료기사 등 모두 동일함(법6조) 의료유사업자는 현재 시험을 시행하지 않음

27. 치과기공소 개설자가 폐업을 신고하지 않을 시 벌칙으로 옳은 것은?

① 1천만원 이하의 벌금 ② 500만원 이하의 벌금
③ 100만원 이하의 벌금 ④ 100만원 이하의 과태료
⑤ 30만원의 과태료

해설 법33조

정답 21. ① 22. ③ 23. ④ 24. ⑤ 25. ⑤ 26. ⑤ 27. ④

28. 의료기사 시험 시 허용되지 않은 자료를 가지고 있는 부정행위를 한 경우는 차후 몇 회 응시자격이 제한되는가?

① 1회 ② 2회 ③ 3회 ④ 4회 ⑤ 5회

해설 시행규칙 별표2

29. 의료기사 등의 보수교육에 관하여 옳은 것은?

① 보건소장이 위탁받은 기관으로 하여금 실시하게 한다.
② 보수교육은 인터넷 강의로 받을 수 없다.
③ 시간은 연간 6시간 이상이다.
④ 보수교육을 받지 않으면 면허자격 정지 효력이 될 수 있다.
⑤ 관계서류의 보존은 2년이다.

해설 보수교육을 받지 않을 경우 신고가 반려되어 자격정지 효력이 성립 될 수 있다.

30. 안경업소를 폐업하고자 할 때 누구에게 어떤 조치를 해야 하는가?

① 보건복지부장관에게 신고 ② 도지사의 허가 ③ 시장 · 군수 · 구청장에 신고
④ 대통령에게 신고 ⑤ 보건소장에게 신고

해설 법13조

31. 안경업소의 영업을 정지시키거나 개설등록을 취소할 수 있는 경우가 아닌 것은?

① 2개소이상 안경업소를 개설할 때
② 허위 또는 과대한 광고를 한 때
③ 안경사 면허가 없는 자로 하여금 안경의 조제를 하게 한 때
④ 안경사가 시장, 군수, 구청장에게 지도, 감독상의 보고를 하지 않았을 때
⑤ 안경업소의 개설자가 영업정지 기간 중 영업을 계속할 때

해설 법24조

32. 의료기사 등의 단체를 무엇이라 하는가?

① 협회 ② 기사회 ③ 보조의료협회 ④ 의료기사회 ⑤ 중앙회

해설 법16조

33. 의료기사 보수교육1년 유예자는 다시 관련된 일을 시작하고자 하면 몇 시간 보수교육을 이수받아야 하는가?

① 6시간 ② 8시간 ③ 10시간 ④ 12시간 ⑤ 12시간

해설 보수교육 유예자 1년유예자는 12시간 보수교육을 다시 받아야 근무할 수 있다.

34. 의사·치과의사의 지도아래 진료 또는 의화학적 검사에 종사하는 자는 누구인가?

가. 방사선사	나. 안경사	다. 물리치료사	라. 보건의료정보관리사

① 가, 나, 다 ② 가, 다 ③ 나, 라 ④ 라 ⑤ 가, 나, 다, 라

해설 의료기사만 해당됨(법1조의2)

정답 28. ① 29. ④ 30. ③ 31. ④ 32. ⑤ 33. ⑤ 34. ②

35. 안경업소의 영업을 정지시키거나 개설등록을 취소할 수 있는 경우로 옳은 것은?

가. 2개소 이상 안경업소를 개설할 때
나. 안경업소에 대한 허위 또는 과대한 광고를 한 때
다. 안경사 면허가 없는 자로 하여금 안경의 조제를 하게 한 때
라. 영업정지 처분을 받은 자가 영업정지 기간 중 영업을 계속할 때

① 가, 나, 다 ② 가, 다 ③ 나, 라 ④ 라 ⑤ 가, 나, 다, 라

해설 법24조

36. 의료기사 등에 관한 벌칙에서 친고죄에 해당하는 내용으로 옳은 것은?

① 환자의 비밀누설 ② 무면허 행위 ③ 품위손상 행위
④ 과대광고행위 ⑤ 업무일탈 행위

해설 기록열람은 의료기사 등에 법률에 없으며, 안경사도 비밀누설에 적용받으며 의료기사 단체는 적용받지 않음(법10조, 법30조)

37. 다음의 벌칙에 대하여 옳은 것은?

① 의료인과 의료기사는 비밀누설금지를 위반하면 벌칙이 다르다.
② 의료기사 등이 면허 또는 업무에 관하여 광고행위를 했을 때 벌칙은 3년 이하의 징역 또는 2천만원 이하의 벌금이다.
③ 무면허 의료기사 등의 업무를 했을 때 의료기사 등에 관한 법률에서 가장 무거운 벌칙을 받는다.
④ 개설등록을 하지 아니하고 안경업소를 개설하면 100만원 이하의 벌금에 해당된다.
⑤ 의료기사 등이 품위손상행위를 했을 때 과태료 50만원 이하이다.

해설 갈다(3년, 3천만원이하) ② 규정없음 ④ 3년, 3천만원 이하 ⑤ 규정없음

38. 의료기사 등의 보수교육을 위탁받을 수 있는 기관으로 옳은 것은?

① 약사협회 ② 의사협회 ③ 간호사협회
④ 간호조무사협회 ⑤ 해당 의료기사 등의 업무와 관련된 연구기관

해설 ①, ②, ③, ④는 의료기사 등의 협회(단체)가 아니므로 적당치 않음. ⑤ 이외에도 관련된 학과가 개설된 전문대학이상의 학교와 의료기사 등의 종별에 따라 설립된 협회(단체)가 있음(영14조)

39. 의료기사 등의 국가시험 합격자 결정방법이 옳은 것은?

① 필기시험에 있어서는 총점의 60% 이상만 득점한 자
② 실기시험에 있어서는 매 과목만점의 40% 이상 총점의 60% 이상 득점한 자
③ 필기시험에 있어서 매 과목만점의 40% 이상만 득점한 자
④ 실기시험에 있어서 만점의 60% 이상 득점한 자
⑤ 필기시험과 실기시험 총점의 40% 이상 득점한 자

해설 규9조

정답 35. ⑤ 36. ① 37. ③ 38. ⑤ 39. ④

40. 의료기사 등의 면허자격정지처분과 관계가 먼 것은?

① 의료기사가 의사 · 치과의사의 지도에 의하지 아니하고 의료기사 업무를 행할 때
② 결격사유에 해당하는 경우
③ 의료기사 등의 업무범위를 벗어나는 행위 시
④ 의료기사의 품위손상 행위시
⑤ 기간은 6개월 이내이다.

해설 ② 신고 불이행은 면허의 효력 정지임.(법22조) 보수교육과 관련

41. 의료기사 등의 단체(중앙회)에 대하여 옳은 것은?

① 시 · 군 · 구에 분회를 반드시 설치해야 한다.
② 해당되는 의료기사 등은 당연한 회원이 된다.
③ 중앙회는 법인으로 한다.
④ 보건복지부장관에게 업무에 관한 사항을 보고해야 한다.
⑤ 의료기사 등에 관한 법률에 규정되지 아니한 사항은 민법 중 재단법인에 관한 규정을 준용한다.

해설 ① 설치할 수 있다 ② 규정없음 ④ 필요한 경우 보고하게 할 수 있다(19조) ⑤ 재단법인이 아니고 사단법인임(16조)

42. 치과기공업소를 개설하고자 할 때 절차로 옳은 것은?

① 시 · 도지사에 신고
② 시 · 도지사에 허가
③ 특별자치시장 · 특별자치도지사 · 시장 · 군수 · 구청장에 신고
④ 특별자치시장 · 특별자치도지사 · 시장 · 군수 · 구청장에 개설등록
⑤ 아무절차도 필요 없다.

해설 법12조3항

43. 의료기사 등의 품위 손상행위로 틀린 것은?

① 의료기사 등의 업무범위를 벗어나는 행위
② 한의사의 지시에 따르지 않은 행위
③ 학문적으로 인정되지 아니하거나 윤리적으로 허용되지 아니하는 방법으로 업무를 하는 행위
④ 검사결과를 사실과 다르게 판시하는 행위
⑤ 치과기공소가 아닌 곳에서 치과기공사의 업무를 하는 행위

해설 한의사는 의료기사를 지도 · 감독할 수 없다.

44. 의료기사 등의 면허증 재발급 사항으로 틀린 것은?

① 뉘우치는 빛이 뚜렷한 때
② 면허증기재사항 변경시
③ 면허취소의 원인이 소멸할 때
④ 면허증의 분실 · 훼손할 때
⑤ 금고형 선고로 면허취소처분 받은 후 6년 이내에 재교부하지 못함

해설 ⑤ 5년이 아니고 1년임(법21조 2항, 영12조)

정답 40. ② 41. ③ 42. ④ 43. ② 44. ⑤

45. 치과기공소 개설등록의 취소처분을 받은 날부터 몇 개월 이내에 개설할 수 없는가?

① 1개월 ② 3개월 ③ 6개월 ④ 9개월 ⑤ 12개월

해설 법24조

46. 다음 중 의료기사 등에 관한 법률의 벌칙 규정 중 옳은 것은?

① 무면허의료기사행위 시 3년 이하의 징역 또는 3천만원 이하의 벌금
② 의료기사 등이 아니면서 의료기사 등의 명칭사용 시 3백만원 이하의 벌금
③ 안경사면허없이 안경업소를 개설할 때 1년 이하의 징역 또는 1천만원 이하의 벌금
④ 면허증대여시 3년 이하의 징역 또는 1천만원 이하의 벌금
⑤ 검사결과를 사실과 다르게 판시할 때 30만원 이하의 벌금

해설 법30조(벌칙 참고)

47. 보기 중 대통령령으로 정하는 것으로 옳은 것은?

① 의료기사 등의 업무범위와 한계
② 필기시험의 시험과목
③ 실기시험의 범위
④ 합격자 결정방법
⑤ 치과기공소의 인정요건

해설 ① 대통령령으로 정함(법3조)

48. 보수교육과 관련된 서류의 보존기간으로 옳은 것은?

① 1년 ② 3년 ③ 5년 ④ 10년 ⑤ 영구보존

해설 규21조

49. 의료기사 등의 국가시험에 관하여 필요한 사항은 시험실시 며칠 전에 공고하나?

① 10일 ② 20일 ③ 30일 ④ 60일 ⑤ 90일

해설 의료인과 동일함(영4조 2항)

50. 보기 중 의료기사 등에 관한 법률의 과태료 부과 · 징수자로 가장 옳은 것은?

가. 보건복지부장관 나. 특별자치시장·특별자치도지사 다. 시장·군수·구청장 라. 보건소장

① 가, 라 ② 가, 다 ③ 나, 라 ④ 라 ⑤ 가, 나, 다

해설 법33조 2항

51. 의료기사 등이 아니면서 의료기사 등과 유사한 명칭을 사용했을 시 벌칙 또는 행정처분이 맞는 것은?

① 300만원 이하의 벌금
② 300만원 이하의 과태료
③ 1천만원 이하의 벌금
④ 500만원 이하 과태료
⑤ 500만원 이하 벌금

해설 벌칙 참조

정답 45. ③ 46. ① 47. ① 48. ② 49. ⑤ 50. ⑤ 51. ⑤

52. 의료기사 등의 국가시험의 응시원서는 누구에게 제출해야 하나?

① 보건소장 ② 대통령 ③ 국가시험관리기관의 장
④ 도지사 ⑤ 중앙회장

해설 영6조

53. 안경업소의 폐업은 누구에게 신고해야 하나?

① 보건복지부장관
② 시 · 도지사
③ 특별자치시장 · 특별자치도지사 · 시장 · 군수 · 구청장
④ 안경사협회장
⑤ 보건소장

해설 법13조

54. 보기 중 의료기사등의 법률에서 보건복지부장관이 권한의 일부를 위임할 수 없는 자는 누구인가?

① 도지사 ② 중앙회장 ③ 시장
④ 보건소장 ⑤ 대통령

해설 법28조

55. 의료기사의 규제의 재검토는 몇 년마다 이루어지는가?

① 1년 ② 2년 ③ 3년 ④ 4년 ⑤ 5년

해설 의료기사법의 의료규제의 재검토는 2년마다

56. 의료기사법률 중 보건복지부장관은 면허의 취소와 등록을 취소할 때 실시해야 하는 것은?

① 감사 ② 문답 ③ 서면 통보
④ 행정적 반려 ⑤ 청문

해설 ⑤ 법26조에 따라 청문을 실시할 경우 면허 취소와 등록 취소가 있다.

57. 의료기사등은 대통령령에 따라 실태와 취업상황을 누구에게 신고해야 하는가?

① 보건소장 ② 보건복지부장관 ③ 시장
④ 구청장 ⑤ 대통령

해설 법11조

58. 의료기사등은 비밀누설 시 벌칙은?

① 1년 이하의 징역 또는 1천만원 이하의 벌금
② 2년 이하의 징역 또는 2천만원 이하의 벌금
③ 3년 이하의 징역 또는 3천만원 이하의 벌금
④ 4년 이하의 징역 또는 4천만원 이하의 벌금
⑤ 5년 이하의 징역 또는 5천만원 이하의 벌금

해설 법30조

정답 52. ③ 53. ③ 54. ⑤ 55. ② 56. ⑤ 57.② 58. ③

Ⅲ. 지역보건법

1. 지역보건법 전문(총칙)
2. 지역보건법 요약
3. 지역보건법 필수 핵심정리
4. 지역보건법 문제

1. 지역보건법 전문

제1장 총 칙

★★ **제1조(목적)** 이 법은 보건소 등 지역보건의료기관의 설치 · 운영에 관한 사항과 보건의료 관련기관 · 단체와의 연계 · 협력을 통하여 지역보건의료기관의 기능을 효과적으로 수행하는 데 필요한 사항을 규정함으로써 지역보건의료정책을 효율적으로 추진하여 지역주민의 건강 증진에 이바지함을 목적으로 한다.

암기 Keyword

지역보건법의 목적-보건소등의 설치 · 운영, 지역주민의 건강 이바지

기출변형 확인 문제

Q. [지역보건법]에서 지역보건법의 목적으로 틀린 것은?

① 보건소의 설치 · 운영에 관한 사항
② 보건의료단체와 연계 · 협력
③ 지역보건의료기관의 기능을 효과적 수행
④ 지역주민의 건강 증진에 이바지
⑤ 보건소장의 효율적 관리에 관한 사항

답: 5

★ **제2조(정의)** 이 법에서 사용하는 용어의 뜻은 다음과 같다.

1. "지역보건의료기관"이란 지역주민의 건강을 증진하고 질병을 예방 · 관리하기 위하여 이 법에 따라 설치 · 운영하는 보건소, 보건의료원, 보건지소 및 건강생활지원센터를 말한다.
2. "지역보건의료서비스"란 지역주민의 건강을 증진하고 질병을 예방 · 관리하기 위하여 지역보건의료기관이 직접 제공하거나 보건의료 관련기관 · 단체를 통하여 제공하는 서비스로서 보건의료인(「보건의료기본법」 제3조제3호에 따른 보건의료인을 말한다. 이하 같다)이 행하는 모든 활동을 말한다.
3. "보건의료 관련기관 · 단체"란 지역사회 내에서 공중(公衆) 또는 특정 다수인을 위하여 지역보건의료서비스를 제공하는 의료기관, 약국, 보건의료인 단체 등을 말한다.

암기 *Keyword*

지역보건의료기관 - 보건소, 보건의료원, 보건지소, 건강생활지원센터

[영]제1조(목적) 이 영은 「지역보건법」에서 위임된 사항과 그 시행에 필요한 사항을 규정함을 목적으로 한다.

[규칙]제1조(목적) 이 규정은 「지역보건법」 및 같은 법 시행령에서 위임된 사항과 그 시행에 필요한 사항을 규정함을 목적으로 한다.

★ **제3조(국가와 지방자치단체의 책무)** ① 국가 및 지방자치단체는 지역보건의료에 관한 조사·연구, 정보의 수집·관리·활용·보호, 인력의 양성·확보 및 고용 안정과 자질 향상 등을 위하여 노력하여야 한다. 〈개정 2016.2.3.〉

② 국가 및 지방자치단체는 지역보건의료 업무의 효율적 추진을 위하여 기술적·재정적 지원을 하여야 한다.

③ 국가 및 지방자치단체는 지역주민의 건강 상태에 격차가 발생하지 아니하도록 필요한 방안을 마련하여야 한다.

★★ **제4조(지역사회 건강실태조사)** ① 질병관리청장과 특별자치시장·특별자치도지사·시장·군수·구청장(구청장은 자치구의 구청장을 말하며, 이하 "시장·군수·구청장"이라 한다)은 지역주민의 건강 상태 및 건강 문제의 원인 등을 파악하기 위하여 매년 지역사회 건강실태조사를 실시하여야 한다. 〈개정 2023.3.28.〉

② 질병관리청장은 제1항에 따라 지역사회 건강실태조사를 실시할 때에는 미리 보건복지부장관과 협의하여야 한다. 〈신설 2023.3.28.〉

③ 제1항에 따른 지역사회 건강실태조사의 방법, 내용 등에 필요한 사항은 대통령령으로 정한다. 〈개정 2023.3.28.〉

암기 *Keyword*

✎ 지역사회의 건강실태조사는 매년 한다.

기출변형 확인 문제

Q. [지역보건법]에서 지역사회 건강실태 조사는 몇 년마다 이루어지는가?

① 매년 ② 2년 ③ 4년 ④ 5년 ⑤ 6년

답: 1

[영]제2조(지역사회 건강실태조사의 방법 및 내용) ① 질병관리청장은 보건복지부장관과 협의하여 「지역보건법」(이하 "법"이라 한다) 제4조제1항에 따른 지역사회 건강실태조사(이하 "지역사회 건강실태조사"라 한다)를 매년 지방자치단체의 장에게 협조를 요청하여 실시한다. 〈개정 2020.9.11.〉

② 제1항에 따라 협조 요청을 받은 지방자치단체의 장은 매년 보건소(보건의료원을 포함한다. 이하 같다)를 통하여 지역 주민을 대상으로 지역사회 건강실태조사를 실시하여야 한다. 이 경우 지방자치단체의 장은 지역사회 건강실태조사의 결과를 질병관리청장에게 통보하여야 한다. 〈개정 2020.9.11.〉

③ 지역사회 건강실태조사는 표본조사를 원칙으로 하되, 필요한 경우에는 전수조사를 할 수 있다.

④ 지역사회 건강실태조사의 내용에는 다음 각 호의 사항이 포함되어야 한다. 〈개정 2020.9.11.〉

1. 흡연, 음주 등 건강 관련 생활습관에 관한 사항
2. 건강검진 및 예방접종 등 질병 예방에 관한 사항
3. 질병 및 보건의료서비스 이용 실태에 관한 사항
4. 사고 및 중독에 관한 사항
5. 활동의 제한 및 삶의 질에 관한 사항
6. 그 밖에 지역사회 건강실태조사에 포함되어야 한다고 질병관리청장이 정하는 사항

[영]제2조의2(지역보건의료정보시스템의 연계 및 이용 등) ① 법 제5조제4항제9호에서 "대통령령으로 정하는 정보시스템"이란 다음 각 호의 정보시스템을 말한다.

1. 「노인장기요양보험법」 제15조에 따른 장기요양등급판정 자료를 처리하는 정보시스템
2. 「모자보건법」 제11조제2항제1호에 따른 난임치료를 위한 시술비 지원 자료를 처리하는 정보시스템

② 법 제5조제7항에 따라 지역보건의료정보시스템을 이용하거나 관할 업무시스템과 연계하려는 관계 중앙행정기관의 장, 특별시장·광역시장·도지사(이하 "시·도지사"라 한다) 또는 특별자치시장·특별자치도지사·시장·군수·구청장(구청장은 자치구의 구청장을 말하며, 이하 "시장·군수·구청장"이라 한다)은 보건복지부장관에게 다음 각 호의 사항이 포함된 지역보건의료정보시스템 이용 협의 신청서를 제출해야 한다.

1. 신청기관의 명칭
2. 지역보건의료정보시스템을 통하여 이용하려는 지역보건의료정보의 명칭, 범위, 이용 근거 및 보유기관
3. 지역보건의료정보시스템을 통하여 수행하려는 사무의 명칭, 목적 및 내용
4. 지역보건의료정보시스템의 이용 방식 및 안전성 확보 방안
5. 그 밖에 보건복지부장관이 지역보건의료정보시스템 이용을 위하여 필요하다고 정한 사항

③ 보건복지부장관은 제2항에 따른 신청을 받으면 다음 각 호의 사항을 고려하여 신청한 관계 중앙행정기관의 장, 시·도지사 또는 시장·군수·구청장과 협의해야 한다.

1. 지역보건의료정보시스템을 통하여 수행하려는 사무가 지역보건의료서비스에 해당하는지 여부
2. 지역보건의료정보시스템의 추가 개발이 필요한 경우 소요될 것으로 예상되는 적정한 예산을 편성했는지 여부
3. 지역보건의료정보시스템의 추가 개발이 필요한 경우 적정한 개발기간을 고려했는지 여부
4. 지역보건의료정보시스템의 보안 및 안전에 관한 대책을 마련했는지 여부
5. 그 밖에 연계하려는 업무시스템의 변경, 연계 가능 여부 등 보건복지부장관이 지역보건의료정보시스템의 이용 협의를 위하여 필요하다고 정한 사항에 적합한지 여부

④ 보건복지부장관은 제3항에 따른 협의를 하면서 필요한 경우에는 다음 각 호의 이용 범위를 협의사항에 포함해야 한다.

1. 이용 대상 지역보건의료정보의 범위 제한
2. 지역보건의료정보시스템의 이용자 범위 및 접근 권한의 제한
3. 지역보건의료정보시스템의 이용 방식, 지역보건의료정보의 제공 방법 및 지역보건의료정보 전달체계
4. 지역보건의료정보시스템의 이용에 필요한 예산, 시설 및 인력의 확보

⑤ 보건복지부장관은 제3항과 제4항에 따라 지역보건의료정보시스템의 이용이나 연계 이용에 관한 협의가 완료된 경우에는 협의 결과를 신청기관과 해당 정보의 보유기관에 각각 통보해야 한다.

⑥ 제2항부터 제5항까지에서 규정한 사항 외에 지역보건의료정보시스템의 이용 협의 절차에 관한 세부 사항은 보건복지부장관이 정한다.

[본조신설 2023. 9. 26.]

암기 Keyword

지역사회건강실태조사자 – 질병관리청장, 특별자치시장·특별자치도지사·시장·군수·구청장

기출변형 확인 문제

Q. [지역보건법]에서 지역사회 건강실태 조사자를 위해 보건복지부 장관은 누구와 협의해야 하는가?

① 질병관리청장 ② 대통령 ③ 보건소장
④ 보건지소장 ⑤ 건강생활지원센터장

답: 1

★ **제5조(지역보건의료업무의 전자화)** ① 보건복지부장관은 지역보건의료기관(「농어촌 등 보건의료를 위한 특별조치법」 제2조제4호에 따른 보건진료소를 포함한다. 이하 이 조에서 같다)의 기능 및 업무를 수행하는 데 필요한 각종 자료 및 정보의 효율적 처리(「개인정보 보호법」 제2조제2호의 처리를 말한다. 이하 이 조에서 같다)를 위하여 지역보건의료정보시스템을 구축·운영할 수 있다. 〈개정 2023.3.28.〉

② 보건복지부장관은 제1항에 따른 지역보건의료정보시스템을 구축·운영하는 데 필요한 자료로서 다음 각 호의 어느 하나에 해당하는 자료 또는 정보를 처리할 수 있으며, 관계 중앙행정기관, 지방자치단체, 관련 기관·단체·법인·시설 등에 필요한 자료의 제공을 요청할 수 있다. 이 경우 요청을 받은 중앙행정기관, 지방자치단체, 관련 기관·단체·법인·시설 등의 장은 정당한 사유가 없으면 그 요청에 따라야 한다. 〈개정 2023.3.28.〉

1. 제11조제1항제5호에 따른 지역보건의료서비스의 제공에 관한 자료
2. 제19조부터 제21조까지의 규정에 따른 지역보건의료서비스 제공의 신청, 조사 및 실시에 관한 자료
3. 그 밖에 지역보건의료기관의 기능을 수행하는 데 필요한 것으로서 대통령령으로 정하는 자료

③ 누구든지 정당한 접근 권한 없이 또는 허용된 접근 권한을 넘어 지역보건의료정보시스템의 정보를 훼손·멸실·변경·위조·유출하거나 검색·복제하여서는 아니 된다.

④ 보건복지부장관은 지역보건의료기관의 기능과 업무 수행에 필요한 각종 자료 및 정보의 효율적 처리를 위하여 제1항에 따른 지역보건의료정보시스템을 다음 각 호의 정보시스템과 전자적으로 연계하여 활용할 수 있다. 〈신설 2023. 3. 28.〉

1. 「주민등록법」 제30조제1항에 따른 주민등록전산정보자료를 처리하는 정보시스템
2. 「사회보장기본법」 제37조제2항에 따른 사회보장정보시스템
3. 「사회보장급여의 이용·제공 및 수급권자 발굴에 관한 법률」 제24조의2제1항에 따른 사회서비스정보시스템
4. 「감염병의 예방 및 관리에 관한 법률」 제33조의4제1항에 따른 예방접종통합관리시스템

5. 「감염병의 예방 및 관리에 관한 법률」 제40조의5제1항에 따른 감염병관리통합정보시스템
6. 「건강검진기본법」 제3조제4호에 따른 건강검진자료를 처리하는 정보시스템
7. 「지방재정법」 제96조의2제1항에 따른 정보시스템
8. 「치매관리법」 제13조의2제1항에 따른 치매정보시스템
9. 그 밖에 대통령령으로 정하는 정보시스템

⑤ 보건복지부장관은 제1항에 따라 지역보건의료정보시스템을 통해 처리하는 자료 또는 정보를 지역주민의 건강 증진 및 질병의 예방·관리를 위하여 관계 중앙행정기관의 장과 특별시장·광역시장·도지사(이하 "시·도지사"라 한다) 또는 시장·군수·구청장에게 제공할 수 있다. 〈신설 2023.3.28.〉

⑥ 시·도지사 또는 시장·군수·구청장은 필요한 경우 제5항에 따라 보건복지부장관으로부터 제공받은 자료 또는 정보를 제19조제2항에 따른 서비스대상자 및 부양의무자의 동의를 받아 제30조제3항에 따른 보건의료 관련기관·단체 또는 의료인에게 제공할 수 있다. 이 경우 이용 목적을 고려하여 필요 최소한의 정보를 제공하여야 한다. 〈신설 2023.3.28.〉

⑦ 관계 중앙행정기관의 장, 시·도지사 또는 시장·군수·구청장이 제4항 및 제5항에 따라 지역보건의료정보시스템을 이용하거나 연계하고자 하는 경우에는 지역보건의료정보시스템을 이용하여 처리하고자 하는 자료 또는 정보와 그 범위, 처리 목적·방식, 해당 자료 또는 정보의 보유기관 등을 특정하여 보건복지부장관과 미리 협의하여야 한다. 〈신설 2023.3.28.〉

⑧ 제7항에 규정된 사항 외에 지역보건의료정보시스템의 이용 범위·방법 및 절차 등은 대통령령으로 정한다. 〈신설 2023.3.28.〉

[제목개정 2023.3.28.]

★ 벌칙: 제32조1항- 5년 이하의 징역 또는 5천만원 이하의 벌금
제5조제3항- 훼손·멸실·변경·위조 또는 유출한 자
제5조제3항- **검색 또는 복제한 자**- 3년 이하의 징역 또는 3천만원 이하의 벌금

***암기** Keyword*

훼손은 5/5 , 반드시 벌칙 암기

기출변형 확인 문제

Q. [지역보건법]에서 지역보건 정보시스템을 불법으로 검색 또는 복제한자의 벌칙은?

① 1년 이하의 징역 또는 1천만원 이하의 벌금
② 2년 이하의 징역 또는 2천만원 이하의 벌금
③ 3년 이하의 징역 또는 3천만원 이하의 벌금
④ 3년 이하의 징역 또는 1천만원 이하의 벌금
⑤ 3년 이하의 징역 또는 2천만원 이하의 벌금

답: 3

★ **제6조(지역보건의료심의위원회)** ① 지역보건의료에 관한 다음 각 호의 사항을 심의하기 위하여 특별시·광역시·도(이하 "시·도"라 한다) 및 특별자치시·특별자치도·시·군·구(구는 자치구를 말하며, 이하 "시·군·구"라 한다)에 지역보건의료심의위원회(이하 "위원회"라 한다)를 둔다.

1. 지역사회 건강실태조사 등 지역보건의료의 실태조사에 관한 사항
2. 지역보건의료계획 및 연차별 시행계획의 수립·시행 및 평가에 관한 사항
3. 지역보건의료계획의 효율적 시행을 위하여 보건의료 관련기관·단체, 학교, 직장 등과의 협력이 필요한 사항
4. 그 밖에 지역보건의료시책의 추진을 위하여 필요한 사항

② 위원회는 위원장 1명을 포함한 20명 이내의 위원으로 구성하며, 위원장은 해당 지방자치단체의 부단체장(부단체장이 2명 이상인 지방자치단체에서는 대통령령으로 정하는 부단체장을 말한다)이 된다. 다만, 제4항에 따라 다른 위원회가 위원회의 기능을 대신하는 경우 위원장은 조례로 정한다.

③ 위원회의 위원은 지역주민 대표, 학교보건 관계자, 산업안전·보건 관계자, 보건의료 관련기관·단체의 임직원 및 관계 공무원 중에서 해당 위원회가 속하는 지방자치단체의 장이 임명하거나 위촉한다.

④ 위원회는 그 기능을 담당하기에 적합한 다른 위원회가 있고 그 위원회의 위원이 제3항에 따른 자격을 갖춘 경우에는 시·도 또는 시·군·구의 조례에 따라 위원회의 기능을 통합하여 운영할 수 있다.

⑤ 제1항부터 제4항까지에서 규정한 사항 외에 위원회의 구성과 운영 등에 필요한 사항은 대통령령으로 정한다.

암기 Keyword

지역보건심의위원회-지역주민대표, 학교보건관계자, 산업안전관계자 등

[영]제3조(지역보건의료심의위원회의 구성과 운영) ① 법 제6조제2항 본문에서 "대통령령으로 정하는 부단체장"이란 「지방자치법 시행령」 제71조제2항에 따른 행정부시장이나 행정부지사를 말한다. 이 경우 행정부시장이나 행정부지사가 2명 있는 지방자치단체는 행정(1)부시장이나 행정(1)부지사를 말한다. 〈개정 2021.12.16.〉

② 법 제6조에 따른 지역보건의료심의위원회(이하 "위원회"라 한다)에 출석한 위원에게는 예산의 범위에서 수당과 여비를 지급할 수 있다. 다만, 공무원인 위원이 그 소관 업무와 직접 관련되어 참석하는 경우에는 그러하지 아니하다.

③ 제1항 및 제2항에서 규정한 사항 외에 위원회의 구성과 운영에 필요한 사항은 해당 지방자치단체의 조례로 정한다.

※ 지역보건법의 체계

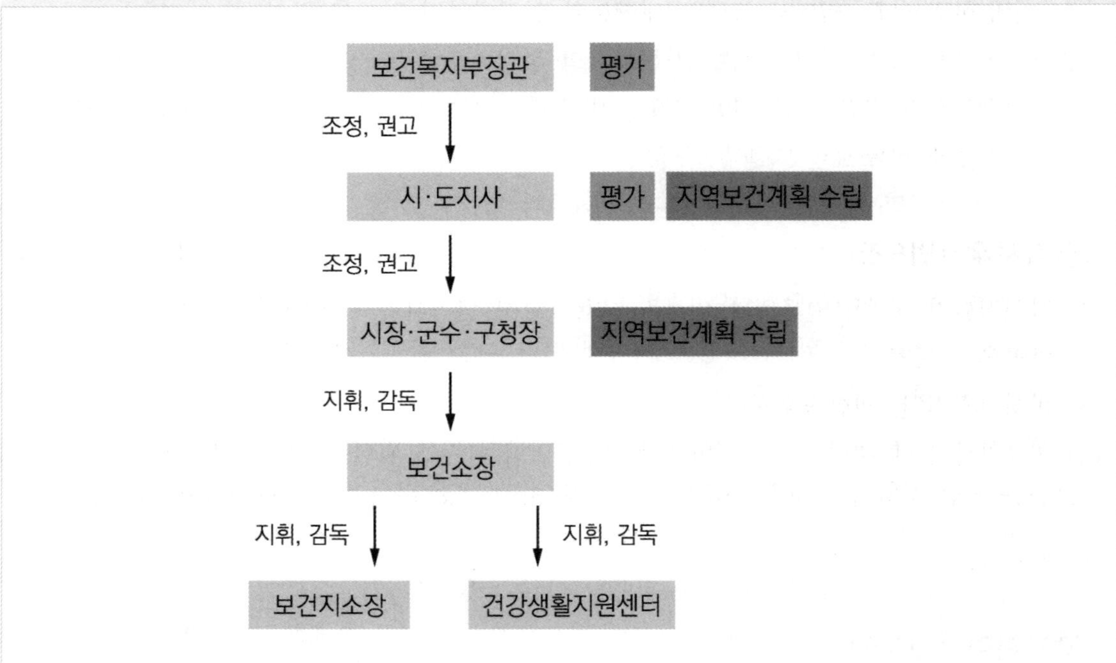

제2장 지역보건의료계획의 수립 및 시행

*** **제7조(지역보건의료계획의 수립 등)** ① 시 · 도지사 또는 시장 · 군수 · 구청장은 지역주민의 건강 증진을 위하여 다음 각 호의 사항이 포함된 지역보건의료계획을 4년마다 제3항 및 제4항에 따라 수립하여야 한다.

1. 보건의료 수요의 측정
2. 지역보건의료서비스에 관한 장기 · 단기 공급대책
3. 인력 · 조직 · 재정 등 보건의료자원의 조달 및 관리
4. 지역보건의료서비스의 제공을 위한 전달체계 구성 방안
5. 지역보건의료에 관련된 통계의 수집 및 정리

② 시 · 도지사 또는 시장 · 군수 · 구청장은 매년 제1항에 따른 지역보건의료계획에 따라 연차별 시행계획을 수립하여야 한다.

③ 시장 · 군수 · 구청장(특별자치시장 · 특별자치도지사는 제외한다. 이하 이 조에서 같다)은 해당 시 · 군 · 구(특별자치시 · 특별자치도는 제외한다. 이하 이 조에서 같다) 위원회의 심의를 거쳐 지역보건의료계획(연차별 시행계획을 포함한다. 이하 이 조에서 같다)을 수립한 후 해당 시 · 군 · 구의회에 보고하고 시 · 도지사에게 제출하여야 한다.

④ 특별자치시장 · 특별자치도지사 및 제3항에 따라 관할 시 · 군 · 구의 지역보건의료계획을 받은 시 · 도지사는 해당 위원회의 심의를 거쳐 시 · 도(특별자치시 · 특별자치도를 포함한다. 이하 이 조에서 같다)의 지역보건의료계획을 수립한 후 해당 시 · 도의회에 보고하고 보건복지부장관에게 제출하여야 한다.

⑤ 제3항 및 제4항에 따른 지역보건의료계획은 「사회보장기본법」 제16조에 따른 사회보장 기본계획, 「사회보장급여의 이용 · 제공 및 수급권자 발굴에 관한 법률」에 따른 지역사회보장계획 및 「국민건강증진법」 제4조에 따른 국민건강증진종합계획과 연계되도록 하여야 한다. 〈개정 2019.1.15.〉

⑥ 특별자치시장 · 특별자치도지사, 시 · 도지사 또는 시장 · 군수 · 구청장은 제3항 또는 제4항에 따라 지역보건의료계획을 수립하는 데에 필요하다고 인정하는 경우에는 보건의료 관련기관 · 단체, 학교, 직장 등에 중복 · 유사 사업의 조정 등에 관한 의견을 듣거나 자료의 제공 및 협력을 요청할 수 있다. 이 경우 요청을 받은 해당 기관은 정당한 사유가 없으면 그 요청에 협조하여야 한다.

⑦ 지역보건의료계획의 내용에 관하여 필요하다고 인정하는 경우 보건복지부장관은 특별자치시장 · 특별자치도지사 또는 시 · 도지사에게, 시 · 도지사는 시장 · 군수 · 구청장에게 각각 보건복지부령으로 정하는 바에 따라 그 조정을 권고할 수 있다.

⑧ 제1항부터 제7항까지에서 규정한 사항 외에 지역보건의료계획의 세부 내용, 수립 방법·시기 등에 관하여 필요한 사항은 대통령령으로 정한다.
[시행일 : 2019.7.16.] 제7조

암기 Keyword

지역보건계획의 수립자 - 시·도지사 및 시·군·구청장 - 4년마다

기출변형 확인 문제

Q. [지역보건법]에서 지역보건계획의 수립은 몇 년마다 수립되는가?

① 2년 ② 4년 ③ 6년 ④ 8년 ⑤ 10년

답: 2

★ [영]제4조(지역보건의료계획의 세부 내용) ① 시·도지사 및 특별자치시장·특별자치도지사는 법 제7조제1항에 따라 수립하는 지역보건의료계획(이하 "지역보건의료계획"이라 한다)에 다음 각 호의 내용을 포함시켜야 한다. 〈개정 2023.9.26.〉

1. 지역보건의료계획의 달성 목표
2. 지역현황과 전망
3. 지역보건의료기관과 보건의료 관련기관·단체 간의 기능 분담 및 발전 방향
4. 법 제11조에 따른 보건소의 기능 및 업무의 추진계획과 추진현황
5. 지역보건의료기관의 인력·시설 등 자원 확충 및 정비 계획
6. 취약계층의 건강관리 및 지역주민의 건강 상태 격차 해소를 위한 추진계획
7. 지역보건의료와 사회복지사업 사이의 연계성 확보 계획
8. 의료기관의 병상(病床)의 수요·공급
9. 정신질환 등의 치료를 위한 전문치료시설의 수요·공급
10. 특별자치시·특별자치도·시·군·구(구는 자치구를 말하며, 이하 "시·군·구"라 한다) 지역보건의료기관의 설치·운영 지원
11. 시·군·구 지역보건의료기관 인력의 교육훈련
12. 지역보건의료기관과 보건의료 관련기관·단체 간의 협력·연계
13. 그 밖에 시·도지사 및 특별자치시장·특별자치도지사가 지역보건의료계획을 수립함에 있어서 필요하다고 인정하는 사항

② 시장·군수·구청장은 지역보건의료계획에 다음 각 호의 내용을 포함시켜야 한다. 〈개정 2023.9.26.〉

1. 제1항제1호부터 제7호까지의 내용

2. 그 밖에 시장 · 군수 · 구청장이 지역보건의료계획을 수립함에 있어서 필요하다고 인정하는 사항

암기 Keyword

시 · 도와 시 · 군 · 구 지역보건 계획의 차이 암기

★ [영]제5조(지역보건의료계획의 수립 방법 등) ① 시 · 도지사 또는 시장 · 군수 · 구청장은 지역보건의료계획을 수립하기 전에 지역 내 보건의료실태와 지역주민의 보건의료의식 · 행동양상 등에 대하여 조사하고 자료를 수집해야 한다. 〈개정 2023.9.26.〉

② 시 · 도지사 또는 시장 · 군수 · 구청장은 제1항에 따른 지역 내 보건의료실태 조사 결과에 따라 해당 지역에 필요한 사업 계획을 포함하여 지역보건의료계획을 수립하되 국가 또는 특별시 · 광역시 · 도(이하 "시 · 도"라 한다)의 보건의료시책에 맞춰 수립하여야 한다.

③ 시 · 도지사 또는 시장 · 군수 · 구청장은 지역보건의료계획을 수립하는 경우에 그 주요 내용을 시 · 도 또는 시 · 군 · 구의 홈페이지 등에 2주 이상 공고하여 지역주민의 의견을 수렴하여야 한다.

[영]제6조(지역보건의료계획의 제출 시기 등) ① 시장 · 군수 · 구청장(특별자치시장 · 특별자치도지사는 제외한다. 이하 이 조 및 제7조에서 같다)은 법 제7조제3항에 따라 지역보건의료계획(연차별 시행계획을 포함한다. 이하 이 조에서 같다)을 계획 시행연도 1월 31일까지 시 · 도지사에게 제출하여야 한다.

② 시 · 도지사(특별자치시장 · 특별자치도지사를 포함한다)는 법 제7조제4항에 따라 지역보건의료계획을 계획 시행연도 2월 말일까지 보건복지부장관에게 제출하여야 한다.

③ 시장 · 군수 · 구청장은 지역 내 인구의 급격한 변화 등 예측하지 못한 보건의료환경 변화에 따라 지역보건의료계획을 변경할 필요가 있는 경우에는 시 · 군 · 구(특별자치시 · 특별자치도는 제외한다. 이하 이 조 및 제7조에서 같다) 위원회의 심의를 거쳐 변경한 후 시 · 군 · 구 의회에 변경 사실 및 변경 내용을 보고하고, 시 · 도지사에게 지체 없이 변경 사실 및 변경 내용을 제출하여야 한다.

④ 시 · 도지사(특별자치시장 · 특별자치도지사를 포함한다)는 지역 내 인구의 급격한 변화 등 예측하지 못한 보건의료환경 변화에 따라 지역보건의료계획을 변경할 필요가 있는 경우에는 시 · 도(특별자치시 · 특별자치도를 포함한다. 이하 이 조 및 제7조에서 같다) 위원회의 심의를 거쳐 변경한 후 시 · 도 의회에 변경 사실 및 변경 내용을 보고하고, 보건복지부장관에게 지체 없이 변경 사실 및 변경 내용을 제출하여야 한다.

★ [규칙]제2조(지역보건의료계획의 조정 권고) ① 「지역보건법」(이하 "법"이라 한다) 제7조제7항에 따라 같은 조 제1항에 따른 지역보건의료계획(같은 조 제2항에 따른 연차별 시행계획을 포함한다. 이하 이 조에서 같다)의 내용에 대한 조정 권고가 필요한 경우는 다음 각 호의 어느 하나에 해당하는 경우로 한다.

1. 지역보건의료계획의 내용이 관계 법령을 위반한 경우
2. 지역보건의료계획의 내용이 국가 또는 특별시 · 광역시 · 특별자치시 · 특별자치도 · 도의 보건의료정책에 부합하지 아니하는 경우
3. 지방자치단체의 생활권역과 행정구역이 서로 다름에도 불구하고 해당 지방자치단체에서 그 사실을 고려하지 아니한 경우
4. 2개 이상의 지방자치단체에 걸친 광역보건의료행정에 대하여 해당 지방자치단체에서 그 사정을 고려하지 아니한 경우
5. 지방자치단체 간 지역보건의료계획의 내용에 현저한 불균형이 있는 경우

② 보건복지부장관 또는 특별시장 · 광역시장 · 도지사(이하 "시 · 도지사"라 한다)는 법 제7조 제7항에 따라 지역보건의료계획의 조정 권고를 하는 경우에는 해당 지방자치단체의 장에게 관련 자료의 제출을 요구할 수 있다.

암기 Keyword

지역보건계획의 조정권고자 - 보건복지부장관, 시 · 도지사

기출변형 확인 문제

Q. [지역보건법]에서 다음 보기 중 지역보건계획의 조정권고자는?

① 대통령 ② 보건소장 ③ 도지사 ④ 질병관리청장 ⑤ 행정안전부장관

답: 3

★ **제8조(지역보건의료계획의 시행)** ① 시 · 도지사 또는 시장 · 군수 · 구청장은 지역보건의료계획을 시행할 때에는 제7조제2항에 따라 수립된 연차별 시행계획에 따라 시행하여야 한다.
② 시 · 도지사 또는 시장 · 군수 · 구청장은 지역보건의료계획을 시행하는 데에 필요하다고 인정하는 경우에는 보건의료 관련기관 · 단체 등에 인력 · 기술 및 재정 지원을 할 수 있다.

암기 Keyword

지역보건계획의 시행자 - 시 · 도지사 또는 시장 · 군수 · 구청장

★ **제9조(지역보건의료계획 시행 결과의 평가)** ① 제8조제1항에 따라 지역보건의료계획을 시행한 때에는 보건복지부장관은 특별자치시 · 특별자치도 또는 시 · 도의 지역보건의료계획의 시행결과를, 시 · 도지사는 시 · 군 · 구(특별자치시 · 특별자치도는 제외한다)의 지역보건의료계획의 시행 결과를 대통령령으로 정하는 바에 따라 각각 평가할 수 있다.
② 보건복지부장관 또는 시 · 도지사는 필요한 경우 제1항에 따른 평가 결과를 제24조에 따른 비용의 보조에 반영할 수 있다.

암기 Keyword

지역보건계획의 평가자 - 보건복지부장관, 시 · 도지사

[영]제7조(지역보건의료계획 시행 결과의 평가) ① 시장 · 군수 · 구청장은 법 제9조제1항에 따른 지역보건의료계획 시행 결과의 평가를 위하여 해당 시 · 군 · 구 지역보건의료계획의 연차별 시행계획에 따른 시행 결과를 매 시행연도 다음 해 1월 31일까지 시 · 도지사에게 제출하여야 한다.
② 시 · 도지사(특별자치시장 · 특별자치도지사를 포함한다)는 법 제9조제1항에 따른 지역보건의료계획 시행 결과의 평가를 위하여 해당 시 · 도 지역보건의료계획의 연차별 시행계획에 따른 시행 결과를 매 시행연도 다음 해 2월 말일까지 보건복지부장관에게 제출하여야 한다.
③ 보건복지부장관 또는 시 · 도지사는 제1항 또는 제2항에 따라 제출받은 지역보건의료계획의 연차별 시행계획에 따른 시행 결과를 평가하려는 경우에는 다음 각 호의 기준에 따라 평가하여야 한다.
1. 지역보건의료계획 내용의 충실성
2. 지역보건의료계획 시행 결과의 목표달성도
3. 보건의료자원의 협력 정도
4. 지역주민의 참여도와 만족도
5. 그 밖에 지역보건의료계획의 연차별 시행계획에 따른 시행 결과를 평가하기 위하여 보건복지부장관이 필요하다고 정하는 기준

④ 보건복지부장관 또는 시 · 도지사는 제3항에 따라 지역보건의료계획의 연차별 시행계획에 따른 시행 결과를 평가한 경우에는 그 평가 결과를 공표할 수 있다.

기출변형 확인 문제

Q. [지역보건법]에서 다음 보기 중 지역보건계획의 결과의 평가자는?

① 대통령 ② 보건소장 ③ 도지사 ④ 질병관리청장 ⑤ 행정안전부장관

답: 3

제3장 지역보건의료기관

★★★★ **제10조(보건소의 설치)** ① 지역주민의 건강을 증진하고 질병을 예방·관리하기 위하여 시·군·구에 1개소의 보건소(보건의료원을 포함한다. 이하 같다)를 설치한다. 다만, 시·군·구의 인구가 30만 명을 초과하는 등 지역주민의 보건의료를 위하여 특별히 필요하다고 인정되는 경우에는 대통령령으로 정하는 기준에 따라 해당 지방자치단체의 조례로 보건소를 추가로 설치할 수 있다. 〈개정 2021.8.17.〉
② 동일한 시·군·구에 2개 이상의 보건소가 설치되어 있는 경우 해당 지방자치단체의 조례로 정하는 바에 따라 업무를 총괄하는 보건소를 지정하여 운영할 수 있다.

★★ [영]제8조(보건소의 설치) ① 법 제10조제1항 단서에 따라 보건소를 추가로 설치할 수 있는 경우는 다음 각 호의 어느 하나에 해당하는 경우로 한다. 〈개정 2022.8.9.〉
1. 해당 시·군·구의 인구가 30만명을 초과하는 경우
2. 해당 시·군·구의 「보건의료기본법」에 따른 보건의료기관 현황 등 보건의료 여건과 아동·여성·노인·장애인 등 보건의료 취약계층의 보건의료 수요 등을 고려하여 보건소를 추가로 설치할 필요가 있다고 인정되는 경우

② 법 제10조제1항 단서 및 이 조 제1항에 따라 보건소를 추가로 설치하려는 경우에는 「지방자치법 시행령」 제73조에 따른다. 이 경우 해당 지방자치단체의 장은 보건복지부장관과 미리 협의해야 한다. 〈개정 2017.7.26., 2021.12.16., 2022.8.9., 2022.11.1.〉
[제목개정 2022.8.9.]

암기 Keyword

보건소의 설치기준 - 시·군·구 - 해당 지방자치단체의 조례(1개소씩)

기출변형 확인 문제

Q. [지역보건법]에서 보건소의 설치기준의 단위는?
① 시·군·구 ② 읍·면 ③ 시·도 ④ 면·리 ⑤ 보건소장의 임의로

답: 1

기출변형 확인 문제

Q. [지역보건법]에서 지역주민의 건강의 위해 시,군,구 별 한 개소씩 설치하는 지역보건의료기관은?
① 보건소 ② 보건지소 ③ 건상생활지원센터 ④ 보건의료원 ⑤ 만성질환센터

답: 1

★★★★ 제11조(보건소의 기능 및 업무) ① 보건소는 해당 지방자치단체의 관할 구역에서 다음 각 호의 기능 및 업무를 수행한다. 〈개정 2016.2.3., 2019.1.15., 2019.12.3.〉

1. 건강 친화적인 지역사회 여건의 조성
2. 지역보건의료정책의 기획, 조사·연구 및 평가
3. 보건의료인 및 「보건의료기본법」 제3조제4호에 따른 보건의료기관 등에 대한 지도·관리·육성과 국민보건 향상을 위한 지도·관리
4. 보건의료 관련기관·단체, 학교, 직장 등과의 협력체계 구축
5. 지역주민의 건강증진 및 질병예방·관리를 위한 다음 각 목의 지역보건의료서비스의 제공
   가. 국민건강증진·구강건강·영양관리사업 및 보건교육
   나. 감염병의 예방 및 관리
   다. 모성과 영유아의 건강유지·증진
   라. 여성·노인·장애인 등 보건의료 취약계층의 건강유지·증진
   마. 정신건강증진 및 생명존중에 관한 사항
   바. 지역주민에 대한 진료, 건강검진 및 만성질환 등의 질병관리에 관한 사항
   사. 가정 및 사회복지시설 등을 방문하여 행하는 보건의료 및 건강관리사업
   아. 난임의 예방 및 관리

② 보건복지부장관이 지정하여 고시하는 의료취약지의 보건소는 제1항제5호아목 중 대통령령으로 정하는 업무를 수행할 수 있다. 〈신설 2019.12.3.〉

③ 제1항 및 제2항에 따른 보건소 기능 및 업무 등에 관하여 필요한 세부 사항은 대통령령으로 정한다. 〈개정 2019.12.3.〉

[영]제9조(보건소의 기능 및 업무의 세부 사항) ① 법 제11조제1항제2호에 따른 지역보건의료정책의 기획, 조사·연구 및 평가의 세부 사항은 다음 각 호와 같다.

1. 지역보건의료계획 등 보건의료 및 건강증진에 관한 중장기 계획 및 실행계획의 수립·시행 및 평가에 관한 사항
2. 지역사회 건강실태조사 등 보건의료 및 건강증진에 관한 조사·연구에 관한 사항
3. 보건에 관한 실험 또는 검사에 관한 사항

② 법 제11조제1항제3호에 따른 보건의료인 및 「보건의료기본법」 제3조제4호에 따른 보건의료기관 등에 대한 지도·관리·육성과 국민보건 향상을 위한 지도·관리의 세부 사항은 다음 각 호와 같다.

1. 의료인 및 의료기관에 대한 지도 등에 관한 사항
2. 의료기사·보건의료정보관리사 및 안경사에 대한 지도 등에 관한 사항

3. 응급의료에 관한 사항
4. 「농어촌 등 보건의료를 위한 특별조치법」에 따른 공중보건의사, 보건진료 전담공무원 및 보건진료소에 대한 지도 등에 관한 사항
5. 약사에 관한 사항과 마약·향정신성의약품의 관리에 관한 사항
6. 공중위생 및 식품위생에 관한 사항

③ 법 제11조제2항에서 "대통령령으로 정하는 업무"란 난임시술 주사제 투약에 관한 지원 및 정보 제공을 말한다. 〈신설 2020.6.2.〉

암기 Keyword

보건소의 업무는 2년에 한 번씩 반드시 출제된다. 자세하게 정리하여 숙지해야 한다.

기출변형 확인 문제

Q. [지역보건법]에서 다음 중 보건소의 업무가 아닌 것은?

① 의료인 및 의료기관에 대한 지도 등에 관한 사항
② 공중위생 및 식품위생에 관한 사항
③ 환경유해 방사능측정
④ 감염병의 예방 및 관리
⑤ 정신건강증진 및 생명존중에 관한 사항

답: 3

[규칙]제3조(보건소에서 수행할 수 있는 기능 및 업무의 예시) 법 제11조제1항 및 「지역보건법 시행령」(이하 "영"이라 한다) 제9조에 따라 보건소(보건의료원을 포함한다. 이하 같다)에서 수행할 수 있는 기능 및 업무의 예시는 별표 1과 같다.

★★★ **제12조(보건의료원)** 보건소 중 「의료법」 제3조제2항제3호가목에 따른 병원의 요건을 갖춘 보건소는 보건의료원이라는 명칭을 사용할 수 있다.

암기 Keyword

병원의 요건을 갖춘보건소 - 보건의료원

기출변형 확인 문제

Q. [지역보건법]에서 병원의 요건을 갖춘 보건소를 무엇이라 하는가?

① 보건의료원
② 보건병원
③ 보건의료소
④ 보건종합병원
⑤ 보건중앙회

답: 1

참고

[별표 1]

보건소에서 관장할 수 있는 업무의 예시(제3조 관련)

기능	업무	예시
1. 보건의료인 및 「보건의료기본법」 제3조제4호에 따른 보건의료기관 등에 대한 지도·관리·육성과 국민보건 향상을 위한 지도·관리	가. 의료인 및 의료기관에 대한 지도 등에 관한 사항	1) 의료기관의 개설 및 지도에 관한 사항 가) 의원·치과의원·한의원 및 조산원의 개설신고 수리 나) 부속의료기관의 개설신고 수리 다) 의료기관의 진단용 방사선 발생장치 및 특수의료장비의 설치·운영 신고 수리 라) 의료기관의 폐업·휴업 신고 수리 및 진료기록부 등의 이관·보관 등에 관한 사항 마) 의료기관에서 나오는 세탁물 처리업자에 대한 신고 수리 바) 「의료법」 제28조제1항에 따른 중앙회의 지부 또는 분회 설치에 대한 신고 수리 2) 의료에 관한 지도·감독 및 행정 처분 가) 의료기관의 업무개시 명령 나) 의료기관 또는 의료인에 대한 보고 명령 다) 업무상황·시설 또는 진료기록부·간호기록부 등의 검사 라) 의료시설·장비사용의 제한 또는 금지 처분 마) 의료기관에 대한 업무정지·허가취소·폐쇄 처분 및 과징금 부과 등 바) 의료지도원의 임명
	나. 의료기사·보건의료정보관리사 및 안경사에 대한 지도 등에 관한 사항	1) 치과기공소 및 안경업소의 개설 등록 2) 치과기공소 및 안경업소의 폐업·등록사항 변경 신고 수리 3) 치과기공소 및 안경업소의 개설자에 대한 시정명령 4) 치과기공소 및 안경업소의 영업정지 및 등록취소 등
	다. 응급의료에 관한 사항	1) 환자가 여러 명 발생한 경우 응급의료 및 응급환자 이송 등의 업무에 대한 종사 명령 2) 지역응급의료기관 지정 및 지정취소 3) 당직의료기관 지정 4) 응급의료기관 외의 의료기관 내 응급의료시설 설치·운영신고 수리 5) 구급차 등의 운용자에 대한 운용정지 및 말소등록 요청 6) 구급차 등의 운용상황과 실태점검·시정·정지 명령
	라. 「농어촌 등 보건의료를 위한 특별조치법」에 따른 공중보건의사·보건진료 전담공무원 및 보건진료소에 대한 지도 등에 관한 사항	1) 공중보건의사의 시·군·구안의 근무지역·근무기관·근무시설 변경 및 변경 결과 보고 2) 공중보건의사의 시·군·구 파견근무 명령 3) 공중보건의사에 대한 근무지역의 이탈금지 명령 4) 공중보건의사의 복무에 관한 지도·감독 5) 보건진료소의 설치·운영 6) 보건진료 전담공무원의 근무지역 지정·임용 및 징계 7) 보건진료 전담공무원의 관할구역 이탈금지 명령 8) 보건진료소의 업무에 대한 지도·감독

기능	업무	예시
	마. 약사에 관한 사항과 마약·향정신성의약품의 관리에 관한 사항	1) 약국 및 의약품 관리 가) 약국 개설등록 수리 나) 약국 폐업 또는 휴업, 휴업한 약국의 재개 신고 수리 다) 약국제제 또는 조제실제제의 제조 품목 신고 수리 라) 안전상비의약품 판매자 등록 수리 마) 한약업사 및 의약품 도매상 허가 바) 약국 또는 점포 외 장소 의약품 판매 승인 사) 약국개설자, 의약품 판매업자에 대한 보고명령·시설과 서류의 검사 및 의약품의 수거 아) 약국개설자, 의약품 판매업자의 의약품 생산, 업무 개시 명령 자) 약국개설자, 의약품 판매업자의 의약품 회수·폐기 또는 조치 명령 차) 약국개설자, 의약품 판매업자의 시설 개수 명령 또는 사용 금지 명령 카) 약국개설자의 관리자 변경 명령 타) 약국개설자, 의약품 판매업자의 허가·승인·등록 취소 파) 안전상비의약품 판매자 등록 취소 하) 약사감시원 임명 2) 마약류 취급자 및 마약류 관리 가) 대마 취급자의 허가 및 허가증 교부 나) 대마 재배 면적, 생산 현황 및 수량 보고, 폐기 보고 수리 다) 마약류도매업자, 마약류소매업자, 마약류취급의료업자, 마약류관리자, 대마 재배자의 마약류 취급 감시 및 단속 라) 마약류도매업자, 마약류소매업자, 마약류취급의료업자, 마약류관리자, 대마 재배자의 마약류 폐기 및 조치 명령 마) 마약류도매업자, 마약류소매업자, 마약류취급의료업자, 마약류관리자, 대마 재배자에 대한 관리 및 업무 보고 명령 바) 마약류 감시원 및 마약류 명예지도원 운영
	바. 공중위생 및 식품위생에 관한 사항	1) 공중위생영업자 및 해당 시설에 대한 지도·관리 가) 공중위생영업·폐업·승계에 대한 신고 수리 나) 이용사 및 미용사의 면허 등 교부·취소 등 다) 공중위생영업자 및 공중이용시설의 소유자 등에 대한 보고관리 및 출입·검사 라) 공중위생영업자 및 공중위생시설의 소유자 등에 대한 위생지도 및 개선명령 마) 위생관리등급 공표 등 바) 공중위생감시원 임명 등 2) 식품접객업소 등에 관한 지도·관리 가) 위해평가 결과 등에 관한 보고 등 나) 식품위생 영업소 등에 대한 출입·검사·수거 등의 조치 다) 식품 등의 검사·재검사 수행 및 검사결과 등의 통보 라) 식품위생감시원 임명 및 소비자 식품위생감시원 위촉 마) 식품위생 영업의 허가 및 영업 승계 등에 대한 신고 수리 바) 위해식품 및 식품 등의 이물 등에 대한 신고 수리 및 회수조치 ·보고·품목 제조정지 등

기능	업무	예시
		사) 식품 등의 제조 · 가공업소, 식품접객업소 또는 집단급식소에 대한 위생등급 관리 및 모범업소 지정 등 아) 조리사의 면허 교부 및 취소 등 자) 식품위생업소 등에 대한 시정명령 및 위해식품에 대한 폐기처분 등 차) 위해식품 등의 공표에 관한 사항 카) 식품위생 영업시설 개수명령 등 타) 식품위생 영업의 허가취소 및 식품위생영업소 등의 폐쇄조치 파) 집단급식소 설치 · 운영에 대한 신고 수리 하) 어린이 기호식품 조리 · 판매업소 관리 거) 어린이 기호식품 우수판매업소 지정 너) 어린이 기호식품에 대한 안전과 영양공급 등에 대한 교육 및 홍보 더) 어린이 기호식품 조리 또는 진열 · 판매하는 자에 대한 시정명령
2. 지역주민의 건강증진 및 질병예방·관리를 위한 지역보건의료서비스의 제공	가. 국민건강증진 · 구강건강 · 영양관리사업 및 보건교육	1) 국민건강증진 가) 건강증진프로그램의 개발 및 실시 나) 주민건강의 증진에 관한 세부계획의 수립 및 시행 다) 담배자판기 설치 단속 등 금연을 위한 조치 라) 금연구역 관리 마) 질병의 조기발견을 위한 검진 등 2) 구강보건 가) 구강건강에 관한 교육사업 나) 수돗물에 대한 불소화사업 다) 충치예방을 위한 치아홈메우기 사업 라) 불소용액 양치사업 3) 영양관리사업 가) 영유아 · 임산부 · 수유부 · 노인 · 환자 및 성인 등의 영양관리사업 나) 영양 및 식생활 교육 · 홍보 다) 집단급식시설에 대한 현황 파악 및 급식업무 지도 라) 그 밖에 영양과 식생활개선에 관한 사항 4) 개인 또는 집단에 대한 보건교육 실시 가) 금연 · 절주 · 신체활동 등 건강증진에 관한 사항 나) 구강건강에 관한 사항 다) 영양 및 식생활에 관한 사항 라) 만성질환 등 질병의 예방에 관한 사항 마) 공중위생 및 식품위생에 관한 사항 등
	나. 감염병의 예방 및 관리	1) 감염병의 예방 · 관리 가) 감염병 예방을 위한 교육 · 홍보 나) 감염병의 신고 수리 · 보고 다) 관할구역에 거주하는 감염병 환자 또는 의사 환자에 관한 환자 명부의 작성 · 관리 및 상황 보고 라) 디프테리아 · 폴리오 · 백일해 · 홍역 · 파상풍 · 결핵 · B형간염 등 기타 보건복지부장관이 지정하는 감염병에 관한 정기 · 임시 예방접종 실시 마) 예방접종의 공고 및 완료 여부의 확인 바) 예방접종 기록의 보존 및 보고 사) 예방접종 증명서의 교부

기능	업무	예시
		아) 감염병관리기관의 지정·관리, 감염병 위기 시 감염병 관리기관의 설치 자) 감염병 환자 등의 파악·관리 및 입원통지 차) 감염병 유행에 대한 방역 조치 및 감염병 예방을 위한 소독 등 카) 소독업 개시·휴업·대행에 대한 신고 접수 및 시정명령·영업정지 등 타) 예방위원의 임명 또는 위촉 2) 후천성면역결핍증 관리 가) 후천성면역결핍증의 진단·검안사실 및 감염인 사망 등에 대한 신고 수리·보고 나) 후천성면역결핍증에 관한 정기 또는 수시검진 다) 후천성면역결핍증에 관한 역학조사 라) 감염인의 전문진료기관 또는 요양시설의 치료 및 요양 권고 마) 후천성면역결핍증검사확인서 발급 바) 감염자관리명부 작성 및 관리 3) 결핵관리 가) 결핵환자 진단·사망 및 사체 검안에 관한 신고 수리 나) 신고된 결핵환자에 대한 검진 및 잠복결핵감염자에 대한 치료 등의 조치 다) 결핵 집단발생이 의심되는 경우 역학조사·검진·치료 등의 조치 라) 결핵조기발견을 위한 결핵검진 마) 신생아 등에 대한 결핵예방접종 실시 바) 전염성결핵환자에 대한 접객업 등의 업무종사 정지·금지 명령 및 전염성소실 시 정지·금지 명령 취소 사) 결핵환자에 대한 입원명령 아) 전염성결핵환자 접촉자에 대한 결핵검진 및 관리
	다. 모성과 영유아의 건강유지·증진	1) 임산부의 신고 접수 및 보고 2) 모자보건수첩의 발급 3) 미숙아 등에 대한 등록카드 작성·관리 4) 임산부·영유아·미숙아 등의 건강관리 등 5) 피임약제 등의 보급 6) 산후조리업의 개설·승계·폐업·휴업 및 재개에 대한 신고 접수 7) 산후조리원의 보고·출입·검사 및 시정명령, 폐쇄 등 행정조치 등
	라. 여성·노인·장애인의 건강유지·증진	1) 노인에 대한 건강진단·상담 및 보건교육 2) 홀로 사는 노인에 대한 방문요양서비스 등의 서비스와 안전 확인 등의 보호조치 3) 치매검진 및 치매관리사업 4) 치매상담센터 설치 및 운영 5) 장애인의 검진·재활상담 및 재활서비스 등
	마. 정신건강증진 및 생명존중에 관한 사항	1) 정신건강증진 가) 정신질환자의 발견·상담·진료 및 만성 정신질환자의 관리 나) 정신보건센터 설치 다) 사회복귀시설의 설치·운영 라) 사회복귀시설의 폐지·휴지·재개신고 수리 마) 사회복귀시설 폐쇄 또는 정지 명령 바) 정신질환자의 입원·퇴원 및 통지 등에 관한 사항 사) 정신의료기관 입원환자의 퇴원 또는 처우개선 청구 수리, 기초정신보건심의위원회 회부 및 퇴원 또는 처우개선 조치 명령

기능	업무	예시
		2) 생명존중에 관한 사항 가) 자살예방센터 및 자살예방용 긴급전화의 설치 · 운영 나) 자살위험자 조기 발견, 상담 및 치료 등 지원에 관한 사항 다) 자살예방 상담 · 교육 · 홍보 등에 관한 사항
	바. 지역주민에 대한 진료, 건강검진 및 만성질환 등의 질병관리에 관한 사항	1) 일반진료 2) 치과진료 3) 한방진료 4) 만성질환 예방 및 관리 프로그램 개발 · 운영 5) 희귀난치성질환자 의료비 지원 사업 6) 암환자 의료비 지원 사업

** **제13조(보건지소의 설치)** 지방자치단체는 보건소의 업무수행을 위하여 필요하다고 인정하는 경우에는 대통령령으로 정하는 기준에 따라 해당 지방자치단체의 조례로 보건소의 지소(이하 "보건지소"라 한다)를 설치할 수 있다.

* [영]제10조(보건지소의 설치) 법 제13조에 따른 보건지소는 읍 · 면(보건소가 설치된 읍 · 면은 제외한다)마다 1개씩 설치할 수 있다. 다만, 지역주민의 보건의료를 위하여 특별히 필요하다고 인정되는 경우에는 필요한 지역에 보건지소를 설치 · 운영하거나 여러 개의 보건지소를 통합하여 설치 · 운영할 수 있다.

암기 Keyword

보건지소의 설치 – 읍 · 면당 1개씩 – 해당지방자치단체의 조례

기출변형 확인 문제

Q. [지역보건법]에서 보건지소의 설치기준은 대통령령에 따른 무엇으로 정하는가?

① 해당 지방자치단체 조례 ② 국회법 ③ 의료법 ④ 행정법 ⑤ 헌법

답: 1

* **제14조(건강생활지원센터의 설치)** 지방자치단체는 보건소의 업무 중에서 특별히 지역주민의 만성질환 예방 및 건강한 생활습관 형성을 지원하는 건강생활지원센터를 대통령령으로 정하는 기준에 따라 해당 지방자치단체의 조례로 설치할 수 있다.

암기 Keyword

건강생활지원센터 - 만성질환 예방 및 건강한 생활습관 형성

기출변형 확인 문제

Q. [지역보건법]에서 지역주민의 만성질환 예방 및 건강한 생활습관 형성을 지원하기 위해 설치하는 지역주민 기관은?

① 보건의료원 ② 건강협회 ③ 보건지소 ④ 보건소 ⑤ 건강생활지원센터

답: 5

★★ [영]제11조(건강생활지원센터의 설치) 법 제14조에 따른 건강생활지원센터는 읍 · 면 · 동(보건소가 설치된 읍 · 면 · 동은 제외한다)마다 1개씩 설치할 수 있다.

암기 Keyword

건강생활지원센터의 설치 - 읍 · 면 · 동 1개씩 - 해당지방자치단체의 조례

제15조(지역보건의료기관의 조직) ① 지역보건의료기관의 조직은 대통령령으로 정하는 사항 외에는 「지방자치법」 제125조에 따른다. 〈개정 2021.1.12., 2024.1.2.〉
② 보건소에 보건소장(보건의료원의 경우에는 원장을 말한다) 1명을 두되, 의사 면허가 있는 사람 중에서 보건소장을 임용한다. 다만, 의사 면허가 있는 사람 중에서 임용하기 어려운 경우에는 「의료법」 제2조제2항에 따른 치과의사 · 한의사 · 조산사, 「간호법」 제12조에 따른 간호사, 「약사법」 제2조제2호에 따른 약사 또는 보건소에서 실제로 보건 등과 관련된 업무를 하는 공무원으로서 대통령령으로 정하는 자격을 갖춘 사람을 보건소장으로 임용할 수 있다. 〈신설 2024.1.2., 2024.9.20.〉
[시행일: 2025.6.21.] 제15조

★★ [영]제12조(지역보건의료기관의 조직기준) ① 행정안전부장관은 법 제15조제1항에 따라 지역보건의료기관의 조직 기준을 정하는 경우에 미리 보건복지부장관과 협의하여야 한다. 〈개정 2017.7.26., 2024.7.2.〉
② 행정안전부장관은 제1항에 따른 지역보건의료기관의 조직 기준을 정하는 경우에 해당 시 · 군 · 구의 인구 규모, 지역 특성, 보건의료 수요 등을 고려하여야 하고, 다른 지방자치단체와의 균형을 유지하도록 합리적으로 정하여야 한다. 〈개정 2017.7.26.〉
③ 지역보건의료기관의 기능과 업무량이 변경될 경우에는 그에 따라 지역보건의료기관의 조직과 정원도 조정하여야 한다.

암기 Keyword

보건소의 지역보건의료기관의 조직기준 - 행정안전부장관과 보건복지부장관의 협의

기출변형 확인 문제

Q. [지역보건법]에서 보건소의 조직기준을 정할 시 보건 복지부 장관은 누구와 협의 해야하는가?

① 행정안전부장관 ② 시장 ③ 대통령 ④ 도지사 ⑤ 질병관리본부장

답: 1

*** [영]제13조(보건소장) ① 법 제15조제2항 단서에서 "대통령령으로 정하는 자격을 갖춘 사람"이란 다음 각 호의 구분에 따른 자격을 갖춘 사람을 말한다. 〈개정 2024. 7. 2.〉

1. 4급 공무원으로 임용하는 경우: 다음 각 목의 구분에 따른 요건을 갖출 것

가. 치과의사·한의사·간호사·조산사·약사 면허 소지자

1) 보건·식품위생·의료기술·의무·약무·간호·보건진료(이하 "보건등"이라 한다) 분야에서의 근무·연구 경력이 4년 이상이면서 치과의사·한의사·간호사·조산사·약사 면허를 취득한 이후의 근무·연구 경력이 2년 이상인 사람

2) 보건등 분야에서의 근무·연구 경력이 2년 이상이면서 법인 또는 「비영리민간단체 지원법」 제4조에 따라 등록된 비영리민간단체에서 보건소장 직위에 상응하는 직위의 근무 경력이 있는 사람

나. 보건소에서 실제로 보건 등과 관련된 업무를 하는 공무원

1) 보건등 분야에서의 근무 경력이 1년 이상이면서 4급 또는 이에 상응하는 공무원(「지방공무원 임용령」 별표 1에 따른 보건등 직렬의 공무원으로 한정한다)으로 근무한 경력이 있는 사람

2) 보건등 분야에서의 근무 경력이 3년 이상이면서 5급 또는 이에 상응하는 공무원(「지방공무원 임용령」 별표 1에 따른 보건등 직렬의 공무원으로 한정한다)으로 근무한 경력이 있는 사람

3) 보건등 분야에서의 근무·연구 경력이 2년 이상이면서 법인 또는 「비영리민간단체 지원법」 제4조에 따라 등록된 비영리민간단체에서 보건소장 직위에 상응하는 직위의 근무 경력이 있는 사람

2. 5급 공무원으로 임용하는 경우: 다음 각 목의 구분에 따른 요건을 갖출 것

가. 치과의사·한의사·간호사·조산사·약사 면허 소지자

1) 보건등 분야에서의 근무·연구 경력이 2년 이상이면서 치과의사·한의사·간호사·조산사·약사 면허를 취득한 이후의 근무·연구 경력이 1년 이상인 사람

2) 보건등 분야에서의 근무·연구 경력이 1년 이상이면서 법인 또는 「비영리민간단체 지원법」 제4조에 따라 등록된 비영리민간단체에서 보건소장 직위에 상응하는 직위의 근무 경력이 있는 사람

나. 보건소에서 실제로 보건 등과 관련된 업무를 하는 공무원

1) 보건등 분야에서의 근무 경력이 1년 이상이면서 5급 또는 이에 상응하는 공무원(「지방공무원 임용령」 별표 1에 따른 보건등 직렬의 공무원으로 한정한다)으로 근무한 경력이 있는 사람

2) 보건등 분야에서의 근무 경력이 3년 이상이면서 6급 또는 이에 상응하는 공무원(「지방공무원 임용령」 별표 1에 따른 보건등 직렬의 공무원으로 한정한다)으로 근무한 경력이 있는 사람

3) 보건등 분야에서의 근무·연구 경력이 1년 이상이면서 법인 또는 「비영리민간단체 지원법」 제4조에 따라 등록된 비영리민간단체에서 보건소장 직위에 상응하는 직위의 근무 경력이 있는 사람

② 삭제 〈2024. 7. 2.〉

③ 보건소장은 시장·군수·구청장의 지휘·감독을 받아 보건소의 업무를 관장하고 소속 공무원을 지휘·감독하며, 관할 보건지소, 건강생활지원센터 및 「농어촌 등 보건의료를 위한 특별조치법」 제2조제4호에 따른 보건진료소(이하 "보건진료소"라 한다)의 직원 및 업무에 대하여 지도·감독한다.

암기 Keyword

보건소장 - 시·군·구청장의 지휘감독을 받는다.

기출변형 확인 문제

Q. [지역보건법]에서 보건소장을 지휘 감독하는 자는?

① 시장 ② 국무총리 ③ 대통령 ④ 보건지소장 ⑤ 보건복지부장관

답: 1

★★ **[영]제14조(보건지소장)** ① 보건지소에 보건지소장 1명을 두되, 지방의무직공무원 또는 임기제공무원을 보건지소장으로 임용한다.

② 보건지소장은 보건소장의 지휘·감독을 받아 보건지소의 업무를 관장하고 소속 직원을 지휘·감독하며, 보건진료소의 직원 및 업무에 대하여 지도·감독한다.

암기 Keyword

보건지소장-보건소장의 지휘감독을 받는다.

★★ [영]제15조(건강생활지원센터장) ① 건강생활지원센터에 건강생활지원센터장 1명을 두되, 보건등 직렬의 공무원 또는 「보건의료기본법」 제3조제3호에 따른 보건의료인을 건강생활지원센터장으로 임용한다.

② 건강생활지원센터장은 보건소장의 지휘·감독을 받아 건강생활지원센터의 업무를 관장하고 소속 직원을 지휘·감독한다.

암기 *Keyword*

건강생활지원센터장 - 보건소장의 지휘감독을 받는다.

★ **제16조(전문인력의 적정 배치 등)** ① 지역보건의료기관에는 기관의 장과 해당 기관의 기능을 수행하는 데 필요한 면허·자격 또는 전문지식을 가진 인력(이하 "전문인력"이라 한다)을 두어야 한다.

② 시·도지사(특별자치시장·특별자치도지사를 포함한다)는 지역보건의료기관의 전문인력을 적정하게 배치하기 위하여 필요한 경우 「지방공무원법」 제30조의2제2항에 따라 지역보건의료기관 간에 전문인력의 교류를 할 수 있다.

③ 보건복지부장관과 시·도지사(특별자치시장·특별자치도지사를 포함한다)는 지역보건의료기관의 전문인력의 자질 향상을 위하여 필요한 교육훈련을 시행하여야 한다.

④ 보건복지부장관은 지역보건의료기관의 전문인력의 배치 및 운영 실태를 조사할 수 있으며, 그 배치 및 운영이 부적절하다고 판단될 때에는 그 시정을 위하여 시·도지사 또는 시장·군수·구청장에게 권고할 수 있다.

⑤ 제1항에 따른 전문인력의 배치 및 임용자격 기준과 제3항에 따른 교육훈련의 대상·기간·평가 및 그 결과 처리 등에 필요한 사항은 대통령령으로 정한다.

[영]제16조(전문인력의 배치기준) 법 제16조제1항에 따라 지역보건의료기관에 두어야 하는 전문인력(이하 "전문인력"이라 한다)의 면허 또는 자격의 종류에 따른 최소 배치 기준은 보건복지부령으로 정한다.

[규칙]제4조(전문인력의 배치) ① 영 제16조에 따른 전문인력의 면허 또는 자격의 종류에 따른 최소 배치 기준은 별표 2와 같다.

② 특별자치시장·특별자치도지사·시장·군수·구청장(구청장은 자치구의 구청장을 말하며, 이하 "시장·군수·구청장"이라 한다)은 제1항의 전문인력 최소 배치 기준에 따른 전문인력의 정원을 확보하기 위하여 해당 특별자치시·특별자치도·시·군·구(구는 자치구를 말한다)의 직제 및 정원에 관한 규칙에 반영하여야 한다.

③ 시장·군수·구청장은 특별한 사유가 없으면 지역보건의료기관의 전문인력을 보유 면허 또는 자격과 관련되는 직위에 보직하여야 한다.

참고

[별표 2]

전문인력의 면허 또는 자격의 종류에 따른 최소 배치 기준(제4조제1항 관련)

1. 보건소

(단위 : 명)

직종별 \ 구분	특별시의 구	광역시의 구, 인구 50만명 이상인 시의 구 및 인구 30만명 이상인 시	인구 30만명 미만인 시	도농복합 형태의 시	군	보건의료원이 설치된 군
의사	3	3	2	2	1	6
치과의사	1	1	1	1	1	1
한의사	1	1	1	1	1	1
조산사	(1)	(1)	(1)	(1)	(1)	(1)
간호사	18	14	10	14	10	23
약사	3	2	1	1	1	2
임상병리사	4	4	3	4	2	4
방사선사	2	2	2	2	2	3
물리치료사	1	1	1	1	1	2
치과위생사	1	1	1	1	1	1
영양사	1	1	1	1	1	2
간호조무사	(2)	(2)	(2)	(2)	(2)	(6)
보건의료정보관리사	-	-	-	-	-	1
위생사	(3)	(3)	(2)	(2)	(2)	(2)
정신보건전문요원	1	1	1	1	1	1
정보처리기사 및 정보처리기능사	(1)	(1)	(1)	(1)	(1)	(1)
응급구조사	-	-	-	-	(1)	1

※비고

1. 이 기준은 보건소장을 제외한 기준이며, 해당 지방자치단체의 실정에 따라 이 기준을 초과하여 필요한 전문인력을 배치할 수 있다.
2. 의사, 치과의사, 한의사의 기준은 공중보건의사를 포함한다.
3. 조산사 및 간호조무사는 간호사 전체 인력의 범위에서 간호사에 갈음하여 배치할 수 있다.
4. 위생사의 기준은 보건소에서 위생 업무를 관장하는 경우에 한정하여 적용한다.
5. 정보처리기사·정보처리기능사 및 응급구조사의 기준 중 ( )로 표시된 기준은 해당 시·군·구의 여건에 따라 이 기준을 조정하여 배치할 수 있다.
6. 영양사는 인구 5만명 미만의 군(보건의료원이 설치된 군은 제외한다)의 경우에는 해당 군의 여건에 따라 이 기준을 조정하여 배치할 수 있다.

2. 보건지소

(단위 : 명)

구분	의사	치과의사	한의사	간호사 또는 간호조무사	치과위생사
보건지소	1	1	1	3	1
통합 보건지소	1 × 관할 읍·면수	1 × 관할 읍·면수	1 × 관할 읍·면수	3 × 관할 읍·면수	1 × 관할 읍·면수

※비고
1. 치과의사 및 한의사는 공중보건의사로서의 치과의사 및 한의사의 인력 사정에 따라 이 기준을 조정하여 배치할 수 있다.
2. 치과위생사는 치과의사의 배치를 고려하여 이 기준을 조정하여 배치할 수 있다.

3. 건강생활지원센터

(단위 : 명)

구분	의사 또는 한의사	간호사 또는 간호조무사	물리치료사 또는 체육지도자	영양사
건강생활지원센터	1	3	1	1

※비고
1. 의사 또는 한의사는 촉탁 등 비상근으로 배치할 수 있다.
2. 건강생활지원센터 사업 규모, 사업 내용 등에 따라 지방자치단체 여건에 맞게 기준을 조정하여 배치할 수 있다.

암기 Keyword

전문인력의 교류 및 교육시행권자 - 시 · 도지사, 반면 전문인력 교류 권고자는 보건복지부장관

★ [영]제17조(전문인력의 임용자격기준) 전문인력의 임용 자격 기준은 지역보건의료기관의 기능을 수행하는 데 필요한 면허 · 자격 또는 전문지식이 있는 사람으로 하되, 해당 분야의 업무에서 2년 이상 종사한 사람을 우선적으로 임용하여야 한다.

암기 Keyword

전문인력의 자격기준 - 해당업무 2년 이상 종사 우선임용

★ [영]제18조(전문인력에 대한 교육훈련) ① 보건복지부장관 또는 시 · 도지사(특별자치시장 · 특별자치도지사를 포함한다. 이하 이 조에서 같다)는 법 제16조제3항에 따라 전문인력에 대하여 기본교육훈련과 직무분야별 전문교육훈련을 실시하여야 한다.

② 보건복지부장관 또는 시 · 도지사는 제1항에 따른 교육훈련을 소속 교육훈련기관에서 받게 하거나 다음 각 호의 어느 하나에 해당하는 기관에 위탁하여 받게 할 수 있다. 〈개정 2020. 9.11.〉

1. 질병관리청장
2. 다른 행정기관 소속의 교육훈련기관
3. 민간교육기관

[규칙]제5조(전문인력에 대한 교육훈련) ① 시장 · 군수 · 구청장은 신규로 임용되거나 5급 이상 공무원으로 승진 임용된 전문인력에 대해서는 특별한 사유가 없으면 그 직급과 직무분야에 맞는 영 제18조제1항 및 제19조제1호에 따른 기본교육훈련(이하 "기본교육훈련"이라 한다)

을 받게 한 후에 보직하여야 한다. 다만, 보건복지부장관이 인정하는 교육훈련기관에서 정해진 과정을 마친 사람은 보직 후에 기본교육훈련을 받게 할 수 있다.

② 시 · 도지사(특별자치시장 · 특별자치도지사를 포함한다)는 영 제18조제2항에 따라 전문인력에 대한 교육훈련을 다른 행정기관 소속의 교육훈련기관 또는 민간교육훈련기관에 위탁하여 받게 한 경우에는 교육훈련비용의 전부 또는 일부를 해당 교육훈련기관에 보조할 수 있다.

③ 전문인력에 대한 교육훈련 과정, 교육훈련 내용, 교육훈련기관의 선정 등에 필요한 사항은 보건복지부장관이 정한다.

★★★ [영]제19조(교육훈련의 대상 및 기간) 법 제16조제3항에 따른 교육훈련 과정별 교육훈련의 대상 및 기간은 다음 각 호의 구분에 따른다.

1. 기본교육훈련: 해당 직급의 공무원으로서 필요한 능력과 자질을 배양할 수 있도록 신규로 임용되는 전문인력을 대상으로 하는 3주 이상의 교육훈련
2. 직무 분야별 전문교육훈련: 보건소에서 현재 담당하고 있거나 담당할 직무 분야에 필요한 전문적인 지식과 기술을 습득할 수 있도록 재직 중인 전문인력을 대상으로 하는 1주 이상의 교육훈련

암기 Keyword

전문인력의 교육기간 - 신규 3주 이상 / 재직 1주 이상

기출변형 확인 문제

Q. [지역보건법]에서 보건소의 전문인력 교육기간 중 재직중인자의 교육기간은 얼마인가?

① 1주 ② 2주 ③ 3주 ④ 4주 ⑤ 5주

답: 1

[영]제20조(전문인력의 배치 및 운영실태조사) ① 보건복지부장관은 법 제16조제4항에 따라 지역보건의료기관의 전문인력 배치 및 운영 실태를 2년마다 조사하여야 하며, 필요한 경우에는 시 · 도 또는 시 · 군 · 구에 대하여 수시로 조사할 수 있다.

② 보건복지부장관은 제1항에 따른 실태 조사 결과 전문인력의 적절한 배치 및 운영에 필요하다고 판단하는 경우에는 시 · 도지사(특별자치시장 · 특별자치도지사를 포함한다)에게 전문인력의 교류를 권고할 수 있다.

★★ [규칙]제6조(전문인력의 교류권고) 영 제20조제2항에 따라 보건복지부장관이 시 · 도지사(특별자치시장 · 특별자치도지사를 포함한다)에게 전문인력의 적절한 배치 및 운영을 위한 전문인력의 교류를 권고할 수 있는 경우는 다음 각 호의 어느 하나에 해당하는 경우로 한다.

1. 전문인력의 균형 있는 배치를 위하여 교류하는 경우
2. 보건소 간의 협조를 위하여 인접 보건소 간에 교류하는 경우
3. 전문인력의 연고지 배치를 위하여 필요한 경우

암기 Keyword

전문인력의 교류권고 - 균형배치, 보건소간 협조, 지역연고지 - 보건복지부장관

기출변형 확인 문제

Q. [지역보건법]에서 전문인력의 교류 권고자는?

① 보건복지부장관 ② 시장 ③ 구청장
④ 보건소장 ⑤ 보건지소장

답: 1

기출변형 확인 문제

Q. [지역보건법]에서 전문인력의 교류 및 시행자는?

① 보건복지부장관 ② 도지사 ③ 구청장
④ 보건소장 ⑤ 보건지소장

답: 2

[영]제21조(전문인력의 결원보충) 시 · 도지사(특별자치시장 · 특별자치도지사를 포함한다) 또는 시장 · 군수 · 구청장(특별자치시장 · 특별자치도지사는 제외한다)은 지역보건의료기관에 전문인력의 결원이 생겼을 때에는 지체 없이 결원 보충에 필요한 조치를 하여야 한다.

제16조의2(방문건강관리 전담공무원) ① 제11조제1항제5호사목의 방문건강관리사업을 담당하게 하기 위하여 지역보건의료기관에 보건복지부령으로 정하는 전문인력을 방문건강관리 전담공무원으로 둘 수 있다.
② 국가는 제1항에 따른 방문건강관리 전담공무원의 배치에 필요한 비용의 전부 또는 일부를 보조할 수 있다.
[본조신설 2019.1.15.]
[시행일 : 2019.7.16.] 제16조의2

[규칙]제4조의2(방문건강관리 전담공무원) ① 법 제16조의2에 따른 방문건강관리 전담공무원은 다음 각 호의 어느 하나에 해당하는 사람으로 한다.
1. 「의료법」 제2조제1항에 따른 의사, 치과의사, 한의사 및 간호사

2. 「의료기사 등에 관한 법률」 제2조제2항제3호, 제4호 및 제6호에 따른 물리치료사, 작업치료사 및 치과위생사
3. 「국민영양관리법」 제15조에 따른 영양사
4. 「약사법」 제2조제2호에 따른 약사 및 한약사
5. 「국민체육진흥법」 제2조제6호에 따른 체육지도자
6. 그 밖에 법 제11조제1항제5호사목에 따른 방문건강관리사업에 관한 전문지식과 경험이 있다고 보건복지부장관이 인정하여 고시하는 사람

② 방문건강관리 전담공무원의 임용 등에 관하여는 「지방공무원 임용령」에서 정하는 바에 따른다.

③ 제1항 및 제2항에서 규정한 사항 외에 방문건강관리 전담공무원 제도 운영에 관하여 필요한 사항은 보건복지부장관이 정한다.

[본조신설 2019.8.19.]

제17조(지역보건의료기관의 시설 · 장비 등) ① 지역보건의료기관은 보건복지부령으로 정하는 기준에 적합한 시설 · 장비 등을 갖추어야 한다.

② 지역보건의료기관의 장은 지역주민이 지역보건의료기관을 쉽게 알아볼 수 있고 이용하기에 편리하도록 보건복지부령으로 정하는 표시를 하여야 한다.

[규칙]제7조(지역보건의료기관의 시설 · 장비 및 표시) 법 제17조에 따른 지역보건의료기관의 시설 · 장비 및 표시의 기준은 별표 3과 같다.

[규칙]제7조의2(지역보건의료기관 협의회의 구성 · 운영) ① 법 제18조의2제1항에 따른 지역보건의료기관 협의회(이하 "협의회"라 한다)는 회장과 위원으로 구성한다.

② 협의회의 회장과 위원은 규약으로 정하는 바에 따라 관계 지역보건의료기관의 장 중에서 선임한다.

③ 회장은 협의회를 대표하며 회의를 소집하고 협의회의 사무를 총괄한다.

④ 협의회의 규약에는 다음 각 호의 사항이 포함돼야 한다.

1. 협의회의 명칭 및 구성목적
2. 협의회를 구성하는 지역보건의료기관
3. 협의회의 조직과 회장 및 위원의 선임방법
4. 협의회의 운영과 사무처리에 필요한 경비의 부담이나 지출방법
5. 그 밖에 협의회의 구성과 운영에 필요한 사항

⑤ 지역보건의료기관의 장은 다음 각 호의 경우 전국 단위 협의회인 경우에는 보건복지부장관에게, 특별시 · 광역시 · 특별자치시 · 도 · 특별자치도 단위 협의회인 경우에는 시 · 도지사

(특별자치시장 · 특별자치도지사를 포함한다)에게 보고해야 한다.
1. 협의회의 규약을 변경하려는 경우
2. 협의회를 없애려는 경우
[본조신설 2023.12.14.]

*** **제18조(시설의 이용)** 지역보건의료기관은 보건의료에 관한 실험 또는 검사를 위하여 의사 · 치과의사 · 한의사 · 약사 등에게 그 시설을 이용하게 하거나, 타인의 의뢰를 받아 실험 또는 검사를 할 수 있다.

[영]제22조(시설이용의 편의제공 등) ① 지역보건의료기관의 장은 법 제18조에 따른 지역보건의료기관의 시설 이용, 타인이 의뢰한 실험 또는 검사를 정당한 사유 없이 거부할 수 없으며 편의를 제공하여야 한다.
② 지역보건의료기관의 장은 제1항에 따라 타인의 의뢰를 받아 실험 또는 검사를 하였을 때에는 그 결과를 지체 없이 의뢰인에게 통지하여야 한다.

[영]제22조의2(신청에 따른 조사) ① 법 제20조제1항 단서에서 "대통령령으로 정하는 사유"란 다음 각 호의 사유를 말한다.
1. 다른 법령에 따라 법 제19조제1항에 따른 서비스대상자(이하 "서비스대상자"라 한다)가 사회보장급여를 받고 있는 경우로서 수급자격의 증명만으로 지역보건의료서비스 제공의 실시 여부를 결정할 수 있는 경우
2. 「의료법」 제17조에 따른 진단서 등에 의한 서비스대상자의 건강상태 확인만으로 지역보건의료서비스 제공의 실시 여부를 결정할 수 있는 경우
3. 그 밖에 시장 · 군수 · 구청장이 소득 · 재산 · 건강상태에 관한 조사가 필요하지 않다고 인정하는 경우

② 법 제20조제3항 전단에서 "주민등록전산정보 · 가족관계등록전산정보 · 금융 · 국세 · 지방세, 토지 · 건물 · 건강보험 · 국민연금 · 고용보험 · 산업재해보상보험 · 보훈급여 등 대통령령으로 정하는 관련 전산망 또는 자료"란 별표에 따른 전산망 또는 자료를 말한다.
[본조신설 2023.9.26.]

기출변형 확인 문제

Q. [지역보건법]에서 보기 중 지역보건의료기관에서 보건의료에 관한 실험 또는 검사를 할 수 없는 자는?
① 의사 ② 치과의사 ③ 간호사 ④ 약사 ⑤ 한의사

답: 3

제18조의2(지역보건의료기관 협의회) ① 지역보건의료기관은 2개 이상의 지방자치단체에 관련된 보건의료사업과 감염병 업무에 공동으로 대응하고, 관계 중앙행정기관 및 지역보건의료기관 상호 간에 소통과 업무의 효율성을 증진하기 위하여 지역보건의료기관 협의회를 구성할 수 있다.
② 지역보건의료기관의 장은 제1항에 따른 협의회를 구성하려면 관계 지역보건의료기관 간의 협의에 따라 규약을 정하여 전국 단위 협의회인 경우에는 보건복지부장관에게, 시·도(특별자치시·특별자치도를 포함한다) 단위 협의회인 경우에는 특별자치시장·특별자치도지사 또는 시·도지사에게 이를 보고하여야 한다.
③ 제1항 및 제2항에 따른 협의회의 구성과 운영 등에 필요한 사항은 보건복지부령으로 정한다.
[본조신설 2023.6.13.]

제4장 지역보건의료서비스

★ **제19조(지역보건의료서비스의 신청)** ① 지역보건의료서비스 중 보건복지부령으로 정하는 서비스를 필요로 하는 사람(이하 "서비스대상자"라 한다)과 그 친족, 그 밖의 관계인은 관할 시장·군수·구청장에게 지역보건의료서비스의 제공(이하 "서비스 제공"이라 한다)을 신청할 수 있다.
② 시장·군수·구청장이 제1항에 따른 서비스 제공 신청을 받는 경우 제20조에 따라 조사하려 하거나 제출받으려는 자료 또는 정보에 관하여 서비스대상자와 그 서비스대상자의 1촌 직계혈족 및 그 배우자(이하 "부양의무자"라 한다)에게 다음 각 호의 사항을 알리고, 해당 자료 또는 정보의 수집에 관한 동의를 받아야 한다.
1. 법적 근거, 이용 목적 및 범위
2. 이용 방법
3. 보유기간 및 파기방법

③ 서비스 제공의 신청인은 서비스 제공 신청을 철회하는 경우 시장·군수·구청장에게 조사하거나 제출한 자료 또는 정보의 반환 또는 삭제를 요청할 수 있다. 이 경우 요청을 받은 시장·군수ㅁ·구청장은 특별한 사유가 없으면 그 요청에 따라야 한다.
④ 제1항부터 제3항까지의 규정에 따른 서비스 제공의 신청·철회 및 고지·동의 방법 등에 관하여 필요한 사항은 보건복지부령으로 정한다.

암기 Keyword

지역보건의 서비스신청-시 · 군 · 구청장에게

기출변형 확인 문제

Q. [지역보건법]에서 지역보건의료 서비스의 신청은 누구에게 하는가?

① 시장 · 군수 · 구청장 ② 시.도지사 ③ 보건소장
④ 대통령 ⑤ 보건지소장

답: 1

[규칙]제8조(지역보건의료서비스 제공의 신청 · 철회 및 고지 · 동의) ① 법 제19조제1항에서 "지역보건의료서비스 중 보건복지부령으로 정하는 서비스"란 소득, 재산, 건강상태 등에 따라 선별하여 제공하는 서비스를 말한다.

② 법 제19조제1항 및 제3항에 따라 지역보건의료서비스의 제공(이하 "서비스 제공"이라 한다)을 신청하거나 철회하려는 자는 지역보건의료서비스 신청서나 철회서(전자문서를 포함한다)에 관련 서류(전자문서를 포함한다)를 첨부하여 시장 · 군수 · 구청장에게 신청하거나 철회하여야 한다. 다만, 첨부하여야 하는 관련 서류 중 「전자정부법」 제36조제1항에 따른 행정정보의 공동이용을 통하여 관련 서류를 확인할 수 있는 경우에는 그 확인으로 첨부서류를 갈음하되, 신청인이 확인에 동의하지 아니하는 경우에는 그 서류를 첨부하여야 한다.

③ 시장 · 군수 · 구청장은 법 제19조제2항에 따라 알리거나 자료 또는 정보의 수집에 관한 동의를 받아야 하는 경우에는 서면 또는 전자적인 방법으로 하여야 한다. 다만, 서면 또는 전자적인 방법으로 알리기 곤란한 경우에는 전화, 담당 공무원의 안내 등의 방법으로 알릴 수 있다.

★ **제20조(신청에 따른 조사)** ① 시장 · 군수 · 구청장은 제19조제1항에 따라 서비스 제공 신청을 받으면 서비스대상자와 부양의무자의 인적사항 · 가족관계 · 소득 · 재산 · 사회보장급여 수급이력 · 건강상태 등에 관한 자료 및 정보에 대하여 조사하고 처리할 수 있다.다만, 서비스대상자와 부양의무자에 대한 조사가 필요하지 아니하거나 그 밖에 대통령령으로 정하는 사유에 해당하는 경우는 제외한다. 〈개정 2023.3.28.〉

② 시장 · 군수 · 구청장은 제1항에 따른 조사에 필요한 자료를 확보하기 위하여 서비스대상자 또 는 그 부양의무자에게 필요한 자료 또는 정보의 제출을 요구할 수 있다.

③ 시장 · 군수 · 구청장은 제1항에 따른 조사를 위하여 주민등록전산정보 · 가족관계등록전산정보 · 금융 · 국세 · 지방세, 토지 · 건물 · 건강보험 · 국민연금 · 고용보험 · 산업재해보상보

험·보훈급여 등 대통령령으로 정하는 관련 전산망 또는 자료를 이용하고자 하는 경우에는 관계 중앙행정기관, 지방자치단체, 관련 기관·단체·법인·시설 등에 협조를 요청할 수 있다. 이 경우 자료의 제출을 요청받은 중앙행정기관, 지방자치단체, 관련 기관·단체·법인·시설 등은 정당한 사유가 없으면 이에 따라야 한다. 〈개정 2023.3.28.〉
④ 시장·군수·구청장은 제1항의 사항을 확인하기 위하여 필요한 경우 그 권한을 표시하는 증표 및 조사기간, 조사범위, 조사담당자, 관계 법령 등이 기재된 서류를 제시하고 거주지 및 사실 확인에 필요한 관련 장소를 방문할 수 있다. 〈신설 2023.3.28.〉
[시행일: 2023.9.29.] 제20조제1항, 제20조제3항

제21조(서비스 제공의 결정 및 실시) ① 시장·군수·구청장은 제20조에 따른 조사를 하였을 때에는 예산 상황 등을 고려하여 서비스 제공의 실시 여부를 결정한 후 이를 서면이나 전자문서로 신청인에게 통보하여야 한다.
② 시장·군수·구청장은 제1항에 따른 서비스 제공의 실시 여부를 결정할 때 제20조제2항에 따라 제출된 자료·정보의 전부 또는 일부를 통하여 평가한 서비스대상자와 그 부양의무자의 소득·재산 수준이 보건복지부장관이 정하는 기준 이하인 경우에는 관련 조사의 일부를 생략하고 서비스 제공의 실시를 결정할 수 있다. 〈신설 2021.7.27.〉
③ 시장·군수·구청장은 서비스대상자에게 서비스 제공을 하기로 결정하였을 때에는 서비스 제공기간 등을 계획하여 그 계획에 따라 지역보건의료서비스를 제공하여야 한다. 〈개정 2021.7.27.〉

* **제22조(정보의 파기)** ① 시장·군수·구청장은 제20조에 따라 조사하거나 제출받은 정보 중 서비스대상자가 아닌 사람의 정보는 5년을 초과하여 보유할 수 없다. 이 경우 시장·군수·구청장은 정보의 보유기한이 지나면 지체 없이 이를 파기하여야 한다.
② 시장·군수·구청장은 제1항에 따른 정보가 지역보건의료정보시스템 또는 「사회보장기본법」 제37조제2항에 따른 사회보장정보시스템에 수집되어 있는 경우 보건복지부장관에게 해당 정보의 파기를 요청할 수 있다. 이 경우 보건복지부장관은 지체 없이 이를 파기하여야 한다. 〈개정 2023.3.28.〉
③ 시·도지사, 시장·군수·구청장, 보건의료 관련 기관·단체 또는 의료인은 제5조제5항 및 제6항에 따라 제공받은 자료 또는 정보를 5년이 지나면 파기하여야 한다. 〈신설 2023.3.28.〉

암기 Keyword

지역보건서비스 대상자가 아닌 사람의 정보는 5년을 초과 보유할 수 없다.

기출변형 확인 문제

Q. [지역보건법]에서 지역보건의료 서비스의 신청자중 대상자가 아닌 사람의 정보는 몇 년 간 초과 보유할 수 없는가?

① 1년 ② 2년 ③ 3년 ④ 4년 ⑤ 5년

답: 5

암기 Keyword

시장,군수,구청장은 보건복지부장관에게 지역의료서비스 대상자가 아닌 경우 파기를 요청할수 있다.

** **제23조(건강검진 등의 신고)** ①「의료법」 제27조제1항 각 호의 어느 하나에 해당하는 사람이 지역주민 다수를 대상으로 건강검진 또는 순회 진료 등 주민의 건강에 영향을 미치는 행위(이하 "건강검진등"이라 한다)를 하려는 경우에는 보건복지부령으로 정하는 바에 따라 건강검진등을 하려는 지역을 관할하는 보건소장에게 신고하여야 한다.

② 의료기관이 「의료법」 제33조제1항 각 호의 어느 하나에 해당하는 사유로 의료기관 외의 장소에서 지역주민 다수를 대상으로 건강검진등을 하려는 경우에도 제1항에 따른 신고를 하여야 한다.

③ 보건소장은 제1항 및 제2항에 따른 신고를 받은 경우에는 그 내용을 검토하여 이 법에 적합하면 신고를 수리하여야 한다. 〈신설 2019.1.15.〉

[시행일 : 2019.7.16.] 제23조

벌칙-과태료 : 제34조-300만원이하의 과태료

암기 Keyword

건강검진신고(순회진료)-관할보건소장에게 신고

기출변형 확인 문제

Q. [지역보건법]에서 지역주민의 순회진료나 건강검진 시 신고는 누구에게 하는가?

① 시장 · 군수 · 구청장 ② 시.도지사 ③ 보건소장

④ 대통령 ⑤ 보건지소장

답: 3

기출변형 확인 문제

Q. [지역보건법]에서 의료기관이 지역주민의 순회진료나 건강검진에 신고하지 않은 경우 벌칙은?

① 100만원이하의 과태료 ② 200만원이하의 과태료 ③ 300만원이하의 과태료
④ 400만원이하의 과태료 ⑤ 500만원이하의 과태료

답: 3

** [규칙]제9조(건강검진 등의 신고) ① 법 제23조에 따른 신고는 건강검진 등을 실시하기 10일 전까지 별지 제1호서식의 건강검진 등 신고서를 관할 보건소장(보건의료원장을 포함한다. 이하 같다)에게 제출하는 방법으로 해야 한다. 이 경우 관할 보건소장은 「전자정부법」 제36조제1항에 따른 행정정보의 공동이용을 통하여 의료기관 개설허가증 또는 의료기관 개설신고증명서(의료기관만 해당한다)와 의사 · 치과의사 또는 한의사 면허증을 확인할 수 있는 경우에는 그 확인으로 첨부자료의 제공을 갈음할 수 있고, 신고인이 자료 확인에 동의하지 않는 경우에는 해당 자료를 첨부하도록 해야 한다. 〈개정 2019.8.19.〉
② 보건소장은 제1항에 따른 건강검진 등 신고서를 제출받은 날부터 7일 이내에 신고의 수리 여부를 신고인에게 통지해야 한다. 이 경우 신고를 수리하는 때에는 별지 제1호의2서식의 건강검진 등 신고확인서를 발급해야 한다. 〈신설 2019.8.19.〉

기출변형 확인 문제

Q. [지역보건법]에서 의료기관이 지역주민의 순회진료나 건강검진 시 보건소장에게 며칠 전에 신고해야 하는가?

① 3일 ② 7일 ③ 10일 ④ 14일 ⑤ 20일

답: 3

제5장 보 칙

****** 제24조(비용의 보조)** ① 국가와 시 · 도는 지역보건의료기관의 설치와 운영에 필요한 비용 및 지역보건의료계획의 시행에 필요한 비용의 일부를 보조할 수 있다.
② 제1항에 따라 보조금을 지급하는 경우 설치비와 부대비에 있어서는 그 3분의 2 이내로 하고, 운영비 및 지역보건의료계획의 시행에 필요한 비용에 있어서는 그 2분의 1 이내로 한다.

암기 Keyword

비용의 보조 - 설.부 2/3, 운.지 1/2

기출변형 확인 문제

Q. [지역보건법]에서 국가와 시·도는 지역보건의료기관의 설치와 운영에 필요한 비용 및 지역보건의료계획의 시행에 필요한 비용의 일부를 보조할 수 있는데 보기 중 옳은 내용은?

① 설치비는 1/3　② 부대비는 1/2　③ 운영비는 2/3
④ 지역보건의료계획시행비 1/2　⑤ 설치비 1/3

답 :4

제25조(수수료 등) ① 지역보건의료기관은 그 시설을 이용한 자, 실험 또는 검사를 의뢰한 자 또는 진료를 받은 자로부터 수수료 또는 진료비를 징수할 수 있다.
② 제1항에 따른 수수료와 진료비는 보건복지부령으로 정하는 기준에 따라 해당 지방자치단체의 조례로 정한다.

★ **[규칙]제10조(수수료 등)** 법 제25조제2항에 따라 지역보건의료기관에서 징수하는 수수료와 진료비는 「국민건강보험법」 제45조제4항에 따라 보건복지부장관이 고시하는 요양급여비용 명세의 기준에 따라 지방자치단체의 조례로 정한다. 다만, 「전자정부법」 제9조2항 및 제3항에 따른 전자민원창구를 통하여 증명서를 발급받는 경우에는 수수료를 면제한다. 〈개정 2019. 8.19.〉

★ **제26조(지역보건의료기관의 회계)** 지역보건의료기관의 수수료 및 진료비의 수입은 「지방회계법」 제26조에 따른 수입 대체 경비로 직접 지출할 수 있으며, 회계 사무는 해당 지방자치단체의 규칙으로 정하는 바에 따라 간소화할 수 있다. 〈개정 2016.5.29.〉

기출변형 확인 문제

Q. [지역보건법]에서 지역보건의 회계는 무엇에 따라 간소화 할 수 있는가?

① 해당지방자치단체 조례　② 보건소의규칙
③ 해당지방단치단체의 규칙　④ 대통령령　⑤ 국무총리령

답: 3

암기 Keyword

지역보건의 회계 - 해당지방자치단체의 규칙에 따라 간소화

제27조(자료 제출 등) 보건복지부장관은 지방자치단체에 대하여 보건복지부령으로 정하는 바에 따라 지역보건의료기관의 설치·운영에 관한 자료의 제출을 요구하거나 소속 공무원으로 하여금 지역보건의료기관에 대하여 실태조사 등 지도·감독을 할 수 있다. 〈개정 2024.9.20.〉
[제목개정 2024.9.20.]
[시행일: 2025.3.21.] 제27조

[규칙]제11조(보고 등) ① 시장·군수·구청장(특별자치시장·특별자치도지사는 제외한다)은 법 제27조에 따라 지역보건의료기관의 설치·운영에 관하여 매년 12월 31일 기준으로 별지 제2호서식의 지역보건의료기관 설치·운영 현황을 작성하여 다음해 3월 31일까지 시·도지사를 거쳐 보건복지부장관에게 보고하여야 한다.
② 특별자치시장·특별자치도지사는 법 제27조에 따라 지역보건의료기관의 설치·운영에 관하여 매년 12월 31일 기준으로 별지 제2호서식의 지역보건의료기관 설치·운영 현황을 작성하여 다음해 3월 31일까지 보건복지부장관에게 보고하여야 한다.
③ 보건복지부장관은 지역보건의료기관의 설치·운영에 관한 지도·감독을 위하여 필요한 경우에는 소속 공무원으로 하여금 실태조사를 하게 할 수 있으며 실태조사 결과 부적절하다고 판단되는 경우에는 해당 지방자치단체의 장에게 시정을 요구하여야 한다.
④ 제1항 및 제2항에 따른 보고는 법 제5조에 따른 지역보건의료정보시스템에 입력 및 제출하는 방법으로 할 수 있다.

** **제28조(개인정보의 누설금지)** 역보건의료기관(「농어촌 등 보건의료를 위한 특별조치법」 제2조제4호에 따른 보건진료소를 포함한다)의 기능 수행과 관련한 업무에 종사하였거나 종사하고 있는 사람 또는 지역보건의료정보시스템을 구축·운영하였거나 구축·운영하고 있는 자(제30조제3항 및 제5항에 따라 위탁받거나 대행하는 업무에 종사하거나 종사하였던 자를 포함한다)는 업무상 알게 된 다음 각 호의 정보를 업무 외의 목적으로 사용하거나 다른 사람에게 제공 또는 누설하여서는 아니 된다. 〈개정 2023. 3. 28.〉

1. 보건의료인이 진료과정(건강검진을 포함한다)에서 알게 된 개인 및 가족의 진료 정보
2. 제5조에 따라 수집·관리·보유하거나 제공받은 자료 또는 정보
3. 제20조에 따라 조사하거나 제출받은 다음 각 호의 정보
   가. 금융정보(「국민기초생활 보장법」 제21조제3항제1호의 금융정보를 말한다. 이하 같다)
   나. 신용정보 또는 보험정보(「국민기초생활 보장법」 제21조제3항제2호·제3호의 신용정보 및 보험정보를 말한다. 이하 같다)

> 4. 제1호부터 제3호까지에 따른 자료 또는 정보를 제외한 개인정보(「개인정보 보호법」 제2조제1호의 개인정보를 말한다. 이하 같다)

✎ 벌칙 : 제28조 제1호, 제2호 또는 제3호 - 5년 이하의 징역 또는 5천만원 이하의 벌금

암기 Keyword

의료법과 비교하여 지역보건법과의 벌칙에서 각각 정보누설 벌금이 다르다.

> ★ **제29조(동일 명칭 사용금지)** 이 법에 따른 보건소, 보건의료원, 보건지소 또는 건강생활지원센터가 아닌 자는 각각 보건소, 보건의료원, 보건지소 또는 건강생활지원센터라는 명칭을 사용하지 못한다.

✎ 벌칙 : 300만원 이하의 과태료

> **제30조(권한의 위임 등)** ① 이 법에 따른 보건복지부장관의 권한은 대통령령으로 정하는 바에 따라 그 일부를 시·도지사 또는 시장·군수·구청장에게 위임할 수 있다.
> ② 이 법에 따른 질병관리청장의 권한은 대통령령으로 정하는 바에 따라 그 일부를 소속 기관의 장에게 위임할 수 있다. 〈신설 2023.3.28.〉
> ③ 시·도지사 또는 시장·군수·구청장은 이 법에 따른 지역보건의료기관의 기능 수행에 필요한 업무의 일부를 대통령령으로 정하는 바에 따라 보건의료 관련기관·단체에 위탁하거나, 「의료법」 제2조에 따른 의료인에게 대행하게 할 수 있다. 〈개정 2023.3.28.〉
> ④ 시·도지사 또는 시장·군수·구청장은 제3항에 따라 업무를 위탁한 경우에는 그 비용의 전부 또는 일부를 보조할 수 있고, 의료인에게 그 업무의 일부를 대행하게 한 경우에는 그 업무수행에 드는 실비(實費)를 보조할 수 있다. 〈개정 2023.3.28.〉
> ⑤ 보건복지부장관은 지역보건의료정보시스템의 구축·운영 등에 관한 업무를 대통령령으로 정하는 바에 따라 「공공기관의 운영에 관한 법률」 제4조에 따른 공공기관에 대행하게 할 수 있다. 〈개정 2023.3.28.〉
> ⑥ 보건복지부장관은 제4항에 따라 업무를 대행하게 한 경우에는 예산의 범위에서 그에 필요한 비용을 보조할 수 있다. 〈개정 2023.3.28.〉
> [시행일: 2023.9.29.] 제30조

[영]제23조(업무의 위탁 및 대행) ① 법 제30조제3항에 따라 시·도지사 또는 시장·군수·구청장은 다음 각 호의 업무를 보건의료 관련기관·단체에 위탁할 수 있다. 〈개정 2023.9.26.〉

1. 법 제4조에 따른 지역사회 건강실태조사에 관한 업무
2. 법 제8조에 따른 지역보건의료계획의 시행에 관한 업무
3. 법 제11조제1항제5호나목에 따른 감염병의 예방 및 관리에 관한 업무
4. 법 제11조제1항제5호바목에 따른 지역주민에 대한 진료, 건강검진 및 만성질환 등 질병관리에 관한 사항 중 전문지식 및 기술이 필요한 진료, 실험 또는 검사 업무
5. 법 제11조제1항제5호사목에 따른 가정 및 사회복지시설 등을 방문하여 행하는 보건의료사업에 관한 업무

② 법 제30조제3항에 따라 시·도지사 또는 시장·군수·구청장은 「의료법」 제2조에 따른 의료인에게 법 제11조제1항제5호바목에 따른 지역주민에 대한 진료, 건강검진 및 만성질환 등 질병관리에 관한 사항 중 전문지식 및 기술이 필요한 진료에 관한 업무를 대행하게 할 수 있다. 〈개정 2023.9.26.〉

③ 시·도지사 또는 시장·군수·구청장은 법 제30조제3항에 따라 제1항 각 호에 따른 업무를 위탁하는 경우 그 수탁자 및 위탁업무 등을 고시해야 한다. 〈개정 2023.9.26.〉

④ 법 제30조제4항에 따른 비용보조, 실비보조, 그 밖의 업무의 위탁 또는 대행에 필요한 사항은 해당 지방자치단체의 조례로 정한다. 〈개정 2023.9.26.〉

⑤ 보건복지부장관은 법 제30조제5항에 따라 지역보건의료정보시스템의 구축·운영 등에 관한 업무를 「사회보장급여의 이용·제공 및 수급권자 발굴에 관한 법률」 제29조에 따른 한국사회보장정보원이 대행하게 한다. 〈신설 2023.9.26.〉

[영]제24조(민감정보 및 고유식별정보의 처리) ① 보건복지부장관(법 제30조제5항에 따라 보건복지부장관의 업무를 대행하는 자를 포함한다)은 다음 각 호의 사무를 수행하기 위하여 불가피한 경우 「개인정보 보호법 시행령」 제19조제1호, 제2호 또는 제4호에 따른 주민등록번호, 여권번호 또는 외국인등록번호가 포함된 자료를 처리할 수 있다. 〈개정 2023.9.26.〉

1. 법 제5조에 따른 자료 또는 정보의 처리 및 이용 등에 관한 사무
2. 법 제27조에 따른 보고 및 지도·감독에 관한 사무

② 지역보건의료기관의 장(법 제30조제3항에 따라 지역보건의료기관의 업무를 위탁받거나 대행하는 자를 포함한다)은 법 제11조에 따른 보건소의 업무에 관한 사무를 수행하기 위하여 불가피한 경우 「개인정보 보호법」 제23조에 따른 건강에 관한 정보, 같은 법 시행령 제19조제1호, 제2호 또는 제4호에 따른 주민등록번호, 여권번호 또는 외국인등록번호가 포함된 자료를 처리할 수 있다. 〈개정 2023.9.26.〉

③ 보건소장은 법 제23조에 따른 건강검진 등의 신고에 관한 사무를 수행하기 위하여 불가피한 경우 「개인정보 보호법 시행령」 제19조제1호, 제2호 또는 제4호에 따른 주민등록번호, 여권번호 또는 외국인등록번호가 포함된 자료를 처리할 수 있다.

제31조(「의료법」에 대한 특례) 제12조에 따른 보건의료원은 「의료법」 제3조제2항제3호가목에 따른 병원 또는 같은 항 제1호나목·다목에 따른 치과의원 또는 한의원으로 보고, 보건소·보건지소 및 건강생활지원센터는 같은 호에 따른 의원·치과의원 또는 한의원으로 본다.

암기 Keyword

지역의료는 병원급을 갖추면 병원으로 보고 의원의 수준을 갖추면 의원급으로 본다.

제6장 벌 칙

제32조(벌칙) ① 다음 각 호의 어느 하나에 해당하는 자는 5년 이하의 징역 또는 5천만원 이하의 벌금에 처한다. 〈개정 2017.9.19., 2023.3.28.〉

1. 제5조제3항을 위반하여 정당한 접근 권한 없이 또는 허용된 접근 권한을 넘어 지역보건의료정보시스템의 정보를 훼손·멸실·변경·위조 또는 유출한 자
2. 제28조를 위반하여 같은 조 제1호부터 제4호까지의 어느 하나에 해당하는 정보를 사용·제공·누설한 자 및 그 사정을 알면서도 영리 목적 또는 부정한 목적으로 해당 정보를 제공받은 자

② 삭제 〈2017.9.19.〉

③ 제5조제3항을 위반하여 정당한 접근 권한 없이 또는 허용된 접근 권한을 넘어 지역보건의료정보시스템의 정보를 검색 또는 복제한 자는 3년 이하의 징역 또는 3천만원 이하의 벌금에 처한다. 〈개정 2017.9.19.〉

1. 삭제 〈2017.9.19.〉
2. 삭제 〈2017.9.19.〉

암기 Keyword

훼손이란 말이 들어갈 시 - 5/5 , 복제란 말이 들어갈 시 - 3/3

★ **제33조(양벌규정)** 법인의 대표자나 법인 또는 개인의 대리인·사용인, 그 밖의 종업원이 그 법인 또는 개인의 업무에 관하여 제32조의 위반행위를 하면 그 행위자를 벌하는 외에 그 법인 또는 개인에게도 해당 조문의 벌금형을 과(科)한다. 다만, 법인 또는 개인이 그 위반행위를 방지하기 위하여 해당 업무에 관하여 상당한 주의와 감독을 게을리하지 아니한 경우에는 그러하지 아니하다.

제34조(과태료) ① 제22조제3항을 위반하여 정보 또는 자료를 파기하지 아니한 자에게는 3천만원 이하의 과태료를 부과한다. 〈신설 2023.3.28.〉
② 다음 각 호의 어느 하나에 해당하는 자에게는 300만원 이하의 과태료를 부과한다. 〈개정 2023.3.28.〉
1. 제23조에 따른 신고를 하지 아니하거나 거짓으로 신고하고 건강검진등을 한 자
2. 제29조를 위반하여 동일 명칭을 사용한 자

③ 제1항 및 제2항에 따른 과태료는 해당 지방자치단체의 조례에서 정하는 바에 따라 해당 시장·군수·구청장이 부과·징수한다. 〈개정 2023.3.28.〉

암기 Keyword

과태료의 부과 - 해당시장·군수·구청장이 부과·징수

부칙 〈제19903호, 2024. 1. 2.〉

제1조(시행일) 이 법은 공포 후 6개월이 경과한 날부터 시행한다.
제2조(보건소장 임용에 관한 적용례) 제15조제2항의 개정규정은 이 법 시행 이후 보건소장을 임용하는 경우부터 적용한다.

지역보건법 시행령

부칙 〈제34643호, 2024. 7. 2.〉

이 영은 2024년 7월 3일부터 시행한다.

지역보건법 시행규칙

부칙 〈제985호, 2023. 12. 14.〉

이 규칙은 2023년 12월 14일부터 시행한다. 다만, 별표 3 Ⅰ 제1호라목 및 제2호라목의 개정규정은 공포 후 6개월이 경과한 날부터 시행한다.

2. 지역보건법 요약

제1장 지역보건법의 목적

1. 목적 (법1조)

1) 보건소 등 지역보건의료기관의 설치·운영에 관한 사항에 필요한 사항 규정
2) 보건의료 관련기관·단체와의 연계·협력을 통하여 지역보건의료기관의 기능을 효과적으로 수행하는 데 필요한 사항을 규정
3) 지역보건의료정책을 효율적으로 추진 및 건강 증진에 이바지함

◆ 암기 키워드: 지역보건의료기관의 기능을 효과적으로 수행

2. 용어의 개념 (법2조)

1) 지역보건의료기관

(1) 목적 : 지역주민의 건강을 증진, 질병을 예방·관리
(2) 종류 : 보건소, 보건의료원, 보건지소 및 건강생활지원센터

2) 지역보건의료서비스

지역주민의 건강을 증진하고 질병을 예방·관리하기 위하여 지역보건의료기관이 직접 제공하거나 보건의료 관련기관·단체를 통하여 제공하는 서비스로서 보건의료인이 행하는 모든 활동

3) 보건의료 관련기관·단체

지역사회 내에서 공중(公衆) 또는 특정 다수인을 위하여 지역보건의료서비스를 제공하는 의료기관, 약국, 보건의료인 단체

◆ 암기 키워드: 지역보건의료-보건소,보건의료원,보건지소,건강생활지원센터

3. 국가와 지방지치단체의 책무 (법3조)

1) 지역보건의료에 관한 조사·연구, 정보의 수집·관리·활용·보호, 인력의 양성·확보 및 고용 안정과 자질 향상 등을 위하여 노력
2) 지역보건의료 업무의 효율적 추진을 위하여 기술적·재정적 지원
3) 지역주민의 건강 상태에 격차가 발생하지 아니하도록 필요한 방안을 마련

4. 지역사회 건강실태조사(법4조)

1) 질병관리청장과 특별자치시장 · 특별자치도지사 · 시장 · 군수 · 구청장(구청장은 자치구의 구청장을 말하며, 이하 "시장 · 군수 · 구청장"이라 한다)은 지역주민의 건강 상태 및 건강 문제의 원인 등을 파악하기 위하여 매년 지역사회 건강실태조사를 실시하여야 한다. 〈개정 2023.3.28.〉
2) 질병관리청장은 제1항에 따라 지역사회 건강실태조사를 실시할 때에는 미리 보건복지부장관과 협의하여야 한다.

◆ 암기 키워드: 질병관리청장과 특별자치시장 · 특별자치도지사 · 시장 · 군수 · 구청장은 지역사회 건강실태조사를 매년조사

5. 지역보건의료업무의 전자화(법5조)

(1) 보건복지부장관은 지역보건의료기관(보건진료소를 포함)의 기능을 수행하는 데 필요한 각종 자료 및 정보의 효율적 처리와 기록 · 관리 업무의 전자화를 위하여 지역보건의료정보시스템을 구축 · 운영할 수 있다.

(2) 지역보건의료정보시스템을 구축 · 운영하는 데 필요한 자료로서 다음 각 호의 어느 하나에 해당하는 자료를 수집 · 관리 · 보유 · 활용(실적보고 및 통계산출)할 수 있으며, 관련 기관 및 단체에 필요한 자료의 제공을 요청할 수 있다. 이 경우 요청을 받은 기관 및 단체는 정당한 사유가 없으면 그 요청에 따라야 한다.

- 지역보건의료서비스의 제공에 관한 자료
- 지역보건의료서비스 제공의 신청, 조사 및 실시에 관한 자료
- 그 밖에 지역보건의료기관의 기능을 수행하는 데 필요한 것으로서 대통령령으로 정하는 자료

(3) 누구든지 정당한 접근 권한 없이 또는 허용된 접근 권한을 넘어 지역보건의료정보시스템의 정보를 훼손 · 멸실 · 변경 · 위조 · 유출하거나 검색 · 복제하여서는 아니 된다.

◆ 암기 키워드: 지역보건의료시스템구축 - 보건복지부장관

6. 지역보건의료심의위원회(법6조)

지역보건의료에 관한 다음 각 호의 사항을 심의하기 위하여 특별시 · 광역시 · 도 및 특별자치시 · 특별자치도 · 시 · 군 · 구에 지역보건의료심의위원회를 둔다.

- 지역사회 건강실태조사 등 지역보건의료의 실태조사에 관한 사항
- 지역보건의료계획 및 연차별 시행계획의 수립 · 시행 및 평가에 관한 사항
- 지역보건의료계획의 효율적 시행을 위하여 보건의료 관련기관 · 단체, 학교, 직장 등과의 협력이 필요한 사항

- 그 밖에 지역보건의료시책의 추진을 위하여 필요한 사항

◆ 암기 키워드: 특별시 · 광역시 · 도 및 특별자치시 · 특별자치도 · 시 · 군 · 구에 지역보건의료심의위원회설치한다.

제2장 지역보건의료계획 수립 및 시행

1. 지역보건의료계획의 수립 · 절차 및 내용

1) 수립(법7조)

(1) 시 · 도지사시장 · 군수 · 구청장은 지역주민의 건강 증진을 위하여 다음의 사항이 포함된 **지역보건의료계획을 4년마다 수립**하여야 한다.

- 보건의료 수요의 측정
- 지역보건의료서비스에 관한 장기 · 단기 공급대책
- 인력 · 조직 · 재정 등 보건의료자원의 조달 및 관리
- 지역보건의료서비스의 제공을 위한 전달체계 구성 방안
- 지역보건의료에 관련된 통계의 수집 및 정리

◆ 암기 키워드: 지역보건의료계획을 4년마다 수립

(2) 시 · 도지사 또는 시장 · 군수 · 구청장은 매년 제1항에 따른 지역보건의료계획에 따라 연차별 시행계획을 수립하여야 한다.

(3) 시장 · 군수 · 구청장(특별자치시장 · 특별자치도지사는 제외)은 해당 시 · 군 · 구(특별자치시 · 특별자치도는 제외) 위원회의 심의를 거쳐 지역보건의료계획(연차별 시행계획을 포함)을 수립한 후 해당 시 · 군 · 구의회에 보고하고 시 · 도지사에게 제출

(4) 특별자치시장 · 특별자치도지사 및 (3)에 따라 관할 시 · 군 · 구의 지역보건의료계획을 받은 시 · 도지사는 해당 위원회의 심의를 거쳐 시 · 도(특별자치시 · 특별자치도를 포함)의 지역보건의료계획을 수립한 후 해당 시 · 도의회에 보고하고 보건복지부장관에게 제출하여야 한다.

(5) 지역보건의료계획은 「사회보장기본법」 제16조에 따른 사회보장 기본계획, 「사회보장급여의 이용 · 제공 및 수급권자 발굴에 관한 법률」에 따른 지역사회보장계획 및 「국민건강증진법」 제4조에 따른 국민건강증진종합계획과 연계 〈개정 2019.1.15.〉

(6) 특별자치시장 · 특별자치도지사, 시 · 도지사 또는 시장 · 군수 · 구청장은 지역보건의료계획을 수립하는 데에 필요하다고 인정하는 경우에는 보건의료 관련기관 · 단체, 학교, 직장 등에 중복 · 유사 사업의 조정 등에 관한 의견을 듣거나 자료의 제공 및 협력을 요청할 수 있다.

이 경우 요청을 받은 해당 기관은 정당한 사유가 없으면 그 요청에 협조하여야 한다.

(7) 지역보건의료계획의 내용에 관하여 필요하다고 인정하는 경우 보건복지부장관은 특별자치시장 · 특별자치도지사 또는 시 · 도지사에게, 시 · 도지사는 시장 · 군수 · 구청장에게 각각 보건복지부령으로 정하는 바에 따라 그 조정을 권고할 수 있다.

◆ 암기 키워드: 계획조정권고자-보건복지부장관, 시 · 도지사

2) 시행(법8조)

(1) 시 · 도지사 또는 시장 · 군수 · 구청장은 지역보건의료계획을 시행할 때에는 연차별 시행계획에 따라 시행

(2) 지역보건의료계획을 시행하는 데에 필요하다고 인정하는 경우에는 보건의료 관련기관 · 단체 등에 인력 · 기술 및 재정 지원을 할 수 있다.

3) 지역보건의료계획 시행 결과의 평가(법9조)

(1) 보건복지부장관은 특별자치시 · 특별자치도 또는 시 · 도의 지역보건의료계획의 시행결과를, 시 · 도지사는 시 · 군 · 구(특별자치시 · 특별자치도는 제외한다)의 지역보건의료계획의 시행 결과를 각각 평가할 수 있다.

(2) 보건복지부장관 또는 시 · 도지사는 필요한 경우 평가 결과를 비용의 보조에 반영할 수 있다.

◆ 암기 키워드: 지역보건계획 평가자-보건복지부장관, 시 · 도지사

제3장 지역보건의료기관의 설치 및 운영

1. 보건소의 설치 (법10조, 영8조)

(1) 지역주민의 건강을 증진하고 질병을 예방 · 관리하기 위하여 시 · 군 · 구에 대통령령으로 정하는 기준에 따라 해당 지방자치단체의 조례로 보건소(보건의료원 포함)를 설치한다

(2) 동일한 시 · 군 · 구에 2개 이상의 보건소가 설치되어 있는 경우 해당 지방자치단체의 조례로 정하는 바에 따라 업무를 총괄하는 보건소를 지정하여 운영할 수 있다.

◆ 암기 키워드: 보건소의 설치기준-시 · 군 · 구-해당 지방자치단체의 조례, 추가설치시 해당 지방자치단체의 장은 보건복지부장관

2. 보건소의 기능 및 업무(법11조)

(1) 보건소는 해당 지방자치단체의 관할 구역에서 다음의 기능 및 업무를 수행

- 건강 친화적인 지역사회 여건의 조성

- 지역보건의료정책의 기획, 조사 · 연구 및 평가
- 보건의료인 및 「보건의료기본법」 제3조제4호에 따른 보건의료기관 등에 대한 지도 · 관리 · 육성과 국민보건 향상을 위한 지도 · 관리
- 보건의료 관련기관 · 단체, 학교, 직장 등과의 협력체계 구축
- 지역주민의 건강증진 및 질병예방 · 관리를 위한 다음 각 목의 지역보건의료서비스의 제공

가. 국민건강증진 · 구강건강 · 영양관리사업 및 보건교육
나. 감염병의 예방 및 관리
다. 모성과 영유아의 건강유지 · 증진
라. 여성 · 노인 · 장애인 등 보건의료 취약계층의 건강유지 · 증진
마. 정신건강증진 및 생명존중에 관한 사항
바. 지역주민에 대한 진료, 건강검진 및 만성질환 등의 질병관리에 관한 사항
사. 가정 및 사회복지시설 등을 방문하여 행하는 보건의료사업
아. 난임의 예방 및 관리

시행령 9조 추가: "대통령령으로 정하는 업무"란 난임시술 주사제 투약에 관한 지원 및 정보 제공을 말한다. 〈신설 2020.6.2.〉

◆ 암기 키워드: 보건소의 업무내용 반드시 암기!

3. 보건의료원 (법12조)

보건소 중 「의료법」에 따른 병원의 요건을 갖춘 보건소는 보건의료원이라는 명칭을 사용할 수 있다.

◆ 암기 키워드: 병원급의 보건소 - 보건의료원

4. 보건지소의 설치(법13조)

지방자치단체는 보건소의 업무수행을 위하여 필요하다고 인정하는 경우에는 대통령령으로 정하는 기준에 따라 해당 지방자치단체의 조례로 보건지소(보건소의 지소)를 설치할 수 있다.

◆ 암기 키워드: 보건지소의 설치 - 읍 · 면 - 해당 지방자치단체의 조례

5. 건강생활지원센터의 설치(법14조)

지방자치단체는 보건소의 업무 중에서 특별히 지역주민의 **만성질환 예방 및 건강한 생활 습관 형성을 지원**하는 **건강생활지원센터**를 대통령령으로 정하는 기준에 따라 해당 지방자치단체의 조례로 설치할 수 있다.

◆ 암기 키워드: 건강생활지원센터-읍.면,동-해당 지방자치단체의 조례-만성질환

6. 지역보건의료기관의 조직(법15조)

지역보건의료기관의 조직은 대통령령으로 정하는 사항 외에는 「지방자치법」 제125조에 따른다. 〈개정 2021.1.12.〉

[시행일 : 2022.1.13.] 제15조

7. 전문인력의 적정 배치 등(법16조)

(1) 지역보건의료기관에는 기관의 장과 해당 기관의 기능을 수행하는 데 필요한 면허·자격 또는 전문지식을 가진 인력(전문인력)을 두어야 한다.

(2) 시·도지사(특별자치시장·특별자치도지사 포함)는 지역보건의료기관의 전문인력을 적정하게 배치하기 위하여 필요한 경우 「지방공무원법」에 따라 지역보건의료기관 간에 전문인력의 교류를 할 수 있다.

(3) 보건복지부장관과 시·도지사(특별자치시장·특별자치도지사 포함)는 지역보건의료기관의 전문인력의 자질 향상을 위하여 필요한 교육훈련을 시행하여야 한다.

[영]18조 신설: ① 보건복지부장관 또는 시·도지사(특별자치시장·특별자치도지사를 포함한다. 이하 이 조에서 같다)는 법 제16조제3항에 따라 전문인력에 대하여 기본교육훈련과 직무분야별 전문교육훈련을 실시하여야 한다.

② 보건복지부장관 또는 시·도지사는 제1항에 따른 교육훈련을 소속 교육훈련기관에서 받게 하거나 다음 각 호의 어느 하나에 해당하는 기관에 위탁하여 받게 할 수 있다. 〈개정 2020.9.11.〉

1. 질병관리청장
2. 다른 행정기관 소속의 교육훈련기관
3. 민간교육기관

(4) 보건복지부장관은 지역보건의료기관의 전문인력의 배치 및 운영 실태를 조사할 수 있으며, 그 배치 및 운영이 부적절하다고 판단될 때에는 그 시정을 위하여 시·도지사 또는 시장·군수·구청장에게 **권고**할 수 있다.

[영]20조(전문인력 배치 및 운영 실태 조사) ① 보건복지부장관은 법 제16조제4항에 따라 지역보건의료기관의 전문인력 배치 및 운영 실태를 2년마다 조사하여야 하며, 필요한 경우에는 시·도 또는 시·군·구에 대하여 수시로 조사할 수 있다.

② 보건복지부장관은 제1항에 따른 실태 조사 결과 전문인력의 적절한 배치 및 운영에 필요하다고 판단하는 경우에는 시·도지사(특별자치시장·특별자치도지사를 포함한다)에게 전문인력의 교류를 권고할 수 있다.

7-2. 신설: 방문전담관리 전담공무원 (법16조의 2)

- 방문건강관리사업을 담당하게 하기 위하여 지역보건의료기관에 보건복지부령으로 정하는 전문인력을 방문건강관리 전담공무원으로 둘 수 있다.
- 국가는 제1항에 따른 방문건강관리 전담공무원의 배치에 필요한 비용의 전부 또는 일부를 보조할 수 있다.

[본조신설 2019.1.15.]

◆ 암기 키워드: 전문인력의 적정배치 권고자-보건복지부장관

신설: 방문건강관리 전담공무원의 등장 - 의사, 치과의사, 한의사, 간호사, 물리치료사, 작업치료사, 치과위생사, 영양사, 체육지도사 등 [본조신설 2019.8.19.]

8. 지역보건의료기관의 시설 · 장비 등(법17조)

(1) 지역보건의료기관은 보건복지부령으로 정하는 기준에 적합한 시설 · 장비 등을 갖추어야 한다.

(2) 지역보건의료기관의 장은 지역주민이 지역보건의료기관을 쉽게 알아볼 수 있고 이용하기에 편리하도록 보건복지부령으로 정하는 표시를 하여야 한다.

9. 시설의 이용(법18조)

지역보건의료기관은 보건의료에 관한 실험 또는 검사를 위하여 의사 · 치과의사 · 한의사 · 약사 등에게 그 시설을 이용하게 하거나, 타인의 의뢰를 받아 실험 또는 검사를 할 수 있다.

◆ 암기 키워드: 지역보건의료기관의 실험 또는 검자사-의사 · 치과의사 · 한의사 · 약사

제4장 지역보건의료서비스의 실시

1. 지역보건의료서비스의 신청(법19조)

(1) 지역보건의료서비스 중 보건복지부령으로 정하는 서비스를 필요로 하는 사람(서비스대상자)과 그 친족, 그 밖의 관계인은 관할 시장 · 군수 · 구청장에게 지역보건의료서비스의 제공(서비스 제공)을 신청할 수 있다.

(2) 시장 · 군수 · 구청장이 서비스 제공 신청을 받는 경우 제20조에 따라 조사하려 하거나 제출받으려는 자료 또는 정보에 관하여 서비스대상자와 그 서비스대상자의 1촌 직계혈족 및 그 배우자(부양의무자)에게 다음의 각 호의 사항을 알리고, 해당 자료 또는 정보

의 수집에 관한 동의를 받아야 한다.

- 법적 근거, 이용 목적 및 범위
- 이용 방법
- 보유기간 및 파기방법

(3) 서비스 제공의 신청인은 서비스 제공 신청을 철회하는 경우 시장·군수·구청장에게 조사하거나 제출한 자료 또는 정보의 반환 또는 삭제를 요청할 수 있다. 이 경우 요청을 받은 시장·군수·구청장은 특별한 사유가 없으면 그 요청에 따라야 한다.

◆ 암기 키워드: 지역의료보건 서비스 신청-관할 시장·군수·구청장

2. 신청에 따른 조사(법20조)

(1) 시장·군수·구청장은 서비스 제공 신청을 받으면 서비스대상자와 부양의무자의 소득·재산 등에 관하여 조사하여야 한다.

(2) 시장·군수·구청장은 (1)에 따른 조사에 필요한 자료를 확보하기 위하여 서비스대상자 또는 그 부양의무자에게 필요한 자료 또는 정보의 제출을 요구할 수 있다.

3. 서비스 제공의 결정 및 실시(법21조)

(1) 시장·군수·구청장은 신청에 따른 조사를 하였을 때에는 예산 상황 등을 고려하여 서비스 제공의 실시 여부를 결정한 후 이를 서면이나 전자문서로 신청인에게 통보하여야 한다.

(2) 시장·군수·구청장은 서비스대상자에게 서비스 제공을 하기로 결정하였을 때에는 서비스 제공기간 등을 계획하여 그 계획에 따라 지역보건의료서비스를 제공하여야 한다.

4. 정보의 파기(법22조)

(1) 시장·군수·구청장은 신청에 따른 조사를 하거나 제출받은 정보 중 서비스대상자가 아닌 사람의 정보는 5년을 초과하여 보유할 수 없다. 이 경우 시장·군수·구청장은 정보의 보유기한이 지나면 지체 없이 이를 파기하여야 한다.

(2) 시장·군수·구청장은 (1)에 따른 정보가 지역보건의료정보시스템 또는 「사회복지사업법」에 따른 정보시스템에 수집되어 있는 경우 보건복지부장관에게 해당 정보의 파기를 요청할 수 있다. 이 경우 보건복지부장관은 지체 없이 이를 파기하여야 한다.

◆ 암기 키워드: 지역의료보건 서비스 비대상자 정보-5년을 초과하여 보유할 수 없다.

5. 건강검진 등의 신고(법23조)

(1) 「의료법」 제27조제1항 각 호의 어느 하나에 해당하는 사람이 지역주민 다수를 대상으로 건강검진 또는 순회 진료 등 주민의 건강에 영향을 미치는 행위(이하 "건강검진등"이라

한다)를 하려는 경우에는 보건복지부령으로 정하는 바에 따라 건강검진등을 하려는 지역을 관할하는 보건소장에게 신고하여야 한다.

(2) 의료기관이 「의료법」 제33조제1항 각 호의 어느 하나에 해당하는 사유로 의료기관 외의 장소에서 지역주민 다수를 대상으로 건강검진등을 하려는 경우에도 제1항에 따른 신고를 하여야 한다.

(3) 보건소장은 제1항 및 제2항에 따른 신고를 받은 경우에는 그 내용을 검토하여 이 법에 적합하면 신고를 수리하여야 한다. 〈신설 2019.1.15.〉

변경 - 시행규칙9조「의료법」법 제23조에 따른 신고는 건강검진 등을 실시하기 **10일 전**까지 별지 제1호서식의 건강검진 등 신고서를 관할 **보건소장(보건의료원장을 포함한다.** 이하 같다)에게 제출하는 방법으로 해야 한다. 이 경우 관할 보건소장은 「전자정부법」 제36조제1항에 따른 행정정보의 공동이용을 통하여 의료기관 개설허가증 또는 의료기관 개설신고증명서(의료기관만 해당한다)와 의사 · 치과의사 또는 한의사 면허증을 확인할 수 있는 경우에는 그 확인으로 첨부자료의 제공을 갈음할 수 있고, 신고인이 자료 확인에 동의하지 않는 경우에는 해당 자료를 첨부하도록 해야 한다. 〈개정 2019.8.19.〉

►의료법 제27조

- 외국의 의료인 면허를 가진 자로서 일정 기간 국내에 체류하는 자
- 의과대학, 치과대학, 한의과대학, 의학전문대학원, 치의학전문대학원, 한의학전문대학원, 종합병원 또는 외국 의료원조기관의 의료봉사 또는 연구 및 시범사업을 위하여 의료행위를 하는 자
- 의학 · 치과의학 · 한방의학 또는 간호학을 전공하는 학교의 학생

◆ 암기 키워드: 순회진료 및 건강검진 - 보건소장에게 10일전 에 신고

(2) 의료기관이 「의료법」제33조 제1항(의료기관 개설)에 해당하는 사유로 의료기관 외의 장소에서 지역주민 다수를 대상으로 건강검진등을 하려는 경우에도 (1)에 따른 신고를 하여야 한다.

►의료법 제33조

- 「응급의료에 관한 법률」 제2조제1호에 따른 응급환자를 진료하는 경우
- 환자나 환자 보호자의 요청에 따라 진료하는 경우
- 국가나 지방자치단체의 장이 공익상 필요하다고 인정하여 요청하는 경우
- 보건복지부령으로 정하는 바에 따라 가정간호를 하는 경우
- 그 밖에 이 법 또는 다른 법령으로 특별히 정한 경우나 환자가 있는 현장에서 진료를 하여야 하는 부득이한 사유가 있는 경우

제5장 보 칙

1. 비용의 보조 (법24조)

(1) 보건소의 설치비와 부대비: 2/3 이내

(2) 운영비 및 지역보건의료계획의 시행에 필요한 비용: 1/2 이내

◆ 암기 키워드: 설 · 부 – 2/3 이내 / 운 · 지 – 1/2 이내

2. 수수료 등 (법25조)

(1) 지역보건의료기관은 수수료 또는 진료비를 징수 가능

(2) 보건복지부령으로 정하는 기준에 따라 해당 지방자치단체의 조례로 정함

(3) 전자민원창구를 통하여 증명서를 발급받는 경우에는 수수료를 면제한다. 〈개정 2019. 8.19.〉

3. 지역보건의료기관의 회계 (법26조)

지역보건의료기관의 수수료 및 진료비의 수입은 「지방회계법」 제26조에 따른 수입 대체 경비로 직접 지출할 수 있으며, 회계 사무는 해당 지방자치단체의 규칙으로 정하는 바에 따라 간소화할 수 있다.

◆ 암기 키워드: 지역보건의료기관 수수료–지방자치단체의 규칙

4. 보고 등 (법27조)

보건복지부장관은 지방자치단체에 대하여 **보건복지부령**으로 정하는 바에 따라 지역보건의료기관의 설치 · 운영에 관한 사항을 보고하게 하거나 소속 공무원으로 하여금 지역보건의료기관에 대하여 실태조사 등 지도 · 감독을 할 수 있다.

5. 개인정보의 누설금지 (법28조)

지역보건의료기관(보건진료소 포함)의 기능 수행과 관련한 업무에 종사하였거나 종사하고 있는 사람 또는 지역보건의료정보시스템을 구축 · 운영하였거나 구축 · 운영하고 있는 자(법에 따라 위탁받거나 대행하는 업무에 종사하거나 종사하였던 자 포함)는 업무상 알게 된 다음 각 호의 정보를 업무 외의 목적으로 사용하거나 다른 사람에게 제공 또는 누설하여서는 아니 된다.

- 보건의료인이 진료과정(건강검진을 포함한다)에서 알게 된 개인 및 가족의 진료 정보
- 제20조에 따라 조사하거나 제출받은 다음 각 호의 정보

가. 금융정보(「국민기초생활 보장법」 제21조제3항제1호의 금융정보)

나. 신용정보 또는 보험정보(「국민기초생활 보장법」 제21조제3항제2호 · 제3호의 신용정보 및 보험정보)

- 제1호 및 제2호를 제외한 개인정보(「개인정보 보호법」 제2조제1호의 개인정보)

◆ 암기 키워드: 벌칙 - 개인정보누설 - 5년 이하의 징역 또는 5천만원 이하의 벌금

6. 동일 명칭 사용금지 등 (법29조)

이 법에 따른 보건소, 보건의료원, 보건지소 또는 건강생활지원센터가 아닌 자는 각각 보건소, 보건의료원, 보건지소 또는 건강생활지원센터라는 명칭을 사용하지 못한다.

◆ 암기 키워드: 벌칙 - 유사명칭 - 300만원 이하의 과태료

7. 권한의 위임 등 (법30조)

(1) 보건복지부장관의 권한은 대통령령으로 정하는 바에 따라 그 일부를 시 · 도지사 또는 시장 · 군수 · 구청장에게 위임할 수 있다.

(2) 시 · 도지사 또는 시장 · 군수 · 구청장은 이 법에 따른 지역보건의료기관의 기능 수행에 필요한 업무의 일부를 대통령령으로 정하는 바에 따라 보건의료 관련기관 · 단체에 위탁하거나, 「의료법」 제2조에 따른 의료인에게 대행하게 할 수 있다.

(3) 시 · 도지사 또는 시장 · 군수 · 구청장은 제2항에 따라 업무를 위탁한 경우에는 그 비용의 전부 또는 일부를 보조할 수 있고, 의료인에게 그 업무의 일부를 대행하게 한 경우에는 그 업무수행에 드는 실비(實費)를 보조할 수 있다.

(4) 보건복지부장관은 지역보건의료정보시스템의 구축 · 운영 등에 관한 업무를 「사회복지사업법」 제6조의3에 따른 전담기구에 대행하게 할 수 있다.

(5) 보건복지부장관은 제4항에 따라 업무를 대행하게 한 경우에는 예산의 범위에서 그에 필요한 비용을 보조할 수 있다.

8. 「의료법」에 대한 특례 (법31조)

(1) 보건의료원: 「의료법」에 따른 병원 또는 치과의원 또는 한의원으로 본다.

(2) 보건소 · 보건지소 및 건강생활지원센터: 의원 · 치과의원 또는 한의원으로 본다.

◆ 암기 키워드: 병상규모에 따라 지역보건의료기관의 규모가 달라진다.

제6장 벌 칙

1. 벌칙 (법32조)

1) 5년 이하의 징역 또는 5천만원 이하의 벌금

(1) 정당한 접근 권한 없이 또는 허용된 접근 권한을 넘어 지역보건의료정보시스템의 정보를 **훼손 · 멸실 · 변경 · 위조** 또는 **유출**한 자 (제5조 제3항 위반)

(2) 보건의료인이 진료과정(건강검진을 포함한다)에서 알게 된 개인 및 가족의 진료 정보 또는 금융정보 · 신용정보 · 보험정보 및 기타 개인정보를 사용 · 제공 · 누설한 자 및 그 사정을 알면서도 영리 목적 또는 부정한 목적으로 해당 정보를 제공받은 자 (제28조 위반)

2) 3년 이하의 징역 또는 3천만원 이하의 벌금

정당한 접근 권한 없이 또는 허용된 접근 권한을 넘어 지역보건의료정보시스템의 정보를 **검색** 또는 **복제**한 자 (제5조 제3항 위반)

2. 양벌규정 (법33조)

법인의 대표자나 법인 또는 개인의 대리인 · 사용인, 그 밖의 종업원이 그 법인 또는 개인의 업무에 관하여 제32조(벌칙)의 위반행위를 하면 그 행위자를 벌하는 외에 그 법인 또는 개인에게도 해당 조문의 벌금형을 과(科)한다. 다만, 법인 또는 개인이 그 위반행위를 방지하기 위하여 해당 업무에 관하여 상당한 주의와 감독을 게을리하지 아니한 경우에는 그러하지 아니하다

3. 과태료 (법34조)

(1) 300만원 이하의 과태료

① 건강검진등의 신고를 하지 아니하거나 거짓으로 신고하고 건강검진등을 한 자 (제23조 위반)

② 보건소, 보건의료원, 보건지소 또는 건강생활지원센터 명칭에 있어서 동일 명칭을 사용한 자 (제29조 위반)

(2) 과태료는 해당 지방자치단체의 조례에서 정하는 바에 따라 해당 시장 · 군수 · 구청장이 부과 · 징수한다.

3. 지역보건법 필수 핵심정리

- 마무리 점검으로 사용 -

1. 목적

1) 보건소등 지역보건의료기관의 설치 · 운영관한사항
2) 보건의료 관련기관. 단체와의 연계. 협력을 통하여 지역보건의료기관의 효과적수행 필요사항규정
3) 지역보건의료정책을 효율적으로 추진
4) 지역주민의 건강 증진목적

→ 지역보건의료기관: 보건소, 보건의료원, 보건지소, 건강생활지원센터

2. 국가 및 지방 자치 단체장의 책무

지역보건의 조사, 연구, 정보의 수집등, 기술적, 재정적지원, 지역주민의 건강상태의 격차의 최소화를 위해 노력

→ 매년 건강실태 조사해야함(흡연, 음주, 건강검진, 예방접종, 질병 및 보건의료서비스, 사고 및 중고에 관한사항 등)

지역보건의료계획의 조정권고자-(보건복지부장관, 시 · 도지사)

3. 지역보건의료의 전자화시에 그사항을 훼손, 멸실, 변경 ,위조, 유출(5,5) 검색, 복제 시(3,3)

4. 지역보건의료심의위원회

→ 시 · 도 및 시 · 군 · 구에 둔다.

1) 지역내 보건의료실태조사, 지역보건의료계획의 수립사항, 보건의료관련기관단체 · 학교, 학교등과의 연계사항, 지역보건의료 시책의 추진을 위하여 필요하다고 인정하는 사항(이상 4가지 알아둘 것!)
2) 지역보건의료 심사위원회의 조직 및 운영에 관한 사항은 ** 지방자치단체의 조례로 정한다.
3) 위원이 될 수 있는 자: 지역주민대표, 학교보건관계자, 산업안전. 보건관계자, 보건의료관련기관 임직원 및 관계공무원

5. 지역 보건의료 계획

1) 지역보건 의료계획의 수립

계획 수립절차

★★★★ 지역보건의료계획의 수립은: 시장 · 군수 · 구청장이 수립하여 → 시군구의회의결 → 시도지사에게 제출 → 시도지사는 전문가의 의견수렴 → 시도의회의결 → 보건복지부 장관에게제출★★★

시 · 도지사 또는 시장 · 군수 · 구청장은 지역보건의료계획을 수립하는 경우에는 그 주요 내용을 시 · 군 · 구 홈페이지 등에 2주일 이상 공고하여 지역주민의 의견을 수렴하여야 한다.

2) 자료제공 및 협력요청

시 · 도지사 또는 시장 · 군수 · 구청장 → 기관에 요청

3) 지역보건의료계획의 조정

보건복지부장관 또는 시 · 도지사 → 시장 · 군수 · 구청장에게 권고

6. 지역보건의료계획의 수립

1) 시 · 도지사 또는 시장 · 군수 · 구청장이 4년마다 수립 단, 그 연차별 시행계획은 매년 수립 계획변경시: 시 · 도 또는 시 · 군 · 구 의회의 의결을 거쳐 변경가능 · 변경 후 지체없이 보건복지부 또는 시 · 도지사에게 제출
2) 지역보건의료계획의 시행 및 시행결과의 평가
   - ★ 지역의료보건계획의 시행: 시 · 도지사 또는 시장 · 군수 · 구청장
   - ★ 지역의료보건계획의 평가: 보건복지부 장관 또는 시 · 도지사가 할 수 있다
3) ★★ 시행평가의 제출시기 : 시 · 군 · 구창장은 연차별시행계획의 평가를 매 시행년 1월 31까지 시도지사에게 → 시 · 도지사는 당해 시 · 도의 지역보건의료계획 연차별 시행계획년도 2월말 까지 보건복지부 장관에게 제출한다.
4) 평가기준 및 결과 공표 → 보건복지부장관

7. 보건소 및 보건지소

1) 보건소의 설치

대통령령이 정하는 기준에 따라 당해 지방자치단체의 조례로 정한다.

시 · 군 · 구별 1개소 설치 단, 특히 추가로 필요하다고 인정하는 경우 해당 지방자치단체의 장은 보건복지부장관이 협의

2) 보건의료원 명칭사용가능(병원급수준을 가지고 있는 보건소)

3) 보건소의 업무★★★★★

4) 보건지소의 설치: 대통령령이 정하는 기준에 따라 당해 **지방자치단체의 조례**로 정한다.
읍 · 면에 1개소 설치. 단, 시장 · 군수 · 구청장이 특히 필요하다고 인정하는 경우 추가설치

5) 건강지원생활센터 설치: 지역주민의 **만성질환**관리(읍 · 면 · 동) → **해당지방자치단체조례**

6) 전문인력의 적정배치: 지방공무원 규정에 의하여 보건소 간에 전문인력등의 교류(시 · 도지사)

7) 운영실태조사는 보건복지부장관 ＊전문인력의 배치기준은 대통령령으로 한다.**(2년마다)**

8) 보건소장: 시장 · 군수 · 구청장이 임용 → 시장군수구청장이 보건소장을 지휘 · 감독함
충원 불가시 보건의무지군공무원 임용가능
조건) 5년 근무경력 이상, 의사면허소지자

9) 보건지소장: 지방의무직 또는 임기제 공무원으로 임용 → 보건소장의 지휘 감독 받음

10) 전문인력 임용자격: 면허또는 자격소지자 2년 이상 종사한자 우선임용권

11) ★★★★★ 전문인력의 교육훈련
★★ 신규임용(3주 이상) ★★ 전문교육훈련(1주 이상)
→ 교육훈련에 필요한 사항 보건복지부장관이 정한다.

8. 전문인력실태조사

1) 전문 인력의 운영실태 조사: 보건복지부 장관이 2년마다 실태조사
전문인력의 교류권고: 보건복지부장관 또는 시 · 도지사 → 전문인력의 균형배치,보건소간의 협조, 전문인력의 연고지배치

2) 전문 인력결원보충: 시 · 도지사 또는 시장 · 군수 · 구청장은 보건소 전문인력등의 결원시 보충

9. 보건소등의 회계

1) 보건소등의 **회계는**: 지방재정법 규정에 의한 수입대체경비의 직접사용가능하며 회계사무는 당해 **지방자치단체 규칙**이 정하는 바에 의하여 간소화 할 수 있다.

2) 시설의 이용 → 지역보건의 관한 **실험 또는 검사**를 위하여 보건소등을 사용할 수 있다.
시설이용가능자(**의사** · **치과의사** · **한의사** · **약사**)

3) **건강진단 등의 신고:** 건강진단 등을 실시하기 **10일 전**까지 신고서에 의료기관 개설허가증 또는 신고증을 첨부하여 **관할 보건소장에게 신고**하여야 한다.

9. 지역보건의료서비스 실시(시 · 군 · 구청장에게 신청)

1) 서비스대상자 1촌 직계혈족 및 그 배우자의 동의 필요
2) 신청에따른 조사는 시장 · 군수 · 구청장이 한다.
3) 서비스제공의 결정자 시장 · 군수 · 구청장
4) 서비스 대상자가 아닌 경우 **5년을 초과하여 서류를 보존할 수 없다.**

10. 비용의 보조: 국가와 시도의 보건소설치와 운영의 비용보조*****

국고보조금을 보조하는 경우 설치비와 부대비에 있어서는 **그 3분의 2 이내**로 하고, 운영비 및 지역보건의료계획의 시행에 필요한 비용에 있어서는 그 **2분의 1 이내**로 한다.

11. 보건복지부장관은 지방자치단체에 대하여 보건보지부령이 정하는 바에 의하여 소속 공무원으로 하여금 보건소의 설치 · 운영에 관하여 보고를 하게 하거나 지도 · 감독을 할 수 있다.

12. 벌금 암기

1) 지역보건 의료시스템 훼손, 멸실. 변경. 위조 또는 유출(5년 이하의 징역 또는 5천만원 이하의 벌금) 지역보건상의 비밀을 누설 특히 금융정보제공 및 영리목적으로 사용하면 (5년 이하의 징역 또는 5천만원 이하의 벌금)
2) 지역보건의료시스템의 복제(3년 이하의 징역 또는 3천만원이하의 벌금)
3) 유사명칭 사용금지, 순회진료 및 건강검진 미신고시: 300만원 이하의 과태료

13. 지역보건의료심의 위원회

1) 설치: 시 · 도 및 시 · 군 · 구
2) 구성: 위원장 1인을 포함한 20인 이내(임명자. 시 · 도지사 및 시장 · 군수 · 구청장)
3) 위원: 지역주민, 보건의료 관련기관. 단체의 임직원, 보건의료 관련 전문가, 관계 공무원
4) 특이사항: 지방자치단체의 조례로 정한다(필요사항).

14. 과태료의 부과 징수

시장 · 군수 · 구청장이 부과 · 징수

4. 지역보건법 정리문제

1. 지역보건법의 목적으로 틀린 내용은?

① 지역보건의료정책의 효율적 추진 ② 의료기사의 효율적 관리를 위해
③ 지역보건의료기관의 기능을 효과적으로 수행하는 데 필요한 사항을 규정
④ 보건의료 관련기관 · 단체와의 연계 · 협력 ⑤ 지역주민의 건강을 보호하고 증진

해설 법1조

2. 보건소에서 제공하지 않는 지역보건의료서비스는?

① 모성과 영유아의 건강유지 · 증진 ② 여성 · 노인 · 장애인의 건강유지·증진
③ 국민건강증진 · 구강건강 · 영양관리사업 및 보건교육
④ 정신건강증진 및 생명존중에 관한 사항 ⑤ 학교 양호실에 관한 사항

해설 법11조

3. 지역보건의료계획은 몇 년마다 수립하여야 하나?

① 1년 ② 2년 ③ 3년 ④ 4년 ⑤ 5년

해설 법7조

4. 지역보건법률상 지역보건의료기관이 아닌 것은?

① 보건소 ② 보건지소 ③ 보건의료원
④ 건강생활지원센터 ⑤ 한림의학원

해설 법2조

5. 지역보건의료심의위원회 중 틀린 내용은?

① 시 · 도에 설치한다. ② 시 · 군 · 구에 설치한다.
③ 보건복지부에 설치한다. ④ 20인 이내로 구성한다.
⑤ 위원회의 위원 중 학교보건 관계자도 임명될 수 있다.

해설 법6조

6. 지역보건의료에 관한 국가 및 지방자치단체의 책무로 틀린 것은?

① 지역보건의료 업무의 효율적 추진을 위하여 기술적·재정적 지원을 하여야 한다.
② 지역주민의 건강 상태에 격차가 발생하지 아니하도록 필요한 방안을 마련하여야 한다.
③ 지역보건의료에 관한 조사 · 연구를 위하여 노력하여야 한다.
④ 지역보건의료에 관한 정보의 수집 · 관리 · 활용 · 보호에 노력해야 한다.
⑤ 지역보건의료에 관한 지역주민 개인정보 자료를 최대한 활용해야 한다.

해설 법3조

정답 1. ② 2. ⑤ 3. ④ 4. ⑤ 5. ③ 6. ⑤

7. 지역보건의료계획을 연차별 시행 계획를 세워야 할 의무자로 옳게 조합된 것은?

가.구청장	나. 보건복지부장관	다. 시장	라. 도지사

① 가,나,다 ② 가,라 ③ 가,다 ④ 가,다,라 ⑤ 나,다,라

해설 법8조

8. 지역보건의료기관에서 실험 또는 검사를 위해 시설을 사용할 수 있는 자는?

① 수의사 ② 방사선사 ③ 임상병리사 ④ 약사 ⑤ 간호사

해설 법7조

9. 지역보건의료계획의 내용으로 <u>틀린</u> 것은?

① 보건의료 수요 측정
② 지역보건의료서비스에 관한 장기·단기 공급대책
③ 지역사회 감염병 예방 방지 대책
④ 인력 · 조직 · 재정 등 보건의료자원의 조달 및 관리
⑤ 지역보건의료에 관련된 통계의 수집 및 정리

해설 법7조

10. 의료기관의 순회진료 시 누구에게 신고해야 하는가?

① 지방자치단체장 ② 대통령령 ③ 병원장
④ 관할보건소장 ⑤ 보건복지부장관

해설 법7조

11. 지역보건법에서 정한 보건소의 업무로 <u>틀린</u> 것은?

① 의료기사의 지도 ② 영양관리사업 ③ 감염병의 예방 및 관리
④ 재해의 예방 ⑤ 모성과 영유아의 건강유지·증진

해설 법11조

12. 보건소 설치에 관한 것 중 옳은 것은?

① 시 · 군 · 구 별로 1개소씩 설치한다.
② 필요한 경우 보건소를 추가로 설치할 수 없다.
③ 추가로 보건소를 설치할 때 대통령과 보건복지부장관이 협의하여야 한다.
④ 추가로 보건소를 설치할 때 보건소장이 임의로 설치가능하다.
⑤ 보건소 설치는 보건복지부령이 정하는 기준에 따라 지방자치단체의 규칙으로 정한다.

해설 영8조

13. 지역보건법에서 정한 보건소 관장업무로 <u>틀린</u> 것은?

① 보건의료 관련기관 · 단체, 학교, 직장 등과의 협력체계 구축
② 지역보건의료정책의 기획, 조사 · 연구 및 평가 ③ 대기오염에 관한 사항
④ 국민보건 향상을 위한 지도 · 관리 ⑤ 감염병의 예방 및 관리

해설 법11조

정답 7. ④ 8. ④ 9. ③ 10. ④ 11. ④ 12. ① 13. ③

14. 보건지소설치에 관하여 옳은 것은?

① 필요한 경우 대통령령이 정하는 기준에 따라 국회 조례로 설치할 수 있다.
② 필요시 보건복지부장관이 요청으로만 가능하다.
③ 수개의 보건지소를 2개의 통합 보건지소로 설치 운영할 수 있다.
④ 읍·면에 1개소씩 설치한다.
⑤ 필요한 경우 추가로 보건지소를 설치할 수 없다.

해설 영10조

15. 건강생활지원센터에 관하여 옳은 것은?

① 건강생활지원센터엔 의사가 배치되지 않는다. ② 읍·면·동에 1개소씩 설치할 수 있다.
③ 간호사는 최소 5명 이상이 배치된다. ④ 지역주민의 감염병 예방을 지원한다.
⑤ 지방자치법으로 정하는 기준에 따라 지방자치단체의 조례로 설치할 수 있다.

해설 법14조, 영11조, 규칙 별표2

16. 병원급 수준을 가진 보건소를 무엇이라 하는가?

① 보건의료원 ② 보건병원 ③ 보훈병원 ④ 보건소병원 ⑤ 보건종합병원

해설 법12조

17. 다음 중 보건소장을 지휘 감독할 수 있는 자는?

① 대통령 ② 보건복지부장관 ③ 도지사
④ 중앙회장 ⑤ 시장

해설 법11조, 영9조

18. 기본교육훈련(신규임용자)과 전문교육훈련(현재담당 또는 담당할 자)에 대한 훈련기간의 연결이 옳은 것은?

① 기본교육훈련 - 3주 이상, 전문교육훈련 - 3주 이상
② 기본교육훈련 - 4주 이상, 전문교육훈련 - 3주 이상
③ 기본교육훈련 - 2주 이상, 전문교육훈련 - 3주 이상
④ 기본교육훈련 - 3주 이상, 전문교육훈련 - 2주 이상
⑤ 기본교육훈련 - 3주 이상, 전문교육훈련 - 1주 이상

해설 영19조

19. 지역보건법에 대하여 옳은 내용은?

① 보건소장은 대통령의 지휘·감독을 받는다.
② 보건소는 시.군.구에 별 1개소씩 설치 가능하다.
③ 건강생활지원센터장은 보건지소장의 지휘·감독을 받는다.
④ 보건지소장은 시장의 지휘·감독을 받는다.
⑤ 건강생활지원센터장은 보건지소장의 지휘·감독을 받는다.

해설 영14조

정답 14. ④ 15. ② 16. ① 17. ⑤ 18. ⑤ 19. ②

20. 지역보건법에서 시·도지사, 시장·군수·구청장이 보건의료 관련기관 · 단체에게 위탁할 수 있는 업무를 틀린 것은?

① 감염병 진료 ② 전문지식 및 기술을 요하는 검사 업무
③ 지역사회 건강실태조사 ④ 응급의료에 관한 업무
⑤ 가정을 방문하여 행하는 보건의료사업

해설 영22조

21. 의료기관이 순회진료 시 며칠 전에 보건소장에게 신고해야 하는가?

① 10일 ② 15일 ③ 17일 ④ 20일 ⑤ 30일

해설 규칙9조

22. 보건소에 두는 전문 인력이 아닌 것은?

① 임상병리사 ② 작업치료사 ③ 한의사 ④ 약사 ⑤ 영양사

해설 규칙 별표 2

23. 보건소장이 우선 임명될 수 있는 자격은 무엇인가?

① 지방의무직 ② 의사 ③ 임기제공무원
④ 해당 보건소에서 3년 이상 근무한 보건직료공무원 ⑤ 간호사

해설 영13조

24. 보건소가 아니면서 보건소의 명칭을 사용하면 적용되는 벌칙으로 옳은 것은?

① 1년 이하의 징역 또는 50만원 이하의 벌금
② 1년 이하의 징역 또는 300만원 이하의 벌금 ③ 500만원 이하의 벌금
④ 100만원 이하의 벌금 ⑤ 300만원 이하의 과태료

해설 법34조

25. 보건지소장을 지휘 감독할 수 있는 자는?

① 보건복지부장관 ② 대통령 ③ 읍 · 면장
④ 도지사 ⑤ 보건소장

해설 법13조, 영10조

26. 건강생활지원센터장을 지휘 감독할 수 있는 자는?

① 중앙회장 ② 대통령 ③ 보건지소장 ④ 보건소장 ⑤ 시장

해설 법11조

27. 국가와 지방단체는 지역주민의 건강상태를 위해 조사하는 것은?

① 건강실태조사 ② 지역주민건강조사 ③ 지역심의조사
④ 국민보건조사 ⑤ 국민생활조사

해설 법4조

정답 20. ④ 21.① 22. ② 23. ② 24. ⑤ 25. ⑤ 26. ④ 27. ①

28. 지역보건의료계획의 시행의무자는 누구인가?

① 건강생활지원센터장 ② 대통령 ③ 보건복지부장관 ④ 보건소장 ⑤ 시·도지사

해설 법8조

29. 보건소장에 관한 내용 중 틀린 것은?

① 의사의 면허를 가진 자의 우선 임용을 원칙으로 한다.
② 의사의 면허를 가진 자로 충원이 어려울 때는 보건의무직군의 공무원으로도 충원이 가능하다.
③ 대통령의 지휘·감독을 받는다.
④ 보건소장은 보건지소에 근무하는 직원에 대하여 지도·감독한다.
⑤ 보건소장은 보건진료소의 업무를 지도·감독한다.

해설 영13조

30. 보건소에 두는 공무원이 전문인력으로서 전담하지 않는 업무는 무엇인가?

① 진료에 관한 업무 ② 해양 환경관리 ③ 보건행정에 관한 업무
④ 건강증진에 관한 업무 ⑤ 보건의료에 관한 업무

해설 영16조

31. 보건소의 설치 기준은 대통령령에 따른 무엇으로 정하는가?

① 보건복지부령 ② 행정안전부장관령 ③ 해당지방자치단체규칙
④ 보건소장령 ⑤ 해당지방자치단체조례

해설 영13조 3항

32. 보건복지부장관이 받는 지역보건의료계획으로 옳은 것은?

① 시장·군수·구청장이 수립한 것 ② 시·군·구의회에 보고한 것
③ 시·도지사가 수립한 것 ④ 시·도의회에 보고한 것
⑤ 시·도지사와 시민단체가 수립한 것

해설 법7조

33. 보건소장이 되려는 자의 최소 임상경력 기준은 몇 년인가?

① 2년 이상 ② 3년 이상 ③ 4년 이상 ④ 5년 이상 ⑤ 6년 이상

해설 영13조

34. 전문인력의 최소 임상경력 기준은 몇 년 이상인가?

① 1년 ② 2년 ③ 3년 ④ 4년 ⑤ 5년

해설 영13조

35. 보건복지부장관은 전문인력의 실태 운영 조사는 몇 년마다 실시하는가?

① 1년 ② 2년 ③ 3년 ④ 4년 ⑤ 5년

해설 영20조

정답 28. ⑤ 29. ③ 30. ② 31. ⑤ 32. ④ 33. ④ 34. ② 35. ②

36. 보건소의 벌칙에 관하여 다음 중 틀린 것은?

① 보건소가 아니면서 보건소라는 명칭을 사용할 경우 과태료를 부과한다.
② 의료기관이 아닌 자가 지역주민 다수를 대상으로 신고를 하지 아니하거나 거짓으로 신고하고 건강검진 등을 행할 시 과태료를 부과한다.
③ 건강생활지원센터가 아니면서 동일한 명칭을 사용할 경우 과태료를 부과한다.
④ 보건소가 보건복지부장관이 정하는 시설, 장비를 갖추지 않는 경우에 벌칙이 있다.
⑤ 지역보건의료정보시스템의 정보를 훼손·멸실·변경·위조 또는 유출한 경우 벌칙이 있다.

해설 법32조, 법34조

37. 건강생활지원센터는 의료법 규정에 의하여 어떤 의료기관으로 보는가?

① 의원 ② 병원 ③ 치과의원 ④ 한의원 ⑤ 상급종합병원

해설 법12조

38. 의료기관이 의료기관 외의 장소에서 보건소장에게 신고하여 건강검진 등을 하는 경우는?

① 응급환자를 진료하는 경우
② 환자나 환자 보호자의 요청에 따라 진료하는 경우
③ 국가나 지방자치단체의 장이 공익상 필요하다고 인정하여 요청하는 경우
④ 보건복지부령으로 정하는 바에 따라 가정간호를 하는 경우
⑤ 지역주민 다수를 대상으로 건강검진을 하는 경우

해설 법23조

39. 전문인력의 교류 권고자는 누구인가?

① 보건소장 ② 의료지도원 ③ 행정안전부장관 ④ 대통령 ⑤ 보건복지부장관

해설 규칙6조

40. 다음 중 지역보건의료계획에 시 · 도지사가 계획해야 할 것으로 옳은 것은?

① 지역현황과 전망
② 지역보건의료계획의 달성 목표
③ 의료기관의 병상 수급계획
④ 인력 · 시설등의 자원 확충
⑤ 보건소의 기능 및 업무의 추진계획

해설 법7조

41. 다음은 보건의료원에 관한 설명으로 옳은 것은?

① 보건소가 병상이 20병상 이상만 갖추면 보건의료원이 될 수 있다.
② 의료법의 규정에 의한 병원에 해당하는 시설을 갖춘 보건소이다.
③ 의원에 해당하는 시설을 갖춘 보건소는 보건의료원이라는 명칭을 사용할 수 있다.
④ 보건의료원이 아니면서 보건의료원이라는 명칭을 사용하면 1천만원 이하의 벌금이다.
⑤ 보건의료원의 장은 보건의료원 소장이다.

해설 의료법에서 병원의 병상수는 30병상이므로 ①은 잘못된 것임, ③은 의원의 시설로는 보건의료원이라 할 수 없음(법12조), ④ 법34조, ⑤는 보건의료원 원장임(영13조)

정답 36. ④ 37. ① 38. ⑤ 39. ⑤ 40. ③ 41. ②

42. 보건소의 전문인력 대하여 배치 및 운영실태를 조사할 수 있는 자로 옳은 것은?

① 대통령 ② 지방자치단체장 ③ 보건소장
④ 시장 · 군수 · 구청장 ⑤ 보건복지부장관

해설 영20조

43. 시·도의 지역보건의료계획의 시행결과를 평가할 수 있는 자로 옳은 것은?

① 보건의료원 협의회장 ② 보건소장 협의회장 ③ 시 · 도의회
④ 보건복지부장관 ⑤ 보건사회연구원장

해설 법9조

44. 보건소의 관장업무가 아닌 것은?

① 지역사회 건강실태조사 등 보건의료 및 건강증진에 관한 조사·연구
② 의료인 및 의료기관에 대한 지도 등에 관한 사항
③ 공중위생 및 식품위생에 관한 사항
④ 의료보험제도의 개선에 관한 사항
⑤ 마약 · 향정신성의약품관리에 관한 사항

해설 법11조, 영9조

45. 지역보건의료 서비스 신청은 누구에게 하는가?

① 대통령 ② 보건복지부장관 ③ 시 · 도지사
④ 보건소장 ⑤ 시장 · 군수 · 구청장

해설 법19조

46. 지역보건의료 서비스의 대상자가 아닌 경우 정보의 파기 연한은 몇 년인가?

① 1년 초과 금지 ② 2년 초과 금지 ③ 3년 초과 금지
④ 4년 초과 금지 ⑤ 5년 초과 금지

해설 법22조

47. 지역보건의 회계는 무엇에 따라 간소화 할 수 있는가?

① 대통령령 ② 보건복지부령 ③ 해당지방자치단체 조례
④ 해당지방자치단체 규칙 ⑤ 보건소장의 조례

해설 ① 법26조

정답 42. ⑤ 43. ④ 44. ④ 45. ⑤ 46. ⑤ 47. ④

48. 다음 중 300만원 이하의 과태료에 처하는 것으로 틀린 것은?

① 보건소가 아니면서 보건소의 명칭을 사용한 자
② 의료기관 내에서 신고를 하지 아니하고 건강진단 등을 행한 자
③ 보건지소가 아니면서 보건지소의 명칭을 사용한 자
④ 의료기관이 아닌 자가 신고를 하지 아니하고 건강진단 등을 행한 경우
⑤ 건강생활지원센터가 아니면서 건강생활지원센터의 명칭을 사용한 자

해설 법34조

49. 지역보건의료계획의 주요내용에 대한 공고기간과 수립시기가 옳은 것은?

① 4주 이상공고, 2년마다 수립
② 2주 이상공고, 4년마다 수립
③ 3주 이상공고, 3년마다 수립
④ 4주 이상공고, 3년마다 수립
⑤ 2주 이상공고, 3년마다 수립

해설 법7조, 영5조

50. 보기 중 지역보건의료정보 시스템에 관하여 보건복지부장관에게 파기 요청할 수 있는 자로 옳은 것은?

① 보건소장 ② 보건지소장 ③ 시장 ④ 도지사 ⑤ 대통령

해설 법22조

51. 다음 중 지역보건의료정보시스템을 구축·운영하는 데 필요한 자료로서 수집·관리·보유·활용할 수 있으며, 관련 기관 및 단체에 필요한 자료의 제공을 요청할 수 있는 자는?

① 보건복지부장관
② 대통령
③ 질병관리본부장
④ 도지사
⑤ 보건소장

해설 법5조

52. 지역보건의료정보 시스템에 관한 정보를 훼손한 자의 벌칙으로 옳은 것은?

① 1년 이하의 징역 또는 1천만원 이하의 벌금
② 2년 이하의 징역 또는 2천만원 이하의 벌금
③ 3년 이하의 징역 또는 3천만원 이하의 벌금
④ 4년 이하의 징역 또는 4천만원 이하의 벌금
⑤ 5년 이하의 징역 또는 5천만원 이하의 벌금

해설 법32조

정답 48. ② 49. ② 50. ③ 51. ① 52. ⑤

53. 지역보건의료정보 시스템에 관한 정보를 제공하거나 누설자 및 그 사정을 알면서도 영리목적 및 부당한 목적으로 제공받은 자의 벌칙으로 옳은 것은?

① 1년 이하의 징역 또는 1천만원 이하의 벌금
② 2년 이하의 징역 또는 2천만원 이하의 벌금
③ 3년 이하의 징역 또는 3천만원 이하의 벌금
④ 4년 이하의 징역 또는 4천만원 이하의 벌금
⑤ 5년 이하의 징역 또는 5천만원 이하의 벌금

해설 법32조

54. 국가와 시·도가 보건소에 대하여 보조할 수 있는 비용으로 옳은 것은?

① 설치비와 부대비는 2/3 이내, 운영비 및 지역보건의료계획 시행에 필요한 비용의 1/3 이내
② 설치비와 부대비는 1/2 이내, 운영비 및 지역보건의료계획 시행에 필요한 비용의 1/3 이내
③ 설치비와 부대비는 2/3 이내, 운영비 및 지역보건의료계획 시행에 필요한 비용의 1/2 이내
④ 설치비와 부대비는 1/3 이내, 운영비 및 지역보건의료계획 시행에 필요한 비용의 2/3 이내
⑤ 설치비와 부대비는 1/2 이내, 운영비 및 지역보건의료계획 시행에 필요한 비용의 1/2 이내

해설 법24조

55. 전문인력의 교육 실시권자는 누구인가?

① 보건소장 ② 의료지도원 ③ 행정안전부장관 ④ 대통령 ⑤ 시.도지사

해설 규칙6조

정답 53.⑤ 54. ③ 55. ⑤

총정리
기출예상문제

법규 최종점검문제 1

1. 의료법상 의료법의 제정의 궁극적 목적은?
   ① 국민의 건강을 보호하고 증진함
   ② 모든 국민이 수준 높은 의료 혜택을 받을 수 있도록 함
   ③ 국민들이 신속하고 적절한 의료 서비스를 받을 수 있도록 함
   ④ 지역보건 향상에 이바지함
   ⑤ 의료기사의 필요한 사항을 규정함

   해설 각각의 의료법, 의료기사법, 지역보건법의 목적은 반드시 알아둘 것!

2. 의료인이 되기 위해서는 누구의 면허를 받아야 하는가?
   ① 질병관리본부장 ② 행정자치부장관
   ③ 보건복지부장관 ④ 보건소장
   ⑤ 시 · 도지사

   해설 의료인과 의료기사 전문의 의 면허 부여권자를 알아둘 것!

3. 의료인과 그에 따른 업무가 옳게 조합되어 있는 것은?
   ① 의사: 한방 의료와 한방 보건지도
   ② 조산사: 조산과 신생아에 대한 보건과 양호지도
   ③ 치과의사: 의료와 보건지도
   ④ 간호사: 구강보건지도와 치과의료
   ⑤ 한의사: 상병자나 해산부의 요양지도

   해설 의료인 종별 의치한조간, 각각의 임무에 관해 알아둔다.

4. 다음 중 요양병원에서 진료할 수 있는 의료인은 누구인가?
   ① 약사 ② 조산사 ③ 한의사
   ④ 간호사 ⑤ 치위생사

   해설 요양병원의 개념에 관해 알아둔다.

5. 300병상 초과인 종합병원에서 반드시 설치해야 하는 진료과목 수는 몇 개인가?
   ① 5개 과목 ② 8개 과목
   ③ 9개 과목 ④ 10개 과목
   ⑤ 12개 과목

   해설 7-9개념에 관하여 알아둔다. 영상의학과등 필수 설치과도 알아둔다.

6. 상급병원의 지정요건으로 옳은 것은?
   ① 200병상 이상의 병상을 구비할 것
   ② 30개 이상의 진료과목을 갖추고 각 진료과목마다 전속하는 전문의를 둘 것
   ③ 일반의사 수련 의료기관일 것
   ④ 보건복지부령으로 정하는 인력 · 시설 · 장비 등을 갖출 것
   ⑤ 질병군별 환자구성 비율이 대통령령으로 정하는 기준에 해당할 것

   해설 상급과 전문병원의 개념을 알아둔다. 대통령령에 의해 인력 · 시설 · 장비를 갖춘다.

7. 의료인의 결격 사유가 <u>아닌</u> 것은?
   ① 피성년후견인 ② 피한정후견인
   ③ 정신질환자 ④ 마약 중독자
   ⑤ 금고형의 실행이 종료된 자

   해설 의료인과 의료기사의결격사유에 관해 알아둘것

8. 의료인의 국가면허 시험 중 응시인원이 확정된 후 시험 장소는 시험일시 며칠 전에 공고할 수 있는가?
   ① 14일 전 ② 30일 전
   ③ 60일 전 ④ 90일 전
   ⑤ 100일 전

   해설 응시인원 확정 후 30일 전 장소, 나머지 90일 전

정답 1. ① 2. ③ 3. ② 4. ③ 5. ③ 6. ④ 7. ⑤ 8. ②

9. 의료인이 대리시험 부정행위시 차후 시행되는 면허시험의 제한 횟수는?

① 1회 ② 2회 ③ 3회 ④ 4회 ⑤ 5회

해설 각각의 부정행위에 따른 제한 횟수를 알아둔다.

10. 면허조건에 대한 설명으로 옳지 않은 내용은?

① 보건의료시책상 필요하다고 인정될 때 보건복지부장관이 시행한다.
② 면허를 내줄 때 5년 이내의 기간을 정하여 종사할 것을 면허의 조건으로 추가할 수 있다.
③ 특정업무라 함은 국•공립의 보건의료기관의 업무를 말한다.
④ 사립의 보건의학연구기관의 기초의학분야에 속하는 업무도 특정업무로 분류될 수 있다.
⑤ 특정지역은 보건복지부 장관의 지정에 따라 보건의료 취약지도 속한다.

해설 면허의 조건에 따라 내용을 알아둔다.

11. 의료기관내의 세탁물처리시 누구에게 신고하는가?

① 시.도지사 ② 대통령
③ 시.군.구청장 ④ 보건복지부장관
⑤ 질병관리본부장

12. 의사가 최종 진료시 몇 시간 이내에 다시진료를 하지 않아도 교부가 가능한가?

① 12시간 ② 24시간
③ 48시간 ④ 56시간
⑤ 72시간

13. 다음 보기 중 진단서 및 검안서를 발급할 수 있는 사람은 누구인가?

① 치과의사
② 간호사
③ 약사
④ 방사선사
⑤ 의무기록사

14. 다음 보기 중 사산 및 사태 증명서를 발급할 수 있는 사람은 누구인가?

① 치과의사 ② 간호사
③ 조산사 ④ 경찰서장
⑤ 의무기록사

15. [의료법]상 조산사의 임무로 옳은 것은?

① 의료와 보건 구강보건지도
② 치과 의료와 구강보건지도
③ 한방의료와 한방 보건지도
④ 환자의 간호요구에 대한 관찰
⑤ 임산부 및 신생아에 대한 보건과 양호지도

16. 환자의 진료에 관한 기록과 보존 기간의 연결이 바르게 조합된 것은?

① 환자의 명부-3년
② 간호기록부-10년
③ 진료기록부-5년
④ 수술기록부-5년
⑤ 진단서-3년

해설 각종기록부의 보관년도를 암기한다.

17. 부당한 경제적 이익 등을 취하였을 때 벌칙은?

① 1년 이하의 징역 또는 1천만원 이하 벌금
② 2년 이하의 징역 또는 2천만원 이하 벌금
③ 3년 이하의 징역 또는 3천만원 이하 벌금
④ 4년 이하의 징역 또는 4천만원 이하 벌금
⑤ 5년 이하의 징역 또는 5천만원 이하 벌금

18. 의료법상 환자 및 보호자에게 지도해 주어야 할 사항에 해당되는 것은?

① 진찰방법
② 요양방법
③ 검사방법
④ 진단방법
⑤ 처치방법

정답 9. ③ 10. ② 11. ③ 12. ③ 13. ① 14. ③ 15. ⑤ 16. ⑤ 17. ③ 18. ②

19. 의료인이 변사체 발견 시 누구에게 신고하는가?
① 시장
② 파출소장
③ 대통령
④ 보건복지부장관
⑤ 관할경찰서장

20. 의료인의 보수교육 서류보존 기간은?
① 3년 ② 5년
③ 8년 ④ 10년
⑤ 영구보전

21. 의료법인의 사명은 보기 중 무엇인가?
① 국민의 건강개선
② 병원의 이익추구
③ 공중위생에 이바지
④ 사회경제의 보건
⑤ 지역사회의 개선

22. 의원급의 의료기관을 개설하고자 하는 자는 누구에게 신고해야 하는가?
① 보건복지부장관
② 국립의료원장
③ 시 • 도지사
④ 시장 • 군수 • 구청장
⑤ 보건소장

해설 병원급은 시.도지사의 허가

23. 조산원을 개원하고자 하려면 누구에게 신고하는가?
① 보건복지부장관
② 국립의료원장
③ 시 • 도지사
④ 시장 • 군수 • 구청장
⑤ 보건소장

해설 조산원은 의원급-조산사의 개념에 관해 반드시 알아둘 것

24. 다음 보기 중 요양병원의 입원대상자가 아닌 자는?
① 노인성 질환자
② 정신병자
③ 만성질환자
④ 상해후 회복기간에 있는자
⑤ 외과적 수술후 회복기간이 필요한자

25. 진단용 방사선발생장치를 사용하려고 하는 의료기관은 누구에게 신고해야 하는가?
① 시장 · 군수 · 구청장
② 시 · 도지사
③ 대통령
④ 보건소장
⑤ 보건지소장

해설 특수의료장비는 시 · 군 · 구 등록! , 부적합 위반시 3/3 - 아울러 피폭관리 위반시 과태료 300만원!!!

26. 의료기관장은 휴 폐업시 누구에게 진료기록부를 이관해야 하는가?
① 시장.군수.구청장
② 시.도지사
③ 대통령
④ 보건소장
⑤ 보건지소장

해설 휴폐업시 신고자 시장.군수.구청장
아울러 역학조사시에는 폐업신고 수리를 받지 않는다!!!!!!!!! 또한 폐업 또는 휴업 신고예정일 30일 전까지 환자 또는 그 보호자에게 직접 안내문의 내용을 알려야 한다.

27. 다음 보기 중 선택진료가 가능한 의료기관은?
① 한의원 ② 치과의원
③ 종합병원 ④ 의원
⑤ 피부과의원

28. 각종 병원급의 감염관리위원회 설치의 병상수의 최소 몇 개 이상인가?
① 100 ② 150 ③ 300 ④ 450 ⑤ 500

정답 19. ⑤ 20. ① 21. ③ 22. ④ 23. ④ 24. ② 25. ① 26. ④ 27. ③ 28. ①

29. 의료법인 설립허가는 누구에게 받는가?

① 보건복지부장관
② 시 · 군 · 구청장
③ 보건소장
④ 대통령
⑤ 시.도지사

30. 의료법인의 서류 중 수입 · 지출에 관한 기록은 몇 년 보존하는가?

① 2년 ② 3년
③ 5년 ④ 8년
⑤ 10년

31. 다음 중 의료법인의 설립허가 취소사유로 틀린 것은?

① 정관으로 정하지 아니한 사업을 한 때
② 설립된 날부터 1년 안에 의료기관을 개설하지 아니한 때
③ 의료법인이 개설한 의료기관이 개설허가를 취소당한 때
④ 보건복지부장관 또는 시 · 도지사가 감독을 위하여 내린 명령을 위반한 때
⑤ 부대사업 외의 사업을 한 때

32. 의료광고 모니터링을 하는 자율심의기구는 심의 결과를 누구에 제출하는가?

① 보건복지부장관
② 국립의료원장
③ 시 • 도지사
④ 시장 • 군수 • 구청장
⑤ 보건소장

33. 의료기관의 인증은 몇 년마다 받는가?

① 2년 ② 3년
③ 4년 ④ 6년
⑤ 8년

해설 조건부1년, 이의신청은 30일 이내. 그리고 1년 이내의 재신청 금지!!!!
위원장은 보건복지부 차관!!!

34. 의료기관의 인증기준이 아닌 것은?

① 환자의 권리와 안전
② 의료기관의 의료서비스 질 향상 활동
③ 의료서비스의 제공과정 및 성과
④ 직원의 만족도
⑤ 의료기관의 조직 · 인력관리 및 운영

35. 의료기관의 개설허가 취소 기간은?

① 1년 이내 ② 2년 이내
③ 3년 이내 ④ 4년 이내
⑤ 5년 이내

36. 의료인 전문의 자격은 누구에게 인정받는가?

① 보건복지부장관 ② 시 · 도지사
③ 대통령 ④ 보건소장
⑤ 구청장

37. 의료법 중 한지의료인의 허가 변경 경우 2개의 시 · 도가 걸친 경우 누구에게 허가를 받는가?

① 보건복지부장관 ② 시 · 도지사
③ 대통령 ④ 보건소장
⑤ 구청장

38. 다음 중 의료인의 면허취소 사항이 아닌 것은?

① 면허증을 빌려준 경우
② 3회 이상 자격정지처분을 받은 경우
③ 면허의 조건을 이행하지 아니한 경우
④ 자격정지처분중에 의료행위를 한 경우
⑤ 품위손상행위를 한 경우

39. 폐쇄명령을 받은 의료기관은 몇 개월 내에 다시 의료기관을 개설하지 못하는가?

① 3개월 ② 12개월
③ 24개월 ④ 1개월
⑤ 3개월

정답 29. ⑤ 30. ⑤ 31. ② 32. ① 33. ③ 34. ④ 35. ① 36. ① 37. ① 38. ⑤ 39. ②

40. 다음은 의료기관의 개설에 관한 내용 중 틀린 것은?

① 종합병원 개설시 시·도지사에 허가를 받아야 한다.
② 한방병원 개설시 시·도지사에 허가를 받는다.
③ 의원의 개설시 시장·군수·구청장에 허가를 받는다.
④ 치과병원 개설시 시·도지사에 허가를 받아야 한다.
⑤ 조산원 개설시 시장·군수·구청장에 신고한다.

41. 의료유사업자란?

① 접골사·침사·안마사
② 접골사·침사·구사
③ 안마사·접골사·침사·구사
④ 안마사·침사·구사
⑤ 안마사·접골사·구사

42. 다음 중 의료기사의 옳은 조합은?

① 임상병리사 – 방사선사
② 간호사 – 치과기공사
③ 안경사 – 방사선사
④ 물리치료사 – 의무기록사
⑤ 안경사 – 작업치료사

43. 의료기사법에서 실태신고는 보건복지부장관에게 몇 년마다 하는가?

① 6개월 ② 1년
③ 2년 ④ 3년
⑤ 4년

44. 의료기사의 단체를 무엇이라 하는가?

① 중앙회 ② 협회
③ 기사회 ④ 이사회
⑤ 의료중앙기사회

45. 의료기사의 자격정지 기간은?

① 6개월 이내 ② 1년 이내
③ 3년 이내 ④ 4년 이내
⑤ 5년 이내

46. 의료기사의 품위손상행위가 아닌 것은?

① 의료기사등의 업무 범위를 벗어나는 행위
② 의사나 치과의사의 지도를 받지 아니하는 행위
③ 학문적으로 인정되지 아니하거나 윤리적으로 허용되지 아니하는 방법으로 업무
④ 업무시간을 초과하는 행위
⑤ 검사 결과를 사실과 다르게 판시하는 행위

47. 의료기사의 보수 교육 3년 이상 유예자의 경우 다시 업무를 개시하려고 하면 몇 시간 이상 보수교육을 받아야 하는가?

① 4시간 이상 ② 8시간 이상
③ 12시간 이상 ④ 16시간 이상
⑤ 20시간 이상

해설 의료기사의 보수교육시간 연간 8시간 이상

48. 의료기사법의 규제의 재검토는 몇 년마다 이루어지는가?

① 2년마다 ② 3년마다
③ 4년마다 ④ 5년마다
⑤ 매년

해설 의료법 규제의 재검토는 3년마다.

49. 의료기사 등이 아니면서 의료기사 등과 유사한 명칭을 사용했을 시 벌칙 또는 행정처분이 맞는 것은?

① 면허취소
② 면허자격정지
③ 3년 이하의 징역 또는 3천만원 이하의 벌금
④ 백만원 이하 과태료
⑤ 5백만원 이하 벌금

정답 40. ③ 41. ② 42. ① 43. ④ 44. ① 45. ① 46. ④ 47. ⑤ 48. ① 49. ⑤

50. 다음 보기중 의료기사 보수교육 면제자가 아닌 것은?
① 신고일 기준 6년 내에 보건기관·의료기관·치과기공소 또는 안경업소 등에서 그 업무에 종사한 기간이 3개월 미만인 사람
② 군 복무 중인 사람
③ 각 의료기사등의 해당 전공 관련 대학원 및 의학전문대학원·치의학전문대학원의 재학생
④ 면허증을 발급받은 신규 면허 취득자
⑤ 보건복지부장관이 보수교육에 상응하다고 인정하는 교육을 받은 사람 등 보건복지부장관이 보수교육을 받을 필요가 없다고 인정하는 사람

51. 의료기사의 업무의 한계는 어떤 법으로 정하는가?
① 해당지방단치단체 조례
② 해당지방자치단체 규칙
③ 대통령령
④ 보건복지부령
⑤ 의료복지법

52. 의료기사의 업무로 옳은 것은?
① 임상병리사 - 도수치료
② 방사선사 - 초음파 진단기기위 취급 및 관리
③ 물리치료사 - 신체적 정신적 기능장애회복치료
④ 치과기공사 - 치아 및 구강질환의 예방
⑤ 치과위생사 - 보철물의 제작, 수리 또는 가공

53. 지역보건법의 목적 중 틀린 것은?
① 지역보건의료정책의 효율적 추진
② 지역주민의 건강 증진에 이바지
③ 지역보건의료기관의 기능을 효과적으로 수행하는 데 필요한 사항을 규정
④ 지역내 보건의료 관련기관·단체와의 연계·협력
⑤ 보건소장을 지도관리

54. 보건소에서 기능으로 옳지 않은 것은?
① 모성과 영유아의 건강유지·증진
② 에이즈의 예방관리
③ 의료기사의 지도
④ 의료인의 지도
⑤ 애견위생의 관리

55. 지역보건의료계획은 몇 년마다 수립하여야 하나?
① 1년 ② 2년
③ 3년 ④ 4년
⑤ 5년

56. 지역보건법에서 정한 보건소의 업무로 가장 먼 것은?
① 치매관리
② 모성 및 영유아 관리
③ 피임사업에 관한 관리
④ 환경위생에 관한 관리
⑤ 자살방지예방관리

57. 건강생활지원센터에 관하여 옳은 것은?
① 건강생활지원센터장은 시 · 도지사의 감독을 받는다.
② 읍 · 면 · 동에 1개소씩 설치할 수 있다.
③ 간호사는 최소 5명 이상이 배치된다.
④ 지역주민의 감염병 예방을 지원한다.
⑤ 보건소장이 원하면 몇 개라도 설치할 수 있다.

58. 보건소장의 우선 임용권자는?
① 지방의무직
② 의사
③ 임기제공무원
④ 해당 보건소에서 3년 이상 근무한 보건직료 공무원
⑤ 간호사

해설 임상경력 최근 5년 이상, 반면에 전문인력은 임상경력 2년 이상

정답 50. ① 51. ③ 52. ② 53. ⑤ 54. ⑤ 55. ④ 56. ④ 57. ② 58. ②

59. 지역보건의료기간의 전문인력 기본교육훈련(신규임용자)과 전문교육훈련(현재담당 또는 담당할 자)에 대한 훈련기간의 연결이 옳은 것은?
① 기본교육훈련 - 3주 이상, 전문교육훈련 - 3주 이상
② 기본교육훈련 - 4주 이상, 전문교육훈련 - 3주 이상
③ 기본교육훈련 - 2주 이상, 전문교육훈련 - 3주 이상
④ 기본교육훈련 - 3주 이상, 전문교육훈련 - 2주 이상
⑤ 기본교육훈련 - 3주 이상, 전문교육훈련 - 1주 이상

60. 국가와 시·도가 보건소에 대하여 보조할 수 있는 규모는?
① 설치비와 부대비는 2/3이내, 운영비 및 지역보건의료계획 시행에 필요한 비용의 1/3이내
② 설치비와 부대비는 1/2이내, 운영비 및 지역보건의료계획 시행에 필요한 비용의 1/3이내
③ 설치비와 부대비는 2/3이내, 운영비 및 지역보건의료계획 시행에 필요한 비용의 1/2이내
④ 설치비와 부대비는 1/3이내, 운영비 및 지역보건의료계획 시행에 필요한 비용의 2/3이내
⑤ 설치비와 부대비는 1/2이내, 운영비 및 지역보건의료계획 시행에 필요한 비용의 1/2이내

61. 보건소는 보건에 관한 실험 또는 검사를 위해 시설을 이용할 수 없는 자는?
① 정형외과전문의 ② 약사
③ 치과의사 ④ 한의사
⑤ 간호사

62. 보건지소장은 누구에게 직접 지휘·감독을 받는가?
① 보건복지부장관 ② 행정안전부장관
③ 보건소장 ④ 보건의료원장
⑤ 국립의료원장

63. 의료기관이 아닌 자가 지역주민 다수를 대상으로 건강진단 등을 행할 때 어떻게 하여야 하는가?
① 보건소장에게 허가
② 보건소장에게 신고
③ 보건소장에게 승인
④ 시장 · 군수 · 구청장에게 신고
⑤ 시장 · 군수 · 구청장에게 허가

해설 보건소장에게 3일 전에 신고

64. 병원급 수준을 가지는 보건소를 무엇이라 하는가?
① 보건병원
② 보건의료원
③ 보건지소
④ 보건상급병원
⑤ 보건원

65. 지역보건의료계획의 주요내용에 대한 공고기간과 수립시기가 옳은 것은?
① 4주 이상공고, 2년마다 수립
② 2주 이상공고, 4년마다 수립
③ 3주 이상공고, 3년마다 수립
④ 4주 이상공고, 3마다 수립
⑤ 2주 이상공고, 3년마다 수립

66. 지역사회 건강실태 조사는 몇 년마다 이루어지는가?
① 1년 ② 2년
③ 3년 ④ 4년
⑤ 5년

67. 지역사회 건강실태 조사자는 누구인가?
① 보건복지부장관
② 대통령
③ 보건소장
④ 보건지소장
⑤ 시장

정답 59. ⑤ 60. ③ 61. ⑤ 62. ③ 63. ② 64. ② 65. ② 66. ① 67. ①

68. 다음 보기 중 지역보건계획의 조정권고자는?
① 대통령
② 보건소장
③ 시 · 도지사
④ 시장 · 군수 · 구청장
⑤ 행정안전부장관

해설 계획조정권고자, 보건복지부장관 또는 시.도지사

69. 다음 중 보건소의 업무가 아닌 것은?
① 의료인 및 의료기관에 대한 지도 등에 관한 사항
② 공중위생 및 식품위생에 관한 사항
③ 학교보건에 관한 사항
④ 감염병의 예방 및 관리
⑤ 정신건강증진 및 생명존중에 관한 사항

70. 지역주민의 만성질환 예방 및 건강한 생활습관 형성을 지원하기 위해 설치하는 지역주민 기관은?
① 건강생활센터
② 건강협회
③ 보건지소
④ 보건소
⑤ 건강생활지원센터

71. 지역의료기관 전문인력 교육시행자는?
① 시.도지사
② 시장 · 군수 · 구청장
③ 대통령
④ 보건지소장
⑤ 보건복지부장관

72. 지역보건법에서의 전문인력의 교류 권고자는?
① 보건복지부장관
② 시장
③ 구청장
④ 보건소장
⑤ 보건지소장

해설 교류자는 시.도지사!!

73. 지역보건의료서비스의 신청은 누구에게 하는가?
① 시장·군수·구청장
② 시.도지사
③ 보건소장
④ 대통령
⑤ 보건지소장

74. 지역보건의료 서비스의 신청자중 대상자가 아닌 사람의 정보는 몇 년간 초과 보유할 수 없는가?
① 1년
② 2년
③ 3년
④ 4년
⑤ 5년

정답 68. ③ 69. ③ 70. ⑤ 71. ① 72. ① 73. ① 74. ⑤

법규 최신 기출문제변형2

1. 보기 중 [의료법상] 의료인에 전체 종별 수로 옳은 것은?

① 3종류 ② 4종류
③ 5종류 ④ 6종류
⑤ 7종류

해설 의료법 제2조
의료인의 직업군은 의사,치과의사,한의사, 간호사,조산사 5종류로 구분된다.

2. 보기 중 [의료법상] 의료법에서 정한 의료기관은 무엇인가?

① 조산원 ② 약국
③ 산후조리원 ④ 접골원
⑤ 안마소

해설 의료법 제3조 의료기관
의료기관은 10가지 종류로 개설가능하며 그 중 조산사에 의한 '조산원'은 그중에 하나이다.

3. 300병상이 초과인 종합병원에서 반드시 설치해야 하는 필수 진료과목은 보기 중 무엇인가?

① 신경외과 ② 마취통증의학과
③ 흉부외과 ④ 신경정신의학과
⑤ 혈관외과

해설 의료법 제3조의 3 종합병원
300병상을 초과하는 경우에는 내과, 외과, 소아청소년과, 산부인과, 영상의학과, 마취통증의학과, 진단검사의학과 또는 병리과, 정신건강의학과 및 치과를 포함한 9개 이상의 진료과목을 갖추고 각 진료과목마다 전속하는 전문의를 둘 것

4. [의료법상] 전문병원의 지정자로 옳은 것은?

① 대통령 ② 도지사
③ 질병관리본부장 ④ 국무총리
⑤ 보건복지부장관

해설 의료법 제3조의 4 상급병원
의료법에서의 전문병원의 지정자는 보건복지부장관이다.

5. [의료법상] 상급병원과 전문병원은 몇 년마다 평가를 받는가?

① 1년 ② 2년 ③ 3년
④ 4년 ⑤ 5년

해설 의료법 제3조의 5 전문병원
의료법에서의 전문병원의 3년마다 평가를 통해 재지정을 받는다.

6. [의료법상] 변사체 발견 시 의료인은 누구에게 신고해야 하는가?

① 관할 파출서장 ② 관할 검찰청장
③ 관할 보건소장 ④ 관할 경찰서장
⑤ 관할 시청

해설 변사체발견시 의료인은 관할 경찰서장에 신고해야 한다.

7. [의료법상] 방사선사가 명찰을 착용하지 않고 근무하다 적발된 경우 벌칙은?

① 100만원의 과태료
② 200만원의 과태료
③ 300만원의 과태료
④ 400만원의 벌금
⑤ 500만원의 벌금

해설 의료법 제4조 의료인과 의료기관장의 의무
의료법에서는 의료기관내에서 명찰을 착용하지 않은 경우 대통령령에 따라 병원장에게 100만원의 과태료의 벌금을 가한다.

8. [의료법상] 의료인 중 조산사가 될 수 있는 자는 누구인가?

① 방사선사 ② 치과의사
③ 간호사 ④ 한의사
⑤ 물리치료사

해설 의료법 제6조 조산사의 면허
의료법에서는 조산사는 간호사의 면허를 소지한 사람이 특정 조건을 갖추고 국가고시에 합격을 하면 면허를 받을 수 있다.

정답 1. ③ 2. ① 3. ② 4. ⑤ 5. ③ 6. ④ 7. ① 8. ③

9. [의료법상] 보기 중 의료인의 결격 사유에 해당하는 것은?

① 피성년후견인 ② 장애인
③ 미성년자 ④ 파산한자
⑤ 게임중독자

해설 의료법 제8조 결격사유
의료법에서의 결격사유는 피성년후견인, 피한정후견인, 각종향정신약물 중독자, 정신질환자 등이 있다.

10. [의료법상] 면허시험 중 전자통신 장비 신호를 사용하여 부정행위를 하다 적발된 경우 차후 응시제한 횟수는?

① 1회 ② 2회 ③ 3회 ④ 4회 ⑤ 5회

해설 의료법 제10조 의 영9조의 2
의료법에서의 전자통신장비로 부정행위를 한 경우 적발시 차후 2회 시험제한을 한다.

11. [의료법상] 보기 중 의료인의 의무에 해당하는 사항은?

① 의료기술의 보호
② 응급 시 교통을 우선제공
③ 의료기재의 압류금지
④ 각종진료기록부의 기재
⑤ 진료방해의 금지

해설 의료법 제15조
의료법상 의료인의 의무는 진료거부금지와 진료기록부기록등의 의무가 있다. 나머지 항은 의료인의 권리이다.

12. [의료법상] 보기 중 의료인이 진단서 발급을 거부할 경우 벌칙사항에 해당하는 것은?

① 100만원 이하의 벌금
② 200만원 이하의 벌금
③ 300만원 이하의 벌금
④ 400만원 이하의 벌금
⑤ 500만원 이하의 벌금

해설 의료법 제17조 진단서교부 등에서
의료법에서 의료인이 진단서발급을 거부한 경우 500만원 이하의 벌금의 벌칙이 부과된다.

13. [의료기사법상] 보기 중 의료기사는?

① 방사선사 ② 보건의료정보관리사
③ 간호조무사 ④ 조산사
⑤ 치과의사

해설 의료기사는 방사선사등 6종류에 해당하며 안경사와 보건의료정보관리사는 의료기사가 아니다.

14. [의료법]상 외국의 의료인 면허 소지자가 보건복지부장관의 승인을 받아 국내에서 할 수 있는 의료행위는?

① 전문병원에서의 진료업무
② 상급종합병원에서의 진료업무
③ 국제의료봉사단의 의료봉사 업무
④ 의료취약지역의 보건소에서 진료업무
⑤ 일정한 기간 내의 신의료기술 심사를 위한 업무

15. [의료법상] 보수교육에 관한 서류보존기간은 얼마인가?

① 1년 ② 3년 ③ 7년
④ 10년 ⑤ 영구보존

해설 의료법 제22조 의 규칙15조
의료법에서 보수교육에관한 서류는 보존연한은 3년이다.

16. [의료법상] 의료인이 취업실태와 상황보고는 몇 년마다 보건복지부 장관에게 신고해야 하는가?

① 1년 ② 2년 ③ 3년 ④ 5년 ⑤ 6년

해설 의료법 제25조
의료인은 취업에 관한 실태와 상황을 보건복지부장관에게 3년마다 신고해야 한다.

17. [의료법상] 보기 중 의료법인의 사명은 무엇인가?

① 공중위생에 이바지
② 의료기사의 윤리확립
③ 지역의료발전에 이바지
④ 국민의 건강을 보호
⑤ 의료인의 권익보호

해설 의료법인의 사명은 대표적으로 공중위생에 이바지함을 목적으로 한다.

정답 9. ① 10. ② 11. ④ 12. ⑤ 13. ① 14. ③ 15. ② 16. ③ 17. ①

18. [의료기사법상] 보기 중 방사선사의 업무로 옳은 것은?

① 채외 충격파 쇄석술시행
② 환자의 직접적 치료
③ 보철물의제작
④ 방사선 등의 취급
⑤ 방사선동위원소를 사용한 가검물검사

해설 의료기사법 2조
의료기사의 중 방사선사의 업무는 방사선 등의 취급에 해당하며 방사선동위원소를 사용한 가검물검사는 임상병리사의 업무범주에 속한다.

19. [지역보건법상] 건강검진 및 순회진료시 신고는 관할 보건소장에게 며칠 이전까지 신고해야 하는가?

① 3일　② 5일　③ 10일
④ 12일　⑤ 14일

해설 지역보건법 23조중의 규칙9조
건강검진등의 신고는 실행 10일전에 관할 보건소장에게 신고해야한다.

20. [지역보건법상] 전문인력의 신규임용 시 교육기간은 얼마인가?

① 1주　② 2주　③ 3주
④ 4주　⑤ 5주

해설 지역보건법 전문인력의 신규임용시 3주간의 교육기간이 필요하다.

21. [지역보건법상] 과태료의 부과권자는 누구인가?

① 시장 · 군수 · 구청장
② 보건소장
③ 보건복지부장관
④ 대통령
⑤ 시.도지사

해설 지역보건법 과태료부과.징수권자는 시장.군수.구청장이다.

22. [의료법]상 100병상 이상 300병상 이하인 종합병원이 갖추어야 할 필수진료과목으로 옳은 것은?

① 치과
② 피부과
③ 재활의학과
④ 마취통증의학과
⑤ 정신건강의학과

해설 300병상 이하의 종합병원은 내과·외과·소아청소년과·산부인과 중 3개 진료과목과 영상의학과·마취통증의학과·진단검사의학과 또는 병리과를 포함한 7개 이상의 진료과목

23. 의료법]상 주로 외래환자를 대상으로 의료행위를 하는 의료기관은?

① 의원　② 조산원
③ 전문병원　④ 보건의료원
⑤ 상급종합병원

해설 외래환자의 대상은 의원급 , 입원한자는 병원급이다.

24. [의료법]상 의료기관의 폐업신고시 진료기록부등을 누구에게 이관해야 하는가?

① 시 · 도지사　② 관할 경찰서장
③ 질병관리청장　④ 관할보건소장
⑤ 행정안전부장관

해설 각종기록부는 폐업시 관할보건소장에게 이관한다.

25. [의료법]상 보건복지부장관은 신의료기술평가의 결과를 누구에게 알려야 하는가?

① 보건소장
② 소비자단체
③ 질병관리청장
④ 공정거래위원회위원장
⑤ 건강보험심사평가위원장

해설 신의료기술평가의 결과는 보건복지부장관이 건강보험심사평가 위원장에게 알린다.

정답 18. ④　19. ③　20. ③　21. ①　22. ④　23. ①　24. ④　25. ⑤

26. [의료법]상 의사회 등의 자율심의를 위한 조직을 갖추어 의료광고를 심의하고자 하는 경우 누구에게 신고해야 하는가?

① 보건복지부장관
② 공정거래위원장
③ 질병관리청장
④ 건강보험심사평가원장
⑤ 행정안전부장관

해설 의료기사법 26조 청문

27. [의료법]상 의료법을 위반한 경우 의료업의 정지 기간으로 옳은 것은?

① 1년 ② 2년 ③ 3년
④ 4년 ⑤ 5년

해설 의료업의 정지기간은 자격정지기간과 같다.

28. [의료기사 등에 관한 법률]상 보수교육에 관한 서류 보존기한은?

① 1년 ② 2년 ③ 3년
④ 4년 ⑤ 5년

해설 보수교육의 서류보존기한은 3년이다.

29. [의료기사 등에 관한 법률]상 보기 중 청문을 실시해야 하는 경우는?

① 시정명령 ② 과태료부과
③ 면허취소 ④ 면허효력정지
⑤ 면허자격정지

해설 의료기사법 26조 청문

30. [지역보건법]상 지역보건의료서비스의 대상자가 아닌 경우 수집된 자료에 관한 정보파기 시 시장 · 군수 · 구청장은 누구에게 파기를 요청할 수 있는가?

① 보건소장
② 질병관리청장
③ 시 · 도지사
④ 보건복지부장관
⑤ 행정안전부장관

해설 지역보건법 22조 정보의 파기

31. [지역보건법]상 지역보건의료기관의 수수료와 진료비는 어떻게 정하는가?

① 대통령령
② 의료기관인증위원회심의
③ 해당지방자치단체의 규칙
④ 해당지방자치단체의 조례
⑤ 보험평가원의 규칙

해설 지역보건법 규칙10조

정답 26. ① 27. ① 28. ③ 29. ③ 30. ④ 31. ④

법규 마무리점검문제

1. 의료법의 목적으로 옳은 것은?

의료법의 목적 및 의료인의 종류수와 목적에 맞는 일을 파악한다.

① 보건의료와 의료요원의 업무를 규정
② 의료인의 사명과 의료기사의 권리를 보호하기 위함
③ 질병을 예방하여 국민건강을 증진시키기 위해
④ 국민의 생명을 보호하고 병원의 운영을 증진하기 위함
⑤ 국민의 건강을 보호·증진하며 국민의료에 필요한 사항을 규정하기 위함

2. 의료법상 의료인의 종류 수는?

의치한조간

① 4종류 ② 5종류
③ 6종류 ④ 7종류
⑤ 8종류

3. 의료인과 그에 따른 업무가 옳게 조합되어 있는 것은?

의료인과사명은 반드시알아두길!

① 의사: 한방 의료와 한방 보건지도
② 조산사: 조산과 신생아에 대한 보건과 양호지도
③ 치과의사: 의료와 보건지도
④ 간호사: 구강보건지도와 치과의료
⑤ 한의사: 상병자나 해산부의 요양지도

4. 의료법에서 정한 의료기관은 무엇인가?

의료기관의 9종류반드시!!

① 약국 ② 종합병원
③ 산후조리원 ④ 접골원
⑤ 침술원

5. 300병상 초과인 종합병원에서 설치해야 하는 과목으로 옳게 조합된 것은?

7-9의 조합과 필수진료! 그리고 영상의학과!

① 내과 · 영상의학과 · 마취통증의학과
② 진단방사선과 · 외과 · 결핵과
③ 산부인과 · 신경정신과 · 해부과
④ 신경과 · 치과 · 흉부외과
⑤ 소아청소년과 · 일반외과 · 물리치료과

6. 상급병원의 지정요건으로 옳은 것은?

상급병원, 전문병원의 비교!

① 100병상 이상의 병상을 구비할 것
② 15개 이상의 진료과목을 갖추고 각 진료과목마다 전속하는 전문의를 둘 것
③ 일반의사 수련 의료기관일 것
④ 보건복지부령으로 정하는 인력 · 시설 · 장비 등을 갖출 것
⑤ 질병군별 환자구성 비율이 대통령령으로 정하는 기준에 해당할 것

7. 의료인의 결격 사유가 아닌 것은?

결격사유!!!! 장애인은 결격사유가 아님!
(성년후견인, 피성년후견인!!!)

① 피성년후견인
② 피한정후견인
③ 마약중독자
④ 대마중독자
⑤ 도박중독자

8. 의료인이 진료비를 거짓청구하여 금고이상의 형을 처분받은 경우 면허의 재교부금지 기간은 얼마인가?

금고는 3년 재교부금지

① 1년 ② 3년
③ 4년 ④ 5년
⑤ 6년

정답 1. ⑤ 2. ② 3. ② 4. ② 5. ① 6. ④ 7. ⑤ 8. ②

9. 다음의 보기 중 의료인 국가시험에 관한 내용 중 옳은 내용은?
   ① 모든 시험에 관한 사항은 30일 이전에 공고한다.
   ② 부정행위를 한 자는 차후 2년간 국가시험에 응시할 수 없다.
   ③ 시험 장소는 지역별 응시 인원이 확정되면 90일 전에 공고해야 한다.
   ④ 보건복지부장관이 시험에 관한 권한을 국가시험 등 관리기관의 장에게 위임할 수 있다.
   ⑤ 부정행위시에는 최대 2회까지 시험을 제한할 수 있다.

10. 면허의 조건에 대한 설명으로 옳지 <u>않은</u> 내용은?
   ① 보건의료시책상 필요하다고 인정될 때 보건복지부장관이 시행한다.
   ② 면허를 내줄 때 4년 이내의 기간을 정하여 종사할 것을 면허의 조건으로 추가할 수 있다.
   ③ 특정업무라 함은 국·공립의 보건의료기관의 업무를 말한다.
   ④ 사립의 보건의학연구기관의 기초의학분야에 속하는 업무도 특정업무로 분류될 수 있다.
   ⑤ 특정지역은 보건복지부 장관의 지정에 따라 보건의료 취약지도 속한다.

11. 의료기관에서 발생된 세탁물 처리하는 업자는 누구에게 신고하여야 하는가?

가끔 먼저 신고자로 각 의료기관의 장으로도 문제가 출제됨

   ① 시장·군수·구청장 ② 시·도지사
   ③ 보건소장 ④ 보건복지부장관
   ⑤ 해당 병원장

12. 진료 중이던 환자가 최종 진료 시부터 몇 시간 이내에 사망한 경우 다시 진료하지 않고 진단서를 교부할 수 있는가?
   ① 6시간 ② 12시간
   ③ 24시간 ④ 48시간
   ⑤ 60시간

13. 의료인의 태아 성 감별 행위의 금지의 대한 설명으로 옳은 내용은?

벌금!! 2.2 면허정지사유!

   ① 의료인은 임신 기간 내에 태아의 성을 임부의 가족에게 절대 알려서는 안 된다.
   ② 의료인은 임신 20주 이후에는 태아의 성을 임부에게 알려 줄 수 있다.
   ③ 의료인은 임신 25주 이후에는 태아의 성을 임부에게 알려 줄 수 있다.
   ④ 의료인은 임신 32주 이후에는 태아의 성을 임부에게 알려 줄 수 있다.
   ⑤ 의료인인 태아의 성감별법을 위반한 경우에는 면허 취소 사유가 된다.

14. 의원급의 의료기관을 개설하고자 하는 자는 누구에게 신고해야 하는가?

병원급 시도지사 허가!

   ① 보건복지부장관
   ② 국립의료원장
   ③ 시·도지사
   ④ 시장·군수·구청장
   ⑤ 보건소장

15. 의료기관의 개설에 관한 설명으로 옳은 내용은?
   ① 조산사는 병원을 개설할 수 있다.
   ② 치과의사는 요양병원을 개설할 수 있다.
   ③ 한의사는 종합병원을 개설할 수 있다.
   ④ 의료기관의 개설은 의사, 한의사, 치과의사만이 가능하다.
   ⑤ 의사는 의원과 요양병원을 개설할 수 있다.

16. 다음 보기 중 진단서 및 검안서를 발급할 수 있는 사람은 누구인가?

사산사태증명서 의사,한의사조산사!

   ① 치과의사 ② 간호사
   ③ 약사 ④ 조산사
   ⑤ 의무기록사

정답 9. ④ 10. ② 11. ① 12. ④ 13. ④ 14. ④ 15. ⑤ 16. ①

17. 환자의 진료에 관한 기록과 보존 기간의 연결이 바르게 조합된 것은?

누진10년!

① 환자의 명부-3년
② 간호기록부-10년
③ 진료기록부-5년
④ 수술기록부-5년
⑤ 진단서-3년

18. 의료기사 등의 품위손상행위로 볼 수 없는 것은?

의료기사의 품위손상은 반드시!

① 의료기사 등의 업무범위 일탈행위
② 학문상 허용되지 않는 방법으로 업무를 하는 행위
③ 업무상의 비밀 누설 행위
④ 검사결과를 사실과 다르게 판시하는 행위
⑤ 의사의 지도를 받지 아니하고 검사업무를 하는 행위

19. 의료기사 등이 면허증을 대여했을 때의 벌칙은?

① 1년 이하의 벌금 또는 1천만원 이하의 벌금
② 50만원 이하의 벌금
③ 2년 이하의 징역 또는 2천만원 이하의 벌금
④ 100만원 이하의 과태료
⑤ 3년 이하의 징역 또는 3천만원 이하의 벌금

20. 의료기사 등에 관한 법률에서 상대방의 고소가 있어야 그 죄를 논할 수 있는 것은?

① 면허증 대여 시
② 비밀누설 시
③ 무면허자 취업 시
④ 의료기사 등의 명칭사용 시
⑤ 신고사항 불이행 시

21. 의료기사 등의 면허취소 사유는?

면허대여,무면허...

① 의료기사 등의 업무 범위 일탈 시
② 검사 결과를 다르게 판시
③ 학문적으로 인정되지 않는 업무 행위
④ 파산선고를 받은 자
⑤ 면허 대여시

22. 의료기사 등에 대한 설명으로 옳지 않은 것은?

① 의료기사 등의 면허증은 타인에게 대여하지 못한다.
② 의료기사 등이 아니면 의료기사 등의 명칭 또는 이와 유사한 명칭을 사용하지 못한다.
③ 의료기사 등은 그 업무상 알게된 비밀을 누설하여서는 안된다.
④ 안경사는 1개소의 안경업소만을 개설 할 수 있다.
⑤ 의료기사 등은 보건복지부령에 의하여 그 실태와 취업상황을 매년 보건복지부장관에게 신고하여야 한다.

23. 다음 중 의료기사로 짝지어진 것은?

의료기사의 종류! 반드시!

의무기록사,안경사는 의료기사가 아님

① 임상병리사 - 치과위생사
② 간호사 - 치과기공사
③ 의사 - 방사선사
④ 물리치료사 - 의무기록사
⑤ 안경사 - 작업치료사

24. 의료기사 등의 업무범위가 잘못 연결된 것은?

의료기사의 업무와임무는 반드시!

① 임상병리사-혈액의 채혈, 제제, 제조, 조작, 보존
② 방사선사-전리 및 비전리방사선의 취급
③ 작업치료사-장애 있는 신체부분을 습관적으로 계속 동작시켜 치료훈련
④ 안경사-콘택트렌즈의 제작
⑤ 치과위생사-구내방사선촬영

정답 17. ⑤ 18. ③ 19. ⑤ 20. ② 21. ⑤ 22. ⑤ 23. ① 24. ④

25. 다음 중 의료기사가 지도를 받지 않아도 되는 자는?

한의사는 아니죠?? 그죠??

① 한의사 ② 외과의사
③ 치과의사 ④ 의사
⑤ 치과전문의

26. 안경업소를 개설하고자 할 때의 조치로 타당한 것은?

의료기사는 무조건 시,군,구!

① 보건복지부장관의 허가
② 시·도지사의 허가
③ 시·도지사에게 개설 등록
④ 시·도지사에게 신고
⑤ 시장·군수·구청장에게 개설 등록

27. 지방자치단체의 장이 지역주민, 보건의료관련 기관, 단체 및 전문가의 의견을 들어 지역보건의료계획을 수립한 후 반드시 어디의 의결을 거쳐야 하는가?

① 국회 ② 행정안전부
③ 보건복지부 ④ 당해 지역 의회
⑤ 국무총리

28. 시·도지사 또는 시장·군수·구청장은 지역의료계획을 수립한 경우 지역주민의 의견을 수렴하기 위하여 그 주요내용을 얼마 이상 공고하여야 하는가?

① 10일 이상 ② 1주 이상
③ 2주 이상 ④ 3주 이상
⑤ 1월 이상

29. 시·도지사 또는 시장·군수·구청장은 지역보건의료계획을 ( )년마다 수립한다. 다만, 연차별 시행계획은 매년 수립하여야 한다. ( ) 안에 알맞은 말은?

올림픽!!!

① 1 ② 2 ③ 3 ④ 4 ⑤ 5

30. 보건소가 설치되어 있는 지역단위는?

지소와 진료소는 각각 읍면, 읍면동

① 특별시·광역시 ② 광역시·도
③ 시·읍·면 ④ 시·군·구
⑤ 구·읍

31. 보건소를 추가로 설치하고자 할 때 보건복지부장관과 미리 협의를 하여야 하는 자는?

① 해당지방자치단체장 ② 질병관리청장
③ 대통령 ④ 국회
⑤ 신의료기술평가위원장

32. 보건소의 설치는 대통령령이 정하는 기준에 따라 무엇이 정하는 바에 의하는가?

회계는 규칙!!!

① 지역보건법
② 대통령령
③ 지방자치단체의 조례
④ 보건연구소법
⑤ 보건복지부 특별법

33. 보건소의 업무가 <u>아닌</u> 것은?

보건소의 업무는 반드시!!!!

① 전염병 예방·관리 및 진료에 관한 사항
② 응급의료에 관한 사항
③ 노인보건사업
④ 코로나19치료제 개발
⑤ 에이즈관리

34. 다음 중 보건소 업무가 <u>아닌</u> 것은?

보건소의 업무는 반드시!!!!

① 전염병의 예방, 관리 및 치료
② 환경위생 및 산업보건업무
③ 응급의료에 관한 사항
④ 구강보건 및 영양 개선 사업
⑤ 모자보건사업

정답 25. ① 26. ⑤ 27. ④ 28. ③ 29. ④ 30. ④ 31. ① 32. ③ 33. ④ 34. ②

35. 다음 보기 중 보건소장으로 우선적으로 임용되어야 하는 자는?

① 의사 ② 보건직공무원
③ 약무직공무원 ④ 간호사
⑤ 보건분야 전문가

36. 보건소장의 지휘 감독권자는?

① 보건복지부장관 ② 행정안전부장관
③ 시 · 도지사 ④ 시장 · 군수 · 구청장
⑤ 읍 · 면장

37. 다음 중 보건소 시설을 이용할 수 있는 자로만 구성된 것은?

① 의사 · 치과의사 · 한의사 · 약사
② 의사 · 치과의사 · 한의사 · 수의사
③ 의사 · 한의사 · 조산사 · 간호사
④ 의사 · 한의사 · 간호사 · 치과의사
⑤ 의사 · 치과의사 · 수의사 · 병리사

38. 지역보건법상 지역보건 의료서비스 신청은 누구에게 하는가?

서비스 신청은 시군구!

① 시군구청장 ② 보건소장
③ 건강생활지원센터장 ④ 대통령
⑤ 보건복지부장관

39. 보건지소장은 누구의 지시를 받아 업무를 수행하는가?

① 읍·면장 ② 시·군·구청장
③ 보건소장 ④ 행정안전부장관
⑤ 보건복지부장관

40. 의료기사가 4년 동안 일을 하지 않다가 다시 업무를 시작하려고 한다 몇시간 이상 보수교육을 이수해야 하는가?

① 10시간 이상 ② 20시간 이상
③ 32시간 이상 ④ 40시간 이상
⑤ 48시간 이상

41. 보건소 전문인력이 되려고 하는 자의 최근 최소 임상경력기준은?

의사는 최근 5년!!!

① 1년 ② 2년
③ 3년 ④ 4년
⑤ 5년

42. 다음 중 시 · 군 · 구의 지역보건의료계획에 포함할 사항이 아닌 것은?

시도와시군구구별!

① 지역현황과 전망
② 지역보건의료계획의 달성목표
③ 의료기관의병상의수요
④ 보건소의 기능 및 업무의 추진계획
⑤ 지역보건의료에 인력. 시설자원 확충

43. 전문인력 등의 적정배치를 위하여 보건복지부장관이 보건소 간의 전문인력 등의 교류를 누구에게 권고할 수 있는가?

보건복지부→시도→시군구→보건소장→보건지소장!!!

① 보건복지부장관
② 행정안전부장관
③ 시장 · 군수 · 구청장
④ 보건소장
⑤ 시 · 도지사

44. 보건의료원에 관한 설명으로 옳은 것은?

① 보건소가 병상이 20병상 이상만 갖추면 보건의료원이 될 수 있다.
② 의료법의 규정에 의한 병원급 시설을 갖춘 보건소이다.
③ 의원에 해당하는 시설을 갖춘 보건소는 보건의료원이라는 명칭을 사용할 수 있다.
④ 보건의료원이 아니면서 보건의료원이라는 명칭을 사용해도 무방하다
⑤ 모든 보건소는 보건의료원의 명칭을 병용한다.

정답 35. ① 36. ④ 37. ① 38. ① 39. ③ 40. ② 41. ② 42. ③ 43. ⑤ 44. ②

45. 의료기관이 아닌 자가 지역주민 다수를 대상으로 건강진단·예방접종·순회진료 등을 하고자 할 때 조치 내용 중 타당한 것은?

3일전!!신고

① 해당지역 종합병원장의 허가를 받아야 한다.
② 관할지역 보건소장에게 신고해야 한다.
③ 해당지역의 지방자치단체의 장의 허가를 받아야 한다.
④ 해당 시·도지사의 허가를 받아야 한다.
⑤ 어떠한 조치도 할 필요가 없다.

46. 지역보건법상 보건소에 대한 국고보조 가능한 도는?

설부2/3 운지1/2

① 설치비 및 부대비는 2/3 이내, 운영비 및 지역보건의료계획의 시행은 필요한 비용은 1/2 이내
② 설치비 및 부대비의 1/2 이내
③ 설치비·부대비 및 운영비·지역보건의료계획의 시행에 필요한 비용은 2/3 이내
④ 설치비 및 부대비의 1/2 이내, 운영비 및 지역보건의료계획의 시행에 필요한 비용은 2/3 이내
⑤ 설치비·부대비 및 운영비 및 지역보건의료계획의 시행에 필요한 비용의 1/3 이내

47. 보건복지부 장관은 전문인력 배치 및 운영실태 조사를 몇 년마다 실시하는가?

① 매년 ② 2년마다
③ 3년마다 ④ 4년마다
⑤ 5년마다

48. 지역보건법 중 기본교육훈련 기간과 전문교육훈련 기간은?

① 3주, 1주 ② 3주, 2주
③ 1주, 3주 ④ 1주, 3주
⑤ 2주, 3주

49. 지역주민의 만성질활을 예방을 위하여 읍면동 설치하는 지역보건의료기관은?

① 보건소
② 보건의료원
③ 보건생활센터
④ 건강생활지원센터
⑤ 보건지소

50. 의료기사법의 규제의 재검토는 몇 년마다 이루어지는가?

① 매년 ② 2년마다
③ 3년마다 ④ 4년마다
⑤ 5년마다

51. 의료기관의 인증기간과 조건부 인증기간은?

① 4년, 1년 ② 4년, 2년
③ 4년, 3년 ④ 3년, 1년
⑤ 5년, 1년

52. 지역보건 정보의 제공은 서비스대상자에 정보는 몇 년 이상을 초과 보유할 수 없는가?

① 2년 ② 3년
③ 5년 ④ 10년
⑤ 20년

모두 국시에 합격하길 바래요!!!!

정답 45. ② 46. ① 47. ② 48. ① 49. ④ 50. ② 51. ① 52. ③

New 방사선사를 위한 Re-AI 보건법규

2025년 3월 05일 초판인쇄
2025년 3월 15일 초판발행

지은이 / 정홍문
펴낸이 / 이상태
펴낸곳 / 청구문화사
주　소 / (03706) 서울특별시 서대문구 성산로11길 15
전　화 / 02) 332-0541　　**팩　스** / 02) 337-9577
등　록 / 1990년 11월 2일 제9-247호

정가 30,000원

ISBN 978-89-5616-948-4 93510